高等职业教育“十三五”规划教材

药事法规管理（第二版）

杨松岭　关力　主　编

中国轻工业出版社

图书在版编目（CIP）数据

药事法规管理/杨松岭，关力主编. —2 版. —北京：中国轻工业出版社，2016. 8

高等职业教育“十三五”规划教材

ISBN 978-7-5184-1044-6

Ⅰ. ①药… Ⅱ. ①杨… ②关… Ⅲ. ①药事法规—中国—高等职业教育—教材 ②药政管理—高等职业教育—教材 Ⅳ. ①R95

中国版本图书馆 CIP 数据核字（2016）第 174499 号

责任编辑：王 朗 江 娟
策划编辑：江 娟　　责任终审：张乃柬　　封面设计：锋尚设计
版式设计：宋振全　　责任校对：燕 杰　　责任监印：张 可

出版发行：中国轻工业出版社（北京东长安街 6 号，邮编：100740）
印　　刷：北京君升印刷有限公司
经　　销：各地新华书店
版　　次：2016 年 8 月第 2 版第 1 次印刷
开　　本：720 × 1000　1/16　印张：26
字　　数：500 千字
书　　号：ISBN 978-7-5184-1044-6　定价：50. 00 元
邮购电话：010 - 65241695　传真：65128352
发行电话：010 - 85119835　85119793　传真：85113293
网　　址：http：//www. chlip. com. cn
Email：club@ chlip. com. cn

160310J2X201ZBW

编委会名单

主　编　杨松岭（黑龙江生物科技职业学院）

关　力（黑龙江农业职业技术学院）

副主编　王　涛（黑龙江农业职业技术学院）

丁岚峰（黑龙江民族职业技术学院）

黄晓峰（黑龙江生物科技职业学院）

参　编　张之奎（石家庄鹏海制药有限公司）

刘佰猛（黑龙江农业经济职业学院）

张　括（黑龙江民族职业技术学院）

江怡琳（黑龙江农垦科技职业学院）

费建军（哈药集团三精千鹤制药有限公司）

前　言

药事法规管理是药学专业的一门重要课程。根据《国务院关于加快发展现代职业教育的决定，国发〔2014〕19号》和教育部《高等职业教育创新发展行动计划（2015－2018年）》文件精神，为适应新形势下全国高等学校高职高专药学类专业教育改革和发展的需要，我们坚持以培养高素质技能型专门人才为核心，以学生的就业为导向、能力为本位主体的指导思想和原则，结合全国高职高专药学专业的培养目标，在中国轻工业出版社的组织策划下，确立了本课程的教学内容，编写了教学大纲和教材。本书经过多年的教学实践，第二版充分吸收体现一线教师宝贵的建议，教材内容更加体现职业院校的教学特点。

本教材以我国最新颁布实施的法律、法规、规章及规范性文件为依据，及时反映最新的管理要求，书中涉及的资料和数据截至2016年2月26日。本教材强化案例教学法，每一个项目都有两个实际的与药学有关的案例，激发学生的学习兴趣，课后有问答题，以巩固学生的学习质量。本书分为十八个项目，主要内容包括：绪论、药事管理机构、中华人民共和国药品管理法、药品经营流通管理、药品生产管理、中药生产管理、医疗机构药品管理、药品用包装材料、进口药品管理、药品注册管理、药物研究管理、药品召回和不良反应管理、药品广告管理、特殊药品管理、保健食品管理、执业药师管理、医疗器械管理和医疗保险管理。编写人员有医药专业教师和有医药企业经验的双师型人才，体现了教学和实际工作双结合的原则。本教材的实践性强，适合高职高专学校医药专业教学使用，也适合医药企业岗位培训使用，也适用函授学习的学生，还可供药品监督管理人员学习参考。

本书由杨松岭、关力担任主编，王涛、丁岚峰、黄晓峰担任副主编。具体分工为：杨松岭编写项目二；关力编写项目八；王涛编写项目十七、项目十八；丁岚峰编写项目十三；黄晓峰编写项目一、项目九；张之奎编写项目六、项目十；刘佰猛编写项目三、项目四、项目五；张括编写项目七、项目十四；江怡琳编写项目十六；费建军编写项目十一、项目十二、项目十五。在编写过程中，我们参考了大量药事管理的相关文献，因篇幅、检索条件等原因的限制，不能悉数列出，在此向原作者及出版社表示衷心的感谢。本教材的编写得到各位编者单位领导的大力支持，特别是黑龙江生物科技职业院校生物制药教研室同仁做了大量的具体工作，在此一并致谢。

由于编者水平有限，编写时间仓促，教材内容难免有不足之处，恳请专家学者及广大读者批评指正，以便修订完善。

编　者

2016年6月

第一版前言

《药事法规管理》是药学专业的一门重要课程。根据教育部〔2006〕16号文件精神，适应新形势下全国高等学校高职高专药学类专业教育改革和发展的需要，坚持以培养高素质技能型专业人才为核心，以学生的就业为导向、能力为本位主体的指导思想和原则，结合全国高职高专药学专业的培养目标，确立本课程的教学内容，编写教学大纲和本教材。

本教材在编写过程中遵循职业化教育的规律，以药品管理的法律法规和规章为核心，力求反映最新药事管理的新知识、新法规、新进展。

本教材以中华人民共和国最新颁布实施的法律、法规、规章及规范性文件为依据，及时反映最新的管理要求，本书中涉及的资料和数据截止到2011年12月30日。强化案例教学法，每一项目都有两个与药学有关的案例，激发学生的学习兴趣。课后有习题，以巩固学生的学习质量。本书分为十六章，主要内容包括：绪论；药事管理机构；中华人民共和国药品管理法；药品经营流通管理法规；药品生产管理；中药生产；医疗机构药品管理；药品用包装材料；进口药品管理；药品注册管理；药物研究管理；药品召回和不良反应；药品广告管理；特殊药品管理；保健食品管理；执业药师和药师的管理。编写人员有教师和有从事医药企业经验的双师型人才参加，体现了教学和实际工作双结合的原则。本教材适合医药专业的高职高专院校的教学学习和使用，也适合医药企业的岗位培训使用，也可供药品监督管理人员参考。

本书由关力主编，丁岚峰、杨松岭任副主编。具体分工为：关力编写项目一。王佳波编写项目五。张祥云编写项目四、项目六。丁岚峰编写项目二，项目十一。杨松岭编写项目三，项目十，项目十二。张兴编写项目十三，项目十六。张瑜编写项目八，项目十四。江怡琳编写项目九，项目七。刘程诚编写项目十五。在编写过程中，参考了大量与药事管理有关的文献，因篇幅和检索条件等原因的限制，不能悉数列出，在此向原作者表示衷心的感谢。

本教材的编写中得到各位编者单位领导的大力支持；在书稿编写过程中，黑龙江农业职业技术学院生物工程系生物制药教研室李楠、杨晶、王涛做了大量的具体工作。在此一并致谢。

由于编者水平有限，编写时间仓促，教材内容难免有不足之处，恳请专家、学者及广大读者批评指正，以便修订完善。

编　者

2012年3月

第一版前言

目　录

项目一　绪论

学习目的：学生通过本项目的学习，能够掌握药品的概念及分类，认识药品质量的重要性，掌握我国加强药品管理立法的原因，从而能够在今后药学工作岗位上树立依法治药、依法经营的观念，提高分析问题和解决实际问题的能力。

案例1：根据淄博市食品药品检验检测中心检验报告，2015年10月15日，淄博市食品药品监管局执法人员对淄博市淄川区中医院进行检查，发现该医院于2014年7月15日购进标示临沂鑫皓中药饮片有限公司生产的批号为140301的白鲜皮，该批药品经淄博市食品药品检验检测中心检验，性状、镁盐、铝盐、总灰分、含量测定不符合规定，依据《中华人民共和国药品管理法》第四十九条第三款第（六）项规定按劣药论处。该医院的行为违反了《中华人民共和国药品管理法》第四十九条第一款的规定，市食品药品监管局依据《中华人民共和国药品管理法》第七十四条、《中华人民共和国药品管理法实施条例》第六十八条、《山东省食品药品监督行政处罚裁量基准》的规定，给予：（1）没收违法所得2175元；（2）并处违法销售药品货值金额2倍4350元罚款的行政处罚。

案例2：2011年5月，国家食品药品监督管理局集中曝光了"赐富牌化维纤胶囊""智灵牌冬虫夏草胶丸"等四种保健食品违法广告，并将这些违法广告移送有关部门查处。（1）保健食品"赐富牌化维纤胶囊"[国食健字G20070231]，其批准的保健功能为"提高缺氧耐受力"。广告中宣称"告别咳嗽、憋气，CT显示肺部纤维化组织得到了很好的逆转，肺功能检测指标归于正常"等。（2）保健食品"智灵牌冬虫夏草胶丸"[卫食健字（1996）第040号]，其批准的保健功能为"免疫调节、抑制肿瘤"。广告宣称"吃冬虫夏草，九种病好得快；超级抗衰老，持久年轻"等。从以上的案件可以看出，在药品、保健食品和食品的广告中，药品夸大药效、保健食品宣传疗效、食品宣传成药品等，在消费者中造成非常坏的影响。

案例1中淄博市食品药品监管局执法行为符合《食品药品行政处罚程序规定》中第四十条的规定：食品药品监督管理部门做出行政处罚决定，应当制作行政处罚决定书。行政处罚决定书应当载明下列事项：（1）当事人的姓名或者名称、地址；（2）违反法律、法规或者规章的事实和证据；（3）行政处罚的种类和依据；（4）行政处罚的履行方式和期限。

案例2的情况符合《食品药品投诉举报管理办法》中的第三十条相关规定：国务院食品药品监督管理部门投诉举报机构和省、自治区、直辖市食品药品监督管理部门投诉举报机构应当定期通报下列情况：投诉举报信息统计分析结果。

任务一　国家食品药品监督管理总局立法程序规定

国家食品药品监督管理总局令第1号。《国家食品药品监督管理总局立法程序规定》已于2013年9月27日经国家食品药品监督管理总局局务会议审议通过，现予公布，自2013年12月1日起施行。

国家食品药品监督管理总局立法程序规定

第一章　总则

第一条　为规范国家食品药品监督管理总局（以下简称总局）立法程序，保证立法质量，提高立法效率，根据《中华人民共和国立法法》、《行政法规制定程序条例》、《规章制定程序条例》、《法规规章备案条例》等法律、行政法规，以及国务院有关要求，制定本规定。

第二条　本规定适用于下列立法活动：

（一）编制食品药品监管中长期立法规划和年度立法计划；

（二）提出食品药品监管法律、行政法规的制定、修改或者废止建议；

（三）起草、报送食品药品监管法律、行政法规草案；

（四）根据总局职责制定、修改、废止和解释规章；

（五）其他有关立法工作。

第三条　总局立法工作在局长领导下，由法制司统一归口管理，各司局按照职责分工负责：

（一）法制司负责立法工作的组织、协调，包括中长期立法规划和年度立法计划的编制和组织实施、立法草案送审稿的审查、报总局局务会议审议及报送备案；负责组织综合性法律、行政法规草案的起草；负责规范性文件的合法性审查等。

（二）各司局负责各自业务范围内的立法工作，包括立法项目申请、参与立法计划编制、提出立法草案并征求有关部门和单位意见、起草送审稿和说明、准备相关送审材料等。

第四条　食品药品监管立法工作遵循依法立法、科学立法、民主立法的原则，遵循客观规律，坚持改革创新，提高行政效能，保障法制统一，维护公平正义。

第五条　立法内容应当备而不繁，逻辑严密，条文明确、具体，表述清晰、准确，用语规范、简洁，具有可操作性。

第二章　立项

第六条　法制司根据全国人大常委会和国务院的立法工作安排，组织论证并申报食品药品监管法律和行政法规立项建议。

各司局结合食品药品监管工作需要，研究论证并提出法律和行政法规立项建议；立法内容涉及多个司局职责、且难以确定主要负责司局的综合性法律、行政法规，由法制司研究提出立项建议。

法律和行政法规立项建议，经总局领导批准后，按规定以局发文形式报送全国人大常委会、国务院。

第七条　法制司应当在每年第四季度向各司局征集下一年度规章制定和修改的立项建议。

各司局申报规章立项建议应当列明项目的名称、立法必要性和可行性、需要解决的主要问题、拟确立或者完善的主要制度、已经开展的相关工作、项目负责人及进度安排等内容。

第八条　制定规章的事项应当属于执行法律或者国务院行政法规、决定、命令的事项。涉及两个以上国务院部门职权范围的事项，应当提请国务院制定行政法规或者由国务院有关部门联合制定规章。

第九条　省、自治区、直辖市食品药品监督管理部门（以下简称省级食品药品监管部门）可以向总局提出法律、行政法规和规章的立项建议。

公民和组织可以通过信件、互联网留言等形式向总局提出有关食品药品监管法律、行政法规和规章的立项建议。

法制司收到立项建议后，按照职责分工交由相关司局研究处理或者依职责研究处理。

第十条　法制司拟订总局年度法律、行政法规和规章立法计划，应当与全国人大常委会立法规划和国务院立法计划的安排相衔接，并综合考虑各司局申报规章立项建议的情况。

第十一条　制定立法计划应当突出重点、统筹兼顾、充分论证、审慎选项，社会关注度高、监管急需的项目应当予以优先安排。

第十二条　年度立法计划包括法律、行政法规和规章的项目名称、起草部门、项目负责人、进度安排等内容。

规章立法项目分为两档。对立法条件成熟、年内能够出台的，列为一档项目；对条件尚不成熟、需要抓紧研究、适时推动出台的，可以列为二档项目。

第十三条　立法计划应当于每年第一季度报总局局务会议审议通过，以总局发文形式印发各司局、直属单位执行，并抄送各省级食品药品监管部门。

第十四条　立法计划应当严格执行。法制司负责组织和督促立法计划的执行，及时掌握立法项目进展，并向总局局务会议报告年度立法计划执行情况。承担起草工作的司局应当按照立法计划及时提交立法草案送审稿。

第十五条　根据总局工作实际，确有必要调整立法项目的，由相关司局提出书面申请，经法制司审查，报请总局局务会议决定。

第三章　起草

第十六条　列入年度立法计划的法律、行政法规和规章，由提出立项申请的司局负责起草；立项涉及多个司局职责的，以一个司局为主起草，有关司局配合，共同提出立法草案。综合性的法律和行政法规由法制司组织起草。

起草部门应当确定一名司局领导为负责人，并指定专人负责具体工作。法制司指定专人积极配合、全程参与。

第十七条　起草部门应当深入调查研究，了解监管历史、现状及存在的问题，研究国内外的监管经验，提出切实可行的立法草案。

起草部门在起草过程中应当广泛听取相关部门、有关单位、行业协会、基层执法人员和公民的意见。征求意见可以采取座谈会、论证会、听证会、实地调研、上网公开征集建议等形式。

起草部门就立法草案向社会公开征求意见时，应当附起草说明。

第十八条　立法草案涉及食品药品监管体制机制、监管措施的重大调整，或者对公民切身利益、食品药品产业可能产生重大影响的，起草部门应当组织进行社会、经济等方面的风险评估，形成评估报告，作为立法决策的依据。

第十九条　立法草案涉及其他部门的职责或者与其他部门关系密切的，起草部门应当主动征求意见，与有关部门协商并达成一致。

经过充分协商，系统内有关单位仍对立法草案有不同意见的，应当报总局分管领导决定；系统外有关部门对立法草案有不同意见的，经起草部门与其充分协商后仍不能取得一致的，应当在立法草案提交审查时说明有关情况和理由。

第二十条　起草部门应当认真研究、采纳各方面的意见，对立法草案进行修改形成送审稿，经司务会研究、司长签署意见、总局分管领导同意后，随附起草说明和有关材料报送法制司审查。

起草说明应当对立法的必要性和可行性、主要依据、确立或者完善的主要制度和监管措施、有关方面的意见及采纳情况、是否需要对相关规章和规范性文件进行清理等情况作出说明。

有关材料包括调研报告、国内外有关立法资料、汇总的有关方面意见、座谈会论证会记录、听证会笔录、评估报告等。

第四章　审查

第二十一条　法制司应当自收到起草部门报送的材料之日起5个工作日内进行形式审查，对不符合本规定第二十条要求的，要求起草部门在15日内补齐相关材料；逾期未补的，退回起草部门。

第二十二条　法制司对符合形式审查要求的，原则上应当在30日内完成实质审查。实质审查包括以下内容：

（一）是否符合法定权限和程序；

（二）是否符合宪法的精神和原则；

（三）是否符合法律、行政法规和其他上位法的规定，是否存在违法规定行政许可、行政处罚、行政强制的情况；

（四）是否妥善处理有关部门、单位和公民的意见；

（五）是否具有合理性和可操作性；

（六）是否符合立法技术要求；

（七）其他需要审查的内容。

第二十三条　法制司可以就送审稿涉及的主要问题再次征求意见。征求意见可以采取以下形式：

（一）书面征求省级食品药品监管部门的意见；

（二）书面征求有关部门、单位和专家意见；

（三）实地调研，听取基层有关单位和个人的意见；

（四）组织召开座谈会、论证会、听证会等。

第二十四条　送审稿经法制司审查修改、基本成熟后，报总局分管领导审定。总局分管领导同意后，在中国政府法制信息网上公开征求意见，并在总局政府网站转载。征求意见的时间一般不少于30日。

第二十五条　法制司在审查修改过程中应当与起草部门充分沟通，全面了解起草的意图、背景、监管流程和需要解决的主要问题等情况。起草部门应当积极配合，介绍有关情况，提供有关资料。

第二十六条　送审稿经审查修改后符合本规定要求，并与相关司局达成一致的，经法制司司务会研究、司长签署意见、总局分管领导同意后，按规定报请总局局务会议审议。

第二十七条　送审稿有下列情形之一的，经法制司司务会研究、司长签署意见后退回起草部门，起草部门修改完善后可以再次申报：

（一）立法的基本条件尚不成熟的；

（二）起草部门对规定的主要制度未进行充分调研和论证的；

（三）有关部门对规定的主要制度存在较大争议，起草部门未与有关部门协商的；

（四）其他不符合要求的情形。

第五章　审议与公布

第二十八条　立法草案拟报请总局局务会议审议的，由法制司提出书面申请，附法律、行政法规草案和规章送审稿及起草说明，按规定报总局领导同意后，交办公厅安排会议。

第二十九条　总局局务会议审议法律、行政法规草案和规章送审稿时，由法制司作说明。说明的主要内容包括：立法背景、起草过程、主要内容及需要审议的重大问题等。必要时，起草部门可以对立法评估、实施步骤等相关问题作补充说明。

第三十条　法律、行政法规草案和规章送审稿经总局局务会议审议通过后，法制司应当会同起草部门根据总局局务会议审议意见进行修改。

法律、行政法规草案经局长签发后报送国务院，规章送审稿报请局长签署命令予以公布。法律、行政法规草案和规章送审稿经总局局务会议审议未通过的，由法制司组织起草部门按照要求进行修改后，再次报请总局局务会议审议。

第三十一条　由总局主办并与国务院其他部门联合发布的规章，经总局局务会议审议通过并由局长签发后，送联合发布的部门签发。

由国务院其他部门主办并与总局联合发布的规章，由法制司会同相关部门提出审查意见，经总局分管领导同意后报局长签发。

第三十二条　总局公布规章的命令，应当载明规章的制定机关、序号、规章名称、总局局务会议通过日期、施行日期、局长署名及公布日期等。

总局与国务院其他部门联合发布的规章，由局长及联合制定部门的首长共同署名公布，使用主办机关的命令序号。

第三十三条　规章应当自公布之日起30日后施行；但是，公布后不立即施行将有碍规章施行的，可以自公布之日起施行。

第三十四条　规章签署后，法制司应当将印制完成的规章文本分送各省级食品药品监管部门以及总局机关各司局、各直属单位，并及时将规章文本与解读说明在总局政府网站和相关媒体上刊登。

第六章　备案与解释

第三十五条　总局规章自公布之日起30日内，由法制司按《法规规章备案条例》等有关规定向国务院报送备案。

第三十六条　食品药品监管法律、行政法规条文需要进一步明确含义和界限的，由有关司局提出解释请求，经法制司审查，报总局领导同意后，以总局发文形式报请全国人大常委会、国务院解释。

第三十七条　有下列情形之一的，由总局负责对规章条文进行解释：

（一）规章条文需要进一步明确具体含义或者界限的；

（二）规章制定后出现新的情况，需要明确其适用依据或者范围的。

规章条文需要解释的，由有关司局提出解释意见初稿，经法制司审查，报总局领导同意后，以总局发文形式发布，并向社会公开。

规章条文解释与规章具有同等效力。

第三十八条　食品药品监管执法过程中涉及法律、行政法规和规章的具体应用问题，由有关司局提出意见初稿，经法制司审查，报局领导同意后，以总局发文形式发布，并向社会公开。

第七章　评估、清理与汇编

第三十九条　规章施行后，法制司会同有关司局根据需要可以组织对规章实施的社会效果进行立法后评估。

评估结果应当作为规章修改或者废止的重要参考依据。

第四十条　立法后评估可以采用问卷调查、实地调研、座谈会、论证会等方式，广泛听取社会各界意见；也可以委托高等院校、研究咨询机构、行业协会等社会第三方组织承担。

第四十一条　除法律、行政法规颁布后根据需要对规章进行清理外，法制司定期组织各司局对规章进行全面清理。清理结果通过总局政府网站向社会公布。

第四十二条　规章有下列情形之一的，应当予以废止：

（一）因有关法律、行政法规被废止或者修改，失去立法依据的；

（二）规定的事项已执行完毕或者因实际情况变化，没有必要继续施行的；

（三）规章主要内容被有关上位法或者其他规章替代的；

（四）其他应当废止的情形。

废止规章的文件，原则上以总局命令的形式公布。

第四十三条　法制司负责定期将更新的食品药品监管法律、行政法规和规章汇编成册，发各省级食品药品监管部门以及总局机关各司局、各直属单位。

第八章　规范性文件的审查与清理

第四十四条　总局为执行法律、行政法规和规章，制定对行政相对人的权利和义务具有普遍约束力、能够反复适用的规范性文件，其起草工作参照本规定第十七条至第十九条执行。

第四十五条　各司局起草规范性文件，应当报法制司进行合法性审查，经法制司会签后，按规定程序以总局发文形式发布，并向社会公开。

第四十六条　法制司应当定期组织各司局进行规范性文件清理。清理结果通过总局政府网站向社会公布，并由法制司汇编成册，发各省级食品药品监管部门以及总局机关各司局、各直属单位。

第九章　附则

第四十七条　制定规章、规范性文件有涉外内容的，应当按照《国务院办公厅关于进一步规范部门涉外规章和规范性文件制定工作的通知》（国办发〔2006〕92号）要求，在正式发布之前向国务院请示报告。

第四十八条　规章、规范性文件涉及的内容按照世界贸易组织有关规则需要通报的，起草部门应当在立法草案报送法制司审查前，经总局分管领导同意，按规定进行通报。

第四十九条　本规定所称食品药品监管包括食品（含保健食品）、药品、医疗器械、化妆品等监督管理。

第五十条　本规定自2013年12月1日起施行。2002年4月30日发布的《国家药品监督管理局行政立法程序规定》（原国家药品监督管理局令第33号）同时废止。

任务二　国家食品药品监督管理总局行政复议办法

国家食品药品监督管理总局令第2号。《国家食品药品监督管理总局行政复议办法》已于2013年9月27日经国家食品药品监督管理总局局务会议审议通过，现予公布，自2014年1月1日起施行。

国家食品药品监督管理总局行政复议办法

第一章　总则

第一条　为规范和加强国家食品药品监督管理总局行政复议工作，根据《中华人民共和国行政复议法》（以下简称《行政复议法》）、《中华人民共和国行政复议法实施条例》（以下简称《行政复议法实施条例》），制定本办法。

第二条　依法向国家食品药品监督管理总局申请行政复议的案件，其受理、审理、决定等，适用本办法。

第三条　国家食品药品监督管理总局处理行政复议案件，应当遵循合法、公正、公开、及时、便民的原则，坚持有错必纠，保障法律、法规的正确实施。

第四条　本办法所称行政复议案件是指：

（一）不服国家食品药品监督管理总局及其委托的机构或者组织作出的具体行政行为而申请行政复议的案件；

（二）不服省、自治区、直辖市食品药品监督管理部门及其委托的机构或者组织作出的具体行政行为而申请行政复议的案件；

（三）其他依法由国家食品药品监督管理总局管辖的行政复议案件。

第五条　国家食品药品监督管理总局行政复议办公室（以下简称行政复议办公室）设在法制司，办理行政复议案件的具体事项，依法履行下列职责：

（一）对行政复议申请进行初步审查，决定是否受理；

（二）向有关组织和人员调查取证，查阅相关文件和资料；

（三）组织审理行政复议案件，提出审理建议，拟订行政复议决定；

（四）对被申请人违反《行政复议法》、《行政复议法实施条例》及本办法的行为提出处理建议；

（五）依照有关规定参与办理因不服行政复议决定提起行政诉讼的应诉事项；

（六）法律、行政法规规定的职责和国家食品药品监督管理总局规定的其他职责。

第二章　申请和受理

第六条　向国家食品药品监督管理总局申请行政复议，应当符合下列条件：

（一）申请人是认为具体行政行为侵犯其合法权益的公民、法人或者其他组织；

（二）符合《行政复议法》第二章关于行政复议范围的规定；

（三）属于国家食品药品监督管理总局的职责范围；

（四）有明确的被申请人；

（五）有明确的请求事项和理由；

（六）申请人不服的具体行政行为已经客观存在；

（七）申请人认为被申请人不作为的，应当有申请人向被申请人提出申请的事实；

（八）未超过法定申请期限。

第七条　向国家食品药品监督管理总局申请行政复议，应当提交行政复议申请书（正、副本各一份）及有关证据材料。行政复议申请书应当载明申请人、被申请人、请求事项、事实和理由等内容。书面申请确有困难的，也可以口头提出复议申请，行政复议办公室应当对口头申请的内容和情况制作笔录并由申请人签字。

第八条　行政复议办公室在收到行政复议申请后5个工作日内，按照本办法第六条规定的条件进行审查，符合条件的，依法予以受理；不符合条件的，决定不予受理，并书面告知申请人。

已向其他有权行政机关申请行政复议或者向人民法院提起行政诉讼，该有权行政机关或者人民法院已经依法受理的，国家食品药品监督管理总局不受理其行政复议申请。

第九条　行政复议办公室应当自行政复议申请受理之日起7个工作日内将行政复议答复通知书、行政复议申请书副本或者口头申请笔录复印件发送被申请人。被申请人应当在接到答复通知之日起10日内提交答复意见及有关证据材料。答复意见应当包括当初作出具体行政行为的事实根据和法律依据。

被申请人是国家食品药品监督管理总局的，由有关司局或者机构依前款提交答复意见。

第三章　审理

第十条　对已受理的行政复议申请，在审理时发现不符合本办法第六条规定的，国家食品药品监督管理总局决定驳回行政复议申请。

第十一条　审理行政复议案件，遇有下列情形之一的，可以决定中止审理：

（一）审理过程中，需要对被申请人作出具体行政行为的依据进行解释而国家食品药品监督管理总局无权解释的；

（二）申请人依据《行政复议法》第七条一并提出对具体行政行为所依据规定的审查申请，国家食品药品监督管理总局无权处理的；

（三）本案的审理须以相关案件的审理结果为依据，而相关案件尚未审结的；

（四）其他依法需要中止审理的。

按前款（一）、（二）项中止审理的，国家食品药品监督管理总局应当在7

个工作日内按照法定程序转送有权机关处理。

中止审理的原因消除后，应当在5个工作日内决定恢复审理。

中止审理、恢复审理的决定由行政复议办公室作出，并书面通知当事人。

第十二条　行政复议审理过程中，申请人说明理由后撤回行政复议申请的，行政复议自行终止。

第十三条　审理行政复议案件，应当认真研究案卷，对当事人提供的证据进行调查、核实，必要时可以实地调查取证或者委托地方食品药品监督管理部门调查取证。

第十四条　申请人、第三人可以查阅被申请人提出的书面答复意见及作出具体行政行为的证据、依据和其他有关材料，但涉及国家秘密、商业秘密和个人隐私的除外。

第十五条　被申请人对其作出的具体行政行为承担举证责任，负责证明作出具体行政行为的事实根据和法律依据。

行政复议审理过程中，被申请人不得自行向申请人和其他组织或者个人收集证据。

第十六条　申请人对下列事项承担举证责任：

（一）证明行政复议申请符合法定条件，但被申请人认为申请人超过法定申请期限的除外；

（二）不服被申请人不作为的，证明其在行政程序中向被申请人提出申请的事实；

（三）一并提起行政赔偿申请的，证明其因被申请具体行政行为受到损害的事实；

（四）其他依法应当由申请人承担举证责任的事项。

第四章　决定

第十七条　行政复议办公室组织审理行政复议案件，有下列情形之一的，应当及时提交局长办公会议研究：

（一）对重大、复杂案件的行政复议决定；

（二）对申请人依照《行政复议法》第七条提出的对规范性文件的审查申请作出处理决定；

（三）对行政复议期间是否停止具体行政行为的执行作出决定；

（四）应当提交局长办公会议决定的其他事项。

第十八条　依照本办法第十七条规定应当由局长办公会议研究的行政复议案件，局长办公会议应当按照《行政复议法》第二十八条的规定，就具体行政行为的合法性、合理性及是否予以维持、撤销、变更等作出决定，由行政复议办公室根据局长办公会议的意见拟订行政复议决定书，按程序获得批准后，送达行政复议当事人。

第十九条　依照本办法规定不需要经局长办公会议研究的行政复议案件，由行政复议办公室按照《行政复议法》第二十八条的规定提出审理意见，拟订行政复议决定书，按程序获得批准后，送达行政复议当事人。

第二十条　有下列情形之一的，可以依据本办法第十八条、第十九条规定的程序作出确认具体行政行为无效或者违法的复议决定：

（一）被申请人不履行法定职责，但决定责令其履行法定职责已无意义的；

（二）被申请人的具体行政行为不合法或者明显不当，但不具有可撤销内容的；

（三）被申请人的具体行政行为无效的。

第五章　附则

第二十一条　国家食品药品监督管理总局受理行政复议申请不得向当事人收取任何费用，所需经费由国家食品药品监督管理总局专项列支。

第二十二条　本办法自2014年1月1日起施行。2002年8月5日发布的《国家药品监督管理局行政复议暂行办法》（原国家药品监督管理局令第34号）同时废止。

任务三　食品药品行政处罚程序规定

国家食品药品监督管理总局令第3号。《食品药品行政处罚程序规定》已于2014年3月14日经国家食品药品监督管理总局局务会议审议通过，现予公布，自2014年6月1日起施行。

食品药品行政处罚程序规定

第一章　总则

第一条　为规范食品药品监督管理部门行使行政处罚权，保护公民、法人和其他组织的合法权益，根据《中华人民共和国行政处罚法》（以下简称行政处罚法）、《中华人民共和国行政强制法》（以下简称行政强制法）、《中华人民共和国食品安全法》、《中华人民共和国药品管理法》等有关法律法规，制定本规定。

第二条　食品药品监督管理部门对违反食品、保健食品、药品、化妆品、医疗器械管理法律、法规、规章的单位或者个人实施行政处罚，应当遵照本规定。

第三条　食品药品监督管理部门实施行政处罚，遵循公开、公平、公正的原则，做到事实清楚、证据确凿、程序合法、法律法规规章适用准确适当、执法文书使用规范。

第四条　公民、法人或者其他组织对食品药品监督管理部门给予的行政处罚，享有陈述、申辩权；对行政处罚不服的，有权依法申请行政复议或者提起行政诉讼。

第五条　食品药品监督管理部门建立行政处罚监督制度。

上级食品药品监督管理部门对下级食品药品监督管理部门实施的行政处罚进行监督。上级食品药品监督管理部门对下级食品药品监督管理部门作出的违法或者不适当的行政处罚决定，责令其限期改正；逾期不改正的，依法予以变更或者撤销。

第二章　管辖

第六条　行政处罚由违法行为发生地的食品药品监督管理部门管辖。

第七条　县（区）、市（地、州）食品药品监督管理部门依职权管辖本行政区域内的食品药品行政处罚案件。

省、自治区、直辖市食品药品监督管理部门依职权管辖本行政区域内重大、复杂的食品药品行政处罚案件。

国家食品药品监督管理总局依职权管辖应当由自己实施行政处罚的案件及全国范围内发生的重大、复杂的食品药品行政处罚案件。

省、自治区、直辖市食品药品监督管理部门可以依据法律法规和规章，结合本地区实际，规定本行政区域内级别管辖的具体分工。

第八条　县级以上食品药品监督管理部门可以在法定权限内委托符合行政处罚法第十九条规定条件的组织实施行政处罚。

受委托的组织应当在委托范围内，以委托部门的名义作出具体行政行为。委托部门应当对受委托组织的行政处罚行为及其相关的行政执法行为进行指导和监督，并对该行为的后果承担法律责任。

第九条　县级食品药品监督管理部门在乡镇或者区域设置的食品药品监督管理派出机构，依照法律法规和规章的规定，行使行政处罚权。

第十条　对当事人的同一违法行为，两个以上食品药品监督管理部门均有管辖权的，由先行立案的食品药品监督管理部门管辖。对管辖权有争议的，应当协商解决；协商不成的，报请共同的上一级食品药品监督管理部门指定管辖。

第十一条　上级食品药品监督管理部门认为必要时可以直接查处下级食品药品监督管理部门管辖的案件，也可以将自己管辖的案件移交下级食品药品监督管理部门查处。

下级食品药品监督管理部门对本部门管辖的案件由于特殊原因不能行使管辖权的，可以报请上级食品药品监督管理部门管辖或者指定管辖。

第十二条　上级食品药品监督管理部门接到管辖争议或者报请指定管辖请示后，应当在10个工作日内作出指定管辖的决定，并书面通知下级部门。

第十三条　食品药品监督管理部门发现案件不属于本部门管辖的，应当及时移送有管辖权的食品药品监督管理部门或者相关行政管理部门处理。

受移送的食品药品监督管理部门应当将案件查处结果及时函告移送案件的食品药品监督管理部门；认为移送不当的，应当报请共同的上一级食品药品监督管理部门指定管辖，不得再次移送。

第十四条　食品药品监督管理部门在查处案件时，发现违法行为涉嫌犯罪的，应当按照《行政执法机关移送涉嫌犯罪案件的规定》的要求，及时移送同级公安机关。

公安机关决定立案的，食品药品监督管理部门应当自接到公安机关立案通知书之日起3日内将涉案物品以及与案件有关的其他材料移交公安机关，并办结交接手续；对涉案的查封扣押物品，还应当填写查封扣押物品移交通知书，并书面告知当事人。

第十五条　食品药品监督管理部门办理行政处罚案件需要其他地区食品药品监督管理部门协助调查、取证的，应当出具协助调查函。协助部门一般应当在接到协助调查函之日起15个工作日内完成相关工作；需要延期完成的，应当及时告知提出协查请求的部门。

第十六条　依法应当吊销食品药品行政许可证或者撤销批准证明文件的，由原发证或者批准的食品药品监督管理部门决定。

食品药品监督管理部门查处违法案件，对依法应当吊销许可证或者撤销批准证明文件的，在其权限内依法实施行政处罚的同时，应当将取得的证据及相关材料报送原发证、批准的食品药品监督管理部门，由原发证、批准的部门依法作出是否吊销许可证或者撤销批准证明文件的行政处罚决定。需由国家食品药品监督管理总局撤销批准证明文件的，由省、自治区、直辖市食品药品监督管理部门报国家食品药品监督管理总局决定。

原发证、批准的部门依法作出吊销许可证和撤销批准证明文件的行政处罚决定，依照本规定进行。

第三章　立案

第十七条　食品药品监督管理部门应当对下列事项及时调查处理：

（一）在监督检查及抽验中发现案件线索的；

（二）公民、法人或者其他组织投诉、举报的；

（三）上级机关交办或者下级机关报请查处的；

（四）有关部门移送或者经由其他方式、途径披露的。

符合立案条件的，应当在7个工作日内立案。

第十八条　立案应当符合下列条件：

（一）有明确的违法嫌疑人；

（二）有违法事实；

（三）属于食品药品监督管理行政处罚的范围；

（四）属于本部门管辖。

符合立案条件的，应当报分管负责人批准立案，并确定2名以上执法人员为案件承办人。

第十九条　办案人员有下列情形之一的，应当自行回避；当事人也有权申请其回避：

（一）是本案的当事人或者当事人的近亲属；

（二）与本案有直接利害关系；

（三）与本案当事人有其他关系，可能影响案件公正处理的。

办案人员的回避由食品药品监督管理部门分管负责人决定，负责人的回避由部门其他负责人集体研究决定。

回避决定作出前，被申请回避人员不得擅自停止对案件的调查处理。

第四章　调查取证

第二十条　食品药品监督管理部门进行案件调查时，执法人员不得少于2人，并应当出示执法证件。

首次向案件当事人收集、调取证据的，应当告知其有申请办案人员回避的权利。

被调查人或者有关人员应当如实回答询问并协助、配合调查，及时提供依法应当保存的票据、凭证、记录等相关材料，不得阻挠、干扰案件的调查。

办案过程中涉及国家秘密、商业秘密和个人隐私的，执法人员应当保守秘密。

第二十一条　执法人员进行现场调查时，应当制作笔录。笔录应当注明执法人员身份、证件名称、证件编号及调查目的。执法人员应当在笔录上签字。

笔录经核对无误后，被调查人应当在笔录上逐页签字或者按指纹，并在笔录上注明对笔录真实性的意见。笔录修改处，应当由被调查人签字或者按指纹。

第二十二条　办案人员应当依法收集与案件有关的证据。证据包括书证、物证、视听资料、证人证言、当事人陈述、检验报告、鉴定意见、调查笔录、电子数据、现场检查笔录等。立案前调查或者检查过程中依法取得的证据，可以作为认定事实的依据。

第二十三条　调取的证据应当是原件、原物。调取原件、原物确有困难的，可以由提交证据的单位或者个人在复制品上签字或者加盖公章，并注明“此件由×××提供，经核对与原件（物）相同”的字样或者文字说明。

第二十四条　在中华人民共和国领域外形成的证据，应当说明来源，经所在国公证机关证明，并经中华人民共和国驻该国使领馆认证，或者履行中华人民共和国与证据所在国订立的有关条约中规定的证明手续。

境外证据所包含的语言、文字应当提供经具有翻译资质的机构翻译的或者其他翻译准确的中文译文。

在中华人民共和国香港特别行政区、澳门特别行政区和台湾地区形成的证据，应当按照有关规定办理证明手续。

第二十五条　在证据可能灭失或者以后难以取得的情况下，经分管负责人批准，可以先行登记保存，并向当事人出具先行登记保存物品通知书。先行登记保存期间，当事人或者有关人员不得损毁、销毁或者转移证据。

第二十六条　食品药品监督管理部门对先行登记保存的证据，应当在7日内作出以下处理决定：

（一）需要采取证据保全措施的，采取记录、复制、拍照、录像等证据保全措施后予以返还；

（二）需要检验、检测、检疫、鉴定的，送交检验、检测、检疫、鉴定；

（三）依法应当予以没收的，作出行政处罚决定，没收违法物品；

（四）需要查封、扣押的，依法采取查封、扣押措施；

（五）违法事实不成立，或者违法事实成立但依法不应当予以查封、扣押或者没收的，解除先行登记保存措施。

逾期未作出处理决定的，应当解除先行登记保存。

第二十七条　食品药品监督管理部门在案件调查时，经分管负责人批准可以依法采取查封、扣押等行政强制措施，执法人员应当向当事人出具查封、扣押决定书。

情况紧急，需要当场采取查封、扣押措施的，执法人员应当在查封扣押后24小时内向分管负责人报告，并补办批准手续。分管负责人认为不应当采取行政强制措施的，应当立即解除。

第二十八条　食品药品监督管理部门实施先行登记保存或者查封、扣押时，应当通知当事人到场，并在现场检查笔录中对采取的相关措施情况予以记载。

对查封、扣押的场所、设施或者财物，应当使用盖有本部门公章的封条就地或者异地封存，当事人不得擅自启封。

对先行登记保存或者查封、扣押的物品应当开列物品清单，由执法人员、当事人或者有关人员签字或者加盖公章。

第二十九条　查封、扣押的场所、设施或者财物应当妥善保管，不得使用、损毁或者擅自转移、处置。

对容易腐烂、变质的物品，法律法规规定可以直接先行处理的，或者当事人同意先行处理的，经食品药品监督管理部门分管负责人批准，在采取相关措施留存证据后可以先行处理。

第三十条　查封、扣押的期限不得超过30日；情况复杂的，经食品药品监督管理部门分管负责人批准，可以延长，但延长的期限不得超过30日。

作出延长查封、扣押期限决定后应当及时填写查封扣押延期通知书，书面告知当事人，并说明理由。

对物品需要进行检验、检测、检疫或者鉴定的，应当填写检验（检测、检疫、鉴定）告知书。查封、扣押的期间不包括检验、检测、检疫或者鉴定的期间。

符合行政强制法第二十八条规定的，应当解除查封、扣押。

第三十一条　执法人员在调查取证过程中，要求当事人在笔录或者其他材料上签名、盖章或者以其他方式确认，当事人拒绝到场，拒绝签名、盖章或者以其他方式确认，或者无法找到当事人的，应当由两名执法人员在笔录或者其他材料上注明原因，并邀请有关人员作为见证人签字或者盖章，也可以采取录音、录像等方式记录。

第三十二条　执法人员调查违法事实，需要抽取样品检验的，应当按照有关规定抽取样品。检验机构应当在规定时限内及时进行检验。

第三十三条　案件调查终结后，案件承办人应当撰写调查终结报告，简易程序除外。调查终结报告内容包括：当事人基本情况、案由、违法事实及证据、调查经过等；拟给予行政处罚的，还应当包括所适用的依据及处罚建议。

第三十四条　食品药品监督管理部门进行案件调查时，对已有证据证明有违法行为的，应当出具责令改正通知书，责令当事人改正或者限期改正违法行为。

第五章　处罚决定

第一节　一般程序

第三十五条　承办人提交案件调查终结报告后，食品药品监督管理部门应当组织 3 名以上有关人员对违法行为的事实、性质、情节、社会危害程度、办案程序、处罚意见等进行合议。

合议应当根据认定的事实，提出予以处罚、补充证据、重新调查、撤销案件或者其他处理意见。

第三十六条　食品药品监督管理部门在作出处罚决定前应当填写行政处罚事先告知书，告知当事人违法事实、处罚的理由和依据，以及当事人依法享有的陈述、申辩权。

食品药品监督管理部门应当充分听取当事人的陈述和申辩。当事人提出的事实、理由或者证据经复核成立的，应当采纳。

食品药品监督管理部门不得因当事人申辩而加重处罚。

第三十七条　食品药品监督管理部门在作出责令停产停业、吊销许可证、撤销批准证明文件、较大数额罚款、没收较大数额财物等行政处罚决定前，应当告知当事人有要求举行听证的权利。当事人要求听证的，应当按照法定程序组织听证。

较大数额罚款的标准，按照地方性法规、地方政府规章等有关规范性文件的规定执行。

第三十八条　拟作出的行政处罚决定应当报食品药品监督管理部门负责人审查。食品药品监督管理部门负责人根据不同情况，分别作出如下决定：

（一）确有应受行政处罚的违法行为的，根据情节轻重及具体情况，作出行政处罚决定；

（二）违法行为轻微，依法可以不予行政处罚的，不予行政处罚；

（三）违法事实不能成立的，不得给予行政处罚；

（四）违法行为已构成犯罪的，移送公安机关。

第三十九条 对情节复杂或者重大违法行为给予较重的行政处罚，应当由食品药品监督管理部门负责人集体讨论决定。集体讨论决定的过程应当有书面记录。

重大、复杂案件标准由各省、自治区、直辖市食品药品监督管理部门根据实际确定。

第四十条 食品药品监督管理部门作出行政处罚决定，应当制作行政处罚决定书。

行政处罚决定书应当载明下列事项：

（一）当事人的姓名或者名称、地址；

（二）违反法律、法规或者规章的事实和证据；

（三）行政处罚的种类和依据；

（四）行政处罚的履行方式和期限；

（五）不服行政处罚决定，申请行政复议或者提起行政诉讼的途径和期限；

（六）作出行政处罚决定的食品药品监督管理部门名称和作出决定的日期。

行政处罚决定中涉及没收食品药品或者其他有关物品的，还应当附没收物品凭证。

行政处罚决定书应当盖有作出行政处罚决定的食品药品监督管理部门的公章。

第四十一条 除依法应当予以销毁的物品外，食品药品监督管理部门对依法没收的非法财物，经分管负责人批准，依照行政处罚法第五十三条规定予以处理。处理的物品应当核实品种、数量，并填写清单。

第二节 简易程序

第四十二条 违法事实确凿并有法定依据，对公民处以50元以下、对法人或者其他组织处以1000元以下罚款或者警告的行政处罚的，可以当场作出行政处罚决定。

第四十三条 执法人员当场作出行政处罚决定的，应当向当事人出示执法证件，填写预定格式、编有号码并加盖食品药品监督管理部门公章的当场行政处罚决定书。

当场行政处罚决定书应当当场交付当事人，当事人签字或者盖章签收。

第四十四条 执法人员当场作出的行政处罚决定，应当在7个工作日以内报所属部门备案。

第六章 送达

第四十五条 行政处罚决定书应当在宣告后当场交付当事人；当事人不在场的，应当在7日内依照本章规定，将行政处罚决定书送达当事人。

行政处罚决定书由承办人直接送交当事人签收。受送达人是公民的，本人不在时，交其同住成年家属签收；受送达人是法人的，应当由其法定代表人签收；受送达人是其他组织的，由其主要负责人签收。受送达人有代理人的，可以送交其代理人签收。

受送达人应当在送达回执上注明收到日期并签字或者盖章。签收日期即为送达日期。

第四十六条　受送达人或者其同住成年家属拒收行政处罚决定书的，送达人可以邀请有关基层组织或者所在单位人员到场并说明情况，在送达回执上注明拒收事由和日期，由送达人、见证人签字或者盖章，将行政处罚决定书留在受送达人的住所，即视为送达。

第四十七条　直接送达有困难的，可以委托就近的食品药品监督管理部门代为送达或者邮寄送达。邮寄送达的，回执注明的收件日期即为送达日期。

国家食品药品监督管理总局作出的撤销食品药品批准证明文件的行政处罚，交由当事人所在地的省、自治区、直辖市食品药品监督管理部门送达。

第四十八条　受送达人下落不明，或者依据本章规定的其他方式无法送达的，公告送达。自发出公告之日起60日即视为送达。

公告送达，可以在受送达人原住所地张贴公告，也可以在报纸、电视等刊登公告。

公告送达，应当在案卷中载明公告送达的原因和经过。

第七章　执行与结案

第四十九条　行政处罚决定书送达后，当事人应当在处罚决定的期限内予以履行。

当事人确有经济困难，可以提出延期或者分期缴纳罚款的申请，并提交书面材料。经案件承办人员审核，确定延期或者分期缴纳罚款的期限和金额，报分管负责人批准后执行。

第五十条　当事人对行政处罚决定不服，申请行政复议或者提起行政诉讼的，行政处罚不停止执行，但行政复议或者行政诉讼期间决定或者裁定停止执行的除外。

第五十一条　作出罚款和没收违法所得决定的食品药品监督管理部门应当与收缴罚没款的机构分离。除按规定当场收缴的罚款外，执法人员不得自行收缴罚没款。

第五十二条　依据本规定当场作出行政处罚决定，有下列情形之一的，执法人员可以当场收缴罚款：

（一）依法给予20元以下罚款的；

（二）不当场收缴事后难以执行的。

第五十三条　在边远、水上、交通不便地区，食品药品监督管理部门及其执法人员依照本规定作出处罚决定后，当事人向指定的银行缴纳罚款确有困难的，经当事人提出，执法人员可以当场收缴罚款。

第五十四条　食品药品监督管理部门及其执法人员当场收缴罚款的，应当向当事人出具省、自治区、直辖市财政部门统一制发的罚款收据。

执法人员当场收缴的罚款，应当自收缴罚款之日起2日内交至食品药品监督管理部门；食品药品监督管理部门应当在2日内将罚款缴付指定的银行。

第五十五条　当事人在法定期限内不申请行政复议或者提起行政诉讼，又不履行行政处罚决定的，食品药品监督管理部门应当向人民法院申请强制执行。

食品药品监督管理部门申请人民法院强制执行前应当填写履行行政处罚决定催告书，书面催告当事人履行义务，并告知履行义务的期限和方式、依法享有的陈述和申辩权，涉及加处罚款的，应当有明确的金额和给付方式。

加处罚款的总数额不得超过原罚款数额。

当事人进行陈述、申辩的，食品药品监督管理部门应当对当事人提出的事实、理由和证据进行记录、复核，并制作陈述申辩笔录、陈述申辩复核意见书。当事人提出的事实、理由或者证据成立的，食品药品监督管理部门应当采纳。

履行行政处罚决定催告书送达10个工作日后，当事人仍未履行处罚决定的，食品药品监督管理部门可以申请人民法院强制执行，并填写行政处罚强制执行申请书。

第五十六条　行政处罚决定履行或者执行后，办案人应当填写行政处罚结案报告，将有关案件材料进行整理装订，归档保存。

第八章　附则

第五十七条　本规定中的期限以时、日计算，开始的时和日不计算在内。期限届满的最后一日是节假日的，以节假日后的第一日为届满的日期。法律、法规另有规定的除外。

第五十八条　本规定中的“以上”、“以下”、“以内”，均包括本数。

第五十九条　各省、自治区、直辖市食品药品监督管理部门可以根据本行政区域实际制定本规定的实施细则。

第六十条　国家食品药品监督管理总局负责制定行政处罚所适用的文书格式范本。各省、自治区、直辖市食品药品监督管理部门可以参照文书格式范本，制定本行政区域行政处罚所适用的文书格式并自行印制。

第六十一条　本规定自2014年6月1日起施行。2003年4月28日公布的《药品监督行政处罚程序规定》（原国家食品药品监督管理局令第1号）同时废止。

分送：各省、自治区、直辖市食品药品监督管理局，新疆生产建设兵团食品药品监督管理局，总局机关各司局、各直属单位。

任务四　食品药品投诉举报管理办法

国家食品药品监督管理总局令第21号。《食品药品投诉举报管理办法》已经

2015年12月22日国家食品药品监督管理总局局务会议审议通过，现予公布，自2016年3月1日起施行。

食品药品投诉举报管理办法

第一章　总则

第一条　为规范食品药品投诉举报管理工作，推动食品药品安全社会共治，加大对食品药品违法行为的惩治力度，保障公众身体健康和生命安全，根据《中华人民共和国食品安全法》及其实施条例、《中华人民共和国药品管理法》及其实施条例、《医疗器械监督管理条例》、《化妆品卫生监督条例》等法律法规的规定，制定本办法。

第二条　食品药品投诉举报是指公民、法人或者其他组织向各级食品药品监督管理部门反映生产者、经营者等主体在食品（含食品添加剂）生产、经营环节中有关食品安全方面，药品、医疗器械、化妆品研制、生产、经营、使用等环节中有关产品质量安全方面存在的涉嫌违法行为。

第三条　食品药品投诉举报管理工作实行统一领导、属地管理、依法行政、社会共治的原则。

各级食品药品监督管理部门应当加强对食品药品投诉举报管理工作的指导协调，加强宣传，落实举报奖励制度，鼓励并支持公众投诉举报食品药品违法行为。

第四条　国务院食品药品监督管理部门主管全国食品药品投诉举报管理工作，主要履行下列职责：

（一）制定食品药品投诉举报管理制度和政策并监督实施；

（二）调查处理全国范围内有重大影响的食品药品投诉举报并发布相关信息；

（三）通报全国食品药品投诉举报管理工作情况；

（四）协调指导同级食品药品投诉举报机构的具体工作。

第五条　地方各级食品药品监督管理部门主管本行政区域的食品药品投诉举报管理工作，主要履行下列职责：

（一）根据本办法制定本行政区域的食品药品投诉举报管理制度和政策并监督实施；

（二）调查处理本行政区域的食品药品投诉举报并发布相关信息；

（三）通报并向上级报告本行政区域的食品药品投诉举报管理工作情况；

（四）协调指导同级食品药品投诉举报机构的具体工作。

第六条　国务院食品药品监督管理部门投诉举报机构负责全国食品药品投诉举报管理的具体工作，主要履行下列职责：

（一）对直接收到的食品药品投诉举报进行受理、转办、移送、跟踪、督促、审核等；

（二）收集、汇总全国食品药品投诉举报信息，定期发布全国食品药品投诉举报分析报告；

（三）制定食品药品投诉举报管理工作程序、标准和规范，对地方各级食品药品投诉举报机构进行业务指导；

（四）承担全国食品药品投诉举报管理的宣传、培训工作。

第七条　地方各级食品药品监督管理部门投诉举报机构负责本行政区域的食品药品投诉举报管理的具体工作，主要履行下列职责：

（一）对直接收到的食品药品投诉举报进行受理、转办、移送、跟踪、督促、审核等；

（二）对上级转办的食品药品投诉举报进行转办、移送、跟踪、督促、审核、上报等；

（三）对下级食品药品投诉举报机构进行业务指导；

（四）收集、汇总、分析本行政区域的食品药品投诉举报信息，按要求定期向上一级食品药品投诉举报机构报告；

（五）承担本行政区域的食品药品投诉举报宣传、培训工作。

第八条　各级食品药品监督管理部门应当畅通“12331”电话、网络、信件、走访等投诉举报渠道，建立健全一体化投诉举报信息管理系统，实现全国食品药品投诉举报信息互联互通。

第九条　各级食品药品监督管理部门应当按照相关法律法规规定，对受理的投诉举报进行调查处理，并将处理结果反馈投诉举报人，及时解决和回应公众诉求。

第二章　受理

第十条　食品药品投诉举报机构负责统一受理食品药品投诉举报。

对直接收到的食品药品投诉举报，食品药品监督管理部门应当自收到之日起5日内转交同级食品药品投诉举报机构；无同级食品药品投诉举报机构的，应当自收到之日起5日内转交负责投诉举报管理工作的部门。

第十一条　投诉举报人应当提供客观真实的投诉举报材料及证据，说明事情的基本经过，提供被投诉举报对象的名称、地址、涉嫌违法的具体行为等详细信息。

提倡实名投诉举报。投诉举报人不愿提供自己的姓名、身份、联系方式等个人信息或者不愿公开投诉举报行为的，应当予以尊重。

第十二条　对符合本办法第二条规定的投诉举报，食品药品投诉举报机构或者管理部门应当依法予以受理。

投诉举报具有下列情形之一的，不予受理并以适当方式告知投诉举报人：

（一）无具体明确的被投诉举报对象和违法行为的；

（二）被投诉举报对象及违法行为均不在本食品药品投诉举报机构或者管理

部门管辖范围的；

（三）不属于食品药品监督管理部门监管职责范围的；

（四）投诉举报已经受理且仍在调查处理过程中，投诉举报人就同一事项重复投诉举报的；

（五）投诉举报已依法处理，投诉举报人在无新线索的情况下以同一事实或者理由重复投诉举报的；

（六）违法行为已经超过法定追诉时限的；

（七）应当通过诉讼、仲裁、行政复议等法定途径解决或者已经进入上述程序的；

（八）其他依法不应当受理的情形。

投诉举报中同时含有应当受理和不应当受理的内容，能够作区分处理的，对不应当受理的内容不予受理。

第十三条　投诉举报人应当向有管辖权的食品药品投诉举报机构进行投诉举报。属于县级食品药品监督管理部门职责的，投诉举报人应当向涉嫌违法主体所在地或者涉嫌违法行为发生地县级食品药品投诉举报机构进行投诉举报。

对食品药品投诉举报实行统一受理的省、自治区、直辖市，投诉举报人可以向省、自治区、直辖市食品药品投诉举报机构提出投诉举报。

两个以上食品药品投诉举报机构或者管理部门均有管辖权的，由最先收到投诉举报的食品药品投诉举报机构或者管理部门管辖。

第十四条　食品药品投诉举报机构或者管理部门之间因管辖权发生争议的，由涉及的食品药品投诉举报机构或者管理部门协商决定；协商不成的，由共同的上一级食品药品投诉举报机构或者管理部门指定受理的食品药品投诉举报机构或者管理部门。

第十五条　食品药品投诉举报机构或者管理部门收到投诉举报后应当统一编码，并于收到之日起5日内作出是否受理的决定。

食品药品投诉举报机构或者管理部门决定不予受理投诉举报或者不予受理投诉举报的部分内容的，应当自作出不予受理决定之日起15日内以适当方式将不予受理的决定和理由告知投诉举报人，投诉举报人联系方式不详的除外。

未按前款规定告知的，投诉举报自食品药品投诉举报机构或者管理部门收到之日起第5日即为受理。

第十六条　对受理的投诉举报，按照重要投诉举报和一般投诉举报分类办理。

投诉举报符合下列情形之一的，为重要投诉举报：

（一）声称已致人死亡、严重伤残、多人伤残等严重后果的；

（二）可能造成严重食源性或者药源性安全隐患的；

（三）可能涉及国家利益或者造成重大社会影响的；

（四）可能引发系统性、区域性风险的；

（五）食品药品投诉举报机构或者管理部门认为重要的其他投诉举报。

第三章　办理程序

第十七条　各级食品药品投诉举报机构受理一般投诉举报后，应当依据属地管理原则和监管职责划分，自受理之日起3日内转交有关部门办理。

各级食品药品投诉举报机构受理重要投诉举报后，应当2日内转交同级食品药品监督管理部门提出处理意见。

第十八条　各级食品药品监督管理部门应当建立健全多部门沟通协调机制，及时研究办理投诉举报。

对涉及食品药品监督管理部门内部多部门监管职责的投诉举报，食品药品投诉举报机构应当提出拟办意见，上报同级食品药品监督管理部门。同级食品药品监督管理部门应当及时明确办理意见，组织协调投诉举报的办理。

第十九条　投诉举报承办部门应当对投诉举报线索及时调查核实，依法办理，并将办理结果以适当方式反馈投诉举报人，投诉举报人联系方式不详的除外。

第二十条　投诉举报承办部门应当自投诉举报受理之日起60日内向投诉举报人反馈办理结果；情况复杂的，在60日期限届满前经批准可适当延长办理期限，并告知投诉举报人正在办理。办结后，应当告知投诉举报人办理结果。

投诉举报延期办理的，延长期限一般不超过30日。法律、行政法规、规章另有规定的，从其规定。

下列时间不计算在投诉举报办理期限内：

（一）确定管辖的食品药品投诉举报机构或者管理部门所需时间；

（二）投诉举报承办部门办理投诉举报过程中因检验检测、鉴定、专家评审或者论证所需时间；

（三）其他部门协助调查所需时间。

特别复杂疑难的投诉举报，需要继续延长办理期限的，应当书面报请投诉举报承办部门负责人批准，并将延期情况及时告知投诉举报人和向其转办投诉举报的食品药品投诉举报机构或者管理部门。

投诉举报人在投诉举报办理过程中对办理进展情况进行咨询的，投诉举报承办部门应当以适当方式告知其正在办理。

第二十一条　食品药品投诉举报机构应当及时跟踪了解转办的投诉举报办理情况，下级食品药品投诉举报机构或者投诉举报承办部门应当予以配合。

投诉举报自受理之日起超过50日尚未办结的，食品药品投诉举报机构可以督促投诉举报承办部门及时办理，但经批准延期办理的除外。

投诉举报办理时限届满后未及时办结或者未向投诉举报人反馈办理结果的，食品药品投诉举报机构可以视情形提请投诉举报承办部门的上一级业务主管部门进行督办。

第二十二条　投诉举报承办部门应当将投诉举报延期办理情况和办理结果反馈转交其办理的食品药品投诉举报机构，重要投诉举报案件信息应当即时反馈，一般投诉举报案件信息应当在办理完结或者作出延期决定后5日内反馈。

地方各级食品药品投诉举报机构应当自收到投诉举报办理结果5日内，通过投诉举报信息管理系统将投诉举报办理结果上报上级食品药品投诉举报机构。

第二十三条　食品药品投诉举报机构发现有下列情形之一的，可以向投诉举报承办部门提出改进工作的建议：

（一）未在规定时限内办理投诉举报的；

（二）未将办理结果反馈投诉举报人及食品药品投诉举报机构，或者反馈不当的。

第二十四条　食品药品投诉举报机构根据工作需要，可以对投诉举报办理情况进行回访，听取投诉举报人意见和建议，并记录回访结果。

第二十五条　食品药品投诉举报机构及投诉举报承办部门应当依照《中华人民共和国档案法》等法律法规规定，对有保存价值的文字、音像等资料立卷归档，留档备查。

第四章　信息管理

第二十六条　国务院食品药品监督管理部门负责建设全国食品药品投诉举报数据中心，省、自治区、直辖市食品药品监督管理部门负责建设本级食品药品投诉举报数据中心。省、自治区、直辖市食品药品投诉举报机构或者管理部门应当通过投诉举报信息管理系统将本行政区域的投诉举报和涉及投诉举报管理的咨询、意见和建议等信息定期上报至全国食品药品投诉举报数据中心。

各级食品药品监督管理部门应当充分利用投诉举报信息管理系统，规范各级食品药品投诉举报机构受理、转办、跟踪、协调、汇总、分析、反馈、通报等工作，加强对投诉举报信息的监测和管控，及时进行预警，有效防范食品药品安全风险。

第二十七条　地方各级食品药品投诉举报机构应当定期汇总、分析本行政区域的投诉举报和涉及投诉举报管理的咨询、意见和建议等信息，发现薄弱环节，提出监管措施和建议，并报同级食品药品监督管理部门和上一级食品药品投诉举报机构。

第二十八条　投诉举报人提出的有关食品药品安全隐患、风险信息、监管建议，各级食品药品投诉举报机构应当及时报送相关部门参考。

省、自治区、直辖市食品药品监督管理部门投诉举报机构应当实时将带有倾向性、风险性和群体性食品药品安全问题等投诉举报信息，报送国务院食品药品监督管理部门投诉举报机构，同时抄报本级食品药品监督管理部门负责人及稽查等相关部门；每月分析本行政区域的重要投诉举报信息和投诉举报热点、难点问题，报送国务院食品药品监督管理部门投诉举报机构。国务院食品药品监督管理部门投诉举报机构应当及时汇总分析相关情况，报告国务院食品药品监督管理部门。

第二十九条　国务院食品药品监督管理部门投诉举报机构应当定期汇总、分析全国范围的投诉举报信息，对具有规律性、普遍性的问题，及时形成监管建议，上报国务院食品药品监督管理部门。

第三十条　国务院食品药品监督管理部门投诉举报机构和省、自治区、直辖市食品药品监督管理部门投诉举报机构应当定期通报下列情况：

（一）投诉举报信息统计分析结果；

（二）投诉举报承办部门办理投诉举报的总体情况；

（三）下一级食品药品投诉举报机构工作情况；

（四）其他应当予以通报的情况。

第五章　监督与责任

第三十一条　各级食品药品监督管理部门应当向社会公布投诉举报渠道及投诉举报管理工作相关规定。

各级食品药品投诉举报机构应当自觉接受社会监督。

各级食品药品监督管理部门应当对本行政区域的投诉举报受理和办理情况实施考核。

第三十二条　各级食品药品监督管理部门应当加强投诉举报管理工作人员培训教育，编制培训计划，规范培训内容，对投诉举报管理工作人员进行分级分类培训。

第三十三条　各级食品药品投诉举报机构及投诉举报承办部门应当依法保护投诉举报人、被投诉举报对象的合法权益，遵守下列工作准则：

（一）与投诉举报内容或者投诉举报人、被投诉举报对象有直接利害关系的，应当回避；

（二）投诉举报登记、受理、处理、跟踪等各个环节，应当依照有关法律法规严格保密，建立健全工作责任制，不得私自摘抄、复制、扣押、销毁投诉举报材料；

（三）严禁泄露投诉举报人的相关信息；严禁将投诉举报人信息透露给被投诉举报对象及与投诉举报案件查处无关的人员，不得与无关人员谈论投诉举报案件情况；

（四）投诉举报办理过程中不得泄露被投诉举报对象的信息。

第三十四条　各级食品药品投诉举报机构、投诉举报承办部门工作人员在投诉举报管理工作中滥用职权、玩忽职守、徇私舞弊，或者违反本办法规定造成严重后果的，应当依法追究相关人员责任；构成犯罪的，移送司法机关处理。

第三十五条　投诉举报人反映情况及提供的材料应当客观真实，不得诬告陷害他人；投诉举报人应当依法行使投诉举报权利，不得采取暴力、胁迫或者其他违法手段干扰食品药品投诉举报机构、投诉举报承办部门正常工作秩序。违反治安管理法律法规的，交由公安机关处理；构成犯罪的，移送司法机关处理。

第六章　附则

第三十六条　省、自治区、直辖市食品药品监督管理部门可以结合本地区实际，制定实施办法。

第三十七条　本办法所称的食品药品投诉举报机构或者管理部门，是指负责食品药品投诉举报受理、转办、跟踪、协调、汇总、分析、反馈、通报等工作的机构或者部门，包括：

（一）食品药品监督管理部门独立设置的食品药品投诉举报机构；

（二）无独立设置的食品药品投诉举报机构的，由食品药品监督管理部门指定的内设机构或者其他机构。

本办法所称的投诉举报承办部门，是指具体负责投诉举报调查、作出最终处理决定的食品药品监督管理部门。

第三十八条　本办法规定的投诉举报受理、办理等期限以工作日计算，不含法定节假日。

第三十九条　本办法由国家食品药品监督管理总局负责解释。

第四十条　本办法自2016年3月1日起施行。

问　答　题

1. 负责审查政策法规的是什么司？
2. 食品药品监督管理部门应当在几日内将罚款缴付指定的银行？
3. 废止规章的文件，原则上以什么命令的形式公布？
4. 立案应当符合哪些条件？

项目二　药事管理机构

学习目的：通过本项目掌握药事组织的概念和我国药事组织机构设置及其职责；我国药品监督管理组织的发展变革；国外药品监督管理机构、药学教育组织和药学社会团体。药事组织在药事管理中具有重要作用和普遍意义。工作中能够区分药品监督管理各部门及其职责，并能在实际工作中加以选择和运用。

案例1：江西新闻网2009年4月4日转江南都市报报道，南昌市药监局联合公安缉毒支队捣毁一家隐藏在社区内非法销售摇头水等国家管制类药品的地下窝点，当场缴获货值万余元的摇头水等精神药品和一次性使用无菌注射器。日前，南昌市药监局接到举报称，在大士院有一个非法销售国家管制类药品的地下窝点。摸清情况后，4月2日上午，南昌市药监局、东湖区药监局与南昌市公安局缉毒支队联手突击检查，现场查获艾司唑仑片（舒乐安定片）150余盒、地西泮注射液（安定注射液）300余支、盐酸曲马多片和盐酸曲马多注射液100余盒、一次性使用无菌注射器500多支，货值1万余元。初步调查，该店从非法渠道购入上述药品和注射器，然后采取隐蔽方式向社会上的吸毒人群等销售。南昌市食品药品监督管理局取缔了一批无证经营和使用药品、医疗器械的黑诊所、性保健店等，查处了一批违规销售含可待因制剂的药店。

案例2：由中国药学会主办，江西中医药大学、江西省药学会承办的中国药学会第十三届青年药学科研成果交流会，拟定于2016年9月11－13日在江西省南昌市召开。会前，将进行2016年“中国药学会青年药学人才成长之路系列巡讲活动——江西中医药大学”。本次会议将邀请两院院士做特邀报告，并就我国青年药学科技领域研究新进展、新技术和新成果进行广泛交流和深入探讨，同时进行优秀论文评选活动。现将有关事宜通知如下：（1）征文及评奖。会议将设一等奖2名、二等奖6名、三等奖10名，获奖论文推荐在《中国药学杂志》《药学学报》《中国中药杂志》《中国临床药理学杂志》等期刊发表。征文截止日期：2016年8月10日。（2）学分证书，授予参会代表中国药学会继续教育学分4分。

案例1的执法单位符合《食品药品行政执法与刑事司法衔接工作办法》的第三十一条：食品药品监管部门、公安机关和人民检察院，应当加强对重大案件的联合督办工作。

案例2符合药品监督管理组织中药学社会团体的中国药学会的学会宗旨。该会主要任务是开展药学科学技术学术交流；编辑出版、发行药学学术期刊；发展同世界各国及地区药学团体、药学工作者友好交往与合作；举荐药学科技人才；

表彰、奖励在科学技术活动中取得优异成绩的药学工作者；开展对会员和药学工作者继续教育培训；普及推广药学以及科学技术知识；反映药学工作者意见和要求，维护药学科技工作者合法权益。

任务一　药品监督管理组织

一、我国药品监督管理行政机构

1. 国家食品药品监督管理总局（CFDA）

（1）负责起草食品（含食品添加剂、保健食品，下同）安全、药品（含中药、民族药，下同）、医疗器械、化妆品监督管理的法律法规草案，拟订政策规划，制定部门规章，推动建立落实食品安全企业主体责任、地方人民政府负总责的机制，建立食品药品重大信息直报制度，并组织实施和监督检查，着力防范区域性、系统性食品药品安全风险。

（2）负责制定食品行政许可的实施办法并监督实施。建立食品安全隐患排查治理机制，制定全国食品安全检查年度计划、重大整顿治理方案并组织落实。负责建立食品安全信息统一公布制度，公布重大食品安全信息。参与制定食品安全风险监测计划、食品安全标准，根据食品安全风险监测计划开展食品安全风险监测工作。

（3）负责组织制定、公布国家药典等药品和医疗器械标准、分类管理制度并监督实施。负责制定药品和医疗器械研制、生产、经营、使用质量管理规范并监督实施。负责药品、医疗器械注册并监督检查。建立药品不良反应、医疗器械不良事件监测体系，并开展监测和处置工作。拟订并完善执业药师资格准入制度，指导监督执业药师注册工作。参与制定国家基本药物目录，配合实施国家基本药物制度。制定化妆品监督管理办法并监督实施。

（4）负责制定食品、药品、医疗器械、化妆品监督管理的稽查制度并组织实施，组织查处重大违法行为。建立问题产品召回和处置制度并监督实施。

（5）负责食品药品安全事故应急体系建设，组织和指导食品药品安全事故应急处置和调查处理工作，监督事故查处落实情况。

（6）负责制定食品药品安全科技发展规划并组织实施，推动食品药品检验检测体系、电子监管追溯体系和信息化建设。

（7）负责开展食品药品安全宣传、教育培训、国际交流与合作。推进诚信体系建设。

（8）指导地方食品药品监督管理工作，规范行政执法行为，完善行政执法与刑事司法衔接机制。

（9）承担国务院食品安全委员会日常工作。负责食品安全监督管理综合协调，推动健全协调联动机制。督促检查省级人民政府履行食品安全监督管理职责并负责考核评价。

（10）承办国务院以及国务院食品安全委员会交办的其他事项。

2. 国家发展与改革委员会

国家发展与改革委员会负责药品价格的监督管理工作。依法制定和调整药品政府定价目录，并对纳入政府定价的药品进行定价和调整；管理国家药品储备；负责宏观医药经济管理。

3. 人力资源和社会保障部

人力资源和社会保障部负责组织拟定基本医疗保险、生育医疗的药品、诊疗和医疗服务设施的范围及支付标准；组织拟定定点医院、定点药店的管理办法及费用结算办法。

4. 工商行政管理部门

工商行政管理部门负责药品生产、经营企业的工商登记、注册以及监督管理；药品广告监督管理与处罚；药品流通中各种不正当竞争、损害消费者利益以及药品购销中收受回扣的处罚。

5. 公安部

（1）指导、监督地方公安机关依法承担的执行刑罚和监督、考察工作；指导对看守所、拘留所、强制戒毒所等的管理工作。

（2）掌握影响稳定、危害国内安全和社会治安的情况；指导、监督地方公安机关依法查处危害社会治安秩序行为，依法管理户口、居民身份证、枪支弹药、危险物品和特种行业等工作。

二、药品监督管理技术机构

1. 药品检验机构

药品检验机构为同级药品监督管理机构的直属事业单位，承担依法实施药品审批和药品质量监督检查所需的药品检验工作。国家食品药品监督管理总局设置中国食品药品检定研究院。省、自治区、直辖市食品药品监督管理局设置药品检验所，负责本辖区的药品生产、经营、使用单位的药品检验和技术仲裁；承担药品质量的认证工作。市药品检验机构根据需要设置。对行使进口药品检验职能的药品检验机构，加挂口岸药品检验所的牌子。此外，省级以上药品监督管理部门可以根据需要，确定符合药品检验条件的检验机构，承担药品检验工作。

2. 国家食品药品监督管理总局直属技术机构

国家食品药品监督管理总局直属技术机构设有中国食品药品检定研究院、国家药典委员会、总局药品审评中心、总局药品评价中心、总局执业药师资格认证中心、国家中药品种保护审评委员会等直属技术机构。

任务二　药品行业管理机构

一、我国医药行业管理机构

1998 年根据国务院机构调整方案，国家对药品行业管理的职能进行了调整，在国家经济贸易委员会下设医药管理处，履行对医药行业管理的职能。将原国家医药管理局、国家中医药管理局、国内贸易部药品生产经营行业管理的职能移交给国家经贸委经济运行局医药管理处。除中央部委设立专门机构进行药品的行业管理外，在省、地（市）、县经济贸易委员会下也设立了医药管理办公室，负责辖区内医药行业的管理工作。

2003 年 3 月 10 日，十届全国人大一次会议通过了国务院机构改革方案，设立商务部，外经贸部和国家经贸委不再保留。商务部主管国内外贸易和国际经济合作。根据改革方案，新设立的商务部，整合了国家经贸委的内贸管理、对外经济协调和重要工业品、原材料进出口计划组织实施等职能，国家计委的农产品进出口计划组织实施等职能，以及外经贸部的职能。

二、我国医药行业管理机构的职责

（1）贯彻、执行国家有关法律、法规；

（2）对行业、企业生产经营方面进行经济管理，对医药行业经济运行进行宏观调控；

（3）依据国家产业政策，制定医药行业发展战略和规划；

（4）制定行业或企业的产品升级换代规划、计划，指导企业按国家或市场需求调整产品结构，推进技术进步，提高企业产品在国内外市场中的竞争能力；

（5）负责医药行业的统计、信息工作；

（6）负责药品、药械储备及灾情、疫情、军需、战备药品药械的紧急调度工作；

（7）组织实施中药、生化制药的行业管理。

三、药学社会团体

1. 中国药学会

中国药学会成立于 1907 年，是我国成立最早的学术团体之一，是中国科学技术协会的团体会员，是由全国药学工作者自愿组成并依法登记成立、具有法人资格的全国性、学术性、非营利性社会组织，是党和政府联系药学工作者的桥梁和纽带，是国家推动药学科学技术和我国医药事业健康发展及为公共健康服务的重要力量。

中国药学会根据药学发展的需要设立专业委员会，选举产生正、副主任委员，现有10个专业委员会。即中药和天然药物、药剂、抗生素、生化与生物技术药物、制药工程、医院药学、老年药学、药事管理、药学史、军事药学专业委员会。

我会主要任务是开展药学科学技术学术交流；编辑出版、发行药学学术期刊；发展同世界各国及地区药学团体、药学工作者友好交往与合作；举荐药学科技人才；表彰、奖励在科学技术活动中取得优异成绩的药学工作者；开展对会员和药学工作者继续教育培训；普及推广药学以及科学技术知识；反映药学工作者意见和要求，维护药学科技工作者合法权益；接受政府委托，承办与药学发展及药品监管有关活动，组织药学科技工作者参与国家有关项目科学论证和科技与经济咨询；开展医药科研成果中介服务，组织医药展览、推荐及宣传活动等。

2. 药学协会

我国的药学协会主要有中国医药企业管理协会、中国非处方药物协会、中国化学制药工业协会、中国医药商业协会和中国医药教育协会。

（1）中国医药企业管理协会成立于1985年，是我国医药工商企业界的社会团体，该协会采取团体会员制的组织形式，只吸收团体会员。协会主要从事人员培训、企业咨询、理论研究、信息服务等项工作，编辑出版了《医药企业管理简讯》《医药企业》杂志。中国医药企业管理协会在业务上受中国企业管理协会的指导。

（2）中国非处方药物协会是由中国大众药物协会更名而成的。中国大众药物协会成立于1988年，并加入了世界大众药物协会。该协会也采取团体会员制的组织形式。1996年4月，在协会举行的第二届一次会员代表大会上，决定协会更名为中国非处方药物协会。

（3）中国化学制药工业协会成立于1988年，它是化学制药工业全行业的社会经济团体，是政府与企业之间的桥梁和纽带，承担政府部门委托的行业管理任务。该协会的宗旨是为服务企业，维护会员单位的合法权益；服务行业，加强行业自律；服务政府，上情下传，下情上达，承担政府部门委托的工作；服务社会，认真履行企业社会责任，促进制药行业又好又快发展。

（4）中国医药商业协会成立于1989年，是医药商业系统的行业组织，它遵循资源、平等、互助、协商的原则。协会作为政府医药主管部门的助手和参谋，协助政府搞好医药商业的行业管理工作，积极为企业服务，促进医药商业的流通。

（5）中国医药教育协会经国家民政部批准，成立于1992年7月3日。主管单位为国务院国有资产监督管理委员会，业务上接受国家教育部、国家卫生和计划生育委员会、国家食品药品监督管理局、国家中医药管理局业务指导。目前，在全国医药教育领域是一个以医学和药学教育为主的全国唯一的国家一级协会。

肩负着有关行业标准的制定，相关政策的贯彻和落实，医药教育事业发展的引领和转型担当的各项任务。协会下属有31个分支机构（包含4个教育委员会、22个专业委员会、5个工作委员会）、22个慢病防治工作站和11个职能部门及办事机构，近千家会员单位，其中70%为医药专业的专家和教授，20%为相关单位的负责人，10%为医药企业的负责人。会员整体素质高，专业技术强，人才力量雄厚。

任务三　国外药事管理机构

发达国家的药品监督管理由于起步较早，其管理体系、运营机制都比较成熟，对于我国来说，有很多值得借鉴的地方。以下主要介绍美国、世界卫生组织的药品监督管理机构。

一、美国药品监督管理机构

1. 美国联邦政府药品监督管理机构——FDA

FDA是美国联邦卫生与人类健康服务部下设的隶属机构，全称为“食品药品管理局”（Food and Drug Administration，简称FDA），它是美国《联邦食品、药品与化妆品法》等重要药政管理法规的执法机构，负责全国药品、食品、生物制品、化妆品、兽药、医疗器械以及诊断用品等的质量监督管理。

2. 美国麻醉药物强制管理局——DEA

美国麻醉药物强制管理局是负责强制执行麻醉药物等特殊药物管理的联邦机构。

二、世界卫生组织

世界卫生组织（World Health Organization 简称WHO）是联合国下属的一个专门机构，总部设置在瑞士日内瓦，只有主权国家才能参加，是国际上最大的政府间卫生组织，截至2015年共有194个成员国。总干事为中国香港人陈冯富珍。1946年国际卫生大会通过了《世界卫生组织组织法》，1948年4月7日世界卫生组织宣布成立。于是每年的4月7日也就成为全球性的“世界卫生日”。

世卫组织是联合国系统内卫生问题的指导和协调机构。它负责对全球卫生事务提供领导，拟定卫生研究议程，制定规范和标准，阐明以证据为基础的政策方案，向各国提供技术支持，以及监测和评估卫生趋势。

世界卫生组织的宗旨是使全世界人民获得尽可能高水平的健康。世界卫生组织的主要职能包括：促进流行病和地方病的防治；提供和改进公共卫生、疾病医疗和有关事项的教学与训练；推动确定生物制品的国际标准。

任务四 食品药品行政执法与刑事司法衔接工作办法

食药监稽〔2015〕271号。各省、自治区、直辖市食品药品监督管理局、公安厅（局）、高级人民法院、人民检察院、食品安全委员会办公室，新疆生产建设兵团食品药品监督管理局、公安局、人民检察院、食品安全委员会办公室，新疆维吾尔自治区高级人民法院生产建设兵团分院：

为进一步健全食品药品行政执法与刑事司法衔接工作机制，加大对食品药品领域违法犯罪行为打击力度，切实维护人民群众生命安全和身体健康，按照中央深化改革相关工作部署，国家食品药品监督管理总局、公安部、最高人民法院、最高人民检察院、国务院食品安全办联合研究制定了《食品药品行政执法与刑事司法衔接工作办法》，现予以印发，请遵照执行。

食品药品行政执法与刑事司法衔接工作办法

第一章 总则

第一条 为进一步健全食品药品行政执法与刑事司法衔接工作机制，加大对食品药品领域违法犯罪行为打击力度，切实维护人民群众生命安全和身体健康，根据《中华人民共和国刑法》、《中华人民共和国刑事诉讼法》、《中华人民共和国食品安全法》、《中华人民共和国药品管理法》等法律、行政法规和相关司法解释，制定本办法。

第二条 本办法适用于各级食品药品监管部门、公安机关、人民检察院、人民法院办理的食品（含食品添加剂）、药品、医疗器械、化妆品等领域涉嫌违法犯罪案件。

第三条 各级食品药品监管部门、公安机关、人民检察院、人民法院之间应当建立健全线索通报、案件移送、信息共享、信息发布等工作机制。

第四条 人民检察院对食品药品监管部门移送涉嫌犯罪案件活动和公安机关对移送案件的立案活动，依法实施法律监督。

第二章 案件移送与法律监督

第五条 食品药品监管部门在查办食品药品违法案件过程中，发现涉嫌犯罪，依法需要追究刑事责任的，应当及时将案件移送公安机关，并抄送同级人民检察院。

食品药品监管部门向公安机关移送的案件，应当符合下列条件：

（一）实施行政执法的主体与程序合法。

（二）有证据证明涉嫌犯罪事实发生。

第六条 食品药品监管部门在查处食品药品违法行为过程中，应当妥善保存所收集的与违法行为有关的证据。

第七条　食品药品监管部门向公安机关移送涉嫌犯罪案件，应当自作出移送决定之日起24小时内移交案件材料，并将案件移送书抄送同级人民检察院。

食品药品监管部门向公安机关移送涉嫌犯罪案件，应当附有下列材料：

（一）涉嫌犯罪案件的移送书；

（二）涉嫌犯罪案件情况的调查报告；

（三）涉案物品清单；

（四）有关检验报告或者鉴定意见；

（五）其他有关涉嫌犯罪的材料。

公安机关认为需要补充材料的，食品药品监管部门应当及时提供。

第八条　人民检察院发现食品药品监管部门不依法移送涉嫌犯罪案件线索的，应当及时与食品药品监管部门协商，并可以派员调阅、查询有关案卷材料；对于涉嫌犯罪的，应当提出建议依法移送的检察意见。食品药品监管部门应当自收到检察意见之日起3日内将案件移送公安机关，并将执行情况通知人民检察院。

第九条　公安机关对食品药品监管部门按照本办法第七条规定移送的涉嫌犯罪案件，一般应当自受理之日起10日内依法作出立案或者不予立案的决定；案情重大的，应当自受理之日起30日内作出立案或者不予立案的决定；特殊情况下，受案单位报经上一级公安机关批准，可以再延长30日作出决定。

公安机关作出立案、不予立案、撤销案件决定的，应当自作出决定之日起3日内书面通知食品药品监管部门，同时抄送人民检察院。公安机关作出不予立案或者撤销案件决定的，应当将案卷材料退回食品药品监管部门，并说明理由。

第十条　食品药品监管部门认为公安机关不予立案决定不当的，可以在接到不予立案通知书之日起3日内提请复议，公安机关应当在接到复议请求之日起3日内作出立案或者不予立案的复议决定，并书面通知食品药品监管部门。

对于公安机关逾期未作出是否立案决定，以及对不予立案决定、复议决定、立案后撤销案件决定有异议的，食品药品监管部门可以建议人民检察院予以立案监督。

第十一条　食品药品监管部门建议人民检察院进行立案监督的案件，应当提供立案监督建议书、相关案件材料，并附公安机关不予立案、立案后撤销案件决定及说明理由的材料，复议维持不予立案决定的材料或者公安机关逾期未作出是否立案决定的材料。

人民检察院认为需要补充材料的，食品药品监管部门应当及时提供。

第十二条　食品药品监管部门对于不追究刑事责任的案件，应当依法作出行政处罚或者其他处理。

食品药品监管部门向公安机关移送涉嫌犯罪案件前，已经作出的警告、责令停产停业、暂扣或者吊销许可证的行政处罚决定，不停止执行；向公安机关移送涉嫌犯罪案件时，应当附有行政处罚决定书。已经作出罚款行政处罚的，人民法院在判处罚金时依法折抵。未作出行政处罚决定的，原则上应当在公安机关决定不予立案或者撤销案件、人民检察院作出不起诉决定、人民法院作出无罪判决或者免予刑事处罚后，再决定是否给予行政处罚。

第十三条　公安机关对发现的食品药品违法行为，经审查没有犯罪事实，或者立案侦查后认为犯罪事实显著轻微、不需要追究刑事责任，但依法应当予以行政处罚的，应当及时将案件移交食品药品监管部门。

第十四条　人民检察院对作出不起诉决定的案件、人民法院对作出无罪判决或者免予刑事处罚的案件，认为依法应当给予行政处罚的，应当及时移交食品药品监管部门处理，并可以提出检察意见或者司法建议。

第十五条　对于尚未作出生效裁判的案件，食品药品监管部门依法应当作出责令停产停业、吊销许可证等行政处罚，需要配合的，公安机关、人民检察院、人民法院应当给予配合。

对于人民法院已经作出生效裁判的案件，依法还应当由食品药品监管部门作出吊销许可证等行政处罚的，食品药品监管部门可以依据人民法院生效裁判认定的事实和证据依法予以行政处罚。食品药品监管部门认为上述事实和证据有重大问题的，应当及时向人民法院反馈，并在人民法院通过法定程序重新处理后，依法作出处理。

第十六条　对流动性、团伙性、跨区域性危害食品药品安全犯罪案件的管辖，依照最高人民法院、最高人民检察院、公安部等部门联合印发的《关于办理流动性、团伙性、跨区域性犯罪案件有关问题的意见》（公通字〔2011〕14 号）相关规定执行。

第十七条　案件移送中涉及多次实施危害食品药品安全违法行为，未经处理的，涉案产品的销售金额或者货值金额累计计算。

第十八条　食品药品监管部门在行政执法和查办案件过程中依法收集的物证、书证、视听资料、电子数据、检验报告、鉴定意见、勘验笔录、检查笔录等证据材料，经公安机关、人民检察院审查，人民法院庭审质证确认，可以作为证据使用。

第三章　涉案物品检验与认定

第十九条　公安机关、人民检察院、人民法院办理危害食品药品安全犯罪案件，商请食品药品监管部门提供检验结论、认定意见协助的，食品药品监管部门应当按照公安机关、人民检察院、人民法院刑事案件办理的法定时限要求积极协助，及时提供检验结论、认定意见，并承担相关费用。

第二十条　地方各级食品药品监管部门应当及时将会同有关部门认定的食品药品检验检测机构名单、检验检测资质及项目等，向公安机关、人民检察院、人民法院通报。

第二十一条　对同一批次或者同一类型的涉案食品药品，如因数量较大等原因，无法进行全部检验检测，根据办案需要，可以依法进行抽样检验检测。公安机关、人民检察院、人民法院对符合行政执法规范要求的抽样检验检测结果予以认可，可以作为该批次或该类型全部涉案产品的检验检测结果。

第二十二条　对于符合《最高人民法院最高人民检察院关于办理危害食品安全刑事案件适用法律若干问题的解释》（法释〔2013〕12号）第一条第二项中属于病死、死因不明的畜、禽、兽、水产动物及其肉类、肉类制品和第三项规定情形的涉案食品，食品药品监管部门可以直接出具认定意见并说明理由。

第二十三条　对于符合《中华人民共和国药品管理法》第四十八条第三款第一、二、五、六项规定情形的涉案药品，地市级以上食品药品监管部门可以直接出具认定意见并说明理由；确有必要的，应当载明检测结果。

第二十四条　根据食品药品监管部门或者公安机关、人民检察院的委托，对尚未建立食品安全标准检验方法的，相关检验检测机构可以采用非食品安全标准等规定的检验项目和检验方法对涉案食品进行检验，检验结果可以作为定罪量刑的参考。通过上述办法仍不能得出明确结论的，根据公安机关、人民检察院的委托，地市级以上的食品药品监管部门可以组织专家对涉案食品进行评估认定，该评估认定意见可作为定罪量刑的参考。

对药品的检验检测按照《中华人民共和国药品管理法》及其实施条例等有关规定执行。

对医疗器械的检测按照《医疗器械监督管理条例》有关规定执行。

第二十五条　食品药品监管部门依据检验检测报告、结合专家意见等相关材料得出认定意见的，应当按照以下格式出具结论：

（一）假药案件，结论中应写明“经认定，.……属于假药（或者按假药论处）”；

（二）劣药案件，结论中应写明“经认定，.……属于劣药（或者按劣药论处）”；

（三）生产、销售不符合食品安全标准的案件，符合《最高人民法院最高人民检察院关于办理危害食品安全刑事案件适用法律若干问题的解释》（法释〔2013〕12号）第一条相关情形的，结论中应写明“经认定，某食品……不符合食品安全标准，足以造成严重食物中毒事故（或者其他严重食源性疾病）”；

（四）生产、销售不符合保障人体健康的国家标准、行业标准的医疗器械案件，符合最高人民检察院、公安部联合印发的《关于公安机关管辖的刑事案件立案追诉标准的规定（一）》（公通字〔2008〕36号）第二十一条相关情形的，结论中应写明“经认定，某医疗器械……不符合国家标准、行业标准，足以严重危害人体健康”；

（五）其他案件也均应写明认定涉嫌犯罪应当具备的结论性意见。

第二十六条　办案部门应当及时告知犯罪嫌疑人、被害人或者其辩护律师、法定代理人，在涉案物品依法处置前提出重新或补充检验检测、认定的申请。

第四章　协作配合

第二十七条　食品药品监管部门在日常工作中发现属于《中华人民共和国食品安全法》、《中华人民共和国药品管理法》规定的明显涉嫌犯罪的案件线索，应当立即以书面形式向同级公安机关通报。

公安机关应当及时进行审查，必要时可以进行初查。初查过程中，公安机关可以依法采取询问、查询、勘验、鉴定和调取证据材料等不限制被调查对象人身、财产权利的措施。对符合立案条件的，公安机关应当及时依法立案侦查。

第二十八条　各级食品药品监管部门在日常监管、监督抽检、风险监测和处理投诉举报中发现的食品药品重要违法信息，应当及时通报同级公安机关；公安机关应当将侦办案件中发现的重大监管问题通报食品药品监管部门。

公安机关在侦查食品药品犯罪案件中，已查明涉案食品药品流向的，应当及时通报同级食品药品监管部门依法采取控制措施。

第二十九条　食品药品监管部门和公安机关在查办食品药品违法犯罪案件过程中发现包庇纵容、徇私舞弊、贪污受贿、失职渎职等涉嫌职务犯罪行为的，应当及时将线索移送人民检察院。

第三十条　食品药品监管部门、公安机关、人民检察院、人民法院应当相互配合、支持，及时、全面回复专业咨询。

第三十一条　食品药品监管部门、公安机关和人民检察院，应当加强对重大案件的联合督办工作。

国家食品药品监督管理总局、公安部、最高人民检察院可以对下列重大案件实行联合督办：

（一）在全国范围内有重大影响的案件；

（二）引发公共安全事件，对公民生命健康、财产造成特别重大损害、损失的案件；

（三）跨地区，案情复杂、涉案金额特别巨大的案件；

（四）其他有必要联合督办的重大案件。

第三十二条　各级食品药品监管部门、公安机关、人民检察院、人民法院之间建立食品药品违法犯罪案件信息发布的沟通协作机制。发布案件信息前，应当互相通报情况；联合督办的重要案件信息应当联合发布。

第三十三条　各级食品药品监管部门、公安机关、人民检察院应当定期召开联席会议，通报案件办理工作情况，研究解决重大问题。

第三十四条　各级食品安全委员会办公室负责推动建立地区间、部门间食品案件查办联动机制，协调相关部门解决办案协作、涉案物品处置等方面重大问题。

第五章　信息共享

第三十五条　各级食品药品监管部门、公安机关、人民检察院应当积极建设行政执法与刑事司法衔接信息共享平台，逐步实现涉嫌犯罪案件的网上移送、网上受理、网上监督。

第三十六条　已经接入信息共享平台的食品药品监管部门、公安机关、人民检察院，应当在作出相关决定之日起7日内分别录入下列信息：

（一）适用一般程序的食品药品违法案件行政处罚、案件移送、提请复议和建议人民检察院进行立案监督的信息；

（二）移送涉嫌犯罪案件的立案、复议、人民检察院监督立案后的处理情况，以及提请批准逮捕、移送审查起诉的信息；

（三）监督移送、监督立案以及批准逮捕、提起公诉的信息。

尚未建成信息共享平台的食品药品监管部门、公安机关、人民检察院，应当自作出相关决定后及时向其他部门通报前款规定的信息。

第三十七条　各级食品药品监管部门、公安机关、人民检察院应当对信息共享平台录入的案件信息及时汇总、分析，定期对平台运行情况总结通报。

第六章　附则

第三十八条　各省、自治区、直辖市的食品药品监管部门、公安机关、人民检察院、人民法院可以根据本办法制定本行政区域的实施细则。

第三十九条　本办法自发布之日起施行。

问　答　题

1. 我国药品监督的行政机构有哪些？
2. 简述国家食品药品监督管理总局的职责。
3. 我国药学社会团体有哪些？
4. 美国药品监督管理机构有哪些？

项目三　中华人民共和国药品管理法

学习目的： 通过本项目《中华人民共和国药品管理法》及《中华人民共和国药品管理法实施条例》的主要内容学习，了解现行药品管理法的特点和意义，了解实施条例的体例及实施条例与药品管理法的关系，从而树立起依法从业的观念。

案例1： 广西梧州制药（集团）股份有限公司生产的药品“结石通茶”，其批准的药品功能主治为“利尿消炎，通淋镇痛，止血化石，用于泌尿系感染、膀胱炎、肾炎水肿、尿路结石、血尿、淋沥浑浊、尿管灼痛”。该药品为处方药，但擅自在大众媒体发布广告。广告宣称“30分钟强效止痛，半月结石缩小一半，大小结石一次排空，一次治疗再不复发；不到一个月，5颗结石喝没了”等内容。该广告含有不科学地表示功效的断言和保证等内容，严重欺骗和误导消费者。

案例2： 2009年12月21日晚上10点左右，50岁国内居民旅客刘某斜挎一个黑色行李包，手提一个纸皮箱，经罗湖海关入境。通过对X光行李检查机的图像的观察和分析，现场值班关员发现该旅客的纸皮箱中有疑似骨头的物品，遂要求该旅客将其开包检查，在其中一个饼干盒里发现17根长约30厘米、擀面杖一般粗细的骨头。一名国内居民旅客走私虎骨17根入境，被罗湖海关查获。

经广东省华南濒危动物研究所鉴定，所查获的骨头属于国家一级保护野生动物制品——虎骨。目前，该案已移交缉私部门处理。据称，虎骨具有追风定痛、健骨、镇惊的作用。当事人称，这些虎骨是他从马来西亚托人购买，为治疗自己多年来的风湿病所用。

案例1中的企业违反了《中华人民共和国药品管理法》的第六十条：药品广告的内容必须真实、合法，以国务院药品监督管理部门批准的说明书为准，不得含有虚假的内容。药品广告不得含有不科学的表示功效的断言或者保证；不得利用国家机关、医药科研单位、学术机构或者专家、学者、医师、患者的名义和形象作证明。非药品广告不得有涉及药品的宣传。

案例2旅客违反了《中华人民共和国药品管理法》的第三条：国家发展现代药和传统药，充分发挥其在预防、医疗和保健中的作用。国家保护野生药材资源，鼓励培育中药材。老虎是国家一级保护野生动物，不能作为药品使用。

任务一　中华人民共和国药品管理法

1984年9月20日第六届全国人民代表大会常务委员会第七次会议通过，2001年2月28日第九届全国人民代表大会常务委员会第二十次会议修订。根据2013年12月28日第十二届全国人民代表大会常务委员会第六次会议《关于修改〈中华人民共和国海洋环境保护法〉等七部法律的决定》修订，根据2015年4月24日第十二届全国人民代表大会常务委员会第十四次会议《关于修改〈中华人民共和国药品管理法〉的决定》第二次修订。

中华人民共和国药品管理法

第一章　总则

第一条　为加强药品监督管理，保证药品质量，保障人体用药安全，维护人民身体健康和用药的合法权益，特制定本法。

第二条　在中华人民共和国境内从事药品的研制、生产、经营、使用和监督管理的单位或者个人，必须遵守本法。

第三条　国家发展现代药和传统药，充分发挥其在预防、医疗和保健中的作用。

国家保护野生药材资源，鼓励培育中药材。

第四条　国家鼓励研究和创制新药，保护公民、法人和其他组织研究、开发新药的合法权益。

第五条　国务院药品监督管理部门主管全国药品监督管理工作。国务院有关部门在各自的职责范围内负责与药品有关的监督管理工作。

省、自治区、直辖市人民政府药品监督管理部门负责本行政区域内的药品监督管理工作。省、自治区、直辖市人民政府有关部门在各自的职责范围内负责与药品有关的监督管理工作。

国务院药品监督管理部门应当配合国务院经济综合主管部门，执行国家制定的药品行业发展规划和产业政策。

第六条　药品监督管理部门设置或者确定的药品检验机构，承担依法实施药品审批和药品质量监督检查所需的药品检验工作。

第二章　药品生产企业管理

第七条　开办药品生产企业，须经企业所在地省、自治区、直辖市人民政府药品监督管理部门批准并发给《药品生产许可证》。无《药品生产许可证》的，不得生产药品。

《药品生产许可证》应当标明有效期和生产范围，到期重新审查发证。

药品监督管理部门批准开办药品生产企业，除依据本法第八条规定的条件外，还应当符合国家制定的药品行业发展规划和产业政策，防止重复建设。

第八条　开办药品生产企业，必须具备以下条件：

（一）具有依法经过资格认定的药学技术人员、工程技术人员及相应的技术工人；

（二）具有与其药品生产相适应的厂房、设施和卫生环境；

（三）具有能对所生产药品进行质量管理和质量检验的机构、人员以及必要的仪器设备；

（四）具有保证药品质量的规章制度。

第九条　药品生产企业必须按照国务院药品监督管理部门依据本法制定的《药品生产质量管理规范》组织生产。药品监督管理部门按照规定对药品生产企业是否符合《药品生产质量管理规范》的要求进行认证；对认证合格的，发给认证证书。

《药品生产质量管理规范》的具体实施办法、实施步骤由国务院药品监督管理部门规定。

第十条　除中药饮片的炮制外，药品必须按照国家药品标准和国务院药品监督管理部门批准的生产工艺进行生产，生产记录必须完整准确。药品生产企业改变影响药品质量的生产工艺的，必须报原批准部门审核批准。

中药饮片必须按照国家药品标准炮制；国家药品标准没有规定的，必须按照省、自治区、直辖市人民政府药品监督管理部门制定的炮制规范炮制。省、自治区、直辖市人民政府药品监督管理部门制定的炮制规范应当报国务院药品监督管理部门备案。

第十一条　生产药品所需的原料、辅料，必须符合药用要求。

第十二条　药品生产企业必须对其生产的药品进行质量检验；不符合国家药品标准或者不按照省、自治区、直辖市人民政府药品监督管理部门制定的中药饮片炮制规范炮制的，不得出厂。

第十三条　经省、自治区、直辖市人民政府药品监督管理部门批准，药品生产企业可以接受委托生产药品。

第三章　药品经营企业管理

第十四条　开办药品批发企业，须经企业所在地省、自治区、直辖市人民政府药品监督管理部门批准并发给《药品经营许可证》；开办药品零售企业，须经企业所在地县级以上地方药品监督管理部门批准并发给《药品经营许可证》。无《药品经营许可证》的，不得经营药品。

《药品经营许可证》应当标明有效期和经营范围，到期重新审查发证。

药品监督管理部门批准开办药品经营企业，除依据本法第十五条规定的条件外，还应当遵循合理布局和方便群众购药的原则。

第十五条　开办药品经营企业必须具备以下条件：

（一）具有依法经过资格认定的药学技术人员；

（二）具有与所经营药品相适应的营业场所、设备、仓储设施、卫生环境；

（三）具有与所经营药品相适应的质量管理机构或者人员；

（四）具有保证所经营药品质量的规章制度。

第十六条　药品经营企业必须按照国务院药品监督管理部门依据本法制定的《药品经营质量管理规范》经营药品。药品监督管理部门按照规定对药品经营企业是否符合《药品经营质量管理规范》的要求进行认证；对认证合格的，发给认证证书。

《药品经营质量管理规范》的具体实施办法、实施步骤由国务院药品监督管理部门规定。

第十七条　药品经营企业购进药品，必须建立并执行进货检查验收制度，验明药品合格证明和其他标识；不符合规定要求的，不得购进。

第十八条　药品经营企业购销药品，必须有真实完整的购销记录。购销记录必须注明药品的通用名称、剂型、规格、批号、有效期、生产厂商、购（销）货单位、购（销）货数量、购销价格、购（销）货日期及国务院药品监督管理部门规定的其他内容。

第十九条　药品经营企业销售药品必须准确无误，并正确说明用法、用量和注意事项；调配处方必须经过核对，对处方所列药品不得擅自更改或者代用。对有配伍禁忌或者超剂量的处方，应当拒绝调配；必要时，经处方医师更正或者重新签字，方可调配。

药品经营企业销售中药材，必须标明产地。

第二十条　药品经营企业必须制定和执行药品保管制度，采取必要的冷藏、防冻、防潮、防虫、防鼠等措施，保证药品质量。

药品入库和出库必须执行检查制度。

第二十一条　城乡集市贸易市场可以出售中药材，国务院另有规定的除外。

城乡集市贸易市场不得出售中药材以外的药品，但持有《药品经营许可证》的药品零售企业在规定的范围内可以在城乡集市贸易市场设点出售中药材以外的药品。具体办法由国务院规定。

第四章　医疗机构的药剂管理

第二十二条　医疗机构必须配备依法经过资格认定的药学技术人员。非药学技术人员不得直接从事药剂技术工作。

第二十三条　医疗机构配制制剂，须经所在地省、自治区、直辖市人民政府卫生行政部门审核同意，由省、自治区、直辖市人民政府药品监督管理部门批准，发给《医疗机构制剂许可证》。无《医疗机构制剂许可证》的，不得配制制剂。

《医疗机构制剂许可证》应当标明有效期，到期重新审查发证。

第二十四条　医疗机构配制制剂，必须具有能够保证制剂质量的设施、管理制度、检验仪器和卫生条件。

第二十五条　医疗机构配制的制剂，应当是本单位临床需要而市场上没有供应的品种，并须经所在地省、自治区、直辖市人民政府药品监督管理部门批准后方可配制。配制的制剂必须按照规定进行质量检验；合格的，凭医师处方在本医疗机构使用。特殊情况下，经国务院或者省、自治区、直辖市人民政府的药品监督管理部门批准，医疗机构配制的制剂可以在指定的医疗机构之间调剂使用。

医疗机构配制的制剂，不得在市场销售。

第二十六条　医疗机构购进药品，必须建立并执行进货检查验收制度，验明药品合格证明和其他标识；不符合规定要求的，不得购进和使用。

第二十七条　医疗机构的药剂人员调配处方，必须经过核对，对处方所列药品不得擅自更改或者代用。对有配伍禁忌或者超剂量的处方，应当拒绝调配；必要时，经处方医师更正或者重新签字，方可调配。

第二十八条　医疗机构必须制定和执行药品保管制度，采取必要的冷藏、防冻、防潮、防虫、防鼠等措施，保证药品质量。

第五章　药品管理

第二十九条　研制新药，必须按照国务院药品监督管理部门的规定如实报送研制方法、质量指标、药理及毒理试验结果等有关资料和样品，经国务院药品监督管理部门批准后，方可进行临床试验。药物临床试验机构资格的认定办法，由国务院药品监督管理部门、国务院卫生行政部门共同制定。

完成临床试验并通过审批的新药，由国务院药品监督管理部门批准，发给新药证书。

第三十条　药物的非临床安全性评价研究机构和临床试验机构必须分别执行药物非临床研究质量管理规范、药物临床试验质量管理规范。

药物非临床研究质量管理规范、药物临床试验质量管理规范由国务院确定的部门制定。

第三十一条　生产新药或者已有国家标准的药品的，须经国务院药品监督管理部门批准，并发给药品批准文号；但是，生产没有实施批准文号管理的中药材和中药饮片除外。实施批准文号管理的中药材、中药饮片品种目录由国务院药品监督管理部门会同国务院中医药管理部门制定。

药品生产企业在取得药品批准文号后，方可生产该药品。

第三十二条　药品必须符合国家药品标准。中药饮片依照本法第十条第二款的规定执行。

国务院药品监督管理部门颁布的《中华人民共和国药典》和药品标准为国家药品标准。

国务院药品监督管理部门组织药典委员会，负责国家药品标准的制定和修订。

国务院药品监督管理部门的药品检验机构负责标定国家药品标准品、对照品。

第三十三条　国务院药品监督管理部门组织药学、医学和其他技术人员，对新药进行审评，对已经批准生产的药品进行再评价。

第三十四条　药品生产企业、药品经营企业、医疗机构必须从具有药品生产、经营资格的企业购进药品；但是，购进没有实施批准文号管理的中药材除外。

第三十五条　国家对麻醉药品、精神药品、医疗用毒性药品、放射性药品，实行特殊管理。管理办法由国务院制定。

第三十六条　国家实行中药品种保护制度。具体办法由国务院制定。

第三十七条　国家对药品实行处方药与非处方药分类管理制度。具体办法由国务院制定。

第三十八条　禁止进口疗效不确、不良反应大或者其他原因危害人体健康的药品。

第三十九条　药品进口，须经国务院药品监督管理部门组织审查，经审查确认符合质量标准、安全有效的，方可批准进口，并发给进口药品注册证书。

医疗单位临床急需或者个人自用进口的少量药品，按照国家有关规定办理进口手续。

第四十条　药品必须从允许药品进口的口岸进口，并由进口药品的企业向口岸所在地药品监督管理部门登记备案。海关凭药品监督管理部门出具的《进口药品通关单》放行。无《进口药品通关单》的，海关不得放行。

口岸所在地药品监督管理部门应当通知药品检验机构按照国务院药品监督管理部门的规定对进口药品进行抽查检验，并依照本法第四十一条第二款的规定收取检验费。

允许药品进口的口岸由国务院药品监督管理部门会同海关总署提出，报国务院批准。

第四十一条　国务院药品监督管理部门对下列药品在销售前或者进口时，指定药品检验机构进行检验；检验不合格的，不得销售或者进口：

（一）国务院药品监督管理部门规定的生物制品；

（二）首次在中国销售的药品；

（三）国务院规定的其他药品。

前款所列药品的检验费项目和收费标准由国务院财政部门会同国务院价格主管部门核定并公告。检验费收缴办法由国务院财政部门会同国务院药品监督管理部门制定。

第四十二条　国务院药品监督管理部门对已经批准生产或者进口的药品，应当组织调查；对疗效不确、不良反应大或者其他原因危害人体健康的药品，应当撤销批准文号或者进口药品注册证书。

已被撤销批准文号或者进口药品注册证书的药品，不得生产或者进口、销售和使用；已经生产或者进口的，由当地药品监督管理部门监督销毁或者处理。

第四十三条　国家实行药品储备制度。

国内发生重大灾情、疫情及其他突发事件时，国务院规定的部门可以紧急调用企业药品。

第四十四条　对国内供应不足的药品，国务院有权限制或者禁止出口。

第四十五条　进口、出口麻醉药品和国家规定范围内的精神药品，必须持有国务院药品监督管理部门发给的《进口准许证》、《出口准许证》。

第四十六条　新发现和从国外引种的药材，经国务院药品监督管理部门审核批准后，方可销售。

第四十七条　地区性民间习用药材的管理办法，由国务院药品监督管理部门会同国务院中医药管理部门制定。

第四十八条　禁止生产（包括配制，下同）、销售假药。

有下列情形之一的，为假药：

（一）药品所含成分与国家药品标准规定的成分不符的；

（二）以非药品冒充药品或者以他种药品冒充此种药品的。

有下列情形之一的药品，按假药论处：

（一）国务院药品监督管理部门规定禁止使用的；

（二）依照本法必须批准而未经批准生产、进口，或者依照本法必须检验而未经检验即销售的；

（三）变质的；

（四）被污染的；

（五）使用依照本法必须取得批准文号而未取得批准文号的原料药生产的；

（六）所标明的适应症或者功能主治超出规定范围的。

第四十九条　禁止生产、销售劣药。

药品成分的含量不符合国家药品标准的，为劣药。

有下列情形之一的药品，按劣药论处：

（一）未标明有效期或者更改有效期的；

（二）不注明或者更改生产批号的；

（三）超过有效期的；

（四）直接接触药品的包装材料和容器未经批准的；

（五）擅自添加着色剂、防腐剂、香料、矫味剂及辅料的；

（六）其他不符合药品标准规定的。

第五十条　列入国家药品标准的药品名称为药品通用名称。已经作为药品通用名称的，该名称不得作为药品商标使用。

第五十一条　药品生产企业、药品经营企业和医疗机构直接接触药品的工作人员，必须每年进行健康检查。患有传染病或者其他可能污染药品的疾病的，不得从事直接接触药品的工作。

第六章　药品包装的管理

第五十二条　直接接触药品的包装材料和容器，必须符合药用要求，符合保障人体健康、安全的标准，并由药品监督管理部门在审批药品时一并审批。

药品生产企业不得使用未经批准的直接接触药品的包装材料和容器。

对不合格的直接接触药品的包装材料和容器，由药品监督管理部门责令停止使用。

第五十三条　药品包装必须适合药品质量的要求，方便储存、运输和医疗使用。

发运中药材必须有包装。在每件包装上，必须注明品名、产地、日期、调出单位，并附有质量合格的标志。

第五十四条　药品包装必须按照规定印有或者贴有标签并附有说明书。

标签或者说明书上必须注明药品的通用名称、成分、规格、生产企业、批准文号、产品批号、生产日期、有效期、适应症或者功能主治、用法、用量、禁忌、不良反应和注意事项。

麻醉药品、精神药品、医疗用毒性药品、放射性药品、外用药品和非处方药的标签，必须印有规定的标志。

第七章　药品价格和广告的管理

第五十五条　依法实行市场调节价的药品，药品的生产企业、经营企业和医疗机构应当按照公平、合理和诚实信用、质价相符的原则制定价格，为用药者提供价格合理的药品。

药品的生产企业、经营企业和医疗机构应当遵守国务院价格主管部门关于药价管理的规定，制定和标明药品零售价格，禁止暴利和损害用药者利益的价格欺诈行为。

第五十六条　药品的生产企业、经营企业、医疗机构应当依法向政府价格主管部门提供其药品的实际购销价格和购销数量等资料。

第五十七条　医疗机构应当向患者提供所用药品的价格清单；医疗保险定点医疗机构还应当按照规定的办法如实公布其常用药品的价格，加强合理用药的管理。具体办法由国务院卫生行政部门规定。

第五十八条　禁止药品的生产企业、经营企业和医疗机构在药品购销中账外暗中给予、收受回扣或者其他利益。

禁止药品的生产企业、经营企业或者其代理人以任何名义给予使用其药品的医疗机构的负责人、药品采购人员、医师等有关人员以财物或者其他利益。禁止医疗机构的负责人、药品采购人员、医师等有关人员以任何名义收受药品的生产企业、经营企业或者其代理人给予的财物或者其他利益。

第五十九条　药品广告须经企业所在地省、自治区、直辖市人民政府药品监督管理部门批准，并发给药品广告批准文号；未取得药品广告批准文号的，不得发布。

处方药可以在国务院卫生行政部门和国务院药品监督管理部门共同指定的医学、药学专业刊物上介绍，但不得在大众传播媒介发布广告或者以其他方式进行以公众为对象的广告宣传。

第六十条　药品广告的内容必须真实、合法，以国务院药品监督管理部门批准的说明书为准，不得含有虚假的内容。

药品广告不得含有不科学的表示功效的断言或者保证；不得利用国家机关、医药科研单位、学术机构或者专家、学者、医师、患者的名义和形象作证明。

非药品广告不得有涉及药品的宣传。

第六十一条　省、自治区、直辖市人民政府药品监督管理部门应当对其批准的药品广告进行检查，对于违反本法和《中华人民共和国广告法》的广告，应当向广告监督管理机关通报并提出处理建议，广告监督管理机关应当依法作出处理。

第六十二条　药品价格和广告，本法未规定的，适用《中华人民共和国价格法》、《中华人民共和国广告法》的规定。

第八章　药品监督

第六十三条　药品监督管理部门有权按照法律、行政法规的规定对报经其审批的药品研制和药品的生产、经营以及医疗机构使用药品的事项进行监督检查，有关单位和个人不得拒绝和隐瞒。

药品监督管理部门进行监督检查时，必须出示证明文件，对监督检查中知悉的被检查人的技术秘密和业务秘密应当保密。

第六十四条　药品监督管理部门根据监督检查的需要，可以对药品质量进行抽查检验。抽查检验应当按照规定抽样，并不得收取任何费用。所需费用按照国务院规定列支。

药品监督管理部门对有证据证明可能危害人体健康的药品及其有关材料可以采取查封、扣押的行政强制措施，并在七日内作出行政处理决定；药品需要检验的，必须自检验报告书发出之日起十五日内作出行政处理决定。

第六十五条　国务院和省、自治区、直辖市人民政府的药品监督管理部门应当定期公告药品质量抽查检验的结果；公告不当的，必须在原公告范围内予以更正。

第六十六条　当事人对药品检验机构的检验结果有异议的，可以自收到药品检验结果之日起七日内向原药品检验机构或者上一级药品监督管理部门设置或者确定的药品检验机构申请复验，也可以直接向国务院药品监督管理部门设置或者确定的药品检验机构申请复验。受理复验的药品检验机构必须在国务院药品监督管理部门规定的时间内作出复验结论。

第六十七条　药品监督管理部门应当按照规定，依据《药品生产质量管理规范》、《药品经营质量管理规范》，对经其认证合格的药品生产企业、药品经营企业进行认证后的跟踪检查。

第六十八条　地方人民政府和药品监督管理部门不得以要求实施药品检验、审批等手段限制或者排斥非本地区药品生产企业依照本法规定生产的药品进入本地区。

第六十九条　药品监督管理部门及其设置的药品检验机构和确定的专业从事药品检验的机构不得参与药品生产经营活动，不得以其名义推荐或者监制、监销药品。

药品监督管理部门及其设置的药品检验机构和确定的专业从事药品检验的机构的工作人员不得参与药品生产经营活动。

第七十条　国家实行药品不良反应报告制度。药品生产企业、药品经营企业和医疗机构必须经常考察本单位所生产、经营、使用的药品质量、疗效和反应。发现可能与用药有关的严重不良反应，必须及时向当地省、自治区、直辖市人民政府药品监督管理部门和卫生行政部门报告。具体办法由国务院药品监督管理部门会同国务院卫生行政部门制定。

对已确认发生严重不良反应的药品，国务院或者省、自治区、直辖市人民政府的药品监督管理部门可以采取停止生产、销售、使用的紧急控制措施，并应当在五日内组织鉴定，自鉴定结论作出之日起十五日内依法作出行政处理决定。

第七十一条　药品生产企业、药品经营企业和医疗机构的药品检验机构或者人员，应当接受当地药品监督管理部门设置的药品检验机构的业务指导。

第九章　法律责任

第七十二条　未取得《药品生产许可证》、《药品经营许可证》或者《医疗机构制剂许可证》生产药品、经营药品的，依法予以取缔，没收违法生产、销售的药品和违法所得，并处违法生产、销售的药品（包括已售出的和未售出的药品，下同）货值金额二倍以上五倍以下的罚款；构成犯罪的，依法追究刑事责任。

第七十三条　生产、销售假药的，没收违法生产、销售的药品和违法所得，并处违法生产、销售药品货值金额二倍以上五倍以下的罚款；有药品批准证明文件的予以撤销，并责令停产、停业整顿；情节严重的，吊销《药品生产许可证》、《药品经营许可证》或者《医疗机构制剂许可证》；构成犯罪的，依法追究刑事责任。

第七十四条　生产、销售劣药的，没收违法生产、销售的药品和违法所得，并处违法生产、销售药品货值金额一倍以上三倍以下的罚款；情节严重的，责令停产、停业整顿或者撤销药品批准证明文件、吊销《药品生产许可证》、《药品经营许可证》或者《医疗机构制剂许可证》；构成犯罪的，依法追究刑事责任。

第七十五条 从事生产、销售假药及生产、销售劣药情节严重的企业或者其他单位，其直接负责的主管人员和其他直接责任人员十年内不得从事药品生产、经营活动。

对生产者专门用于生产假药、劣药的原辅材料、包装材料、生产设备，予以没收。

第七十六条 知道或者应当知道属于假劣药品而为其提供运输、保管、仓储等便利条件的，没收全部运输、保管、仓储的收入，并处违法收入百分之五十以上三倍以下的罚款；构成犯罪的，依法追究刑事责任。

第七十七条 对假药、劣药的处罚通知，必须载明药品检验机构的质量检验结果；但是，本法第四十八条第三款第（一）、（二）、（五）、（六）项和第四十九条第三款规定的情形除外。

第七十八条 药品的生产企业、经营企业、药物非临床安全性评价研究机构、药物临床试验机构未按照规定实施《药品生产质量管理规范》、《药品经营质量管理规范》、药物非临床研究质量管理规范、药物临床试验质量管理规范的，给予警告，责令限期改正；逾期不改正的，责令停产、停业整顿，并处五千元以上二万元以下的罚款；情节严重的，吊销《药品生产许可证》、《药品经营许可证》和药物临床试验机构的资格。

第七十九条 药品的生产企业、经营企业或者医疗机构违反本法第三十四条的规定，从无《药品生产许可证》、《药品经营许可证》的企业购进药品的，责令改正，没收违法购进的药品，并处违法购进药品货值金额二倍以上五倍以下的罚款；有违法所得的，没收违法所得；情节严重的，吊销《药品生产许可证》、《药品经营许可证》或者医疗机构执业许可证书。

第八十条 进口已获得药品进口注册证书的药品，未按照本法规定向允许药品进口的口岸所在地的药品监督管理部门登记备案的，给予警告，责令限期改正；逾期不改正的，撤销进口药品注册证书。

第八十一条 伪造、变造、买卖、出租、出借许可证或者药品批准证明文件的，没收违法所得，并处违法所得一倍以上三倍以下的罚款；没有违法所得的，处二万元以上十万元以下的罚款；情节严重的，并吊销卖方、出租方、出借方的《药品生产许可证》、《药品经营许可证》、《医疗机构制剂许可证》或者撤销药品批准证明文件；构成犯罪的，依法追究刑事责任。

第八十二条 违反本法规定，提供虚假的证明、文件资料、样品或者采取其他欺骗手段取得《药品生产许可证》、《药品经营许可证》、《医疗机构制剂许可证》或者药品批准证明文件的，吊销《药品生产许可证》、《药品经营许可证》、

《医疗机构制剂许可证》或者撤销药品批准证明文件，五年内不受理其申请，并处一万元以上三万元以下的罚款。

第八十三条　医疗机构将其配制的制剂在市场销售的，责令改正，没收违法销售的制剂，并处违法销售制剂货值金额一倍以上三倍以下的罚款；有违法所得的，没收违法所得。

第八十四条　药品经营企业违反本法第十八条、第十九条规定的，责令改正，给予警告；情节严重的，吊销《药品经营许可证》。

第八十五条　药品标识不符合本法第五十四条规定的，除依法应当按照假药、劣药论处的外，责令改正，给予警告；情节严重的，撤销该药品的批准证明文件。

第八十六条　药品检验机构出具虚假检验报告，构成犯罪的，依法追究刑事责任；不构成犯罪的，责令改正，给予警告，对单位并处三万元以上五万元以下的罚款；对直接负责的主管人员和其他直接责任人员依法给予降级、撤职、开除的处分，并处三万元以下的罚款；有违法所得的，没收违法所得；情节严重的，撤销其检验资格。药品检验机构出具的检验结果不实，造成损失的，应当承担相应的赔偿责任。

第八十七条　本法第七十二条至第八十六条规定的行政处罚，由县级以上药品监督管理部门按照国务院药品监督管理部门规定的职责分工决定；吊销《药品生产许可证》、《药品经营许可证》、《医疗机构制剂许可证》、医疗机构执业许可证书或者撤销药品批准证明文件的，由原发证、批准的部门决定。

第八十八条　违反本法第五十五条、第五十六条关于药品价格管理的规定的，依照《中华人民共和国价格法》的规定处罚。

第八十九条　药品的生产企业、经营企业、医疗机构在药品购销中暗中给予、收受回扣或者其他利益的，药品的生产企业、经营企业或者其代理人给予使用其药品的医疗机构的负责人、药品采购人员、医师等有关人员以财物或者其他利益的，由工商行政管理部门处一万元以上二十万元以下的罚款，有违法所得的，予以没收；情节严重的，由工商行政管理部门吊销药品生产企业、药品经营企业的营业执照，并通知药品监督管理部门，由药品监督管理部门吊销其《药品生产许可证》、《药品经营许可证》；构成犯罪的，依法追究刑事责任。

第九十条　药品的生产企业、经营企业的负责人、采购人员等有关人员在药品购销中收受其他生产企业、经营企业或者其代理人给予的财物或者其他利益的，依法给予处分，没收违法所得；构成犯罪的，依法追究刑事责任。

医疗机构的负责人、药品采购人员、医师等有关人员收受药品生产企业、药品经营企业或者其代理人给予的财物或者其他利益的，由卫生行政部门或者本单位给予处分，没收违法所得；对违法行为情节严重的执业医师，由卫生行政部门吊销其执业证书；构成犯罪的，依法追究刑事责任。

第九十一条　违反本法有关药品广告的管理规定的，依照《中华人民共和国广告法》的规定处罚，并由发给广告批准文号的药品监督管理部门撤销广告批准文号，一年内不受理该品种的广告审批申请；构成犯罪的，依法追究刑事责任。

药品监督管理部门对药品广告不依法履行审查职责，批准发布的广告有虚假或者其他违反法律、行政法规的内容的，对直接负责的主管人员和其他直接责任人员依法给予行政处分；构成犯罪的，依法追究刑事责任。

第九十二条　药品的生产企业、经营企业、医疗机构违反本法规定，给药品使用者造成损害的，依法承担赔偿责任。

第九十三条　药品监督管理部门违反本法规定，有下列行为之一的，由其上级主管机关或者监察机关责令收回违法发给的证书、撤销药品批准证明文件，对直接负责的主管人员和其他直接责任人员依法给予行政处分；构成犯罪的，依法追究刑事责任：

（一）对不符合《药品生产质量管理规范》、《药品经营质量管理规范》的企业发给符合有关规范的认证证书的，或者对取得认证证书的企业未按照规定履行跟踪检查的职责，对不符合认证条件的企业未依法责令其改正或者撤销其认证证书的；

（二）对不符合法定条件的单位发给《药品生产许可证》、《药品经营许可证》或者《医疗机构制剂许可证》的；

（三）对不符合进口条件的药品发给进口药品注册证书的；

（四）对不具备临床试验条件或者生产条件而批准进行临床试验、发给新药证书、发给药品批准文号的。

第九十四条　药品监督管理部门或者其设置的药品检验机构或者其确定的专业从事药品检验的机构参与药品生产经营活动的，由其上级机关或者监察机关责令改正，有违法收入的予以没收；情节严重的，对直接负责的主管人员和其他直接责任人员依法给予行政处分。

药品监督管理部门或者其设置的药品检验机构或者其确定的专业从事药品检验的机构的工作人员参与药品生产经营活动的，依法给予行政处分。

第九十五条　药品监督管理部门或者其设置、确定的药品检验机构在药品监督检验中违法收取检验费用的，由政府有关部门责令退还，对直接负责的主管人员和其他直接责任人员依法给予行政处分。对违法收取检验费用情节严重的药品检验机构，撤销其检验资格。

第九十六条　药品监督管理部门应当依法履行监督检查职责，监督已取得《药品生产许可证》、《药品经营许可证》的企业依照本法规定从事药品生产、经营活动。

已取得《药品生产许可证》、《药品经营许可证》的企业生产、销售假药、劣药的，除依法追究该企业的法律责任外，对有失职、渎职行为的药品监督管理部门直接负责的主管人员和其他直接责任人员依法给予行政处分；构成犯罪的，依法追究刑事责任。

第九十七条　药品监督管理部门对下级药品监督管理部门违反本法的行政行为，责令限期改正；逾期不改正的，有权予以改变或者撤销。

第九十八条　药品监督管理人员滥用职权、徇私舞弊、玩忽职守，构成犯罪的，依法追究刑事责任；尚不构成犯罪的，依法给予行政处分。

第九十九条　本章规定的货值金额以违法生产、销售药品的标价计算；没有标价的，按照同类药品的市场价格计算。

第十章　附则

第一百条　本法下列用语的含义是：

药品，是指用于预防、治疗、诊断人的疾病，有目的地调节人的生理机能并规定有适应症或者功能主治、用法和用量的物质，包括中药材、中药饮片、中成药、化学原料药及其制剂、抗生素、生化药品、放射性药品、血清、疫苗、血液制品和诊断药品等。

辅料，是指生产药品和调配处方时所用的赋形剂和附加剂。

药品生产企业，是指生产药品的专营企业或者兼营企业。

药品经营企业，是指经营药品的专营企业或者兼营企业。

第一百零一条　中药材的种植、采集和饲养的管理办法，由国务院另行制定。

第一百零二条　国家对预防性生物制品的流通实行特殊管理。具体办法由国务院制定。

第一百零三条　中国人民解放军执行本法的具体办法，由国务院、中央军事委员会依据本法制定。

第一百零四条　本法自2001年12月1日起施行。

任务二　中华人民共和国药品管理法实施条例

中华人民共和国国务院令第360号。现公布《中华人民共和国药品管理法实施条例》，自2002年9月15日起施行。

中华人民共和国药品管理法实施条例

第一章　总则

第一条　根据《中华人民共和国药品管理法》（以下简称《药品管理法》），制定本条例。

第二条　国务院药品监督管理部门设置国家药品检验机构。

省、自治区、直辖市人民政府药品监督管理部门可以在本行政区域内设置药品检验机构。地方药品检验机构的设置规划由省、自治区、直辖市人民政府药品监督管理部门提出，报省、自治区、直辖市人民政府批准。

国务院和省、自治区、直辖市人民政府的药品监督管理部门可以根据需要，确定符合药品检验条件的检验机构承担药品检验工作。

第二章　药品生产企业管理

第三条　开办药品生产企业，应当按照下列规定办理《药品生产许可证》：

（一）申办人应当向拟办企业所在地省、自治区、直辖市人民政府药品监督管理部门提出申请。省、自治区、直辖市人民政府药品监督管理部门应当自收到申请之日起30个工作日内，按照国家发布的药品行业发展规划和产业政策进行审查，并作出是否同意筹建的决定。

（二）申办人完成拟办企业筹建后，应当向原审批部门申请验收。原审批部门应当自收到申请之日起30个工作日内，依据《药品管理法》第八条规定的开办条件组织验收；验收合格的，发给《药品生产许可证》。申办人凭《药品生产许可证》到工商行政管理部门依法办理登记注册。

第四条　药品生产企业变更《药品生产许可证》许可事项的，应当在许可事项发生变更30日前，向原发证机关申请《药品生产许可证》变更登记；未经批准，不得变更许可事项。原发证机关应当自收到申请之日起15个工作日内作出决定。申请人凭变更后的《药品生产许可证》到工商行政管理部门依法办理变更登记手续。

第五条　省级以上人民政府药品监督管理部门应当按照《药品生产质量管理规范》和国务院药品监督管理部门规定的实施办法和实施步骤，组织对药品生产企业的认证工作；符合《药品生产质量管理规范》的，发给认证证书。其中，生产注射剂、放射性药品和国务院药品监督管理部门规定的生物制品的药品生产企业的认证工作，由国务院药品监督管理部门负责。《药品生产质量管理规范》认证证书的格式由国务院药品监督管理部门统一规定。

第六条　新开办药品生产企业、药品生产企业新建药品生产车间或者新增生产剂型的，应当自取得药品生产证明文件或者经批准正式生产之日起30日内，按照规定向药品监督管理部门申请《药品生产质量管理规范》认证。受理申请的药品监督管理部门应当自收到企业申请之日起6个月内，组织对申请企业是否符合《药品生产质量管理规范》进行认证；认证合格的，发给认证证书。

第七条　国务院药品监督管理部门应当设立《药品生产质量管理规范》认证检查员库。《药品生产质量管理规范》认证检查员必须符合国务院药品监督管理部门规定的条件。进行《药品生产质量管理规范》认证，必须按照国务院药品监督管理部门的规定，从《药品生产质量管理规范》认证检查员库中随机抽取认证检查员组成认证检查组进行认证检查。

第八条　《药品生产许可证》有效期为5年。有效期届满，需要继续生产药品的，持证企业应当在许可证有效期届满前6个月，按照国务院药品监督管理部门的规定申请换发《药品生产许可证》。

药品生产企业终止生产药品或者关闭的，《药品生产许可证》由原发证部门缴销。

第九条　药品生产企业生产药品所使用的原料药，必须具有国务院药品监督管理部门核发的药品批准文号或者进口药品注册证书、医药产品注册证书；但是，未实施批准文号管理的中药材、中药饮片除外。

第十条　依据《药品管理法》第十三条规定，接受委托生产药品的，受托方必须是持有与其受托生产的药品相适应的《药品生产质量管理规范》认证证书的药品生产企业。

疫苗、血液制品和国务院药品监督管理部门规定的其他药品，不得委托生产。

第三章　药品经营企业管理

第十一条　开办药品批发企业，申办人应当向拟办企业所在地省、自治区、直辖市人民政府药品监督管理部门提出申请。省、自治区、直辖市人民政府药品监督管理部门应当自收到申请之日起30个工作日内，依据国务院药品监督管理部门规定的设置标准作出是否同意筹建的决定。申办人完成拟办企业筹建后，应当向原审批部门申请验收。原审批部门应当自收到申请之日起30个工作日内，依据《药品管理法》第十五条规定的开办条件组织验收；符合条件的，发给《药品经营许可证》。申办人凭《药品经营许可证》到工商行政管理部门依法办理登记注册。

第十二条　开办药品零售企业，申办人应当向拟办企业所在地设区的市级药品监督管理机构或者省、自治区、直辖市人民政府药品监督管理部门直接设置的县级药品监督管理机构提出申请。受理申请的药品监督管理机构应当自收到申请之日起30个工作日内，依据国务院药品监督管理部门的规定，结合当地常住人口数量、地域、交通状况和实际需要进行审查，作出是否同意筹建的决定。申办人完成拟办企业筹建后，应当向原审批机构申请验收。原审批机构应当自收到申请之日起15个工作日内，依据《药品管理法》第十五条规定的开办条件组织验收；符合条件的，发给《药品经营许可证》。申办人凭《药品经营许可证》到工商行政管理部门依法办理登记注册。

第十三条　省、自治区、直辖市人民政府药品监督管理部门负责组织药品经营企业的认证工作。药品经营企业应当按照国务院药品监督管理部门规定的实施办法和实施步骤，通过省、自治区、直辖市人民政府药品监督管理部门组织的《药品经营质量管理规范》的认证，取得认证证书。《药品经营质量管理规范》认证证书的格式由国务院药品监督管理部门统一规定。

新开办药品批发企业和药品零售企业，应当自取得《药品经营许可证》之日起30日内，向发给其《药品经营许可证》的药品监督管理部门或者药品监督管理机构申请《药品经营质量管理规范》认证。受理药品零售企业认证申请的药品监督管理机构应当自收到申请之日起7个工作日内，将申请移送负责组织药品经营企业认证工作的省、自治区、直辖市人民政府药品监督管理部门。省、自治区、直辖市人民政府药品监督管理部门应当自收到认证申请之日起3个月内，按照国务院药品监督管理部门的规定，组织对申请认证的药品批发企业或者药品零售企业是否符合《药品经营质量管理规范》进行认证；认证合格的，发给认证证书。

第十四条　省、自治区、直辖市人民政府药品监督管理部门应当设立《药品经营质量管理规范》认证检查员库。《药品经营质量管理规范》认证检查员必须符合国务院药品监督管理部门规定的条件。进行《药品经营质量管理规范》认证，必须按照国务院药品监督管理部门的规定，从《药品经营质量管理规范》认证检查员库中随机抽取认证检查员组成认证检查组进行认证检查。

第十五条　国家实行处方药和非处方药分类管理制度。国家根据非处方药品的安全性，将非处方药分为甲类非处方药和乙类非处方药。

经营处方药、甲类非处方药的药品零售企业，应当配备执业药师或者其他依法经资格认定的药学技术人员。经营乙类非处方药的药品零售企业，应当配备经设区的市级药品监督管理机构或者省、自治区、直辖市人民政府药品监督管理部门直接设置的县级药品监督管理机构组织考核合格的业务人员。

第十六条　药品经营企业变更《药品经营许可证》许可事项的，应当在许可事项发生变更30日前，向原发证机关申请《药品经营许可证》变更登记；未经批准，不得变更许可事项。原发证机关应当自收到企业申请之日起15个工作日内作出决定。申请人凭变更后的《药品经营许可证》到工商行政管理部门依法办理变更登记手续。

第十七条　《药品经营许可证》有效期为5年。有效期届满，需要继续经营药品的，持证企业应当在许可证有效期届满前6个月，按照国务院药品监督管理部门的规定申请换发《药品经营许可证》。

药品经营企业终止经营药品或者关闭的，《药品经营许可证》由原发证机关缴销。

第十八条　交通不便的边远地区城乡集市贸易市场没有药品零售企业的，当地药品零售企业经所在地县（市）药品监督管理机构批准并到工商行政管理部门办理登记注册后，可以在该城乡集市贸易市场内设点并在批准经营的药品范围内销售非处方药品。

第十九条　通过互联网进行药品交易的药品生产企业、药品经营企业、医疗机构及其交易的药品，必须符合《药品管理法》和本条例的规定。互联网药品交易服务的管理办法，由国务院药品监督管理部门会同国务院有关部门制定。

第四章　医疗机构的药剂管理

第二十条　医疗机构设立制剂室，应当向所在地省、自治区、直辖市人民政府卫生行政部门提出申请，经审核同意后，报同级人民政府药品监督管理部门审批；省、自治区、直辖市人民政府药品监督管理部门验收合格的，予以批准，发给《医疗机构制剂许可证》。

省、自治区、直辖市人民政府卫生行政部门和药品监督管理部门应当在各自收到申请之日起30个工作日内，作出是否同意或者批准的决定。

第二十一条　医疗机构变更《医疗机构制剂许可证》许可事项的，应当在许可事项发生变更30日前，依照本条例第二十条的规定向原审核、批准机关申请《医疗机构制剂许可证》变更登记；未经批准，不得变更许可事项。原审核、批准机关应当在各自收到申请之日起15个工作日内作出决定。

医疗机构新增配制剂型或者改变配制场所的，应当经所在地省、自治区、直辖市人民政府药品监督管理部门验收合格后，依照前款规定办理《医疗机构制剂许可证》变更登记。

第二十二条　《医疗机构制剂许可证》有效期为5年。有效期届满，需要继续配制制剂的，医疗机构应当在许可证有效期届满前6个月，按照国务院药品监督管理部门的规定申请换发《医疗机构制剂许可证》。

医疗机构终止配制制剂或者关闭的，《医疗机构制剂许可证》由原发证机关缴销。

第二十三条　医疗机构配制制剂，必须按照国务院药品监督管理部门的规定报送有关资料和样品，经所在地省、自治区、直辖市人民政府药品监督管理部门批准，并发给制剂批准文号后，方可配制。

第二十四条　医疗机构配制的制剂不得在市场上销售或者变相销售，不得发布医疗机构制剂广告。

发生灾情、疫情、突发事件或者临床急需而市场没有供应时，经国务院或者省、自治区、直辖市人民政府的药品监督管理部门批准，在规定期限内，医疗机构配制的制剂可以在指定的医疗机构之间调剂使用。

国务院药品监督管理部门规定的特殊制剂的调剂使用以及省、自治区、直辖市之间医疗机构制剂的调剂使用，必须经国务院药品监督管理部门批准。

第二十五条　医疗机构审核和调配处方的药剂人员必须是依法经资格认定的药学技术人员。

第二十六条　医疗机构购进药品，必须有真实、完整的药品购进记录。药品购进记录必须注明药品的通用名称、剂型、规格、批号、有效期、生产厂商、供货单位、购货数量、购进价格、购货日期以及国务院药品监督管理部门规定的其他内容。

第二十七条　医疗机构向患者提供的药品应当与诊疗范围相适应，并凭执业医师或者执业助理医师的处方调配。

计划生育技术服务机构采购和向患者提供药品，其范围应当与经批准的服务范围相一致，并凭执业医师或者执业助理医师的处方调配。

个人设置的门诊部、诊所等医疗机构不得配备常用药品和急救药品以外的其他药品。常用药品和急救药品的范围和品种，由所在地的省、自治区、直辖市人民政府卫生行政部门会同同级人民政府药品监督管理部门规定。

第五章　药品管理

第二十八条　药物非临床安全性评价研究机构必须执行《药物非临床研究质量管理规范》，药物临床试验机构必须执行《药物临床试验质量管理规范》。《药物非临床研究质量管理规范》、《药物临床试验质量管理规范》由国务院药品监督管理部门分别商国务院科学技术行政部门和国务院卫生行政部门制定。

第二十九条　药物临床试验、生产药品和进口药品，应当符合《药品管理法》及本条例的规定，经国务院药品监督管理部门审查批准；国务院药品监督管理部门可以委托省、自治区、直辖市人民政府药品监督管理部门对申报药物的研制情况及条件进行审查，对申报资料进行形式审查，并对试制的样品进行检验。具体办法由国务院药品监督管理部门制定。

第三十条　研制新药，需要进行临床试验的，应当依照《药品管理法》第二十九条的规定，经国务院药品监督管理部门批准。

药物临床试验申请经国务院药品监督管理部门批准后，申报人应当在经依法认定的具有药物临床试验资格的机构中选择承担药物临床试验的机构，并将该临床试验机构报国务院药品监督管理部门和国务院卫生行政部门备案。

药物临床试验机构进行药物临床试验，应当事先告知受试者或者其监护人真实情况，并取得其书面同意。

第三十一条　生产已有国家标准的药品，应当按照国务院药品监督管理部门的规定，向省、自治区、直辖市人民政府药品监督管理部门或者国务院药品监督管理部门提出申请，报送有关技术资料并提供相关证明文件。省、自治区、直辖市人民政府药品监督管理部门应当自受理申请之日起30个工作日内进行审查，提出意见后报送国务院药品监督管理部门审核，并同时将审查意见通知申报方。国务院药品监督管理部门经审核符合规定的，发给药品批准文号。

第三十二条　生产有试行期标准的药品，应当按照国务院药品监督管理部门的规定，在试行期满前3个月，提出转正申请；国务院药品监督管理部门应当自试行期满之日起12个月内对该试行期标准进行审查，对符合国务院药品监督管理部门规定的转正要求的，转为正式标准；对试行标准期满未按照规定提出转正申请或者原试行标准不符合转正要求的，国务院药品监督管理部门应当撤销该试行标准和依据该试行标准生产药品的批准文号。

第三十三条　变更研制新药、生产药品和进口药品已获批准证明文件及其附件中载明事项的，应当向国务院药品监督管理部门提出补充申请；国务院药品监督管理部门经审核符合规定的，应当予以批准。

第三十四条　国务院药品监督管理部门根据保护公众健康的要求，可以对药品生产企业生产的新药品种设立不超过5年的监测期；在监测期内，不得批准其他企业生产和进口。

第三十五条　国家对获得生产或者销售含有新型化学成分药品许可的生产者或者销售者提交的自行取得且未披露的试验数据和其他数据实施保护，任何人不得对该未披露的试验数据和其他数据进行不正当的商业利用。

自药品生产者或者销售者获得生产、销售新型化学成分药品的许可证明文件之日起6年内，对其他申请人未经已获得许可的申请人同意，使用前款数据申请生产、销售新型化学成分药品许可的，药品监督管理部门不予许可；但是，其他申请人提交自行取得数据的除外。

除下列情形外，药品监督管理部门不得披露本条第一款规定的数据：

（一）公共利益需要；

（二）已采取措施确保该类数据不会被不正当地进行商业利用。

第三十六条　申请进口的药品，应当是在生产国家或者地区获得上市许可的药品；未在生产国家或者地区获得上市许可的，经国务院药品监督管理部门确认该药品品种安全、有效而且临床需要的，可以依照《药品管理法》及本条例的规定批准进口。

进口药品，应当按照国务院药品监督管理部门的规定申请注册。国外企业生产的药品取得《进口药品注册证》，中国香港、澳门和台湾地区企业生产的药品取得《医药产品注册证》后，方可进口。

第三十七条　医疗机构因临床急需进口少量药品的，应当持《医疗机构执业许可证》向国务院药品监督管理部门提出申请；经批准后，方可进口。进口的药品应当在指定医疗机构内用于特定医疗目的。

第三十八条　进口药品到岸后，进口单位应当持《进口药品注册证》或者《医药产品注册证》以及产地证明原件、购货合同副本、装箱单、运单、货运发票、出厂检验报告书、说明书等材料，向口岸所在地药品监督管理部门备案。口岸所在地药品监督管理部门经审查，提交的材料符合要求的，发给《进口药品通关单》。进口单位凭《进口药品通关单》向海关办理报关验放手续。

口岸所在地药品监督管理部门应当通知药品检验机构对进口药品逐批进行抽查检验；但是，有《药品管理法》第四十一条规定情形的除外。

第三十九条　疫苗类制品、血液制品、用于血源筛查的体外诊断试剂以及国务院药品监督管理部门规定的其他生物制品在销售前或者进口时，应当按照国务院药品监督管理部门的规定进行检验或者审核批准；检验不合格或者未获批准的，不得销售或者进口。

第四十条　国家鼓励培育中药材。对集中规模化栽培养殖、质量可以控制并符合国务院药品监督管理部门规定条件的中药材品种，实行批准文号管理。

第四十一条　国务院药品监督管理部门对已批准生产、销售的药品进行再评价，根据药品再评价结果，可以采取责令修改药品说明书，暂停生产、销售和使用的措施；对不良反应大或者其他原因危害人体健康的药品，应当撤销该药品批准证明文件。

第四十二条　国务院药品监督管理部门核发的药品批准文号、《进口药品注册证》、《医药产品注册证》的有效期为5年。有效期届满，需要继续生产或者进口的，应当在有效期届满前6个月申请再注册。药品再注册时，应当按照国务院药品监督管理部门的规定报送相关资料。有效期届满，未申请再注册或者经审查不符合国务院药品监督管理部门关于再注册的规定的，注销其药品批准文号、《进口药品注册证》或者《医药产品注册证》。

第四十三条　非药品不得在其包装、标签、说明书及有关宣传资料上进行含有预防、治疗、诊断人体疾病等有关内容的宣传；但是，法律、行政法规另有规定的除外。

第六章　药品包装的管理

第四十四条　药品生产企业使用的直接接触药品的包装材料和容器，必须符合药用要求和保障人体健康、安全的标准，并经国务院药品监督管理部门批准注册。

直接接触药品的包装材料和容器的管理办法、产品目录和药用要求与标准，由国务院药品监督管理部门组织制定并公布。

第四十五条　生产中药饮片，应当选用与药品性质相适应的包装材料和容器；包装不符合规定的中药饮片，不得销售。中药饮片包装必须印有或者贴有标签。

中药饮片的标签必须注明品名、规格、产地、生产企业、产品批号、生产日期，实施批准文号管理的中药饮片还必须注明药品批准文号。

第四十六条　药品包装、标签、说明书必须依照《药品管理法》第五十四条和国务院药品监督管理部门的规定印制。

药品商品名称应当符合国务院药品监督管理部门的规定。

第四十七条　医疗机构配制制剂所使用的直接接触药品的包装材料和容器、制剂的标签和说明书应当符合《药品管理法》第六章和本条例的有关规定，并经省、自治区、直辖市人民政府药品监督管理部门批准。

第七章　药品价格和广告的管理

第四十八条　国家对药品价格实行政府定价、政府指导价或者市场调节价。

列入国家基本医疗保险药品目录的药品以及国家基本医疗保险药品目录以外具有垄断性生产、经营的药品，实行政府定价或者政府指导价；对其他药品，实行市场调节价。

第四十九条　依法实行政府定价、政府指导价的药品，由政府价格主管部门依照《药品管理法》第五十五条规定的原则，制定和调整价格；其中，制定和调整药品销售价格时，应当体现对药品社会平均销售费用率、销售利润率和流通差率的控制。具体定价办法由国务院价格主管部门依照《中华人民共和国价格法》（以下简称《价格法》）的有关规定制定。

第五十条　依法实行政府定价和政府指导价的药品价格制定后，由政府价格主管部门依照《价格法》第二十四条的规定，在指定的刊物上公布并明确该价格施行的日期。

第五十一条　实行政府定价和政府指导价的药品价格，政府价格主管部门制定和调整药品价格时，应当组织药学、医学、经济学等方面专家进行评审和论证；必要时，应当听取药品生产企业、药品经营企业、医疗机构、公民以及其他有关单位及人员的意见。

第五十二条　政府价格主管部门依照《价格法》第二十八条的规定实行药品价格监测时，为掌握、分析药品价格变动和趋势，可以指定部分药品生产企业、药品经营企业和医疗机构作为价格监测定点单位；定点单位应当给予配合、支持，如实提供有关信息资料。

第五十三条　发布药品广告，应当向药品生产企业所在地省、自治区、直辖市人民政府药品监督管理部门报送有关材料。省、自治区、直辖市人民政府药品监督管理部门应当自收到有关材料之日起10个工作日内作出是否核发药品广告批准文号的决定；核发药品广告批准文号的，应当同时报国务院药品监督管理部门备案。具体办法由国务院药品监督管理部门制定。

发布进口药品广告，应当依照前款规定向进口药品代理机构所在地省、自治区、直辖市人民政府药品监督管理部门申请药品广告批准文号。

在药品生产企业所在地和进口药品代理机构所在地以外的省、自治区、直辖市发布药品广告的，发布广告的企业应当在发布前向发布地省、自治区、直辖市人民政府药品监督管理部门备案。接受备案的省、自治区、直辖市人民政府药品监督管理部门发现药品广告批准内容不符合药品广告管理规定的，应当交由原核发部门处理。

第五十四条　经国务院或者省、自治区、直辖市人民政府的药品监督管理部门决定，责令暂停生产、销售和使用的药品，在暂停期间不得发布该品种药品广告；已经发布广告的，必须立即停止。

第五十五条　未经省、自治区、直辖市人民政府药品监督管理部门批准的药品广告，使用伪造、冒用、失效的药品广告批准文号的广告，或者因其他广告违法活动被撤销药品广告批准文号的广告，发布广告的企业、广告经营者、广告发布者必须立即停止该药品广告的发布。对违法发布药品广告，情节严重的，省、自治区、直辖市人民政府药品监督管理部门可以予以公告。

第八章　药品监督

第五十六条　药品监督管理部门（含省级人民政府药品监督管理部门依法设立的药品监督管理机构，下同）依法对药品的研制、生产、经营、使用实施监督检查。

第五十七条　药品抽样必须由两名以上药品监督检查人员实施，并按照国务院药品监督管理部门的规定进行抽样；被抽检方应当提供抽检样品，不得拒绝。

药品被抽检单位没有正当理由，拒绝抽查检验的，国务院药品监督管理部门和被抽检单位所在地省、自治区、直辖市人民政府药品监督管理部门可以宣布停止该单位拒绝抽检的药品上市销售和使用。

第五十八条　对有掺杂、掺假嫌疑的药品，在国家药品标准规定的检验方法和检验项目不能检验时，药品检验机构可以补充检验方法和检验项目进行药品检验；经国务院药品监督管理部门批准后，使用补充检验方法和检验项目所得出的检验结果，可以作为药品监督管理部门认定药品质量的依据。

第五十九条　国务院和省、自治区、直辖市人民政府的药品监督管理部门应当根据药品质量抽查检验结果，定期发布药品质量公告。药品质量公告应当包括抽验药品的品名、检品来源、生产企业、生产批号、药品规格、检验机构、检验依据、检验结果、不合格项目等内容。药品质量公告不当的，发布部门应当自确认公告不当之日起5日内，在原公告范围内予以更正。当事人对药品检验机构的检验结果有异议，申请复验的，应当向负责复验的药品检验机构提交书面申请、原药品检验报告书。复验的样品从原药品检验机构留样中抽取。

第六十条　药品监督管理部门依法对有证据证明可能危害人体健康的药品及其有关证据材料采取查封、扣押的行政强制措施的，应当自采取行政强制措施之日起7日内作出是否立案的决定；需要检验的，应当自检验报告书发出之日起15日内作出是否立案的决定；不符合立案条件的，应当解除行政强制措施；需要暂停销售和使用的，应当由国务院或者省、自治区、直辖市人民政府的药品监督管理部门作出决定。

第六十一条　药品抽查检验，不得收取任何费用。

当事人对药品检验结果有异议，申请复验的，应当按照国务院有关部门或者省、自治区、直辖市人民政府有关部门的规定，向复验机构预先支付药品检验费用。复验结论与原检验结论不一致的，复验检验费用由原药品检验机构承担。

第六十二条　依据《药品管理法》和本条例的规定核发证书、进行药品注册、药品认证和实施药品审批检验及其强制性检验，可以收取费用。具体收费标准由国务院财政部门、国务院价格主管部门制定。

第九章　法律责任

第六十三条　药品生产企业、药品经营企业有下列情形之一的，由药品监督管理部门依照《药品管理法》第七十九条的规定给予处罚：

（一）开办药品生产企业、药品生产企业新建药品生产车间、新增生产剂型，在国务院药品监督管理部门规定的时间内未通过《药品生产质量管理规范》认证，仍进行药品生产的；

（二）开办药品经营企业，在国务院药品监督管理部门规定的时间内未通过《药品经营质量管理规范》认证，仍进行药品经营的。

第六十四条　违反《药品管理法》第十三条的规定，擅自委托或者接受委托生产药品的，对委托方和受托方均依照《药品管理法》第七十四条的规定给予处罚。

第六十五条　未经批准，擅自在城乡集市贸易市场设点销售药品或者在城乡集市贸易市场设点销售的药品超出批准经营的药品范围的，依照《药品管理法》第七十三条的规定给予处罚。

第六十六条　未经批准，医疗机构擅自使用其他医疗机构配制的制剂的，依照《药品管理法》第八十条的规定给予处罚。

第六十七条　个人设置的门诊部、诊所等医疗机构向患者提供的药品超出规定的范围和品种的，依照《药品管理法》第七十三条的规定给予处罚。

第六十八条　医疗机构使用假药、劣药的，依照《药品管理法》第七十四条、第七十五条的规定给予处罚。

第六十九条　违反《药品管理法》第二十九条的规定，擅自进行临床试验的，对承担药物临床试验的机构，依照《药品管理法》第七十九条的规定给予处罚。

第七十条　药品申报者在申报临床试验时，报送虚假研制方法、质量标准、药理及毒理试验结果等有关资料和样品的，国务院药品监督管理部门对该申报药品的临床试验不予批准，对药品申报者给予警告；情节严重的，3年内不受理该药品申报者申报该品种的临床试验申请。

第七十一条　生产没有国家药品标准的中药饮片，不符合省、自治区、直辖市人民政府药品监督管理部门制定的炮制规范的；医疗机构不按照省、自治区、直辖市人民政府药品监督管理部门批准的标准配制制剂的，依照《药品管理法》第七十五条的规定给予处罚。

第七十二条　药品监督管理部门及其工作人员违反规定，泄露生产者、销售者为获得生产、销售含有新型化学成分药品许可而提交的未披露试验数据或者其他数据，造成申请人损失的，由药品监督管理部门依法承担赔偿责任；药品监督管理部门赔偿损失后，应当责令故意或者有重大过失的工作人员承担部分或者全部赔偿费用，并对直接责任人员依法给予行政处分。

第七十三条　药品生产企业、药品经营企业生产、经营的药品及医疗机构配制的制剂，其包装、标签、说明书违反《药品管理法》及本条例规定的，依照《药品管理法》第八十六条的规定给予处罚。

第七十四条　药品生产企业、药品经营企业和医疗机构变更药品生产经营许可事项，应当办理变更登记手续而未办理的，由原发证部门给予警告，责令限期补办变更登记手续；逾期不补办的，宣布其《药品生产许可证》、《药品经营许可证》和《医疗机构制剂许可证》无效；仍从事药品生产经营活动的，依照《药品管理法》第七十三条的规定给予处罚。

第七十五条　违反本条例第四十八条、第四十九条、第五十条、第五十一条、第五十二条关于药品价格管理的规定的，依照《价格法》的有关规定给予处罚。

第七十六条　篡改经批准的药品广告内容的，由药品监督管理部门责令广告主立即停止该药品广告的发布，并由原审批的药品监督管理部门依照《药品管理法》第九十二条的规定给予处罚。

药品监督管理部门撤销药品广告批准文号后，应当自作出行政处理决定之日起 5 个工作日内通知广告监督管理机关。广告监督管理机关应当自收到药品监督管理部门通知之日起 15 个工作日内，依照《中华人民共和国广告法》的有关规定作出行政处理决定。

第七十七条　发布药品广告的企业在药品生产企业所在地或者进口药品代理机构所在地以外的省、自治区、直辖市发布药品广告，未按照规定向发布地省、自治区、直辖市人民政府药品监督管理部门备案的，由发布地的药品监督管理部门责令限期改正；逾期不改正的，停止该药品品种在发布地的广告发布活动。

第七十八条　未经省、自治区、直辖市人民政府药品监督管理部门批准，擅自发布药品广告的，药品监督管理部门发现后，应当通知广告监督管理部门依法查处。

第七十九条　违反《药品管理法》和本条例的规定，有下列行为之一的，由药品监督管理部门在《药品管理法》和本条例规定的处罚幅度内从重处罚：

（一）以麻醉药品、精神药品、医疗用毒性药品、放射性药品冒充其他药品，或者以其他药品冒充上述药品的；

（二）生产、销售以孕产妇、婴幼儿及儿童为主要使用对象的假药、劣药的；

（三）生产、销售的生物制品、血液制品属于假药、劣药的；

（四）生产、销售、使用假药、劣药，造成人员伤害后果的；

（五）生产、销售、使用假药、劣药，经处理后重犯的；

（六）拒绝、逃避监督检查，或者伪造、销毁、隐匿有关证据材料的，或者擅自动用查封、扣押物品的。

第八十条　药品监督管理部门设置的派出机构，有权作出《药品管理法》

和本条例规定的警告、罚款、没收违法生产、销售的药品和违法所得的行政处罚。

第八十一条　药品经营企业、医疗机构未违反《药品管理法》和本条例的有关规定，并有充分证据证明其不知道所销售或者使用的药品是假药、劣药的，应当没收其销售或者使用的假药、劣药和违法所得；但是，可以免除其他行政处罚。

第八十二条　依照《药品管理法》和本条例的规定没收的物品，由药品监督管理部门按照规定监督处理。

第十章　附则

第八十三条　本条例下列用语的含义：

药品合格证明和其他标识，是指药品生产批准证明文件、药品检验报告书、药品的包装、标签和说明书。

新药，是指未曾在中国境内上市销售的药品。

处方药，是指凭执业医师和执业助理医师处方方可购买、调配和使用的药品。

非处方药，是指由国务院药品监督管理部门公布的，不需要凭执业医师和执业助理医师处方，消费者可以自行判断、购买和使用的药品。

医疗机构制剂，是指医疗机构根据本单位临床需要经批准而配制、自用的固定处方制剂。

药品认证，是指药品监督管理部门对药品研制、生产、经营、使用单位实施相应质量管理规范进行检查、评价并决定是否发给相应认证证书的过程。

药品经营方式，是指药品批发和药品零售。

药品经营范围，是指经药品监督管理部门核准经营药品的品种类别。

药品批发企业，是指将购进的药品销售给药品生产企业、药品经营企业、医疗机构的药品经营企业。

药品零售企业，是指将购进的药品直接销售给消费者的药品经营企业。

第八十四条　《药品管理法》第四十一条中“首次在中国销售的药品”，是指国内或者国外药品生产企业第一次在中国销售的药品，包括不同药品生产企业生产的相同品种。

第八十五条　《药品管理法》第五十九条第二款“禁止药品的生产企业、经营企业或者其代理人以任何名义给予使用其药品的医疗机构的负责人、药品采购人员、医师等有关人员以财物或者其他利益”中的“财物或者其他利益”，是指药品的生产企业、经营企业或者其代理人向医疗机构的负责人、药品采购人员、医师等有关人员提供的目的在于影响其药品采购或者药品处方行为的不正当利益。

第八十六条　本条例自2002年9月15日起施行。

问　答　题

1. 药事管理的主要内容有哪些?
2. 简述制定、颁布《药品管理法》的意义。
3. 什么是药品?
4. 生产、销售劣药应承担何种法律责任?

项目四　药品经营流通管理

学习目的：通过本项目的学习，熟悉药品流通监督管理的要求，掌握《药品经营质量管理规范》的主要内容，自觉遵守法律，并具备运用法律的基本知识和有关规定分析解决药品经营中实际问题的能力，掌握互联网药品交易服务管理知识，掌握基本医疗保险药品和定点药店的管理知识。

案例1：2015年上半年全国七大类医药商品销售总额8410亿元，比上年同期增长12.4%，增幅回落1.7个百分点。其中，药品零售市场销售总额为1682亿元，扣除不可比因素，比上年同期增长8.7%，增幅回落0.3个百分点。

医药流通企业中，药品批发类前百位企业上半年主营业务收入4595亿元，占全行业主营业务收入的63%，其中8家超过100亿元。而药品零售业的集中度提升进程较慢，2014年，中国药品零售连锁百强的集中度为42.1%，这与医药流通十二五规划提出的2015年连锁百强集中度达到60%的目标，还有一定距离。

2015年上半年，药品流通直报企业（1200家）主营业务收入6581亿元，同比增长12.8%，增幅回落2.1个百分点；实现利润总额108亿元，同比增长11.5%，增幅下降2.4个百分点；平均利润率为1.6%，与上年同期相比降低0.2个百分点；平均毛利率为6.4%，与上年同期相比降低0.6个百分点；平均费用率为5%，与上年同期持平。

案例2：某市药监局接到群众来信举报，称该市辖区内的A药店（核准经营范围为乙类非处方药）经常销售甲类非处方药和处方药。该局执法人员立即赶赴A药店进行现场检查，在该店营业场所的抽屉和柜台内，发现多潘立酮片、阿莫西林胶囊等大量处方药和甲类非处方药。经调查，离A药店百米远，有一家B药店（核准经营范围为处方药和非处方药），A、B两家药店的投资人均是同一人王某。王某嫌A药店经营品种单一，生意清淡，便采用如下销售模式：当顾客来A药店要求购买甲类非处方药或处方药时，A药店营业员便让顾客稍等，派另一位营业员跑去B药店取顾客所要的甲类非处方药或处方药，再以B药店的售价销售给顾客，销售所得全额由营业员直接交给王某。上述在A药店发现的多潘立酮片、阿莫西林胶囊等大量处方药和甲类非处方药，均是从B药店拿来销售给顾客后剩下的。

案例1说明我国药品流通行业销售额将继续保持中低速增长，流通微利化的状态还将持续。随着移动互联网技术不断发展，在国家“互联网+”战略的推动下，药品流通行业利用内外资源、打破信息壁垒、推动行业跨界向医药供应链上下游服务转型将是未来的发展主流。现代医药物流将进入全面发展阶段，同时构建专业的第三方医药物流配送体系，建立和完善跨行业、跨区域的智能医药物流信息服务网络也成为必然。

案例2的企业违反了《处方药与非处方药流通管理暂行规定》的第二十条规定：普通商业企业不得销售处方药和甲类非处方药，不得采用有奖销售、附赠药品或礼品销售等销售方式销售乙类非处方药，暂不允许采用网上销售方式销售乙类非处方药。

任务一　药品经营质量管理规范

国家食品药品监督管理总局令第13号。《药品经营质量管理规范》已于2015年5月18日经国家食品药品监督管理总局局务会议审议通过，现予公布，自公布之日起施行。

药品经营质量管理规范

第一章　总则

第一条　为加强药品经营质量管理，规范药品经营行为，保障人体用药安全、有效，根据《中华人民共和国药品管理法》、《中华人民共和国药品管理法实施条例》，制定本规范。

第二条　本规范是药品经营管理和质量控制的基本准则，企业应当在药品采购、储存、销售、运输等环节采取有效的质量控制措施，确保药品质量。

第三条　药品经营企业应当严格执行本规范。

药品生产企业销售药品、药品流通过程中其他涉及储存与运输药品的，也应当符合本规范相关要求。

第四条　药品经营企业应当坚持诚实守信，依法经营。禁止任何虚假、欺骗行为。

第二章　药品批发的质量管理

第一节　质量管理体系

第五条　企业应当依据有关法律法规及本规范的要求建立质量管理体系，确定质量方针，制定质量管理体系文件，开展质量策划、质量控制、质量保证、质量改进和质量风险管理等活动。

第六条　企业制定的质量方针文件应当明确企业总的质量目标和要求，并贯彻到药品经营活动的全过程。

第七条　企业质量管理体系应当与其经营范围和规模相适应，包括组织机构、人员、设施设备、质量管理体系文件及相应的计算机系统等。

第八条　企业应当定期以及在质量管理体系关键要素发生重大变化时，组织开展内审。

第九条　企业应当对内审的情况进行分析，依据分析结论制定相应的质量管理体系改进措施，不断提高质量控制水平，保证质量管理体系持续有效运行。

第十条　企业应当采用前瞻或者回顾的方式，对药品流通过程中的质量风险进行评估、控制、沟通和审核。

第十一条　企业应当对药品供货单位、购货单位的质量管理体系进行评价，确认其质量保证能力和质量信誉，必要时进行实地考察。

第十二条　企业应当全员参与质量管理。各部门、岗位人员应当正确理解并履行职责，承担相应质量责任。

第二节　组织机构与质量管理职责

第十三条　企业应当设立与其经营活动和质量管理相适应的组织机构或者岗位，明确规定其职责、权限及相互关系。

第十四条　企业负责人是药品质量的主要责任人，全面负责企业日常管理，负责提供必要的条件，保证质量管理部门和质量管理人员有效履行职责，确保企业实现质量目标并按照本规范要求经营药品。

第十五条　企业质量负责人应当由高层管理人员担任，全面负责药品质量管理工作，独立履行职责，在企业内部对药品质量管理具有裁决权。

第十六条　企业应当设立质量管理部门，有效开展质量管理工作。质量管理部门的职责不得由其他部门及人员履行。

第十七条　质量管理部门应当履行以下职责：

（一）督促相关部门和岗位人员执行药品管理的法律法规及本规范；

（二）组织制订质量管理体系文件，并指导、监督文件的执行；

（三）负责对供货单位和购货单位的合法性、购进药品的合法性以及供货单位销售人员、购货单位采购人员的合法资格进行审核，并根据审核内容的变化进行动态管理；

（四）负责质量信息的收集和管理，并建立药品质量档案；

（五）负责药品的验收，指导并监督药品采购、储存、养护、销售、退货、运输等环节的质量管理工作；

（六）负责不合格药品的确认，对不合格药品的处理过程实施监督；

（七）负责药品质量投诉和质量事故的调查、处理及报告；

（八）负责假劣药品的报告；

（九）负责药品质量查询；

（十）负责指导设定计算机系统质量控制功能；

（十一）负责计算机系统操作权限的审核和质量管理基础数据的建立及更新；

（十二）组织验证、校准相关设施设备；

（十三）负责药品召回的管理；

（十四）负责药品不良反应的报告；

（十五）组织质量管理体系的内审和风险评估；

（十六）组织对药品供货单位及购货单位质量管理体系和服务质量的考察和评价；

（十七）组织对被委托运输的承运方运输条件和质量保障能力的审查；

（十八）协助开展质量管理教育和培训；

（十九）其他应当由质量管理部门履行的职责。

第三节　人员与培训

第十八条　企业从事药品经营和质量管理工作的人员，应当符合有关法律法规及本规范规定的资格要求，不得有相关法律法规禁止从业的情形。

第十九条　企业负责人应当具有大学专科以上学历或者中级以上专业技术职称，经过基本的药学专业知识培训，熟悉有关药品管理的法律法规及本规范。

第二十条　企业质量负责人应当具有大学本科以上学历、执业药师资格和3年以上药品经营质量管理工作经历，在质量管理工作中具备正确判断和保障实施的能力。

第二十一条　企业质量管理部门负责人应当具有执业药师资格和3年以上药品经营质量管理工作经历，能独立解决经营过程中的质量问题。

第二十二条　企业应当配备符合以下资格要求的质量管理、验收及养护等岗位人员：

（一）从事质量管理工作的，应当具有药学中专或者医学、生物、化学等相关专业大学专科以上学历或者具有药学初级以上专业技术职称；

（二）从事验收、养护工作的，应当具有药学或者医学、生物、化学等相关专业中专以上学历或者具有药学初级以上专业技术职称；

（三）从事中药材、中药饮片验收工作的，应当具有中药学专业中专以上学历或者具有中药学中级以上专业技术职称；从事中药材、中药饮片养护工作的，应当具有中药学专业中专以上学历或者具有中药学初级以上专业技术职称；直接收购地产中药材的，验收人员应当具有中药学中级以上专业技术职称。

经营疫苗的企业还应当配备2名以上专业技术人员专门负责疫苗质量管理和验收工作，专业技术人员应当具有预防医学、药学、微生物学或者医学等专业本科以上学历及中级以上专业技术职称，并有3年以上从事疫苗管理或者技术工作经历。

第二十三条　从事质量管理、验收工作的人员应当在职在岗，不得兼职其他业务工作。

第二十四条　从事采购工作的人员应当具有药学或者医学、生物、化学等相关专业中专以上学历，从事销售、储存等工作的人员应当具有高中以上文化程度。

第二十五条　企业应当对各岗位人员进行与其职责和工作内容相关的岗前培

训和继续培训，以符合本规范要求。

第二十六条　培训内容应当包括相关法律法规、药品专业知识及技能、质量管理制度、职责及岗位操作规程等。

第二十七条　企业应当按照培训管理制度制定年度培训计划并开展培训，使相关人员能正确理解并履行职责。培训工作应当做好记录并建立档案。

第二十八条　从事特殊管理的药品和冷藏冷冻药品的储存、运输等工作的人员，应当接受相关法律法规和专业知识培训并经考核合格后方可上岗。

第二十九条　企业应当制定员工个人卫生管理制度，储存、运输等岗位人员的着装应当符合劳动保护和产品防护的要求。

第三十条　质量管理、验收、养护、储存等直接接触药品岗位的人员应当进行岗前及年度健康检查，并建立健康档案。患有传染病或者其他可能污染药品的疾病的，不得从事直接接触药品的工作。身体条件不符合相应岗位特定要求的，不得从事相关工作。

第四节　质量管理体系文件

第三十一条　企业制定质量管理体系文件应当符合企业实际。文件包括质量管理制度、部门及岗位职责、操作规程、档案、报告、记录和凭证等。

第三十二条　文件的起草、修订、审核、批准、分发、保管，以及修改、撤销、替换、销毁等应当按照文件管理操作规程进行，并保存相关记录。

第三十三条　文件应当标明题目、种类、目的以及文件编号和版本号。文字应当准确、清晰、易懂。

文件应当分类存放，便于查阅。

第三十四条　企业应当定期审核、修订文件，使用的文件应当为现行有效的文本，已废止或者失效的文件除留档备查外，不得在工作现场出现。

第三十五条　企业应当保证各岗位获得与其工作内容相对应的必要文件，并严格按照规定开展工作。

第三十六条　质量管理制度应当包括以下内容：

（一）质量管理体系内审的规定；

（二）质量否决权的规定；

（三）质量管理文件的管理；

（四）质量信息的管理；

（五）供货单位、购货单位、供货单位销售人员及购货单位采购人员等资格审核的规定；

（六）药品采购、收货、验收、储存、养护、销售、出库、运输的管理；

（七）特殊管理的药品的规定；

（八）药品有效期的管理；

（九）不合格药品、药品销毁的管理；

（十）药品退货的管理；

（十一）药品召回的管理；

（十二）质量查询的管理；

（十三）质量事故、质量投诉的管理；

（十四）药品不良反应报告的规定；

（十五）环境卫生、人员健康的规定；

（十六）质量方面的教育、培训及考核的规定；

（十七）设施设备保管和维护的管理；

（十八）设施设备验证和校准的管理；

（十九）记录和凭证的管理；

（二十）计算机系统的管理；

（二十一）执行药品电子监管的规定；

（二十二）其他应当规定的内容。

第三十七条　部门及岗位职责应当包括：

（一）质量管理、采购、储存、销售、运输、财务和信息管理等部门职责；

（二）企业负责人、质量负责人及质量管理、采购、储存、销售、运输、财务和信息管理等部门负责人的岗位职责；

（三）质量管理、采购、收货、验收、储存、养护、销售、出库复核、运输、财务、信息管理等岗位职责；

（四）与药品经营相关的其他岗位职责。

第三十八条　企业应当制定药品采购、收货、验收、储存、养护、销售、出库复核、运输等环节及计算机系统的操作规程。

第三十九条　企业应当建立药品采购、验收、养护、销售、出库复核、销后退回和购进退出、运输、储运温湿度监测、不合格药品处理等相关记录，做到真实、完整、准确、有效和可追溯。

第四十条　通过计算机系统记录数据时，有关人员应当按照操作规程，通过授权及密码登录后方可进行数据的录入或者复核；数据的更改应当经质量管理部门审核并在其监督下进行，更改过程应当留有记录。

第四十一条　书面记录及凭证应当及时填写，并做到字迹清晰，不得随意涂改，不得撕毁。更改记录的，应当注明理由、日期并签名，保持原有信息清晰可辨。

第四十二条　记录及凭证应当至少保存5年。疫苗、特殊管理的药品的记录及凭证按相关规定保存。

第五节　设施与设备

第四十三条　企业应当具有与其药品经营范围、经营规模相适应的经营场所和库房。

第四十四条　库房的选址、设计、布局、建造、改造和维护应当符合药品储存的要求，防止药品的污染、交叉污染、混淆和差错。

第四十五条　药品储存作业区、辅助作业区应当与办公区和生活区分开一定距离或者有隔离措施。

第四十六条　库房的规模及条件应当满足药品的合理、安全储存，并达到以下要求，便于开展储存作业：

（一）库房内外环境整洁，无污染源，库区地面硬化或者绿化；

（二）库房内墙、顶光洁，地面平整，门窗结构严密；

（三）库房有可靠的安全防护措施，能够对无关人员进入实行可控管理，防止药品被盗、替换或者混入假药；

（四）有防止室外装卸、搬运、接收、发运等作业受异常天气影响的措施。

第四十七条　库房应当配备以下设施设备：

（一）药品与地面之间有效隔离的设备；

（二）避光、通风、防潮、防虫、防鼠等设备；

（三）有效调控温湿度及室内外空气交换的设备；

（四）自动监测、记录库房温湿度的设备；

（五）符合储存作业要求的照明设备；

（六）用于零货拣选、拼箱发货操作及复核的作业区域和设备；

（七）包装物料的存放场所；

（八）验收、发货、退货的专用场所；

（九）不合格药品专用存放场所；

（十）经营特殊管理的药品有符合国家规定的储存设施。

第四十八条　经营中药材、中药饮片的，应当有专用的库房和养护工作场所，直接收购地产中药材的应当设置中药样品室（柜）。

第四十九条　经营冷藏、冷冻药品的，应当配备以下设施设备：

（一）与其经营规模和品种相适应的冷库，经营疫苗的应当配备两个以上独立冷库；

（二）用于冷库温度自动监测、显示、记录、调控、报警的设备；

（三）冷库制冷设备的备用发电机组或者双回路供电系统；

（四）对有特殊低温要求的药品，应当配备符合其储存要求的设施设备；

（五）冷藏车及车载冷藏箱或者保温箱等设备。

第五十条　运输药品应当使用封闭式货物运输工具。

第五十一条　运输冷藏、冷冻药品的冷藏车及车载冷藏箱、保温箱应当符合药品运输过程中对温度控制的要求。冷藏车具有自动调控温度、显示温度、存储和读取温度监测数据的功能；冷藏箱及保温箱具有外部显示和采集箱体内温度数据的功能。

第五十二条　储存、运输设施设备的定期检查、清洁和维护应当由专人负责，并建立记录和档案。

第六节　校准与验证

第五十三条　企业应当按照国家有关规定，对计量器具、温湿度监测设备等定期进行校准或者检定。

企业应当对冷库、储运温湿度监测系统以及冷藏运输等设施设备进行使用前验证、定期验证及停用时间超过规定时限的验证。

第五十四条　企业应当根据相关验证管理制度，形成验证控制文件，包括验证方案、报告、评价、偏差处理和预防措施等。

第五十五条　验证应当按照预先确定和批准的方案实施，验证报告应当经过审核和批准，验证文件应当存档。

第五十六条　企业应当根据验证确定的参数及条件，正确、合理使用相关设施设备。

第七节　计算机系统

第五十七条　企业应当建立能够符合经营全过程管理及质量控制要求的计算机系统，实现药品质量可追溯，并满足药品电子监管的实施条件。

第五十八条　企业计算机系统应当符合以下要求：

（一）有支持系统正常运行的服务器和终端机；

（二）有安全、稳定的网络环境，有固定接入互联网的方式和安全可靠的信息平台；

（三）有实现部门之间、岗位之间信息传输和数据共享的局域网；

（四）有药品经营业务票据生成、打印和管理功能；

（五）有符合本规范要求及企业管理实际需要的应用软件和相关数据库。

第五十九条　各类数据的录入、修改、保存等操作应当符合授权范围、操作规程和管理制度的要求，保证数据原始、真实、准确、安全和可追溯。

第六十条　计算机系统运行中涉及企业经营和管理的数据应当采用安全、可靠的方式储存并按日备份，备份数据应当存放在安全场所，记录类数据的保存时限应当符合本规范第四十二条的要求。

第八节　采购

第六十一条　企业的采购活动应当符合以下要求：

（一）确定供货单位的合法资格；

（二）确定所购入药品的合法性；

（三）核实供货单位销售人员的合法资格；

（四）与供货单位签订质量保证协议。

采购中涉及的首营企业、首营品种，采购部门应当填写相关申请表格，经过质量管理部门和企业质量负责人的审核批准。必要时应当组织实地考察，对供货单位质量管理体系进行评价。

第六十二条　对首营企业的审核，应当查验加盖其公章原印章的以下资料，确认真实、有效：

（一）《药品生产许可证》或者《药品经营许可证》复印件；

（二）营业执照复印件及其上一年度企业年度报告公示情况；

（三）《药品生产质量管理规范》认证证书或者《药品经营质量管理规范》认证证书复印件；

（四）相关印章、随货同行单（票）样式；

（五）开户户名、开户银行及账号；

（六）《税务登记证》和《组织机构代码证》复印件。

第六十三条　采购首营品种应当审核药品的合法性，索取加盖供货单位公章原印章的药品生产或者进口批准证明文件复印件并予以审核，审核无误的方可采购。

以上资料应当归入药品质量档案。

第六十四条　企业应当核实、留存供货单位销售人员以下资料：

（一）加盖供货单位公章原印章的销售人员身份证复印件；

（二）加盖供货单位公章原印章和法定代表人印章或者签名的授权书，授权书应当载明被授权人姓名、身份证号码，以及授权销售的品种、地域、期限；

（三）供货单位及供货品种相关资料。

第六十五条　企业与供货单位签订的质量保证协议至少包括以下内容：

（一）明确双方质量责任；

（二）供货单位应当提供符合规定的资料且对其真实性、有效性负责；

（三）供货单位应当按照国家规定开具发票；

（四）药品质量符合药品标准等有关要求；

（五）药品包装、标签、说明书符合有关规定；

（六）药品运输的质量保证及责任；

（七）质量保证协议的有效期限。

第六十六条　采购药品时，企业应当向供货单位索取发票。发票应当列明药品的通用名称、规格、单位、数量、单价、金额等；不能全部列明的，应当附《销售货物或者提供应税劳务清单》，并加盖供货单位发票专用章原印章、注明税票号码。

第六十七条　发票上的购、销单位名称及金额、品名应当与付款流向及金额、品名一致，并与财务账目内容相对应。发票按有关规定保存。

第六十八条　采购药品应当建立采购记录。采购记录应当有药品的通用名称、剂型、规格、生产厂商、供货单位、数量、价格、购货日期等内容，采购中药材、中药饮片的还应当标明产地。

第六十九条　发生灾情、疫情、突发事件或者临床紧急救治等特殊情况，以及其他符合国家有关规定的情形，企业可采用直调方式购销药品，将已采购的药品不入本企业仓库，直接从供货单位发送到购货单位，并建立专门的采购记录，保证有效的质量跟踪和追溯。

第七十条　采购特殊管理的药品，应当严格按照国家有关规定进行。

第七十一条　企业应当定期对药品采购的整体情况进行综合质量评审，建立药品质量评审和供货单位质量档案，并进行动态跟踪管理。

第九节　收货与验收

第七十二条　企业应当按照规定的程序和要求对到货药品逐批进行收货、验收，防止不合格药品入库。

第七十三条　药品到货时，收货人员应当核实运输方式是否符合要求，并对照随货同行单（票）和采购记录核对药品，做到票、账、货相符。

随货同行单（票）应当包括供货单位、生产厂商、药品的通用名称、剂型、规格、批号、数量、收货单位、收货地址、发货日期等内容，并加盖供货单位药品出库专用章原印章。

第七十四条　冷藏、冷冻药品到货时，应当对其运输方式及运输过程的温度记录、运输时间等质量控制状况进行重点检查并记录。不符合温度要求的应当拒收。

第七十五条　收货人员对符合收货要求的药品，应当按品种特性要求放于相应待验区域，或者设置状态标志，通知验收。冷藏、冷冻药品应当在冷库内待验。

第七十六条　验收药品应当按照药品批号查验同批号的检验报告书。供货单位为批发企业的，检验报告书应当加盖其质量管理专用章原印章。检验报告书的传递和保存可以采用电子数据形式，但应当保证其合法性和有效性。

第七十七条　企业应当按照验收规定，对每次到货药品进行逐批抽样验收，抽取的样品应当具有代表性。

（一）同一批号的药品应当至少检查一个最小包装，但生产企业有特殊质量控制要求或者打开最小包装可能影响药品质量的，可不打开最小包装；

（二）破损、污染、渗液、封条损坏等包装异常以及零货、拼箱的，应当开箱检查至最小包装；

（三）外包装及封签完整的原料药、实施批签发管理的生物制品，可不开箱检查。

第七十八条　验收人员应当对抽样药品的外观、包装、标签、说明书以及相关的证明文件等逐一进行检查、核对；验收结束后，应当将抽取的完好样品放回原包装箱，加封并标示。

第七十九条　特殊管理的药品应当按照相关规定在专库或者专区内验收。

第八十条　验收药品应当做好验收记录，包括药品的通用名称、剂型、规格、批准文号、批号、生产日期、有效期、生产厂商、供货单位、到货数量、到货日期、验收合格数量、验收结果等内容。验收人员应当在验收记录上签署姓名和验收日期。

中药材验收记录应当包括品名、产地、供货单位、到货数量、验收合格数量等内容。中药饮片验收记录应当包括品名、规格、批号、产地、生产日期、生产厂商、供货单位、到货数量、验收合格数量等内容，实施批准文号管理的中药饮片还应当记录批准文号。

验收不合格的还应当注明不合格事项及处置措施。

第八十一条　对实施电子监管的药品，企业应当按规定进行药品电子监管码扫码，并及时将数据上传至中国药品电子监管网系统平台。

第八十二条　企业对未按规定加印或者加贴中国药品电子监管码，或者监管码的印刷不符合规定要求的，应当拒收。监管码信息与药品包装信息不符的，应当及时向供货单位查询，未得到确认之前不得入库，必要时向当地食品药品监督管理部门报告。

第八十三条　企业应当建立库存记录，验收合格的药品应当及时入库登记；验收不合格的，不得入库，并由质量管理部门处理。

第八十四条　企业按本规范第六十九条规定进行药品直调的，可委托购货单位进行药品验收。购货单位应当严格按照本规范的要求验收药品和进行药品电子监管码的扫码与数据上传，并建立专门的直调药品验收记录。验收当日应当将验收记录相关信息传递给直调企业。

第十节　储存与养护

第八十五条　企业应当根据药品的质量特性对药品进行合理储存，并符合以下要求：

（一）按包装标示的温度要求储存药品，包装上没有标示具体温度的，按照《中华人民共和国药典》规定的储藏要求进行储存；

（二）储存药品相对湿度为35%～75%；

（三）在人工作业的库房储存药品，按质量状态实行色标管理：合格药品为绿色，不合格药品为红色，待确定药品为黄色；

（四）储存药品应当按照要求采取避光、遮光、通风、防潮、防虫、防鼠等措施；

（五）搬运和堆码药品应当严格按照外包装标示要求规范操作，堆码高度符合包装图示要求，避免损坏药品包装；

（六）药品按批号堆码，不同批号的药品不得混垛，垛间距不小于5厘米，与库房内墙、顶、温度调控设备及管道等设施间距不小于30厘米，与地面间距不小于10厘米；

（七）药品与非药品、外用药与其他药品分开存放，中药材和中药饮片分库存放；

（八）特殊管理的药品应当按照国家有关规定储存；

（九）拆除外包装的零货药品应当集中存放；

（十）储存药品的货架、托盘等设施设备应当保持清洁，无破损和杂物堆放；

（十一）未经批准的人员不得进入储存作业区，储存作业区内的人员不得有影响药品质量和安全的行为；

（十二）药品储存作业区内不得存放与储存管理无关的物品。

第八十六条 养护人员应当根据库房条件、外部环境、药品质量特性等对药品进行养护，主要内容是：

（一）指导和督促储存人员对药品进行合理储存与作业；

（二）检查并改善储存条件、防护措施、卫生环境；

（三）对库房温湿度进行有效监测、调控；

（四）按照养护计划对库存药品的外观、包装等质量状况进行检查，并建立养护记录；对储存条件有特殊要求的或者有效期较短的品种应当进行重点养护；

（五）发现有问题的药品应当及时在计算机系统中锁定和记录，并通知质量管理部门处理；

（六）对中药材和中药饮片应当按其特性采取有效方法进行养护并记录，所采取的养护方法不得对药品造成污染；

（七）定期汇总、分析养护信息。

第八十七条 企业应当采用计算机系统对库存药品的有效期进行自动跟踪和控制，采取近效期预警及超过有效期自动锁定等措施，防止过期药品销售。

第八十八条 药品因破损而导致液体、气体、粉末泄漏时，应当迅速采取安全处理措施，防止对储存环境和其他药品造成污染。

第八十九条 对质量可疑的药品应当立即采取停售措施，并在计算机系统中锁定，同时报告质量管理部门确认。对存在质量问题的药品应当采取以下措施：

（一）存放于标志明显的专用场所，并有效隔离，不得销售；

（二）怀疑为假药的，及时报告食品药品监督管理部门；

（三）属于特殊管理的药品，按照国家有关规定处理；

（四）不合格药品的处理过程应当有完整的手续和记录；

（五）对不合格药品应当查明并分析原因，及时采取预防措施。

第九十条 企业应当对库存药品定期盘点，做到账、货相符。

第十一节 销售

第九十一条 企业应当将药品销售给合法的购货单位，并对购货单位的证明文件、采购人员及提货人员的身份证明进行核实，保证药品销售流向真实、合法。

第九十二条　企业应当严格审核购货单位的生产范围、经营范围或者诊疗范围，并按照相应的范围销售药品。

第九十三条　企业销售药品，应当如实开具发票，做到票、账、货、款一致。

第九十四条　企业应当做好药品销售记录。销售记录应当包括药品的通用名称、规格、剂型、批号、有效期、生产厂商、购货单位、销售数量、单价、金额、销售日期等内容。按照本规范第六十九条规定进行药品直调的，应当建立专门的销售记录。

中药材销售记录应当包括品名、规格、产地、购货单位、销售数量、单价、金额、销售日期等内容；中药饮片销售记录应当包括品名、规格、批号、产地、生产厂商、购货单位、销售数量、单价、金额、销售日期等内容。

第九十五条　销售特殊管理的药品以及国家有专门管理要求的药品，应当严格按照国家有关规定执行。

第十二节　出库

第九十六条　出库时应当对照销售记录进行复核。发现以下情况不得出库，并报告质量管理部门处理：

（一）药品包装出现破损、污染、封口不牢、衬垫不实、封条损坏等问题；

（二）包装内有异常响动或者液体渗漏；

（三）标签脱落、字迹模糊不清或者标识内容与实物不符；

（四）药品已超过有效期；

（五）其他异常情况的药品。

第九十七条　药品出库复核应当建立记录，包括购货单位、药品的通用名称、剂型、规格、数量、批号、有效期、生产厂商、出库日期、质量状况和复核人员等内容。

第九十八条　特殊管理的药品出库应当按照有关规定进行复核。

第九十九条　药品拼箱发货的代用包装箱应当有醒目的拼箱标志。

第一百条　药品出库时，应当附加盖企业药品出库专用章原印章的随货同行单（票）。

企业按照本规范第六十九条规定直调药品的，直调药品出库时，由供货单位开具两份随货同行单（票），分别发往直调企业和购货单位。随货同行单（票）的内容应当符合本规范第七十三条第二款的要求，还应当标明直调企业名称。

第一百零一条　冷藏、冷冻药品的装箱、装车等项作业，应当由专人负责并符合以下要求：

（一）车载冷藏箱或者保温箱在使用前应当达到相应的温度要求；

（二）应当在冷藏环境下完成冷藏、冷冻药品的装箱、封箱工作；

（三）装车前应当检查冷藏车辆的启动、运行状态，达到规定温度后方可装车；

（四）启运时应当做好运输记录，内容包括运输工具和启运时间等。

第一百零二条　对实施电子监管的药品，应当在出库时进行扫码和数据上传。

第十三节　运输与配送

第一百零三条　企业应当按照质量管理制度的要求，严格执行运输操作规程，并采取有效措施保证运输过程中的药品质量与安全。

第一百零四条　运输药品，应当根据药品的包装、质量特性并针对车况、道路、天气等因素，选用适宜的运输工具，采取相应措施防止出现破损、污染等问题。

第一百零五条　发运药品时，应当检查运输工具，发现运输条件不符合规定的，不得发运。运输药品过程中，运载工具应当保持密闭。

第一百零六条　企业应当严格按照外包装标示的要求搬运、装卸药品。

第一百零七条　企业应当根据药品的温度控制要求，在运输过程中采取必要的保温或者冷藏、冷冻措施。

运输过程中，药品不得直接接触冰袋、冰排等蓄冷剂，防止对药品质量造成影响。

第一百零八条　在冷藏、冷冻药品运输途中，应当实时监测并记录冷藏车、冷藏箱或者保温箱内的温度数据。

第一百零九条　企业应当制定冷藏、冷冻药品运输应急预案，对运输途中可能发生的设备故障、异常天气影响、交通拥堵等突发事件，能够采取相应的应对措施。

第一百一十条　企业委托其他单位运输药品的，应当对承运方运输药品的质量保障能力进行审计，索取运输车辆的相关资料，符合本规范运输设施设备条件和要求的方可委托。

第一百一十一条　企业委托运输药品应当与承运方签订运输协议，明确药品质量责任、遵守运输操作规程和在途时限等内容。

第一百一十二条　企业委托运输药品应当有记录，实现运输过程的质量追溯。记录至少包括发货时间、发货地址、收货单位、收货地址、货单号、药品件数、运输方式、委托经办人、承运单位，采用车辆运输的还应当载明车牌号，并留存驾驶人员的驾驶证复印件。记录应当至少保存5年。

第一百一十三条　已装车的药品应当及时发运并尽快送达。委托运输的，企业应当要求并监督承运方严格履行委托运输协议，防止因在途时间过长影响药品质量。

第一百一十四条　企业应当采取运输安全管理措施，防止在运输过程中发生药品盗抢、遗失、调换等事故。

第一百一十五条　特殊管理的药品的运输应当符合国家有关规定。

第十四节　售后管理

第一百一十六条　企业应当加强对退货的管理，保证退货环节药品的质量和安全，防止混入假冒药品。

第一百一十七条　企业应当按照质量管理制度的要求，制定投诉管理操作规程，内容包括投诉渠道及方式、档案记录、调查与评估、处理措施、反馈和事后跟踪等。

第一百一十八条　企业应当配备专职或者兼职人员负责售后投诉管理，对投诉的质量问题查明原因，采取有效措施及时处理和反馈，并做好记录，必要时应当通知供货单位及药品生产企业。

第一百一十九条　企业应当及时将投诉及处理结果等信息记入档案，以便查询和跟踪。

第一百二十条　企业发现已售出药品有严重质量问题，应当立即通知购货单位停售、追回并做好记录，同时向食品药品监督管理部门报告。

第一百二十一条　企业应当协助药品生产企业履行召回义务，按照召回计划的要求及时传达、反馈药品召回信息，控制和收回存在安全隐患的药品，并建立药品召回记录。

第一百二十二条　企业质量管理部门应当配备专职或者兼职人员，按照国家有关规定承担药品不良反应监测和报告工作。

第三章　药品零售的质量管理

第一节　质量管理与职责

第一百二十三条　企业应当按照有关法律法规及本规范的要求制定质量管理文件，开展质量管理活动，确保药品质量。

第一百二十四条　企业应当具有与其经营范围和规模相适应的经营条件，包括组织机构、人员、设施设备、质量管理文件，并按照规定设置计算机系统。

第一百二十五条　企业负责人是药品质量的主要责任人，负责企业日常管理，负责提供必要的条件，保证质量管理部门和质量管理人员有效履行职责，确保企业按照本规范要求经营药品。

第一百二十六条　企业应当设置质量管理部门或者配备质量管理人员，履行以下职责：

（一）督促相关部门和岗位人员执行药品管理的法律法规及本规范；

（二）组织制订质量管理文件，并指导、监督文件的执行；

（三）负责对供货单位及其销售人员资格证明的审核；

（四）负责对所采购药品合法性的审核；

（五）负责药品的验收，指导并监督药品采购、储存、陈列、销售等环节的质量管理工作；

（六）负责药品质量查询及质量信息管理；

（七）负责药品质量投诉和质量事故的调查、处理及报告；

（八）负责对不合格药品的确认及处理；

（九）负责假劣药品的报告；

（十）负责药品不良反应的报告；

（十一）开展药品质量管理教育和培训；

（十二）负责计算机系统操作权限的审核、控制及质量管理基础数据的维护；

（十三）负责组织计量器具的校准及检定工作；

（十四）指导并监督药学服务工作；

（十五）其他应当由质量管理部门或者质量管理人员履行的职责。

第二节　人员管理

第一百二十七条　企业从事药品经营和质量管理工作的人员，应当符合有关法律法规及本规范规定的资格要求，不得有相关法律法规禁止从业的情形。

第一百二十八条　企业法定代表人或者企业负责人应当具备执业药师资格。

企业应当按照国家有关规定配备执业药师，负责处方审核，指导合理用药。

第一百二十九条　质量管理、验收、采购人员应当具有药学或者医学、生物、化学等相关专业学历或者具有药学专业技术职称。从事中药饮片质量管理、验收、采购人员应当具有中药学中专以上学历或者具有中药学专业初级以上专业技术职称。

营业员应当具有高中以上文化程度或者符合省级食品药品监督管理部门规定的条件。中药饮片调剂人员应当具有中药学中专以上学历或者具备中药调剂员资格。

第一百三十条　企业各岗位人员应当接受相关法律法规及药品专业知识与技能的岗前培训和继续培训，以符合本规范要求。

第一百三十一条　企业应当按照培训管理制度制定年度培训计划并开展培训，使相关人员能正确理解并履行职责。培训工作应当做好记录并建立档案。

第一百三十二条　企业应当为销售特殊管理的药品、国家有专门管理要求的药品、冷藏药品的人员接受相应培训提供条件，使其掌握相关法律法规和专业知识。

第一百三十三条　在营业场所内，企业工作人员应当穿着整洁、卫生的工作服。

第一百三十四条　企业应当对直接接触药品岗位的人员进行岗前及年度健康检查，并建立健康档案。患有传染病或者其他可能污染药品的疾病的，不得从事直接接触药品的工作。

第一百三十五条　在药品储存、陈列等区域不得存放与经营活动无关的物品及私人用品，在工作区域内不得有影响药品质量和安全的行为。

第三节　文件

第一百三十六条　企业应当按照有关法律法规及本规范规定，制定符合企业实际的质量管理文件。文件包括质量管理制度、岗位职责、操作规程、档案、记录和凭证等，并对质量管理文件定期审核、及时修订。

第一百三十七条　企业应当采取措施确保各岗位人员正确理解质量管理文件的内容，保证质量管理文件有效执行。

第一百三十八条　药品零售质量管理制度应当包括以下内容：

（一）药品采购、验收、陈列、销售等环节的管理，设置库房的还应当包括储存、养护的管理；

（二）供货单位和采购品种的审核；

（三）处方药销售的管理；

（四）药品拆零的管理；

（五）特殊管理的药品和国家有专门管理要求的药品的管理；

（六）记录和凭证的管理；

（七）收集和查询质量信息的管理；

（八）质量事故、质量投诉的管理；

（九）中药饮片处方审核、调配、核对的管理；

（十）药品有效期的管理；

（十一）不合格药品、药品销毁的管理；

（十二）环境卫生、人员健康的规定；

（十三）提供用药咨询、指导合理用药等药学服务的管理；

（十四）人员培训及考核的规定；

（十五）药品不良反应报告的规定；

（十六）计算机系统的管理；

（十七）执行药品电子监管的规定；

（十八）其他应当规定的内容。

第一百三十九条　企业应当明确企业负责人、质量管理、采购、验收、营业员以及处方审核、调配等岗位的职责，设置库房的还应当包括储存、养护等岗位职责。

第一百四十条　质量管理岗位、处方审核岗位的职责不得由其他岗位人员代为履行。

第一百四十一条　药品零售操作规程应当包括：

（一）药品采购、验收、销售；

（二）处方审核、调配、核对；

（三）中药饮片处方审核、调配、核对；

（四）药品拆零销售；

（五）特殊管理的药品和国家有专门管理要求的药品的销售；

（六）营业场所药品陈列及检查；

（七）营业场所冷藏药品的存放；

（八）计算机系统的操作和管理；

（九）设置库房的还应当包括储存和养护的操作规程。

第一百四十二条　企业应当建立药品采购、验收、销售、陈列检查、温湿度监测、不合格药品处理等相关记录，做到真实、完整、准确、有效和可追溯。

第一百四十三条　记录及相关凭证应当至少保存5年。特殊管理的药品的记录及凭证按相关规定保存。

第一百四十四条　通过计算机系统记录数据时，相关岗位人员应当按照操作规程，通过授权及密码登录计算机系统，进行数据的录入，保证数据原始、真实、准确、安全和可追溯。

第一百四十五条　电子记录数据应当以安全、可靠方式定期备份。

第四节　设施与设备

第一百四十六条　企业的营业场所应当与其药品经营范围、经营规模相适应，并与药品储存、办公、生活辅助及其他区域分开。

第一百四十七条　营业场所应当具有相应设施或者采取其他有效措施，避免药品受室外环境的影响，并做到宽敞、明亮、整洁、卫生。

第一百四十八条　营业场所应当有以下营业设备：

（一）货架和柜台；

（二）监测、调控温度的设备；

（三）经营中药饮片的，有存放饮片和处方调配的设备；

（四）经营冷藏药品的，有专用冷藏设备；

（五）经营第二类精神药品、毒性中药品种和罂粟壳的，有符合安全规定的专用存放设备；

（六）药品拆零销售所需的调配工具、包装用品。

第一百四十九条　企业应当建立能够符合经营和质量管理要求的计算机系统，并满足药品电子监管的实施条件。

第一百五十条　企业设置库房的，应当做到库房内墙、顶光洁，地面平整，门窗结构严密；有可靠的安全防护、防盗等措施。

第一百五十一条　仓库应当有以下设施设备：

（一）药品与地面之间有效隔离的设备；

（二）避光、通风、防潮、防虫、防鼠等设备；

（三）有效监测和调控温湿度的设备；

（四）符合储存作业要求的照明设备；

（五）验收专用场所；

（六）不合格药品专用存放场所；

（七）经营冷藏药品的，有与其经营品种及经营规模相适应的专用设备。

第一百五十二条　经营特殊管理的药品应当有符合国家规定的储存设施。

第一百五十三条　储存中药饮片应当设立专用库房。

第一百五十四条　企业应当按照国家有关规定，对计量器具、温湿度监测设备等定期进行校准或者检定。

第五节　采购与验收

第一百五十五条　企业采购药品，应当符合本规范第二章第八节的相关规定。

第一百五十六条　药品到货时，收货人员应当按采购记录，对照供货单位的随货同行单（票）核实药品实物，做到票、账、货相符。

第一百五十七条　企业应当按规定的程序和要求对到货药品逐批进行验收，并按照本规范第八十条规定做好验收记录。

验收抽取的样品应当具有代表性。

第一百五十八条　冷藏药品到货时，应当按照本规范第七十四条规定进行检查。

第一百五十九条　验收药品应当按照本规范第七十六条规定查验药品检验报告书。

第一百六十条　特殊管理的药品应当按照相关规定进行验收。

第一百六十一条　验收合格的药品应当及时入库或者上架，实施电子监管的药品，还应当按照本规范第八十一条、第八十二条的规定进行扫码和数据上传，验收不合格的，不得入库或者上架，并报告质量管理人员处理。

第六节　陈列与储存

第一百六十二条　企业应当对营业场所温度进行监测和调控，以使营业场所的温度符合常温要求。

第一百六十三条　企业应当定期进行卫生检查，保持环境整洁。存放、陈列药品的设备应当保持清洁卫生，不得放置与销售活动无关的物品，并采取防虫、防鼠等措施，防止污染药品。

第一百六十四条　药品的陈列应当符合以下要求：

（一）按剂型、用途以及储存要求分类陈列，并设置醒目标志，类别标签字迹清晰、放置准确；

（二）药品放置于货架（柜），摆放整齐有序，避免阳光直射；

（三）处方药、非处方药分区陈列，并有处方药、非处方药专用标识；

（四）处方药不得采用开架自选的方式陈列和销售；

（五）外用药与其他药品分开摆放；

（六）拆零销售的药品集中存放于拆零专柜或者专区；

（七）第二类精神药品、毒性中药品种和罂粟壳不得陈列；

（八）冷藏药品放置在冷藏设备中，按规定对温度进行监测和记录，并保证存放温度符合要求；

（九）中药饮片柜斗谱的书写应当正名正字；装斗前应当复核，防止错斗、串斗；应当定期清斗，防止饮片生虫、发霉、变质；不同批号的饮片装斗前应当清斗并记录；

（十）经营非药品应当设置专区，与药品区域明显隔离，并有醒目标志。

第一百六十五条　企业应当定期对陈列、存放的药品进行检查，重点检查拆零药品和易变质、近效期、摆放时间较长的药品以及中药饮片。发现有质量疑问的药品应当及时撤柜，停止销售，由质量管理人员确认和处理，并保留相关记录。

第一百六十六条　企业应当对药品的有效期进行跟踪管理，防止近效期药品售出后可能发生的过期使用。

第一百六十七条　企业设置库房的，库房的药品储存与养护管理应当符合本规范第二章第十节的相关规定。

第七节　销售管理

第一百六十八条　企业应当在营业场所的显著位置悬挂《药品经营许可证》、营业执照、执业药师注册证等。

第一百六十九条　营业人员应当佩戴有照片、姓名、岗位等内容的工作牌，是执业药师和药学技术人员的，工作牌还应当标明执业资格或者药学专业技术职称。在岗执业的执业药师应当挂牌明示。

第一百七十条　销售药品应当符合以下要求：

（一）处方经执业药师审核后方可调配；对处方所列药品不得擅自更改或者代用，对有配伍禁忌或者超剂量的处方，应当拒绝调配，但经处方医师更正或者重新签字确认的，可以调配；调配处方后经过核对方可销售；

（二）处方审核、调配、核对人员应当在处方上签字或者盖章，并按照有关规定保存处方或者其复印件；

（三）销售近效期药品应当向顾客告知有效期；

（四）销售中药饮片做到计量准确，并告知煎服方法及注意事项；提供中药饮片代煎服务，应当符合国家有关规定。

第一百七十一条　企业销售药品应当开具销售凭证，内容包括药品名称、生产厂商、数量、价格、批号、规格等，并做好销售记录。

第一百七十二条　药品拆零销售应当符合以下要求：

（一）负责拆零销售的人员经过专门培训；

（二）拆零的工作台及工具保持清洁、卫生，防止交叉污染；

（三）做好拆零销售记录，内容包括拆零起始日期、药品的通用名称、规格、批号、生产厂商、有效期、销售数量、销售日期、分拆及复核人员等；

（四）拆零销售应当使用洁净、卫生的包装，包装上注明药品名称、规格、数量、用法、用量、批号、有效期以及药店名称等内容；

（五）提供药品说明书原件或者复印件；

（六）拆零销售期间，保留原包装和说明书。

第一百七十三条　销售特殊管理的药品和国家有专门管理要求的药品，应当严格执行国家有关规定。

第一百七十四条　药品广告宣传应当严格执行国家有关广告管理的规定。

第一百七十五条　非本企业在职人员不得在营业场所内从事药品销售相关活动。

第一百七十六条　对实施电子监管的药品，在售出时，应当进行扫码和数据上传。

第八节　售后管理

第一百七十七条　除药品质量原因外，药品一经售出，不得退换。

第一百七十八条　企业应当在营业场所公布食品药品监督管理部门的监督电话，设置顾客意见簿，及时处理顾客对药品质量的投诉。

第一百七十九条　企业应当按照国家有关药品不良反应报告制度的规定，收集、报告药品不良反应信息。

第一百八十条　企业发现已售出药品有严重质量问题，应当及时采取措施追回药品并做好记录，同时向食品药品监督管理部门报告。

第一百八十一条　企业应当协助药品生产企业履行召回义务，控制和收回存在安全隐患的药品，并建立药品召回记录。

第四章　附则

第一百八十二条　药品零售连锁企业总部的管理应当符合本规范药品批发企业相关规定，门店的管理应当符合本规范药品零售企业相关规定。

第一百八十三条　本规范为药品经营质量管理的基本要求。对企业信息化管理、药品储运温湿度自动监测、药品验收管理、药品冷链物流管理、零售连锁管理等具体要求，由国家食品药品监督管理总局以附录方式另行制定。

第一百八十四条　本规范下列术语的含义是：

（一）在职：与企业确定劳动关系的在册人员。

（二）在岗：相关岗位人员在工作时间内在规定的岗位履行职责。

（三）首营企业：采购药品时，与本企业首次发生供需关系的药品生产或者经营企业。

（四）首营品种：本企业首次采购的药品。

（五）原印章：企业在购销活动中，为证明企业身份在相关文件或者凭证上加盖的企业公章、发票专用章、质量管理专用章、药品出库专用章的原始印记，不能是印刷、影印、复印等复制后的印记。

（六）待验：对到货、销后退回的药品采用有效的方式进行隔离或者区分，在入库前等待质量验收的状态。

（七）零货：指拆除了用于运输、储藏包装的药品。

（八）拼箱发货：将零货药品集中拼装至同一包装箱内发货的方式。

（九）拆零销售：将最小包装拆分销售的方式。

（十）国家有专门管理要求的药品：国家对蛋白同化制剂、肽类激素、含特殊药品复方制剂等品种实施特殊监管措施的药品。

第一百八十五条　医疗机构药房和计划生育技术服务机构的药品采购、储存、养护等质量管理规范由国家食品药品监督管理总局商相关主管部门另行制定。

互联网销售药品的质量管理规定由国家食品药品监督管理总局另行制定。

第一百八十六条　药品经营企业违反本规范的，由食品药品监督管理部门按照《中华人民共和国药品管理法》第七十九条的规定给予处罚。

第一百八十七条　本规范自发布之日起施行，卫生部2013年6月1日施行的《药品经营质量管理规范》（中华人民共和国卫生部令第90号）同时废止。

任务二　药品经营质量管理规范实施细则

国药管市［2000］526号。各省、自治区、直辖市药品监督管理局：为贯彻执行《药品经营质量管理规范》（国家药品监督管理局令第20号，以下简称《规范》），根据《规范》第八十六条的规定，我局制定了《药品经营质量管理规范实施细则》（以下简称《实施细则》）。请各地按照《规范》和《实施细则》的标准及要求，切实担负起监督实施GSP的责任，大力推进辖区内药品经营企业的GSP改造，为提高药品经营企业素质，规范市场行为，保障人民群众用药安全、有效而做出努力，共计3章80条。

药品经营质量管理规范实施细则内容

第一章　总则

第一条　为贯彻实施《药品经营质量管理规范》（以下简称《规范》），根据《规范》的有关规定，制定本细则。

第二条　本细则适用范围与《规范》相同。

第三条　本细则是对《规范》部分条款的具体说明。《规范》中已有明确规定的，本细则不再说明。

第二章　药品批发和零售连锁的质量管理

第一节　管理职责

第四条　药品批发和零售连锁企业应按照依法批准的经营方式和经营范围，从事药品经营活动。

第五条　药品批发和零售连锁企业应建立以主要负责人为首，包括进货、销售、储运等业务部门负责人和企业质量管理机构负责人在内的质量领导组织。其具体职能是：（一）组织并监督企业实施《中华人民共和国药品管理法》等药品管理的法律、法规和行政规章；（二）组织并监督实施企业质量方针；（三）负责企业质量管理部门的设置，确定各部门质量管理职能；（四）审定企业质量管理制度；（五）研究和确定企业质量管理工作的重大问题；（六）确定企业质量奖惩措施。

第六条　药品批发和零售连锁企业应设置质量管理机构，机构下设质量管理组、质量验收组。批发企业和直接从工厂进货的零售连锁企业还应设置药品检验室。批发和零售连锁企业应按经营规模设立养护组织。大中型企业应设立药品养护组，小型企业设立药品养护组或药品养护员。养护组或养护员在业务上接受质量管理机构的监督指导。

第七条　药品批发和零售连锁企业质量管理机构的主要职能是：（一）贯彻执行有关药品质量管理的法律、法规和行政规章。（二）起草企业药品质量管理制度，并指导、督促制度的执行。（三）负责首营企业和首营品种的质量审核。（四）负责建立企业所经营药品并包含质量标准等内容的质量档案。（五）负责药品质量的查询和药品质量事故或质量投诉的调查、处理及报告。（六）负责药品的验收和检验，指导和监督药品保管、养护和运输中的质量工作。（七）负责质量不合格药品的审核，对不合格药品的处理过程实施监督。（八）收集和分析药品质量信息。（九）协助开展对企业职工药品质量管理方面的教育或培训。（十）其他相关工作。

第八条　药品批发和零售连锁企业制定的质量管理制度应包括以下内容：（一）质量方针和目标管理；（二）质量体系的审核；（三）有关部门、组织和人员的质量责任；（四）质量否决的规定；（五）质量信息管理；（六）首营企业和首营品种的审核；（七）质量验收和检验的管理；（八）仓储保管、养护和出库复核的管理；（九）有关记录和凭证的管理；（十）特殊管理药品的管理；（十一）有效期药品、不合格药品和退货药品的管理；（十二）质量事故、质量查询和质量投诉的管理；（十三）药品不良反应报告的规定；（十四）卫生和人员健康状况的管理；（十五）质量方面的教育、培训及考核的规定。

第二节　人员与培训

第九条　药品批发和零售连锁企业质量管理工作的负责人，大中型企业应具有主管药师（含主管药师、主管中药师）或药学相关专业（指医学、生物、化学等专业，下同）工程师（含）以上的技术职称；小型企业应具有药师（含药师、中药师）或药学相关专业助理工程师（含）以上的技术职称；跨地域连锁经营的零售连锁企业质量管理工作负责人，应是执业药师。

第十条　药品批发和零售连锁企业质量管理机构的负责人，应是执业药师或符合本细则第九条的相应条件。

第十一条　药品批发和零售连锁企业药品检验部门的负责人，应符合本细则第九条的相应条件。

第十二条　药品批发和零售连锁企业从事质量管理和检验工作的人员，应具有药师（含药师、中药师）以上技术职称，或者具有中专（含）以上药学或相关专业的学历。以上人员应经专业培训和省级药品监督管理部门考试合格后，取得岗位合格证书方可上岗。从事质量管理和检验工作的人员应在职在岗，不得为兼职人员。

第十三条　药品批发和零售连锁企业从事药品验收、养护、计量和销售工作的人员，应具有高中（含）以上的文化程度。以上人员应经岗位培训和地市级（含）以上药品监督管理部门考试合格后，取得岗位合格证书方可上岗。

第十四条　药品批发企业从事质量管理、检验、验收、养护及计量等工作的专职人员数量，不少于企业职工总数的4%（最低不应少于3人），零售连锁企业此类人员不少于职工总数的2%（最低不应少于3人），并保持相对稳定。

第十五条　药品批发和零售连锁企业从事质量管理、检验的人员，每年应接受省级药品监督管理部门组织的继续教育；从事验收、养护、计量等工作的人员，应定期接受企业组织的继续教育。以上人员的继续教育应建立档案。

第十六条　药品批发和零售连锁企业在质量管理、药品检验、验收、养护、保管等直接接触药品的岗位工作的人员，每年应进行健康检查并建立档案。

第三节　设施与设备

第十七条　药品批发和零售连锁企业应按经营规模设置相应的仓库，其面积（指建筑面积，下同）大型企业不应低于1500平方米，中型企业不应低于1000平方米，小型企业不应低于500平方米。

第十八条　药品批发和零售连锁企业应根据所经营药品的储存要求，设置不同温、湿度条件的仓库。其中冷库温度为2～10℃；阴凉库温度不高于20℃；常温库温度为0～30℃；各库房相对湿度应保持在45%～75%之间。

第十九条　药品批发和零售连锁企业设置的药品检验室应有用于仪器分析、化学分析、滴定液标定的专门场所，并有用于易燃易爆、有毒等环境下操作的安全设施和温、湿度调控的设备。药品检验室的面积，大型企业不小于150平方米；中型企业不小于100平方米；小型企业不小于50平方米。

第二十条　药品检验室应开展化学测定、仪器分析（大中型企业还应增加卫生学检查、效价测定）等检测项目，并配备与企业规模和经营品种相适应的仪器设备。（一）小型企业：配置万分之一分析天平、酸度仪、电热恒温干燥箱、恒温水浴锅、片剂崩解仪、澄明度检测仪。经营中药材和中药饮片的，还应配置水分测定仪、紫外荧光灯和显微镜。（二）中型企业在小型企业配置基础上，增加自动旋光仪、紫外分光光度计、生化培养箱、高压灭菌锅、高温炉、超净工作台、高倍显微镜。经营中药材、中药饮片的还应配置生物显微镜。（三）大型企业：在中小型企业配置基础上，增加片剂溶出度测定仪、真空干燥箱、恒温湿培养箱。

第二十一条　药品批发和零售连锁企业应在仓库设置验收养护室，其面积大型企业不小于50平方米；中型企业不小于40平方米；小型企业不小于20平方米。验收养护室应有必要的防潮、防尘设备。如所在仓库未设置药品检验室或不能与检验室共用仪器设备的，应配置千分之一天平、澄明度检测仪、标准比色液等；企业经营中药材、中药饮片的还应配置水分测定仪、紫外荧光灯、解剖镜或显微镜。

第二十二条　药品批发和零售连锁企业分装中药饮片应有固定的分装室，其环境应整洁，墙壁、顶棚无脱落物。

第二十三条　药品零售连锁企业应设置单独的、便于配货活动展开的配货场所。

第四节　进货

第二十四条　购进药品应按照可以保证药品质量的进货质量管理程序进行。此程序应包括以下环节：（一）确定供货企业的法定资格及质量信誉。（二）审核所购入药品的合法性和质量可靠性。（三）对与本企业进行业务联系的供货单位销售人员，进行合法资格的验证。（四）对首营品种，填写“首次经营药品审批表”，并经企业质量管理机构和企业主管领导的审核批准。（五）签订有明确质量条款的购货合同。（六）购货合同中质量条款的执行。

第二十五条　对首营品种合法性及质量情况的审核，包括核实药品的批准文号和取得质量标准，审核药品的包装、标签、说明书等是否符合规定，了解药品的性能、用途、检验方法、储存条件以及质量信誉等内容。

第二十六条　购货合同中应明确质量条款。（一）工商间购销合同中应明确：1. 药品质量符合质量标准和有关质量要求；2. 药品附产品合格证；3. 药品包装符合有关规定和货物运输要求。（二）商商间购销合同中应明确：1. 药品质量符合质量标准和有关质量要求；2. 药品附产品合格证；3. 购入进口药品，供应方应提供符合规定的证书和文件；4. 药品包装符合有关规定和货物运输要求。

第二十七条　购进药品，应按国家有关规定建立完整的购进记录。记录应注明药品的品名、剂型、规格、有效期、生产厂商、供货单位、购进数量、购货日期等项内容。购进记录应保存至超过药品有效期1年，但不得少于3年。

第二十八条　购进特殊管理的药品，应严格按照国家有关管理规定进行。

第五节　验收与检验

第二十九条　药品质量验收，包括药品外观的性状检查和药品内外包装及标识的检查。包装、标识主要检查以下内容：（一）每件包装中，应有产品合格证。(二）药品包装的标签和所附说明书上，有生产企业的名称、地址，有药品的品名、规格、批准文号、产品批号、生产日期、有效期等；标签或说明书上还应有药品的成分、适应症或功能主治、用法、用量、禁忌、不良反应、注意事项以及储藏条件等。(三）特殊管理药品、外用药品包装的标签或说明书上有规定的标识和警示说明。处方药和非处方药按分类管理要求，标签、说明书上有相应的警示语或忠告语；非处方药的包装有国家规定的专有标识。（四）进口药品，其包装的标签应以中文注明药品的名称、主要成分以及注册证号，并有中文说明书。进口药品应有符合规定的《进口药品注册证》和《进口药品检验报告书》复印件；进口预防性生物制品、血液制品应有《生物制品进口批件》复印件；进口药材应有《进口药材批件》复印件。以上批准文件应加盖供货单位质量检验机构或质量管理机构原印章。(五）中药材和中药饮片应有包装，并附有质量合格的标志。每件包装上，中药材标明品名、产地、供货单位；中药饮片标明品名、生产企业、生产日期等。实施文号管理的中药材和中药饮片，在包装上还应标明批准文号。

第三十条　药品验收应做好记录。验收记录记载供货单位、数量、到货日期、品名、剂型、规格、批准文号、批号、生产厂商、有效期、质量状况、验收结论和验收人员等项内容。验收记录按《规范》第三十五条要求保存。

第三十一条　对销后退回的药品，验收人员按进货验收的规定验收，必要时应抽样送检验部门检验。

第三十二条　对特殊管理的药品，应实行双人验收制度。

第三十三条　首营品种应进行内在质量检验。某些项目如无检验能力，应向生产企业索要该批号药品的质量检验报告书，或送县以上药品检验所检验。

第三十四条　药品抽样检验（包括自检和送检）的批数，大中型企业不应少于进货总批次数的1.5%，小型企业不应少于进货总批次数的1%。

第三十五条　药品检验部门或质量管理机构负责药品质量标准的收集。

第三十六条　药品检验应有完整的原始记录，并做到数据准确、内容真实、字迹清楚、格式及用语规范。记录保存5年。

第三十七条　用于药品验收、检验、养护的仪器、计量器具及滴定液等，应有使用和定期检定的记录。

第六节　储存与养护

第三十八条　药品储存时，应有效期标志。对近效期药品，应按月填报效期报表。

第三十九条　药品堆垛应留有一定距离。药品与墙、屋顶（房梁）的间距不小于30厘米，与库房散热器或供暖管道的间距不小于30厘米，与地面的间距不小于10厘米。

第四十条　药品储存应实行色标管理。其统一标准是：待验药品库（区）、退货药品库（区）为黄色；合格药品库（区）、零货称取库（区）、待发药品库（区）为绿色；不合格药品库（区）为红色。

第四十一条　对销后退回的药品，凭销售部门开具的退货凭证收货，存放于退货药品库（区），由专人保管并做好退货记录。经验收合格的药品，由保管人员记录后方可存入合格药品库（区）；不合格药品由保管人员记录后放入不合格药品库（区）。退货记录应保存3年。

第四十二条　不合格药品应存放在不合格品库（区），并有明显标志。不合格药品的确认、报告、报损、销毁应有完善的手续和记录。

第四十三条　对库存药品应根据流转情况定期进行养护和检查，并做好记录。检查中，对由于异常原因可能出现问题的药品、易变质药品、已发现质量问题药品的相邻批号药品、储存时间较长的药品，应进行抽样送检。

第四十四条　库存养护中如发现质量问题，应悬挂明显标志和暂停发货，并尽快通知质量管理机构予以处理。

第四十五条　应做好库房温、湿度的监测和管理。每日应上、下午各一次定时对库房温、湿度进行记录。如库房温、湿度超出规定范围，应及时采取调控措施，并予以记录。

第七节　出库与运输

第四十六条　药品出库时，应按发货或配送凭证对实物进行质量检查和数量、项目的核对。如发现以下问题应停止发货或配送，并报有关部门处理：（一）药品包装内有异常响动和液体渗漏；（二）外包装出现破损、封口不牢、衬垫不实、封条严重损坏等现象；（三）包装标识模糊不清或脱落；（四）药品已超出有效期。

第四十七条　药品批发企业在药品出库复核时，为便于质量跟踪所做的复核记录，应包括购货单位、品名、剂型、规格、批号、有效期、生产厂商、数量、销售日期、质量状况和复核人员等项目。药品零售连锁企业配送出库时，也应按规定做好质量检查和复核。其复核记录包括药品的品名、剂型、规格、批号、有效期、生产厂商、数量、出库日期，以及药品送至门店的名称和复核人员等项目。以上复核记录按《规范》第四十五条的要求保存。

第四十八条　药品运输时，应针对运送药品的包装条件及道路状况，采取相应措施，防止药品的破损和混淆。运送有温度要求的药品，途中应采取相应的保温或冷藏措施。

第八节　销售

第四十九条　药品批发企业应按规定建立药品销售记录，记载药品的品名、剂型、规格、有效期、生产厂商、购货单位、销售数量、销售日期等项内容。销售记录应保存至超过药品有效期1年，但不得少于3年。

第五十条　药品批发和零售连锁企业应按照国家有关药品不良反应报告制度的规定和企业相关制度，注意收集由本企业售出药品的不良反应情况。发现不良反应情况，应按规定上报有关部门。

第三章　药品零售的质量管理

第一节　管理职责

第五十一条　药品零售企业和零售连锁门店应按依法批准的经营方式和经营范围经营药品。连锁门店应在门店前悬挂本连锁企业的统一商号和标志。

第五十二条　药品零售企业应按企业规模和管理需要设置质量管理机构，其职能与本细则第七条相同。小型零售企业如果因经营规模较小而未能设置质量管理机构的，应设置质量管理人员，其工作可参照管理机构的职能进行。

第五十三条　药品零售企业制定的质量管理制度，应包括以下内容：（一）有关业务和管理岗位的质量责任；（二）药品购进、验收、储存、陈列、养护等环节的管理规定；（三）首营企业和首营品种审核的规定；（四）药品销售及处方管理的规定；（五）拆零药品的管理规定；（六）特殊管理药品的购进、储存、保管和销售的规定；（七）质量事故的处理和报告的规定；（八）质量信息的管理；（九）药品不良反应报告的规定；（十）卫生和人员健康状况的管理；（十一）服务质量的管理规定；（十二）经营中药饮片的，有符合中药饮片购、销、存管理的规定。药品零售连锁门店的质量管理制度，除不包括购进、储存等方面的规定外，应与药品零售企业有关制度相同。

第二节　人员与培训

第五十四条　药品零售企业质量管理工作的负责人，大中型企业应具有药师（含药师和中药师）以上的技术职称；小型企业应具有药士（含药士和中药士）以上的技术职称。药品零售连锁门店应由具有药士（含药士和中药士）以上技术职称的人员负责质量管理工作。

第五十五条　药品零售企业从事质量管理和药品检验工作的人员，应具有药师（含药师和中药师）以上技术职称，或者具有中专（含）以上药学或相关专业的学历。药品零售企业从事药品验收工作的人员以及营业员应具有高中（含）以上文化程度。如为初中文化程度，须具有5年以上从事药品经营工作的经历。

第五十六条　药品零售企业从事质量管理、药品检验和验收工作的人员以及营业员应经专业或岗位培训，并经地市级（含）以上药品监督管理部门考试合格，发给岗位合格证书后方可上岗。从事质量管理和检验工作的人员应在职在岗，不得在其他企业兼职。

第五十七条　药品零售连锁门店质量管理、验收人员和营业员应符合本细则第五十五条和五十六条中的相关规定。

第五十八条　药品零售企业和零售连锁门店应按照本细则第十五条的要求，对企业人员进行继续教育。

第五十九条　对照本细则第十六条的规定，药品零售企业和零售连锁门店的相关人员以及营业员，每年应进行健康检查并建立档案。

第三节　设施和设备

第六十条　用于药品零售的营业场所和仓库，面积不应低于以下标准：（一）大型零售企业营业场所面积100平方米，仓库30平方米；（二）中型零售企业营业场所面积50平方米，仓库20平方米；（三）小型零售企业营业场所面积40平方米，仓库20平方米。（四）零售连锁门店营业场所面积40平方米。

第六十一条　药品零售企业和零售连锁门店的营业场所应宽敞、整洁，营业用货架、柜台齐备，销售柜组标志醒目。

第六十二条　药品零售企业和零售连锁门店应配备完好的衡器以及清洁卫生的药品调剂工具、包装用品，并根据需要配置低温保存药品的冷藏设备。

第六十三条　药品零售企业和零售连锁门店销售特殊管理药品的，应配置存放药品的专柜以及保管用设备、工具等。

第六十四条　药品零售企业的仓库应与营业场所隔离，库房内地面和墙壁平整、清洁，有调节温、湿度的设备。

第六十五条　药品零售企业设置药品检验室的，其仪器设备可按本细则第二十条对小型药品批发企业的要求配置。

第四节　进货与验收

第六十六条　药品零售企业应按本细则第二十四条、二十五条、二十六条、二十七条、二十八条的要求购进药品，购进记录保存至超过药品有效期1年，但不得少于2年。药品零售连锁门店不得独立购进药品。

第六十七条　药品零售企业应按本细则第二十九条、三十条、三十二条的相关要求进行药品验收。

第六十八条　药品零售连锁门店在接收企业配送中心药品配送时，可简化验收程序，但验收人员应按送货凭证对照实物，进行品名、规格、批号、生产厂商以及数量的核对，并在凭证上签字。送货凭证应按零售企业购进记录的要求保存。验收时，如发现有质量问题的药品，应及时退回配送中心并向总部质量管理机构报告。

第六十九条　药品零售企业购入首营品种时，如无进行内在质量检验能力，应向生产企业索要该批号药品的质量检验报告书，或送县以上药品检验所检验。

第五节　陈列与储存

第七十条　药品零售企业储存药品，应按本细则第三十八条、三十九条、四十条、四十二条、四十五条进行。对储存中发现的有质量疑问的药品，不得摆上柜台销售，应及时通知质量管理机构或质量管理人员进行处理。

第七十一条　药品零售企业和零售连锁门店在营业店堂陈列药品时，除按《规范》第七十七条的要求外，还应做到：（一）陈列药品的货柜及橱窗应保持清洁和卫生，防止人为污染药品。（二）陈列药品应按品种、规格、剂型或用途分类整齐摆放，类别标签应放置准确、字迹清晰。（三）对陈列的药品应按月进行检查，发现质量问题要及时处理。

第六节　销售与服务

第七十二条　药品零售企业和零售连锁门店应按国家药品分类管理的有关规定销售药品。（一）营业时间内，应有执业药师或药师在岗，并佩戴标明姓名、执业药师或其技术职称等内容的胸卡。（二）销售药品时，应由执业药师或药师对处方进行审核并签字后，方可依据处方调配、销售药品。无医师开具的处方不得销售处方药。（三）处方药不应采用开架自选的销售方式。（四）非处方药可不凭处方出售。但如顾客要求，执业药师或药师应负责对药品的购买和使用进行指导。（五）药品销售不得采用有奖销售、附赠药品或礼品销售等方式。

第七十三条　药品零售企业和零售连锁门店销售的中药饮片应符合炮制规范，并做到计量准确。

第七十四条　药品零售企业和零售连锁门店应按照本细则第五十条，做好药品不良反应报告工作。

第七十五条　药品零售企业和零售连锁门店在营业店堂内进行的广告宣传，应符合国家有关规定。

第七十六条　药品零售企业和零售连锁门店应在营业店堂明示服务公约，公布监督电话和设置顾客意见簿。对顾客反映的药品质量问题，应认真对待、详细记录、及时处理。

第四章　附则

第七十七条　本细则中批发企业是指具有法人资格的药品批发企业，或是非专营药品的企业法人下属的药品批发企业。

第七十八条　本细则中所指企业规模的含义是：（一）药品批发或零售连锁企业 1. 大型企业，年药品销售额 20000 万元以上；2. 中型企业，年药品销售额 5000 万元～20000 万元；3. 小型企业，年药品销售额 5000 万元以下。（二）药品零售企业 1. 大型企业，年药品销售额 1000 万元以上；2. 中型企业，年药品销售额 500 万元～1000 万元；3. 小型企业，年药品销售额 500 万元以下。

以上企业规模的划定，仅适用于本细则。

第七十九条　本细则由国家药品监督管理局负责解释。

第八十条　本细则自发布之日起施行。

任务三　药品流通监督管理办法

《药品流通监督管理办法》（暂行）于1999年6月15日颁布，1999年8月1日正式实施。《药品流通监督管理办法》于2006年12月8日经国家食品药品监督管理局局务会审议通过，现予公布，自2007年5月1日起施行。

《药品流通监督管理办法》从2007年5月1日起施行。实施目的是加强药品监督管理，规范药品流通秩序，保证药品质量。凡在中华人民共和国境内从事药品购销及监督管理的单位和个人，应当遵守《药品流通监督管理办法》。共计5章47条。

药品流通监督管理办法

第一章　总则

第一条　为加强药品监督管理，规范药品流通秩序，保证药品质量，根据《中华人民共和国药品管理法》（以下简称《药品管理法》）、《中华人民共和国药品管理法实施条例》（以下简称《药品管理法实施条例》）和有关法律、法规的规定，制定本办法。

第二条　在中华人民共和国境内从事药品购销及监督管理的单位或者个人，应当遵守本办法。

第三条　药品生产、经营企业、医疗机构应当对其生产、经营、使用的药品质量负责。

药品生产、经营企业在确保药品质量安全的前提下，应当适应现代药品流通发展方向，进行改革和创新。

第四条　药品监督管理部门鼓励个人和组织对药品流通实施社会监督。对违反本办法的行为，任何个人和组织都有权向药品监督管理部门举报和控告。

第二章　药品生产、经营企业购销药品的监督管理

第五条　药品生产、经营企业对其药品购销行为负责，对其销售人员或设立的办事机构以本企业名义从事的药品购销行为承担法律责任。

第六条　药品生产、经营企业应当对其购销人员进行药品相关的法律、法规和专业知识培训，建立培训档案，培训档案中应当记录培训时间、地点、内容及接受培训的人员。

第七条　药品生产、经营企业应当加强对药品销售人员的管理，并对其销售行为作出具体规定。

第八条　药品生产、经营企业不得在经药品监督管理部门核准的地址以外的场所储存或者现货销售药品。

第九条　药品生产企业只能销售本企业生产的药品，不得销售本企业受委托

生产的或者他人生产的药品。

第十条　药品生产企业、药品批发企业销售药品时，应当提供下列资料：

（一）加盖本企业原印章的《药品生产许可证》或《药品经营许可证》和营业执照的复印件；

（二）加盖本企业原印章的所销售药品的批准证明文件复印件；

（三）销售进口药品的，按照国家有关规定提供相关证明文件。

药品生产企业、药品批发企业派出销售人员销售药品的，除本条前款规定的资料外，还应当提供加盖本企业原印章的授权书复印件。授权书原件应当载明授权销售的品种、地域、期限，注明销售人员的身份证号码，并加盖本企业原印章和企业法定代表人印章（或者签名）。销售人员应当出示授权书原件及本人身份证原件，供药品采购方核实。

第十一条　药品生产企业、药品批发企业销售药品时，应当开具标明供货单位名称、药品名称、生产厂商、批号、数量、价格等内容的销售凭证。

药品零售企业销售药品时，应当开具标明药品名称、生产厂商、数量、价格、批号等内容的销售凭证。

第十二条　药品生产、经营企业采购药品时，应按本办法第十条规定索取、查验、留存供货企业有关证件、资料，按本办法第十一条规定索取、留存销售凭证。

药品生产、经营企业按照本条前款规定留存的资料和销售凭证，应当保存至超过药品有效期1年，但不得少于3年。

第十三条　药品生产、经营企业知道或者应当知道他人从事无证生产、经营药品行为的，不得为其提供药品。

第十四条　药品生产、经营企业不得为他人以本企业的名义经营药品提供场所，或者资质证明文件，或者票据等便利条件。

第十五条　药品生产、经营企业不得以展示会、博览会、交易会、订货会、产品宣传会等方式现货销售药品。

第十六条　药品经营企业不得购进和销售医疗机构配制的制剂。

第十七条　未经药品监督管理部门审核同意，药品经营企业不得改变经营方式。

药品经营企业应当按照《药品经营许可证》许可的经营范围经营药品。

第十八条　药品零售企业应当按照国家食品药品监督管理局药品分类管理规定的要求，凭处方销售处方药。

经营处方药和甲类非处方药的药品零售企业，执业药师或者其他依法经资格认定的药学技术人员不在岗时，应当挂牌告知，并停止销售处方药和甲类非处方药。

第十九条　药品说明书要求低温、冷藏储存的药品，药品生产、经营企业应当按照有关规定，使用低温、冷藏设施设备运输和储存。

药品监督管理部门发现药品生产、经营企业违反本条前款规定的，应当立即查封、扣押所涉药品，并依法进行处理。

第二十条　药品生产、经营企业不得以搭售、买药品赠药品、买商品赠药品等方式向公众赠送处方药或者甲类非处方药。

第二十一条　药品生产、经营企业不得采用邮售、互联网交易等方式直接向公众销售处方药。

第二十二条　禁止非法收购药品。

第三章　医疗机构购进、储存药品的监督管理

第二十三条　医疗机构设置的药房，应当具有与所使用药品相适应的场所、设备、仓储设施和卫生环境，配备相应的药学技术人员，并设立药品质量管理机构或者配备质量管理人员，建立药品保管制度。

第二十四条　医疗机构购进药品时，应当按照本办法第十二条规定，索取、查验、保存供货企业有关证件、资料、票据。

第二十五条　医疗机构购进药品，必须建立并执行进货检查验收制度，并建有真实完整的药品购进记录。药品购进记录必须注明药品的通用名称、生产厂商(中药材标明产地)、剂型、规格、批号、生产日期、有效期、批准文号、供货单位、数量、价格、购进日期。

药品购进记录必须保存至超过药品有效期1年，但不得少于3年。

第二十六条　医疗机构储存药品，应当制订和执行有关药品保管、养护的制度，并采取必要的冷藏、防冻、防潮、避光、通风、防火、防虫、防鼠等措施，保证药品质量。

医疗机构应当将药品与非药品分开存放；中药材、中药饮片、化学药品、中成药应分别储存、分类存放。

第二十七条　医疗机构和计划生育技术服务机构不得未经诊疗直接向患者提供药品。

第二十八条　医疗机构不得采用邮售、互联网交易等方式直接向公众销售处方药。

第二十九条　医疗机构以集中招标方式采购药品的，应当遵守《药品管理法》、《药品管理法实施条例》及本办法的有关规定。

第四章　法律责任

第三十条　有下列情形之一的，责令限期改正，给予警告；逾期不改正的，处以五千元以上二万元以下的罚款：

（一）药品生产、经营企业违反本办法第六条规定的；

（二）药品生产、批发企业违反本办法第十一条第一款规定的；

（三）药品生产、经营企业违反本办法第十二条，未按照规定留存有关资

料、销售凭证的。

第三十一条　药品生产、经营企业违反本办法第七条规定的，给予警告，责令限期改正。

第三十二条　有下列情形之一的，依照《药品管理法》第七十三条规定，没收违法销售的药品和违法所得，并处违法销售的药品货值金额二倍以上五倍以下的罚款：

（一）药品生产、经营企业违反本办法第八条规定，在经药品监督管理部门核准的地址以外的场所现货销售药品的；

（二）药品生产企业违反本办法第九条规定的；

（三）药品生产、经营企业违反本办法第十五条规定的；

（四）药品经营企业违反本办法第十七条规定的。

第三十三条　药品生产、经营企业违反本办法第八条规定，在经药品监督管理部门核准的地址以外的场所储存药品的，按照《药品管理法实施条例》第七十四条的规定予以处罚。

第三十四条　药品零售企业违反本办法第十一条第二款规定的，责令改正，给予警告；逾期不改正的，处以五百元以下的罚款。

第三十五条　违反本办法第十三条规定，药品生产、经营企业知道或者应当知道他人从事无证生产、经营药品行为而为其提供药品的，给予警告，责令改正，并处一万元以下的罚款，情节严重的，处一万元以上三万元以下的罚款。

第三十六条　药品生产、经营企业违反本办法第十四条规定的，按照《药品管理法》第八十二条的规定予以处罚。

第三十七条　违反本办法第十六条规定，药品经营企业购进或者销售医疗机构配制的制剂的，按照《药品管理法》第八十条规定予以处罚。

第三十八条　药品零售企业违反本办法第十八条第一款规定的，责令限期改正，给予警告；逾期不改正或者情节严重的，处以一千元以下的罚款。

违反本办法第十八条第二款规定，药品零售企业在执业药师或者其他依法经过资格认定的药学技术人员不在岗时销售处方药或者甲类非处方药的，责令限期改正，给予警告；逾期不改正的，处以一千元以下的罚款。

第三十九条　药品生产、批发企业违反本办法第十九条规定，未在药品说明书规定的低温、冷藏条件下运输药品的，给予警告，责令限期改正；逾期不改正的，处以五千元以上二万元以下的罚款；有关药品经依法确认属于假劣药品的，按照《药品管理法》有关规定予以处罚。

药品生产、批发企业违反本办法第十九条规定，未在药品说明书规定的低温、冷藏条件下储存药品的，按照《药品管理法》第七十九条的规定予以处罚；有关药品经依法确认属于假劣药品的，按照《药品管理法》有关规定予以处罚。

第四十条　药品生产、经营企业违反本办法第二十条规定的，限期改正，给予警告；逾期不改正或者情节严重的，处以赠送药品货值金额二倍以下的罚款，但是最高不超过三万元。

第四十一条　违反本办法第二十三条至第二十七条的，责令限期改正，情节严重的，给予通报。

第四十二条　药品生产、经营企业违反本办法第二十一条、医疗机构违反本办法第二十八条规定，以邮售、互联网交易等方式直接向公众销售处方药的，责令改正，给予警告，并处销售药品货值金额二倍以下的罚款，但是最高不超过三万元。

第四十三条　违反本办法第二十二条规定非法收购药品的，按照《药品管理法》第七十三条的规定予以处罚。

第四十四条　药品监督管理部门及其工作人员玩忽职守，对应当予以制止和处罚的违法行为不予制止、处罚的，对直接负责的主管人员和其他直接责任人员给予行政处分；构成犯罪的，依法追究刑事责任。

第五章　附则

第四十五条　本办法所称药品现货销售，是指药品生产、经营企业或其委派的销售人员，在药品监督管理部门核准的地址以外的其他场所，携带药品现货向不特定对象现场销售药品的行为。

第四十六条　实行特殊管理的药品、疫苗、军队用药品的流通监督管理，有关法律、法规、规章另有规定的，从其规定。

第四十七条　本办法自 2007 年 5 月 1 日起施行。自本办法施行之日起，1999 年 8 月 1 日实施的国家药品监督管理局《药品流通监督管理办法（暂行）》（国家药品监督管理局第 7 号令）同时废止。

任务四　互联网药品信息服务管理办法

为加强对互联网药品信息服务的监督管理，根据《行政许可法》的有关规定，对《互联网药品信息服务管理暂行规定》（国家药品监督管理局令第 26 号）进行了修订。国家食品药品监督管理局令第 9 号。《互联网药品信息服务管理办法》于 2004 年 5 月 28 日经国家食品药品监督管理局局务会议审议通过，现予公布。本规定自公布之日起施行，共计 29 条。

互联网药品信息服务管理办法

第一条　为加强药品监督管理，规范互联网药品信息服务活动，保证互联网药品信息的真实、准确，根据《中华人民共和国药品管理法》、《互联网信息服务管理办法》，制定本办法。

第二条 在中华人民共和国境内提供互联网药品信息服务活动，适用本办法。

本办法所称互联网药品信息服务，是指通过互联网向上网用户提供药品（含医疗器械）信息的服务活动。

第三条 互联网药品信息服务分为经营性和非经营性两类。

经营性互联网药品信息服务是指通过互联网向上网用户有偿提供药品信息等服务的活动。

非经营性互联网药品信息服务是指通过互联网向上网用户无偿提供公开的、共享性药品信息等服务的活动。

第四条 国家食品药品监督管理局对全国提供互联网药品信息服务活动的网站实施监督管理。

省、自治区、直辖市（食品）药品监督管理局对本行政区域内提供互联网药品信息服务活动的网站实施监督管理。

第五条 拟提供互联网药品信息服务的网站，应当在向国务院信息产业主管部门或者省级电信管理机构申请办理经营许可证或者办理备案手续之前，按照属地监督管理的原则，向该网站主办单位所在地省、自治区、直辖市（食品）药品监督管理部门提出申请，经审核同意后取得提供互联网药品信息服务的资格。

第六条 各省、自治区、直辖市（食品）药品监督管理局对本辖区内申请提供互联网药品信息服务的互联网站进行审核，符合条件的核发《互联网药品信息服务资格证书》。

第七条 《互联网药品信息服务资格证书》的格式由国家食品药品监督管理局统一制定。

第八条 提供互联网药品信息服务的网站，应当在其网站主页显著位置标注《互联网药品信息服务资格证书》的证书编号。

第九条 提供互联网药品信息服务网站所登载的药品信息必须科学、准确，必须符合国家的法律、法规和国家有关药品、医疗器械管理的相关规定。

提供互联网药品信息服务的网站不得发布麻醉药品、精神药品、医疗用毒性药品、放射性药品、戒毒药品和医疗机构制剂的产品信息。

第十条 提供互联网药品信息服务的网站发布的药品（含医疗器械）广告，必须经过（食品）药品监督管理部门审查批准。

提供互联网药品信息服务的网站发布的药品（含医疗器械）广告要注明广告审查批准文号。

第十一条 申请提供互联网药品信息服务，除应当符合《互联网信息服务管理办法》规定的要求外，还应当具备下列条件：

（一）互联网药品信息服务的提供者应当为依法设立的企事业单位或者其他组织；

（二）具有与开展互联网药品信息服务活动相适应的专业人员、设施及相关制度；

（三）有两名以上熟悉药品、医疗器械管理法律、法规和药品、医疗器械专业知识，或者依法经资格认定的药学、医疗器械技术人员。

第十二条　提供互联网药品信息服务的申请应当以一个网站为基本单元。

第十三条　申请提供互联网药品信息服务，应当填写国家食品药品监督管理局统一制发的《互联网药品信息服务申请表》，向网站主办单位所在地省、自治区、直辖市（食品）药品监督管理部门提出申请，同时提交以下材料：

（一）企业营业执照复印件（新办企业提供工商行政管理部门出具的名称预核准通知书及相关材料）；

（二）网站域名注册的相关证书或者证明文件。从事互联网药品信息服务网站的中文名称，除与主办单位名称相同的以外，不得以“中国”、“中华”、“全国”等冠名；除取得药品招标代理机构资格证书的单位开办的互联网站外，其他提供互联网药品信息服务的网站名称中不得出现“电子商务”、“药品招商”、“药品招标”等内容；

（三）网站栏目设置说明（申请经营性互联网药品信息服务的网站需提供收费栏目及收费方式的说明）；

（四）网站对历史发布信息进行备份和查阅的相关管理制度及执行情况说明；

（五）（食品）药品监督管理部门在线浏览网站上所有栏目、内容的方法及操作说明；

（六）药品及医疗器械相关专业技术人员学历证明或者其专业技术资格证书复印件、网站负责人身份证复印件及简历；

（七）健全的网络与信息安全保障措施，包括网站安全保障措施、信息安全保密管理制度、用户信息安全管理制度；

（八）保证药品信息来源合法、真实、安全的管理措施、情况说明及相关证明。

第十四条　省、自治区、直辖市（食品）药品监督管理部门在收到申请材料之日起5日内做出受理与否的决定，受理的，发给受理通知书；不受理的，书面通知申请人并说明理由，同时告知申请人享有依法申请行政复议或者提起行政诉讼的权利。

第十五条　对于申请材料不规范、不完整的，省、自治区、直辖市（食品）药品监督管理部门自申请之日起5日内一次告知申请人需要补正的全部内容；逾期不告知的，自收到材料之日起即为受理。

第十六条　省、自治区、直辖市（食品）药品监督管理部门自受理之日起20日内对申请提供互联网药品信息服务的材料进行审核，并作出同意或者不同意的决定。同意的，由省、自治区、直辖市（食品）药品监督管理部门核发

《互联网药品信息服务资格证书》，同时报国家食品药品监督管理局备案并发布公告；不同意的，应当书面通知申请人并说明理由，同时告知申请人享有依法申请行政复议或者提起行政诉讼的权利。

国家食品药品监督管理局对各省、自治区、直辖市（食品）药品监督管理部门的审核工作进行监督。

第十七条　《互联网药品信息服务资格证书》有效期为5年。有效期届满，需要继续提供互联网药品信息服务的，持证单位应当在有效期届满前6个月内，向原发证机关申请换发《互联网药品信息服务资格证书》。原发证机关进行审核后，认为符合条件的，予以换发新证；认为不符合条件的，发给不予换发新证的通知并说明理由，原《互联网药品信息服务资格证书》由原发证机关收回并公告注销。

省、自治区、直辖市（食品）药品监督管理部门根据申请人的申请，应当在《互联网药品信息服务资格证书》有效期届满前作出是否准予其换证的决定。逾期未作出决定的，视为准予换证。

第十八条　《互联网药品信息服务资格证书》可以根据互联网药品信息服务提供者的书面申请，由原发证机关收回，原发证机关应当报国家食品药品监督管理局备案并发布公告。被收回《互联网药品信息服务资格证书》的网站不得继续从事互联网药品信息服务。

第十九条　互联网药品信息服务提供者变更下列事项之一的，应当向原发证机关申请办理变更手续，填写《互联网药品信息服务项目变更申请表》，同时提供下列相关证明文件：

（一）《互联网药品信息服务资格证书》中审核批准的项目（互联网药品信息服务提供者单位名称、网站名称、IP地址等）；

（二）互联网药品信息服务提供者的基本项目（地址、法定代表人、企业负责人等）；

（三）网站提供互联网药品信息服务的基本情况（服务方式、服务项目等）。

第二十条　省、自治区、直辖市（食品）药品监督管理部门自受理变更申请之日起20个工作日内作出是否同意变更的审核决定。同意变更的，将变更结果予以公告并报国家食品药品监督管理局备案；不同意变更的，以书面形式通知申请人并说明理由。

第二十一条　省、自治区、直辖市（食品）药品监督管理部门对申请人的申请进行审查时，应当公示审批过程和审批结果。申请人和利害关系人可以对直接关系其重大利益的事项提交书面意见进行陈述和申辩。依法应当听证的，按照法定程序举行听证。

第二十二条　未取得或者超出有效期使用《互联网药品信息服务资格证书》从事互联网药品信息服务的，由国家食品药品监督管理局或者省、自治区、直辖市（食品）药品监督管理部门给予警告，并责令其停止从事互联网药品信息服务；情节严重的，移送相关部门，依照有关法律、法规给予处罚。

第二十三条　提供互联网药品信息服务的网站不在其网站主页的显著位置标注《互联网药品信息服务资格证书》的证书编号的，国家食品药品监督管理局或者省、自治区、直辖市（食品）药品监督管理部门给予警告，责令限期改正；在限定期限内拒不改正的，对提供非经营性互联网药品信息服务的网站处以500元以下罚款，对提供经营性互联网药品信息服务的网站处以5000元以上1万元以下罚款。

第二十四条　互联网药品信息服务提供者违反本办法，有下列情形之一的，由国家食品药品监督管理局或者省、自治区、直辖市（食品）药品监督管理部门给予警告，责令限期改正；情节严重的，对提供非经营性互联网药品信息服务的网站处以1000元以下罚款，对提供经营性互联网药品信息服务的网站处以1万元以上3万元以下罚款；构成犯罪的，移送司法部门追究刑事责任：

（一）已经获得《互联网药品信息服务资格证书》，但提供的药品信息直接撮合药品网上交易的；

（二）已经获得《互联网药品信息服务资格证书》，但超出审核同意的范围提供互联网药品信息服务的；

（三）提供不真实互联网药品信息服务并造成不良社会影响的；

（四）擅自变更互联网药品信息服务项目的。

第二十五条　互联网药品信息服务提供者在其业务活动中，违法使用《互联网药品信息服务资格证书》的，由国家食品药品监督管理局或者省、自治区、直辖市（食品）药品监督管理部门依照有关法律、法规的规定处罚。

第二十六条　省、自治区、直辖市（食品）药品监督管理部门违法对互联网药品信息服务申请作出审核批准的，原发证机关应当撤销原批准的《互联网药品信息服务资格证书》，由此给申请人的合法权益造成损害的，由原发证机关依照国家赔偿法的规定给予赔偿；对直接负责的主管人员和其他直接责任人员，由其所在单位或者上级机关依法给予行政处分。

第二十七条　省、自治区、直辖市（食品）药品监督管理部门应当对提供互联网药品信息服务的网站进行监督检查，并将检查情况向社会公告。

第二十八条　本办法由国家食品药品监督管理局负责解释。

第二十九条　本办法自公布之日起施行。国家药品监督管理局令第26号《互联网药品信息服务管理暂行规定》同时废止。

任务五　处方管理办法

中华人民共和国卫生部令第53号。《处方管理办法》已于2006年11月27

日经卫生部部务会议讨论通过，现予发布，自2007年5月1日起施行。

处方管理办法

第一章　总则

第一条　为规范处方管理，提高处方质量，促进合理用药，保障医疗安全，根据《执业医师法》、《药品管理法》、《医疗机构管理条例》、《麻醉药品和精神药品管理条例》等有关法律、法规，制定本办法。

第二条　本办法所称处方，是指由注册的执业医师和执业助理医师（以下简称医师）在诊疗活动中为患者开具的、由取得药学专业技术职务任职资格的药学专业技术人员（以下简称药师）审核、调配、核对，并作为患者用药凭证的医疗文书。处方包括医疗机构病区用药医嘱单。

本办法适用于与处方开具、调剂、保管相关的医疗机构及其人员。

第三条　卫生部负责全国处方开具、调剂、保管相关工作的监督管理。

县级以上地方卫生行政部门负责本行政区域内处方开具、调剂、保管相关工作的监督管理。

第四条　医师开具处方和药师调剂处方应当遵循安全、有效、经济的原则。

处方药应当凭医师处方销售、调剂和使用。

第二章　处方管理的一般规定

第五条　处方标准（附件1）由卫生部统一规定，处方格式由省、自治区、直辖市卫生行政部门（以下简称省级卫生行政部门）统一制定，处方由医疗机构按照规定的标准和格式印制。

第六条　处方书写应当符合下列规则：

（一）患者一般情况、临床诊断填写清晰、完整，并与病历记载相一致。

（二）每张处方限于一名患者的用药。

（三）字迹清楚，不得涂改；如需修改，应当在修改处签名并注明修改日期。

（四）药品名称应当使用规范的中文名称书写，没有中文名称的可以使用规范的英文名称书写；医疗机构或者医师、药师不得自行编制药品缩写名称或者使用代号；书写药品名称、剂量、规格、用法、用量要准确规范，药品用法可用规范的中文、英文、拉丁文或者缩写体书写，但不得使用“遵医嘱”、“自用”等含糊不清字句。

（五）患者年龄应当填写实足年龄，新生儿、婴幼儿写日、月龄，必要时要注明体重。

（六）西药和中成药可以分别开具处方，也可以开具一张处方，中药饮片应当单独开具处方。

（七）开具西药、中成药处方，每一种药品应当另起一行，每张处方不得超过5种药品。

（八）中药饮片处方的书写，一般应当按照“君、臣、佐、使”的顺序排列；调剂、煎煮的特殊要求注明在药品右上方，并加括号，如布包、先煎、后下等；对饮片的产地、炮制有特殊要求的，应当在药品名称之前写明。

（九）药品用法用量应当按照药品说明书规定的常规用法用量使用，特殊情况需要超剂量使用时，应当注明原因并再次签名。

（十）除特殊情况外，应当注明临床诊断。

（十一）开具处方后的空白处划一斜线以示处方完毕。

（十二）处方医师的签名式样和专用签章应当与院内药学部门留样备查的式样相一致，不得任意改动，否则应当重新登记留样备案。

第七条　药品剂量与数量用阿拉伯数字书写。剂量应当使用法定剂量单位：重量以克（g）、毫克（mg）、微克（μg）、纳克（ng）为单位；容量以升（L）、毫升（ml）为单位；国际单位（IU）、单位（U）；中药饮片以克（g）为单位。

片剂、丸剂、胶囊剂、颗粒剂分别以片、丸、粒、袋为单位；溶液剂以支、瓶为单位；软膏及乳膏剂以支、盒为单位；注射剂以支、瓶为单位，应当注明含量；中药饮片以剂为单位。

第三章　处方权的获得

第八条　经注册的执业医师在执业地点取得相应的处方权。

经注册的执业助理医师在医疗机构开具的处方，应当经所在执业地点执业医师签名或加盖专用签章后方有效。

第九条　经注册的执业助理医师在乡、民族乡、镇、村的医疗机构独立从事一般的执业活动，可以在注册的执业地点取得相应的处方权。

第十条　医师应当在注册的医疗机构签名留样或者专用签章备案后，方可开具处方。

第十一条　医疗机构应当按照有关规定，对本机构执业医师和药师进行麻醉药品和精神药品使用知识和规范化管理的培训。执业医师经考核合格后取得麻醉药品和第一类精神药品的处方权，药师经考核合格后取得麻醉药品和第一类精神药品调剂资格。

医师取得麻醉药品和第一类精神药品处方权后，方可在本机构开具麻醉药品和第一类精神药品处方，但不得为自己开具该类药品处方。药师取得麻醉药品和第一类精神药品调剂资格后，方可在本机构调剂麻醉药品和第一类精神药品。

第十二条　试用期人员开具处方，应当经所在医疗机构有处方权的执业医师审核、并签名或加盖专用签章后方有效。

第十三条　进修医师由接收进修的医疗机构对其胜任本专业工作的实际情况进行认定后授予相应的处方权。

第四章　处方的开具

第十四条　医师应当根据医疗、预防、保健需要，按照诊疗规范、药品说明书中的药品适应证、药理作用、用法、用量、禁忌、不良反应和注意事项等开具处方。

开具医疗用毒性药品、放射性药品的处方应当严格遵守有关法律、法规和规章的规定。

第十五条　医疗机构应当根据本机构性质、功能、任务，制定药品处方集。

第十六条　医疗机构应当按照经药品监督管理部门批准并公布的药品通用名称购进药品。同一通用名称药品的品种，注射剂型和口服剂型各不得超过2种，处方组成类同的复方制剂1～2种。因特殊诊疗需要使用其他剂型和剂量规格药品的情况除外。

第十七条　医师开具处方应当使用经药品监督管理部门批准并公布的药品通用名称、新活性化合物的专利药品名称和复方制剂药品名称。

医师开具院内制剂处方时应当使用经省级卫生行政部门审核、药品监督管理部门批准的名称。

医师可以使用由卫生部公布的药品习惯名称开具处方。

第十八条　处方开具当日有效。特殊情况下需延长有效期的，由开具处方的医师注明有效期限，但有效期最长不得超过3天。

第十九条　处方一般不得超过7日用量；急诊处方一般不得超过3日用量；对于某些慢性病、老年病或特殊情况，处方用量可适当延长，但医师应当注明理由。

医疗用毒性药品、放射性药品的处方用量应当严格按照国家有关规定执行。

第二十条　医师应当按照卫生部制定的麻醉药品和精神药品临床应用指导原则，开具麻醉药品、第一类精神药品处方。

第二十一条　门（急）诊癌症疼痛患者和中、重度慢性疼痛患者需长期使用麻醉药品和第一类精神药品的，首诊医师应当亲自诊查患者，建立相应的病历，要求其签署《知情同意书》。

病历中应当留存下列材料复印件：

（一）二级以上医院开具的诊断证明；

（二）患者户籍簿、身份证或者其他相关有效身份证明文件；

（三）为患者代办人员身份证明文件。

第二十二条　除需长期使用麻醉药品和第一类精神药品的门（急）诊癌症疼痛患者和中、重度慢性疼痛患者外，麻醉药品注射剂仅限于医疗机构内使用。

第二十三条　为门（急）诊患者开具的麻醉药品注射剂，每张处方为一次常用量；控缓释制剂，每张处方不得超过7日常用量；其他剂型，每张处方不得超过3日常用量。

第一类精神药品注射剂，每张处方为一次常用量；控缓释制剂，每张处方不得超过7日常用量；其他剂型，每张处方不得超过3日常用量。哌醋甲酯用于治疗儿童多动症时，每张处方不得超过15日常用量。

第二类精神药品一般每张处方不得超过7日常用量；对于慢性病或某些特殊情况的患者，处方用量可以适当延长，医师应当注明理由。

第二十四条　为门（急）诊癌症疼痛患者和中、重度慢性疼痛患者开具的麻醉药品、第一类精神药品注射剂，每张处方不得超过3日常用量；控缓释制剂，每张处方不得超过15日常用量；其他剂型，每张处方不得超过7日常用量。

第二十五条　为住院患者开具的麻醉药品和第一类精神药品处方应当逐日开具，每张处方为1日常用量。

第二十六条　对于需要特别加强管制的麻醉药品，盐酸二氢埃托啡处方为一次常用量，仅限于二级以上医院内使用；盐酸哌替啶处方为一次常用量，仅限于医疗机构内使用。

第二十七条　医疗机构应当要求长期使用麻醉药品和第一类精神药品的门（急）诊癌症患者和中、重度慢性疼痛患者，每3个月复诊或者随诊一次。

第二十八条　医师利用计算机开具、传递普通处方时，应当同时打印出纸质处方，其格式与手写处方一致；打印的纸质处方经签名或者加盖签章后有效。药师核发药品时，应当核对打印的纸质处方，无误后发给药品，并将打印的纸质处方与计算机传递处方同时收存备查。

第五章　处方的调剂

第二十九条　取得药学专业技术职务任职资格的人员方可从事处方调剂工作。

第三十条　药师在执业的医疗机构取得处方调剂资格。药师签名或者专用签章式样应当在本机构留样备查。

第三十一条　具有药师以上专业技术职务任职资格的人员负责处方审核、评估、核对、发药以及安全用药指导；药士从事处方调配工作。

第三十二条　药师应当凭医师处方调剂处方药品，非经医师处方不得调剂。

第三十三条　药师应当按照操作规程调剂处方药品：认真审核处方，准确调配药品，正确书写药袋或粘贴标签，注明患者姓名和药品名称、用法、用量，包装；向患者交付药品时，按照药品说明书或者处方用法，进行用药交待与指导，包括每种药品的用法、用量、注意事项等。

第三十四条　药师应当认真逐项检查处方前记、正文和后记书写是否清晰、完整，并确认处方的合法性。

第三十五条　药师应当对处方用药适宜性进行审核，审核内容包括：

（一）规定必须做皮试的药品，处方医师是否注明过敏试验及结果的判定；

（二）处方用药与临床诊断的相符性；

（三）剂量、用法的正确性；

（四）选用剂型与给药途径的合理性；

（五）是否有重复给药现象；

（六）是否有潜在临床意义的药物相互作用和配伍禁忌；

（七）其他用药不适宜情况。

第三十六条　药师经处方审核后，认为存在用药不适宜时，应当告知处方医师，请其确认或者重新开具处方。

药师发现严重不合理用药或者用药错误，应当拒绝调剂，及时告知处方医师，并应当记录，按照有关规定报告。

第三十七条　药师调剂处方时必须做到“四查十对”：查处方，对科别、姓名、年龄；查药品，对药名、剂型、规格、数量；查配伍禁忌，对药品性状、用法用量；查用药合理性，对临床诊断。

第三十八条　药师在完成处方调剂后，应当在处方上签名或者加盖专用签章。

第三十九条　药师应当对麻醉药品和第一类精神药品处方，按年月日逐日编制顺序号。

第四十条　药师对于不规范处方或者不能判定其合法性的处方，不得调剂。

第四十一条　医疗机构应当将本机构基本用药供应目录内同类药品相关信息告知患者。

第四十二条　除麻醉药品、精神药品、医疗用毒性药品和儿科处方外，医疗机构不得限制门诊就诊人员持处方到药品零售企业购药。

第六章　监督管理

第四十三条　医疗机构应当加强对本机构处方开具、调剂和保管的管理。

第四十四条　医疗机构应当建立处方点评制度，填写处方评价表（附件2），对处方实施动态监测及超常预警，登记并通报不合理处方，对不合理用药及时予以干预。

第四十五条　医疗机构应当对出现超常处方3次以上且无正当理由的医师提出警告，限制其处方权；限制处方权后，仍连续2次以上出现超常处方且无正当理由的，取消其处方权。

第四十六条　医师出现下列情形之一的，处方权由其所在医疗机构予以取消：

（一）被责令暂停执业；

（二）考核不合格离岗培训期间；

（三）被注销、吊销执业证书；

（四）不按照规定开具处方，造成严重后果的；

（五）不按照规定使用药品，造成严重后果的；

（六）因开具处方牟取私利。

第四十七条　未取得处方权的人员及被取消处方权的医师不得开具处方。未取得麻醉药品和第一类精神药品处方资格的医师不得开具麻醉药品和第一类精神药品处方。

第四十八条　除治疗需要外，医师不得开具麻醉药品、精神药品、医疗用毒性药品和放射性药品处方。

第四十九条　未取得药学专业技术职务任职资格的人员不得从事处方调剂工作。

第五十条　处方由调剂处方药品的医疗机构妥善保存。普通处方、急诊处方、儿科处方保存期限为1年，医疗用毒性药品、第二类精神药品处方保存期限为2年，麻醉药品和第一类精神药品处方保存期限为3年。

处方保存期满后，经医疗机构主要负责人批准、登记备案，方可销毁。

第五十一条　医疗机构应当根据麻醉药品和精神药品处方开具情况，按照麻醉药品和精神药品品种、规格对其消耗量进行专册登记，登记内容包括发药日期、患者姓名、用药数量。专册保存期限为3年。

第五十二条　县级以上地方卫生行政部门应当定期对本行政区域内医疗机构处方管理情况进行监督检查。

县级以上卫生行政部门在对医疗机构实施监督管理过程中，发现医师出现本办法第四十六条规定情形的，应当责令医疗机构取消医师处方权。

第五十三条　卫生行政部门的工作人员依法对医疗机构处方管理情况进行监督检查时，应当出示证件；被检查的医疗机构应当予以配合，如实反映情况，提供必要的资料，不得拒绝、阻碍、隐瞒。

第七章　法律责任

第五十四条　医疗机构有下列情形之一的，由县级以上卫生行政部门按照《医疗机构管理条例》第四十八条的规定，责令限期改正，并可处以5000元以下的罚款；情节严重的，吊销其《医疗机构执业许可证》：

（一）使用未取得处方权的人员、被取消处方权的医师开具处方的；

（二）使用未取得麻醉药品和第一类精神药品处方资格的医师开具麻醉药品和第一类精神药品处方的；

（三）使用未取得药学专业技术职务任职资格的人员从事处方调剂工作的。

第五十五条　医疗机构未按照规定保管麻醉药品和精神药品处方，或者未依照规定进行专册登记的，按照《麻醉药品和精神药品管理条例》第七十二条的规定，由设区的市级卫生行政部门责令限期改正，给予警告；逾期不改正的，处5000元以上1万元以下的罚款；情节严重的，吊销其印鉴卡；对直接负责的主管人员和其他直接责任人员，依法给予降级、撤职、开除的处分。

第五十六条　医师和药师出现下列情形之一的，由县级以上卫生行政部门按照《麻醉药品和精神药品管理条例》第七十三条的规定予以处罚：

（一）未取得麻醉药品和第一类精神药品处方资格的医师擅自开具麻醉药品

和第一类精神药品处方的；

（二）具有麻醉药品和第一类精神药品处方医师未按照规定开具麻醉药品和第一类精神药品处方，或者未按照卫生部制定的麻醉药品和精神药品临床应用指导原则使用麻醉药品和第一类精神药品的；

（三）药师未按照规定调剂麻醉药品、精神药品处方的。

第五十七条　医师出现下列情形之一的，按照《执业医师法》第三十七条的规定，由县级以上卫生行政部门给予警告或者责令暂停六个月以上一年以下执业活动；情节严重的，吊销其执业证书。

（一）未取得处方权或者被取消处方权后开具药品处方的；

（二）未按照本办法规定开具药品处方的；

（三）违反本办法其他规定的。

第五十八条　药师未按照规定调剂处方药品，情节严重的，由县级以上卫生行政部门责令改正、通报批评，给予警告；并由所在医疗机构或者其上级单位给予纪律处分。

第五十九条　县级以上地方卫生行政部门未按照本办法规定履行监管职责的，由上级卫生行政部门责令改正。

第八章　附则

第六十条　乡村医生按照《乡村医生从业管理条例》的规定，在省级卫生行政部门制定的乡村医生基本用药目录范围内开具药品处方。

第六十一条　本办法所称药学专业技术人员，是指按照卫生部《卫生技术人员职务试行条例》规定，取得药学专业技术职务任职资格人员，包括主任药师、副主任药师、主管药师、药师、药士。

第六十二条　本办法所称医疗机构，是指按照《医疗机构管理条例》批准登记的从事疾病诊断、治疗活动的医院、社区卫生服务中心（站）、妇幼保健院、卫生院、疗养院、门诊部、诊所、卫生室（所）、急救中心（站）、专科疾病防治院（所、站）以及护理院（站）等医疗机构。

第六十三条　本办法自2007年5月1日起施行。《处方管理办法（试行）》（卫医发［2004］269号）和《麻醉药品、精神药品处方管理规定》（卫医法［2005］436号）同时废止。

附件1：处方标准

一、处方内容

1. 前记：包括医疗机构名称、费别、患者姓名、性别、年龄、门诊或住院病历号，科别或病区和床位号、临床诊断、开具日期等。可添列特殊要求的项目。

麻醉药品和第一类精神药品处方还应当包括患者身份证明编号，代办人姓名、身份证明编号。

2. 正文：以Rp或R（拉丁文Recipe“请取”的缩写）标示，分列药品名称、剂型、规格、数量、用法用量。

3. 后记：医师签名或者加盖专用签章，药品金额以及审核、调配，核对、发药药师签名或者加盖专用签章。

二、处方颜色

1. 普通处方的印刷用纸为白色。

2. 急诊处方印刷用纸为淡黄色，右上角标注“急诊”。

3. 儿科处方印刷用纸为淡绿色，右上角标注“儿科”。

4. 麻醉药品和第一类精神药品处方印刷用纸为淡红色，右上角标注“麻、精一”。

5. 第二类精神药品处方印刷用纸为白色，右上角标注“精二”。

任务六　处方药与非处方药管理办法（试行）

OTC是英文Over The Counter（可在柜台上买到的药物）的缩写，在医药行业中特指非处方药；OTC（Over The Counter）非处方药物，我国卫生部医政司是这样定义的：它是消费者可不经过医生处方，直接从药房或药店购买的药品，而且是不在医疗专业人员指导下就能安全使用的药品，即不需要凭借执业医师或助理医师的处方即可自行选购、使用的药品。RX（处方药）是指必须凭借执业医师或医生开取的处方方可购买的药品。

根据《中共中央、国务院关于卫生改革与发展的决定》，制定处方药与非处方药分类管理办法。《处方药与非处方药分类管理办法》（试行）于1999年6月11日经国家药品监督管理局局务会审议通过，现予发布。本办法自2000年1月1日起施行。处方药与非处方药分类管理办法（试行）（局令第10号）共计15条。

处方药与非处方药分类管理办法（试行）

第一条　为保障人民用药安全有效、使用方便，根据《中共中央、国务院关于卫生改革与发展的决定》，制定处方药与非处方药分类管理办法。

第二条　根据药品品种、规格、适应症、剂量及给药途径不同，对药品分别按处方药与非处方药进行管理。

处方药必须凭执业医师或执业助理医师处方才可调配、购买和使用；非处方药不需要凭执业医师或执业助理医师处方即可自行判断、购买和使用。

第三条　国家药品监督管理局负责处方药与非处方药分类管理办法的制定。各级药品监督管理部门负责辖区内处方药与非处方药分类管理的组织实施和监督管理。

第四条　国家药品监督管理局负责非处方药目录的遴选、审批、发布和调整工作。

第五条　处方药、非处方药生产企业必须具有《药品生产企业许可证》，其生产品种必须取得药品批准文号。

第六条　非处方药标签和说明书除符合规定外，用语应当科学、易懂，便于消费者自行判断、选择和使用。非处方药的标签和说明书必须经国家药品监督管理局批准。

第七条　非处方药的包装必须印有国家指定的非处方药专有标识，必须符合质量要求，方便储存、运输和使用。每个销售基本单元包装必须附有标签和说明书。

第八条　根据药品的安全性，非处方药分为甲、乙两类。

经营处方药、非处方药的批发企业和经营处方药、甲类非处方药的零售企业必须具有《药品经营企业许可证》。

经省级药品监督管理部门或其授权的药品监督管理部门批准的其他商业企业可以零售乙类非处方药。

第九条　零售乙类非处方药的商业企业必须配备专职的具有高中以上文化程度，经专业培训后，由省级药品监督管理部门或其授权的药品监督管理部门考核合格并取得上岗证的人员。

第十条　医疗机构根据医疗需要可以决定或推荐使用非处方药。

第十一条　消费者有权自主选购非处方药，并须按非处方药标签和说明书所示内容使用。

第十二条　处方药只准在专业性医药报刊进行广告宣传，非处方药经审批可以在大众传播媒介进行广告宣传。

第十三条　处方药与非处方药分类管理有关审批、流通、广告等具体办法另行制定。

第十四条　本办法由国家药品监督管理局负责解释。

第十五条　本办法自2000年1月1日起施行。

任务七　非处方药专有标识管理规定（暂行）

关于公布非处方药专有标识及管理规定的通知，国药管安［1999］399号。为保障人民用药安全有效，保护消费者权益，方便药品执法监督，规范药品市场秩序，根据《处方药与非处方药分类管理办法》（试行），我局从我国的基本国情出发，经研究并分别经局务会议审议通过和局长会议同意，制定并颁布非处方药专有标识和非处方药专有标识管理规定（暂行），请遵照执行。为规范非处方药药品的管理，根据《处方药与非处方药分类管理办法》（试行），规定如下：

非处方药专有标识管理规定（暂行）

（一）非处方药专有标识是用于已列入《国家非处方药目录》，并通过药品监督管理部门审核登记的非处方药药品标签、使用说明书、内包装、外包装的专有标识，也可用作经营非处方药药品的企业指南性标志。

（二）国家药品监督管理局负责制定、公布非处方药专有标识及其管理规定。

（三）非处方药药品自药品监督管理部门核发《非处方药药品审核登记证书》之日起，可以使用非处方药专有标识。

非处方药药品自药品监督管理部门核发《非处方药药品审核登记证书》之日起12个月后，其药品标签、使用说明书、内包装、外包装上必须印有非处方药专有标识。未印有非处方药专有标识的非处方药药品一律不准出厂。

（四）经营非处方药药品的企业自2000年1月1日起可以使用非处方药专有标识。经营非处方药药品的企业在使用非处方药专有标识时，必须按照国家药品监督管理局公布的坐标比例和色标要求使用。

（五）非处方药专有标识图案分为红色和绿色，红色专有标识用于甲类非处方药药品，绿色专有标识用于乙类非处方药药品和用作指南性标志。

（六）使用非处方药专有标识时，药品的使用说明书和大包装可以单色印刷，标签和其他包装必须按照国家药品监督管理局公布的色标要求印刷。单色印刷时，非处方药专有标识下方必须标示“甲类”或“乙类”字样。

非处方药专有标识应与药品标签、使用说明书、内包装、外包装一体化印刷，其大小可根据实际需要设定，但必须醒目、清晰，并按照国家药品监督管理局公布的坐标比例使用。非处方药药品标签、使用说明书和每个销售基本单元包装印有中文药品通用名称（商品名称）的一面（侧），其右上角是非处方药专有标识的固定位置。

（七）违反本规定，按《药品管理法》及相关法律规定进行处罚。

（八）本规定由国家药品监督管理局负责解释。

任务八　处方药与非处方药流通管理暂行规定

为了推进处方药与非处方药流通分类管理工作的进程，加强对处方药、非处方药的流通管理，保证人民用药安全、有效、方便、及时，我局依据《中共中央、国务院关于卫生改革与发展的决定》和《处方药与非处方药分类管理办法》

(试行)，制定了《处方药与非处方药流通管理暂行规定》(以下简称《规定》)，并于1999年12月17日经国家药品监督管理局局务会讨论通过。以国药管市［1999］454号发布。

处方药与非处方药流通管理暂行规定

第一章　总则

第一条　为了加强处方药、非处方药的流通管理，保证人民用药安全、有效、方便、及时，依据《中共中央、国务院关于卫生改革与发展的决定》和《处方药与非处方药分类管理办法》(试行)，制定本规定。

第二条　凡在国内从事药品生产、批发、零售的企业及医疗机构适用于本规定。

第三条　国家实行特殊管理的处方药的生产销售、批发销售、调配、零售、使用按有关法律、法规执行。

第四条　本规定由县级以上药品监督管理部门监督实施。

第二章　生产、批发企业销售

第五条　处方药、非处方药的生产销售、批发销售业务必须由具有《药品生产企业许可证》、《药品经营企业许可证》的药品生产企业、药品批发企业经营。

第六条　药品生产、批发企业必须按照分类管理、分类销售的原则和规定向相应的具有合法经营资格的药品零售企业和医疗机构销售处方药和非处方药，并按有关药品监督管理规定保存销售记录备查。

第七条　进入药品流通领域的处方药和非处方药，其相应的警示语或忠告语应由生产企业醒目地印制在药品包装或药品使用说明书上。

相应的警示语或忠告语如下：

处方药：凭医师处方销售、购买和使用！

甲类非处方药、乙类非处方药：请仔细阅读药品使用说明书并按说明使用或在药师指导下购买和使用！

第八条　药品生产、批发企业不得以任何方式直接向病患者推荐、销售处方药。

第三章　药店零售

第九条　销售处方药和甲类非处方药的零售药店必须具有《药品经营企业许可证》。

销售处方药和甲类非处方药的零售药店必须配备驻店执业药师或药师以上药学技术人员。

《药品经营企业许可证》和执业药师证书应悬挂在醒目、易见的地方。执业药师应佩戴标明其姓名、技术职称等内容的胸卡。

第十条　处方药必须凭执业医师或执业助理医师处方销售、购买和使用。

执业药师或药师必须对医师处方进行审核、签字后依据处方正确调配、销售药品。对处方不得擅自更改或代用。对有配伍禁忌或超剂量的处方，应当拒绝调配、销售，必要时，经处方医师更正或重新签字，方可调配、销售。

零售药店对处方必须留存2年以上备查。

第十一条　处方药不得采用开架自选销售方式。

第十二条　甲类非处方药、乙类非处方药可不凭医师处方销售、购买和使用，但病患者可以要求在执业药师或药师的指导下进行购买和使用。

执业药师或药师应对病患者选购非处方药提供用药指导或提出寻求医师治疗的建议。

第十三条　处方药、非处方药应当分柜摆放。

第十四条　处方药、非处方药不得采用有奖销售、附赠药品或礼品销售等销售方式，暂不允许采用网上销售方式。

第十五条　零售药店必须从具有《药品经营企业许可证》、《药品生产企业许可证》的药品批发企业、药品生产企业采购处方药和非处方药，并按有关药品监督管理规定保存采购记录备查。

第四章　医疗机构处方与使用

第十六条　处方药必须由执业医师或执业助理医师处方。医师处方必须遵循科学、合理、经济的原则，医疗机构应据此建立相应的管理制度。

第十七条　医疗机构可以根据临床及门诊医疗的需要按法律、法规的规定使用处方药和非处方药。

第十八条　医疗机构药房的条件及处方药、非处方药的采购、调配等活动可参照零售药店进行管理。

第五章　普通商业企业零售

第十九条　在药品零售网点数量不足、布局不合理的地区，普通商业企业可以销售乙类非处方药，但必须经过当地地市级以上药品监督管理部门审查、批准、登记，符合条件的颁发乙类非处方药准销标志。具体实施办法由省级药品监督管理部门制定。

根据便民利民的原则，销售乙类非处方药的普通商业企业也应合理布局。

鼓励并优先批准具有《药品经营企业许可证》的零售药店与普通商业企业合作在普通商业企业销售乙类非处方药。

第二十条　普通商业企业不得销售处方药和甲类非处方药，不得采用有奖销售、附赠药品或礼品销售等销售方式销售乙类非处方药，暂不允许采用网上销售方式销售乙类非处方药。

第二十一条　普通商业企业的乙类非处方药销售人员及有关管理人员必须经过当地地市级以上药品监督管理部门适当的药品管理法律、法规和专业知识培训、考核并持证上岗。

第二十二条　普通商业企业销售乙类非处方药时，应设立专门货架或专柜，并按法律法规的规定摆放药品。

第二十三条　普通商业企业必须从具有《药品经营企业许可证》、《药品生产企业许可证》的药品批发企业、药品生产企业采购乙类非处方药，并按有关药品监督管理规定保存采购记录备查。

第二十四条　普通商业连锁超市销售的乙类非处方药必须由连锁总部统一从合法的供应渠道和供应商采购、配送，分店不得独自采购。

第二十五条　销售乙类非处方药的普通商业连锁超市其连锁总部必须具备与所经营药品和经营规模相适应的仓储条件，并配备1名以上药师以上技术职称的药学技术人员负责进货质量验收和日常质量管理工作。

第六章　附则

第二十六条　本规定由国家药品监督管理局负责解释。

第二十七条　本规定自2000年1月1日起开始施行。

问答题

1. 开办药品经营企业，应遵循的原则和必须具备的条件有哪些？
2. 药品零售企业的销售服务有什么要求？
3. 药品批发企业的验收要求是什么？
4. 我国的处方药和非处方药的管理有哪些不同点？
5. 儿科处方印刷用纸为深绿色吗？

项目五　药品生产管理

学习目的：通过本项目的学习，学生能够掌握GMP的特点和主要内容，熟悉GMP认证的基本程序和相关内容，了解我国实施GMP对确保药品质量、保障人们用药安全有效的重要性，从而能够在今后的药物生产工作岗位上树立正确的质量观念，解决生产中出现的实际问题。

案例1：2006年5月3日，广东省食品药品监督管理局报告，发现部分患者使用了齐齐哈尔第二制药有限公司生产的"亮菌甲素注射液"后出现了严重不良反应。5月14日下午，齐齐哈尔市召开了关于齐齐哈尔第二制药有限公司假药案的新闻发布会，宣布了对这起假药案的调查结果：造成该事件的原因系齐齐哈尔第二制药有限公司在购买药用辅料丙二醇用于亮菌甲素注射液生产时，购入了假冒的丙二醇。据齐齐哈尔食品药品监督管理局介绍，经调查，造成齐齐哈尔第二制药有限公司假药的原因已基本查明，主要是齐齐哈尔第二制药有限公司购入了标识为江苏省中国地质矿业公司泰兴化工总厂的丙二醇作为药用辅料，用于亮菌甲素注射液生产，该辅料经检验是假丙二醇。据了解，江苏省食品药品监督管理局迅速采取措施，使造成人体严重危害的假辅料——假丙二醇的源头得到及时有效控制。贩卖假丙二醇的嫌疑人被江苏省公安部门采取行政强制措施。

案例2："欣弗"事件。2006年我国发生了由于生产出现的药品问题，即欣弗事件。欣弗（克林霉素磷酸酯葡萄糖注射液）可用于治疗扁桃体炎、急性支气管炎等病症。由安徽华源生物药业有限公司生产的"欣弗"未按批准的生产工艺进行生产，导致药品集中出现不良事件，大量患者出现过敏性休克、肝肾功能损害等严重不良反应，甚至有人因此而丧命。相关产品已在全国范围内停止生产和销售。

案例1中的企业行为违反了《药品生产质量管理规范》的第一百零二条规定：药品生产所用的原辅料、与药品直接接触的包装材料应当符合相应的质量标准，药品上直接印字所用油墨应当符合食用标准要求。

案例2中的企业行为违反了《药品生产质量管理规范》的第一百六十九条规定：工艺规程不得任意更改。如需更改，应当按照相关的操作规程修订、审核、批准。

任务一　药品生产质量管理规范

《药品生产质量管理规范》简称GMP。GMP是良好操作规范（Good Manufacture Practices）的英文缩写，其主要内容是对企业（药品制剂类）生产过程的合理性、生产设备的适用性和生产操作的精确性、规范性提出强制性要求。最早的GMP是由美国坦普尔大学6名教授提出的，仅作为FDA内部文件。“反应停”事件后，美国国会于1963年颁布为法令。随后在1969年，世界卫生组织（WHO）建议各成员国的药品生产采用药品GMP制度。中国医药工业公司于1982年制定了《药品生产管理规范》（试行稿），在一些制药企业中试行。1984年，医药行业的主管部门——原国家医药管理局正式颁布了《药品生产管理规范》在医药行业推行，1988年3月17日卫生部颁布了GMP。我国自1988年第一次颁布药品GMP至今已有20多年，其间经历了1992年和1998年两次修订，实现了所有原料药和制剂均在符合药品GMP的条件下生产的目标。2010年10月19日经卫生部部务会议审议通过，现予以发布。

2010年10月19日经卫生部部务会议审议通过，现予以发布，中华人民共和国卫生部令第79号。《药品生产质量管理规范（2010年修订）》已于2011年3月1日起施行，共计14章313条。

药品生产质量管理规范

第一章　总则

第一条　为规范药品生产质量管理，根据《中华人民共和国药品管理法》、《中华人民共和国药品管理法实施条例》，制定本规范。

第二条　企业应当建立药品质量管理体系。该体系应当涵盖影响药品质量的所有因素，包括确保药品质量符合预定用途的有组织、有计划的全部活动。

第三条　本规范作为质量管理体系的一部分，是药品生产管理和质量控制的基本要求，旨在最大限度地降低药品生产过程中污染、交叉污染以及混淆、差错等风险，确保持续稳定地生产出符合预定用途和注册要求的药品。

第四条　企业应当严格执行本规范，坚持诚实守信，禁止任何虚假、欺骗行为。

第二章　质量管理

第一节　原则

第五条　企业应当建立符合药品质量管理要求的质量目标，将药品注册的有关安全、有效和质量可控的所有要求，系统地贯彻到药品生产、控制及产品放行、储存、发运的全过程中，确保所生产的药品符合预定用途和注册要求。

第六条　企业高层管理人员应当确保实现既定的质量目标，不同层次的人员以及供应商、经销商应当共同参与并承担各自的责任。

第七条　企业应当配备足够的、符合要求的人员、厂房、设施和设备，为实现质量目标提供必要的条件。

第二节　质量保证

第八条　质量保证是质量管理体系的一部分。企业必须建立质量保证系统，同时建立完整的文件体系，以保证系统有效运行。

第九条　质量保证系统应当确保：

（一）药品的设计与研发体现本规范的要求；

（二）生产管理和质量控制活动符合本规范的要求；

（三）管理职责明确；

（四）采购和使用的原辅料和包装材料正确无误；

（五）中间产品得到有效控制；

（六）确认、验证的实施；

（七）严格按照规程进行生产、检查、检验和复核；

（八）每批产品经质量受权人批准后方可放行；

（九）在储存、发运和随后的各种操作过程中有保证药品质量的适当措施；

（十）按照自检操作规程，定期检查评估质量保证系统的有效性和适用性。

第十条　药品生产质量管理的基本要求：

（一）制定生产工艺，系统地回顾并证明其可持续稳定地生产出符合要求的产品；

（二）生产工艺及其重大变更均经过验证；

（三）配备所需的资源，至少包括：

1. 具有适当的资质并经培训合格的人员；

2. 足够的厂房和空间；

3. 适用的设备和维修保障；

4. 正确的原辅料、包装材料和标签；

5. 经批准的工艺规程和操作规程；

6. 适当的储运条件。

（四）应当使用准确、易懂的语言制定操作规程；

（五）操作人员经过培训，能够按照操作规程正确操作；

（六）生产全过程应当有记录，偏差均经过调查并记录；

（七）批记录和发运记录应当能够追溯批产品的完整历史，并妥善保存、便于查阅；

（八）降低药品发运过程中的质量风险；

（九）建立药品召回系统，确保能够召回任何一批已发运销售的产品；

（十）调查导致药品投诉和质量缺陷的原因，并采取措施，防止类似质量缺陷再次发生。

第三节 质量控制

第十一条 质量控制包括相应的组织机构、文件系统以及取样、检验等，确保物料或产品在放行前完成必要的检验，确认其质量符合要求。

第十二条 质量控制的基本要求：

（一）应当配备适当的设施、设备、仪器和经过培训的人员，有效、可靠地完成所有质量控制的相关活动；

（二）应当有批准的操作规程，用于原辅料、包装材料、中间产品、待包装产品和成品的取样、检查、检验以及产品的稳定性考察，必要时进行环境监测，以确保符合本规范的要求；

（三）由经授权的人员按照规定的方法对原辅料、包装材料、中间产品、待包装产品和成品取样；

（四）检验方法应当经过验证或确认；

（五）取样、检查、检验应当有记录，偏差应当经过调查并记录；

（六）物料、中间产品、待包装产品和成品必须按照质量标准进行检查和检验，并有记录；

（七）物料和最终包装的成品应当有足够的留样，以备必要的检查或检验；除最终包装容器过大的成品外，成品的留样包装应当与最终包装相同。

第四节 质量风险管理

第十三条 质量风险管理是在整个产品生命周期中采用前瞻或回顾的方式，对质量风险进行评估、控制、沟通、审核的系统过程。

第十四条 应当根据科学知识及经验对质量风险进行评估，以保证产品质量。

第十五条 质量风险管理过程所采用的方法、措施、形式及形成的文件应当与存在风险的级别相适应。

第三章 机构与人员

第一节 原则

第十六条 企业应当建立与药品生产相适应的管理机构，并有组织机构图。

企业应当设立独立的质量管理部门，履行质量保证和质量控制的职责。质量管理部门可以分别设立质量保证部门和质量控制部门。

第十七条 质量管理部门应当参与所有与质量有关的活动，负责审核所有与本规范有关的文件。质量管理部门人员不得将职责委托给其他部门的人员。

第十八条 企业应当配备足够数量并具有适当资质（含学历、培训和实践经验）的管理和操作人员，应当明确规定每个部门和每个岗位的职责。岗位职责不得遗漏，交叉的职责应当有明确规定。每个人所承担的职责不应当过多。

所有人员应当明确并理解自己的职责，熟悉与其职责相关的要求，并接受必要的培训，包括上岗前培训和继续培训。

第十九条　职责通常不得委托给他人。确需委托的，其职责可委托给具有相当资质的指定人员。

第二节　关键人员

第二十条　关键人员应当为企业的全职人员，至少应当包括企业负责人、生产管理负责人、质量管理负责人和质量受权人。

质量管理负责人和生产管理负责人不得互相兼任。质量管理负责人和质量受权人可以兼任。应当制定操作规程确保质量受权人独立履行职责，不受企业负责人和其他人员的干扰。

第二十一条　企业负责人

企业负责人是药品质量的主要责任人，全面负责企业日常管理。为确保企业实现质量目标并按照本规范要求生产药品，企业负责人应当负责提供必要的资源，合理计划、组织和协调，保证质量管理部门独立履行其职责。

第二十二条　生产管理负责人

（一）资质：

生产管理负责人应当至少具有药学或相关专业本科学历（或中级专业技术职称或执业药师资格），具有至少三年从事药品生产和质量管理的实践经验，其中至少有一年的药品生产管理经验，接受过与所生产产品相关的专业知识培训。

（二）主要职责：

1. 确保药品按照批准的工艺规程生产、储存，以保证药品质量；

2. 确保严格执行与生产操作相关的各种操作规程；

3. 确保批生产记录和批包装记录经过指定人员审核并送交质量管理部门；

4. 确保厂房和设备的维护保养，以保持其良好的运行状态；

5. 确保完成各种必要的验证工作；

6. 确保生产相关人员经过必要的上岗前培训和继续培训，并根据实际需要调整培训内容。

第二十三条　质量管理负责人

（一）资质：

质量管理负责人应当至少具有药学或相关专业本科学历（或中级专业技术职称或执业药师资格），具有至少五年从事药品生产和质量管理的实践经验，其中至少一年的药品质量管理经验，接受过与所生产产品相关的专业知识培训。

（二）主要职责：

1. 确保原辅料、包装材料、中间产品、待包装产品和成品符合经注册批准的要求和质量标准；

2. 确保在产品放行前完成对批记录的审核；

3. 确保完成所有必要的检验；

4. 批准质量标准、取样方法、检验方法和其他质量管理的操作规程；

5. 审核和批准所有与质量有关的变更；

6. 确保所有重大偏差和检验结果超标已经过调查并得到及时处理；

7. 批准并监督委托检验；

8. 监督厂房和设备的维护，以保持其良好的运行状态；

9. 确保完成各种必要的确认或验证工作，审核和批准确认或验证方案和报告；

10. 确保完成自检；

11. 评估和批准物料供应商；

12. 确保所有与产品质量有关的投诉已经过调查，并得到及时、正确的处理；

13. 确保完成产品的持续稳定性考察计划，提供稳定性考察的数据；

14. 确保完成产品质量回顾分析；

15. 确保质量控制和质量保证人员都已经过必要的上岗前培训和继续培训，并根据实际需要调整培训内容。

第二十四条　生产管理负责人和质量管理负责人通常有下列共同的职责：

（一）审核和批准产品的工艺规程、操作规程等文件；

（二）监督厂区卫生状况；

（三）确保关键设备经过确认；

（四）确保完成生产工艺验证；

（五）确保企业所有相关人员都已经过必要的上岗前培训和继续培训，并根据实际需要调整培训内容；

（六）批准并监督委托生产；

（七）确定和监控物料和产品的储存条件；

（八）保存记录；

（九）监督本规范执行状况；

（十）监控影响产品质量的因素。

第二十五条　质量受权人

（一）资质：

质量受权人应当至少具有药学或相关专业本科学历（或中级专业技术职称或执业药师资格），具有至少五年从事药品生产和质量管理的实践经验，从事过药品生产过程控制和质量检验工作。

质量受权人应当具有必要的专业理论知识，并经过与产品放行有关的培训，方能独立履行其职责。

（二）主要职责：

1. 参与企业质量体系建立、内部自检、外部质量审计、验证以及药品不良反应报告、产品召回等质量管理活动；

2. 承担产品放行的职责，确保每批已放行产品的生产、检验均符合相关法规、药品注册要求和质量标准；

3. 在产品放行前，质量受权人必须按照上述第 2 项的要求出具产品放行审核记录，并纳入批记录。

第三节　培训

第二十六条　企业应当指定部门或专人负责培训管理工作，应当有经生产管理负责人或质量管理负责人审核或批准的培训方案或计划，培训记录应当予以保存。

第二十七条　与药品生产、质量有关的所有人员都应当经过培训，培训的内容应当与岗位的要求相适应。除进行本规范理论和实践的培训外，还应当有相关法规、相应岗位的职责、技能的培训，并定期评估培训的实际效果。

第二十八条　高风险操作区（如：高活性、高毒性、传染性、高致敏性物料的生产区）的工作人员应当接受专门的培训。

第四节　人员卫生

第二十九条　所有人员都应当接受卫生要求的培训，企业应当建立人员卫生操作规程，最大限度地降低人员对药品生产造成污染的风险。

第三十条　人员卫生操作规程应当包括与健康、卫生习惯及人员着装相关的内容。生产区和质量控制区的人员应当正确理解相关的人员卫生操作规程。企业应当采取措施确保人员卫生操作规程的执行。

第三十一条　企业应当对人员健康进行管理，并建立健康档案。直接接触药品的生产人员上岗前应当接受健康检查，以后每年至少进行一次健康检查。

第三十二条　企业应当采取适当措施，避免体表有伤口、患有传染病或其他可能污染药品疾病的人员从事直接接触药品的生产。

第三十三条　参观人员和未经培训的人员不得进入生产区和质量控制区，特殊情况确需进入的，应当事先对个人卫生、更衣等事项进行指导。

第三十四条　任何进入生产区的人员均应当按照规定更衣。工作服的选材、式样及穿戴方式应当与所从事的工作和空气洁净度级别要求相适应。

第三十五条　进入洁净生产区的人员不得化妆和佩带饰物。

第三十六条　生产区、仓储区应当禁止吸烟和饮食，禁止存放食品、饮料、香烟和个人用药品等非生产用物品。

第三十七条　操作人员应当避免裸手直接接触药品、与药品直接接触的包装材料和设备表面。

第四章　厂房与设施

第一节　原则

第三十八条　厂房的选址、设计、布局、建造、改造和维护必须符合药品生产要求，应当能够最大限度地避免污染、交叉污染、混淆和差错，便于清洁、操作和维护。

第三十九条　应当根据厂房及生产防护措施综合考虑选址，厂房所处的环境应当能够最大限度地降低物料或产品遭受污染的风险。

第四十条　企业应当有整洁的生产环境；厂区的地面、路面及运输等不应当对药品的生产造成污染；生产、行政、生活和辅助区的总体布局应当合理，不得互相妨碍；厂区和厂房内的人、物流走向应当合理。

第四十一条　应当对厂房进行适当维护，并确保维修活动不影响药品的质量。应当按照详细的书面操作规程对厂房进行清洁或必要的消毒。

第四十二条　厂房应当有适当的照明、温度、湿度和通风，确保生产和储存的产品质量以及相关设备性能不会直接或间接地受到影响。

第四十三条　厂房、设施的设计和安装应当能够有效防止昆虫或其他动物进入。应当采取必要的措施，避免所使用的灭鼠药、杀虫剂、烟熏剂等对设备、物料、产品造成污染。

第四十四条　应当采取适当措施，防止未经批准人员的进入。生产、储存和质量控制区不应当作为非本区工作人员的直接通道。

第四十五条　应当保存厂房、公用设施、固定管道建造或改造后的竣工图纸。

第二节　生产区

第四十六条　为降低污染和交叉污染的风险，厂房、生产设施和设备应当根据所生产药品的特性、工艺流程及相应洁净度级别要求合理设计、布局和使用，并符合下列要求：

（一）应当综合考虑药品的特性、工艺和预定用途等因素，确定厂房、生产设施和设备多产品共用的可行性，并有相应评估报告；

（二）生产特殊性质的药品，如高致敏性药品（如青霉素类）或生物制品（如卡介苗或其他用活性微生物制备而成的药品），必须采用专用和独立的厂房、生产设施和设备。青霉素类药品产尘量大的操作区域应当保持相对负压，排至室外的废气应当经过净化处理并符合要求，排风口应当远离其他空气净化系统的进风口；

（三）生产 β - 内酰胺结构类药品、性激素类避孕药品必须使用专用设施（如独立的空气净化系统）和设备，并与其他药品生产区严格分开；

（四）生产某些激素类、细胞毒性类、高活性化学药品应当使用专用设施（如独立的空气净化系统）和设备；特殊情况下，如采取特别防护措施并经过必要的验证，上述药品制剂则可通过阶段性生产方式共用同一生产设施和设备；

（五）用于上述第（二）、（三）、（四）项的空气净化系统，其排风应当经过净化处理；

（六）药品生产厂房不得用于生产对药品质量有不利影响的非药用产品。

第四十七条　生产区和储存区应当有足够的空间，确保有序地存放设备、物料、中间产品、待包装产品和成品，避免不同产品或物料的混淆、交叉污染，避免生产或质量控制操作发生遗漏或差错。

第四十八条　应当根据药品品种、生产操作要求及外部环境状况等配置空调净化系统，使生产区有效通风，并有温度、湿度控制和空气净化过滤，保证药品的生产环境符合要求。

洁净区与非洁净区之间、不同级别洁净区之间的压差应当不低于10帕斯卡。必要时，相同洁净度级别的不同功能区域（操作间）之间也应当保持适当的压差梯度。

口服液体和固体制剂、腔道用药（含直肠用药）、表皮外用药品等非无菌制剂生产的暴露工序区域及其直接接触药品的包装材料最终处理的暴露工序区域，应当参照“无菌药品”洁净区的要求设置，企业可根据产品的标准和特性对该区域采取适当的微生物监控措施。

第四十九条　洁净区的内表面（墙壁、地面、天棚）应当平整光滑、无裂缝、接口严密、无颗粒物脱落，避免积尘，便于有效清洁，必要时应当进行消毒。

第五十条　各种管道、照明设施、风口和其他公用设施的设计和安装应当避免出现不易清洁的部位，应当尽可能在生产区外部对其进行维护。

第五十一条　排水设施应当大小适宜，并安装防止倒灌的装置。应当尽可能避免明沟排水；不可避免时，明沟宜浅，以方便清洁和消毒。

第五十二条　制剂的原辅料称量通常应当在专门设计的称量室内进行。

第五十三条　产尘操作间（如干燥物料或产品的取样、称量、混合、包装等操作间）应当保持相对负压或采取专门的措施，防止粉尘扩散、避免交叉污染并便于清洁。

第五十四条　用于药品包装的厂房或区域应当合理设计和布局，以避免混淆或交叉污染。如同一区域内有数条包装线，应当有隔离措施。

第五十五条　生产区应当有适度的照明，目视操作区域的照明应当满足操作要求。

第五十六条　生产区内可设中间控制区域，但中间控制操作不得给药品带来质量风险。

第三节　仓储区

第五十七条　仓储区应当有足够的空间，确保有序存放待验、合格、不合格、退货或召回的原辅料、包装材料、中间产品、待包装产品和成品等各类物料和产品。

第五十八条　仓储区的设计和建造应当确保良好的仓储条件，并有通风和照明设施。仓储区应当能够满足物料或产品的储存条件（如温湿度、避光）和安全储存的要求，并进行检查和监控。

第五十九条　高活性的物料或产品以及印刷包装材料应当储存于安全的区域。

第六十条　接收、发放和发运区域应当能够保护物料、产品免受外界天气（如雨、雪）的影响。接收区的布局和设施应当能够确保到货物料在进入仓储区前可对外包装进行必要的清洁。

第六十一条　如采用单独的隔离区域储存待验物料，待验区应当有醒目的标识，且只限于经批准的人员出入。

不合格、退货或召回的物料或产品应当隔离存放。如果采用其他方法替代物理隔离，则该方法应当具有同等的安全性。

第六十二条　通常应当有单独的物料取样区。取样区的空气洁净度级别应当与生产要求一致。如在其他区域或采用其他方式取样，应当能够防止污染或交叉污染。

第四节　质量控制区

第六十三条　质量控制实验室通常应当与生产区分开。生物检定、微生物和放射性同位素的实验室还应当彼此分开。

第六十四条　实验室的设计应当确保其适用于预定的用途，并能够避免混淆和交叉污染，应当有足够的区域用于样品处置、留样和稳定性考察样品的存放以及记录的保存。

第六十五条　必要时，应当设置专门的仪器室，使灵敏度高的仪器免受静电、震动、潮湿或其他外界因素的干扰。

第六十六条　处理生物样品或放射性样品等特殊物品的实验室应当符合国家的有关要求。

第六十七条　实验动物房应当与其他区域严格分开，其设计、建造应当符合国家有关规定，并设有独立的空气处理设施以及动物的专用通道。

第五节　辅助区

第六十八条　休息室的设置不应当对生产区、仓储区和质量控制区造成不良影响。

第六十九条　更衣室和盥洗室应当方便人员进出，并与使用人数相适应。盥洗室不得与生产区和仓储区直接相通。

第七十条　维修间应当尽可能远离生产区。存放在洁净区内的维修用备件和工具，应当放置在专门的房间或工具柜中。

第五章　设备

第一节　原则

第七十一条　设备的设计、选型、安装、改造和维护必须符合预定用途，应当尽可能降低产生污染、交叉污染、混淆和差错的风险，便于操作、清洁、维护，以及必要时进行的消毒或灭菌。

第七十二条　应当建立设备使用、清洁、维护和维修的操作规程，并保存相应的操作记录。

第七十三条　应当建立并保存设备采购、安装、确认的文件和记录。

第二节　设计和安装

第七十四条　生产设备不得对药品质量产生任何不利影响。与药品直接接触的生产设备表面应当平整、光洁、易清洗或消毒、耐腐蚀，不得与药品发生化学反应、吸附药品或向药品中释放物质。

第七十五条　应当配备有适当量程和精度的衡器、量具、仪器和仪表。

第七十六条　应当选择适当的清洗、清洁设备，并防止这类设备成为污染源。

第七十七条　设备所用的润滑剂、冷却剂等不得对药品或容器造成污染，应当尽可能使用食用级或级别相当的润滑剂。

第七十八条　生产用模具的采购、验收、保管、维护、发放及报废应当制定相应操作规程，设专人专柜保管，并有相应记录。

第三节　维护和维修

第七十九条　设备的维护和维修不得影响产品质量。

第八十条　应当制定设备的预防性维护计划和操作规程，设备的维护和维修应当有相应的记录。

第八十一条　经改造或重大维修的设备应当进行再确认，符合要求后方可用于生产。

第四节　使用和清洁

第八十二条　主要生产和检验设备都应当有明确的操作规程。

第八十三条　生产设备应当在确认的参数范围内使用。

第八十四条　应当按照详细规定的操作规程清洁生产设备。

生产设备清洁的操作规程应当规定具体而完整的清洁方法、清洁用设备或工具、清洁剂的名称和配制方法、去除前一批次标识的方法、保护已清洁设备在使用前免受污染的方法、已清洁设备最长的保存时限、使用前检查设备清洁状况的方法，使操作者能以可重现的、有效的方式对各类设备进行清洁。

如需拆装设备，还应当规定设备拆装的顺序和方法；如需对设备消毒或灭菌，还应当规定消毒或灭菌的具体方法、消毒剂的名称和配制方法。必要时，还应当规定设备生产结束至清洁前所允许的最长间隔时限。

第八十五条　已清洁的生产设备应当在清洁、干燥的条件下存放。

第八十六条　用于药品生产或检验的设备和仪器，应当有使用日志，记录内容包括使用、清洁、维护和维修情况以及日期、时间、所生产及检验的药品名称、规格和批号等。

第八十七条　生产设备应当有明显的状态标识，标明设备编号和内容物（如名称、规格、批号）；没有内容物的应当标明清洁状态。

第八十八条　不合格的设备如有可能应当搬出生产和质量控制区，未搬出前，应当有醒目的状态标识。

第八十九条　主要固定管道应当标明内容物名称和流向。

第五节　校准

第九十条　应当按照操作规程和校准计划定期对生产和检验用衡器、量具、仪表、记录和控制设备以及仪器进行校准和检查，并保存相关记录。校准的量程范围应当涵盖实际生产和检验的使用范围。

第九十一条　应当确保生产和检验使用的关键衡器、量具、仪表、记录和控制设备以及仪器经过校准，所得出的数据准确、可靠。

第九十二条　应当使用计量标准器具进行校准，且所用计量标准器具应当符合国家有关规定。校准记录应当标明所用计量标准器具的名称、编号、校准有效期和计量合格证明编号，确保记录的可追溯性。

第九十三条　衡器、量具、仪表、用于记录和控制的设备以及仪器应当有明显的标识，标明其校准有效期。

第九十四条　不得使用未经校准、超过校准有效期、失准的衡器、量具、仪表以及用于记录和控制的设备、仪器。

第九十五条　在生产、包装、仓储过程中使用自动或电子设备的，应当按照操作规程定期进行校准和检查，确保其操作功能正常。校准和检查应当有相应的记录。

第六节　制药用水

第九十六条　制药用水应当适合其用途，并符合《中华人民共和国药典》的质量标准及相关要求。制药用水至少应当采用饮用水。

第九十七条　水处理设备及其输送系统的设计、安装、运行和维护应当确保制药用水达到设定的质量标准。水处理设备的运行不得超出其设计能力。

第九十八条　纯化水、注射用水储罐和输送管道所用材料应当无毒、耐腐蚀；储罐的通气口应当安装不脱落纤维的疏水性除菌滤器；管道的设计和安装应当避免死角、盲管。

第九十九条　纯化水、注射用水的制备、储存和分配应当能够防止微生物的滋生。纯化水可采用循环，注射用水可采用70℃以上保温循环。

第一百条　应当对制药用水及原水的水质进行定期监测，并有相应的记录。

第一百零一条　应当按照操作规程对纯化水、注射用水管道进行清洗消毒，并有相关记录。发现制药用水微生物污染达到警戒限度、纠偏限度时应当按照操作规程处理。

第六章　物料与产品

第一节　原则

第一百零二条　药品生产所用的原辅料、与药品直接接触的包装材料应当符合相应的质量标准。药品上直接印字所用油墨应当符合食用标准要求。

进口原辅料应当符合国家相关的进口管理规定。

第一百零三条　应当建立物料和产品的操作规程，确保物料和产品的正确接收、储存、发放、使用和发运，防止污染、交叉污染、混淆和差错。

物料和产品的处理应当按照操作规程或工艺规程执行，并有记录。

第一百零四条　物料供应商的确定及变更应当进行质量评估，并经质量管理部门批准后方可采购。

第一百零五条　物料和产品的运输应当能够满足其保证质量的要求，对运输有特殊要求的，其运输条件应当予以确认。

第一百零六条　原辅料、与药品直接接触的包装材料和印刷包装材料的接收应当有操作规程，所有到货物料均应当检查，以确保与订单一致，并确认供应商已经质量管理部门批准。

物料的外包装应当有标签，并注明规定的信息。必要时，还应当进行清洁，发现外包装损坏或其他可能影响物料质量的问题，应当向质量管理部门报告并进行调查和记录。

每次接收均应当有记录，内容包括：

（一）交货单和包装容器上所注物料的名称；

（二）企业内部所用物料名称和（或）代码；

（三）接收日期；

（四）供应商和生产商（如不同）的名称；

（五）供应商和生产商（如不同）标识的批号；

（六）接收总量和包装容器数量；

（七）接收后企业指定的批号或流水号；

（八）有关说明（如包装状况）。

第一百零七条　物料接收和成品生产后应当及时按照待验管理，直至放行。

第一百零八条　物料和产品应当根据其性质有序分批储存和周转，发放及发运应当符合先进先出和近效期先出的原则。

第一百零九条　使用计算机化仓储管理的，应当有相应的操作规程，防止因系统故障、停机等特殊情况而造成物料和产品的混淆和差错。

使用完全计算机化仓储管理系统进行识别的，物料、产品等相关信息可不必以书面可读的方式标出。

第二节　原辅料

第一百一十条　应当制定相应的操作规程，采取核对或检验等适当措施，确认每一包装内的原辅料正确无误。

第一百一十一条　一次接收数个批次的物料，应当按批取样、检验、放行。

第一百一十二条　仓储区内的原辅料应当有适当的标识，并至少标明下述内容：

（一）指定的物料名称和企业内部的物料代码；

（二）企业接收时设定的批号；

（三）物料质量状态（如待验、合格、不合格、已取样）；

（四）有效期或复验期。

第一百一十三条　只有经质量管理部门批准放行并在有效期或复验期内的原辅料方可使用。

第一百一十四条　原辅料应当按照有效期或复验期储存。储存期内，如发现对质量有不良影响的特殊情况，应当进行复验。

第一百一十五条　应当由指定人员按照操作规程进行配料，核对物料后，精确称量或计量，并作好标识。

第一百一十六条　配制的每一物料及其重量或体积应当由他人独立进行复核，并有复核记录。

第一百一十七条　用于同一批药品生产的所有配料应当集中存放，并作好标识。

第三节　中间产品和待包装产品

第一百一十八条　中间产品和待包装产品应当在适当的条件下储存。

第一百一十九条　中间产品和待包装产品应当有明确的标识，并至少标明下述内容：

（一）产品名称和企业内部的产品代码；

（二）产品批号；

（三）数量或重量（如毛重、净重等）；

（四）生产工序（必要时）；

（五）产品质量状态（必要时，如待验、合格、不合格、已取样）。

第四节　包装材料

第一百二十条　与药品直接接触的包装材料和印刷包装材料的管理和控制要求与原辅料相同。

第一百二十一条　包装材料应当由专人按照操作规程发放，并采取措施避免混淆和差错，确保用于药品生产的包装材料正确无误。

第一百二十二条　应当建立印刷包装材料设计、审核、批准的操作规程，确保印刷包装材料印制的内容与药品监督管理部门核准的一致，并建立专门的文档，保存经签名批准的印刷包装材料原版实样。

第一百二十三条　印刷包装材料的版本变更时，应当采取措施，确保产品所用印刷包装材料的版本正确无误。宜收回作废的旧版印刷模版并予以销毁。

第一百二十四条　印刷包装材料应当设置专门区域妥善存放，未经批准人员不得进入。切割式标签或其他散装印刷包装材料应当分别置于密闭容器内储运，以防混淆。

第一百二十五条　印刷包装材料应当由专人保管，并按照操作规程和需求量发放。

第一百二十六条　每批或每次发放的与药品直接接触的包装材料或印刷包装材料，均应当有识别标志，标明所用产品的名称和批号。

第一百二十七条　过期或废弃的印刷包装材料应当予以销毁并记录。

第五节　成品

第一百二十八条　成品放行前应当待验储存。

第一百二十九条　成品的储存条件应当符合药品注册批准的要求。

第六节　特殊管理的物料和产品

第一百三十条　麻醉药品、精神药品、医疗用毒性药品（包括药材）、放射性药品、药品类易制毒化学品及易燃、易爆和其他危险品的验收、储存、管理应当执行国家有关的规定。

第七节　其他

第一百三十一条　不合格的物料、中间产品、待包装产品和成品的每个包装容器上均应当有清晰醒目的标志，并在隔离区内妥善保存。

第一百三十二条　不合格的物料、中间产品、待包装产品和成品的处理应当经质量管理负责人批准，并有记录。

第一百三十三条　产品回收需经预先批准，并对相关的质量风险进行充分评估，根据评估结论决定是否回收。回收应当按照预定的操作规程进行，并有相应记录。回收处理后的产品应当按照回收处理中最早批次产品的生产日期确定有效期。

第一百三十四条　制剂产品不得进行重新加工。不合格的制剂中间产品、待包装产品和成品一般不得进行返工。只有不影响产品质量、符合相应质量标准，且根据预定、经批准的操作规程以及对相关风险充分评估后，才允许返工处理。返工应当有相应记录。

第一百三十五条　对返工或重新加工或回收合并后生产的成品，质量管理部门应当考虑需要进行额外相关项目的检验和稳定性考察。

第一百三十六条　企业应当建立药品退货的操作规程，并有相应的记录，内容至少应当包括：产品名称、批号、规格、数量、退货单位及地址、退货原因及日期、最终处理意见。同一产品同一批号不同渠道的退货应当分别记录、存放和处理。

第一百三十七条　只有经检查、检验和调查，有证据证明退货质量未受影响，且经质量管理部门根据操作规程评价后，方可考虑将退货重新包装、重新发运销售。评价考虑的因素至少应当包括药品的性质、所需的储存条件、药品的现状、历史，以及发运与退货之间的间隔时间等因素。不符合储存和运输要求的退货，应当在质量管理部门监督下予以销毁。对退货质量存有怀疑时，不得重新发运。

对退货进行回收处理的，回收后的产品应当符合预定的质量标准和第一百三十三条的要求。

退货处理的过程和结果应当有相应记录。

第七章　确认与验证

第一百三十八条　企业应当确定需要进行的确认或验证工作，以证明有关操作的关键要素能够得到有效控制。确认或验证的范围和程度应当经过风险评估来确定。

第一百三十九条　企业的厂房、设施、设备和检验仪器应当经过确认，应当采用经过验证的生产工艺、操作规程和检验方法进行生产、操作和检验，并保持持续的验证状态。

第一百四十条　应当建立确认与验证的文件和记录，并能以文件和记录证明达到以下预定的目标：

（一）设计确认应当证明厂房、设施、设备的设计符合预定用途和本规范要求；

（二）安装确认应当证明厂房、设施、设备的建造和安装符合设计标准；

（三）运行确认应当证明厂房、设施、设备的运行符合设计标准；

（四）性能确认应当证明厂房、设施、设备在正常操作方法和工艺条件下能够持续符合标准；

（五）工艺验证应当证明一个生产工艺按照规定的工艺参数能够持续生产出符合预定用途和注册要求的产品。

第一百四十一条　采用新的生产处方或生产工艺前，应当验证其常规生产的适用性。生产工艺在使用规定的原辅料和设备条件下，应当能够始终生产出符合预定用途和注册要求的产品。

第一百四十二条　当影响产品质量的主要因素，如原辅料、与药品直接接触的包装材料、生产设备、生产环境（或厂房）、生产工艺、检验方法等发生变更时，应当进行确认或验证。必要时，还应当经药品监督管理部门批准。

第一百四十三条　清洁方法应当经过验证，证实其清洁的效果，以有效防止污染和交叉污染。清洁验证应当综合考虑设备使用情况、所使用的清洁剂和消毒剂、取样方法和位置以及相应的取样回收率、残留物的性质和限度、残留物检验方法的灵敏度等因素。

第一百四十四条　确认和验证不是一次性的行为。首次确认或验证后，应当根据产品质量回顾分析情况进行再确认或再验证。关键的生产工艺和操作规程应当定期进行再验证，确保其能够达到预期结果。

第一百四十五条　企业应当制定验证总计划，以文件形式说明确认与验证工作的关键信息。

第一百四十六条　验证总计划或其他相关文件中应当作出规定，确保厂房、设施、设备、检验仪器、生产工艺、操作规程和检验方法等能够保持持续稳定。

第一百四十七条　应当根据确认或验证的对象制定确认或验证方案，并经审核、批准。确认或验证方案应当明确职责。

第一百四十八条　确认或验证应当按照预先确定和批准的方案实施，并有记录。确认或验证工作完成后，应当写出报告，并经审核、批准。确认或验证的结果和结论（包括评价和建议）应当有记录并存档。

第一百四十九条　应当根据验证的结果确认工艺规程和操作规程。

第八章　文件管理

第一节　原则

第一百五十条　文件是质量保证系统的基本要素。企业必须有内容正确的书面质量标准、生产处方和工艺规程、操作规程以及记录等文件。

第一百五十一条　企业应当建立文件管理的操作规程，系统地设计、制定、审核、批准和发放文件。与本规范有关的文件应当经质量管理部门的审核。

第一百五十二条　文件的内容应当与药品生产许可、药品注册等相关要求一致，并有助于追溯每批产品的历史情况。

第一百五十三条　文件的起草、修订、审核、批准、替换或撤销、复制、保管和销毁等应当按照操作规程管理，并有相应的文件分发、撤销、复制、销毁记录。

第一百五十四条　文件的起草、修订、审核、批准均应当由适当的人员签名并注明日期。

第一百五十五条　文件应当标明题目、种类、目的以及文件编号和版本号。文字应当确切、清晰、易懂，不能模棱两可。

第一百五十六条　文件应当分类存放、条理分明，便于查阅。

第一百五十七条　原版文件复制时，不得产生任何差错；复制的文件应当清晰可辨。

第一百五十八条　文件应当定期审核、修订；文件修订后，应当按照规定管理，防止旧版文件的误用。分发、使用的文件应当为批准的现行文本，已撤销的或旧版文件除留档备查外，不得在工作现场出现。

第一百五十九条　与本规范有关的每项活动均应当有记录，以保证产品生产、质量控制和质量保证等活动可以追溯。记录应当留有填写数据的足够空格。

记录应当及时填写，内容真实，字迹清晰、易读，不易擦除。

第一百六十条 应当尽可能采用生产和检验设备自动打印的记录、图谱和曲线图等，并标明产品或样品的名称、批号和记录设备的信息，操作人应当签注姓名和日期。

第一百六十一条 记录应当保持清洁，不得撕毁和任意涂改。记录填写的任何更改都应当签注姓名和日期，并使原有信息仍清晰可辨，必要时，应当说明更改的理由。记录如需重新誊写，则原有记录不得销毁，应当作为重新誊写记录的附件保存。

第一百六十二条 每批药品应当有批记录，包括批生产记录、批包装记录、批检验记录和药品放行审核记录等与本批产品有关的记录。批记录应当由质量管理部门负责管理，至少保存至药品有效期后一年。

质量标准、工艺规程、操作规程、稳定性考察、确认、验证、变更等其他重要文件应当长期保存。

第一百六十三条 如使用电子数据处理系统、照相技术或其他可靠方式记录数据资料，应当有所用系统的操作规程；记录的准确性应当经过核对。

使用电子数据处理系统的，只有经授权的人员方可输入或更改数据，更改和删除情况应当有记录；应当使用密码或其他方式来控制系统的登录；关键数据输入后，应当由他人独立进行复核。

用电子方法保存的批记录，应当采用磁带、缩微胶卷、纸质副本或其他方法进行备份，以确保记录的安全，且数据资料在保存期内便于查阅。

第二节 质量标准

第一百六十四条 物料和成品应当有经批准的现行质量标准；必要时，中间产品或待包装产品也应当有质量标准。

第一百六十五条 物料的质量标准一般应当包括：

（一）物料的基本信息：

1. 企业统一指定的物料名称和内部使用的物料代码；

2. 质量标准的依据；

3. 经批准的供应商；

4. 印刷包装材料的实样或样稿。

（二）取样、检验方法或相关操作规程编号；

（三）定性和定量的限度要求；

（四）储存条件和注意事项；

（五）有效期或复验期。

第一百六十六条 外购或外销的中间产品和待包装产品应当有质量标准；如果中间产品的检验结果用于成品的质量评价，则应当制定与成品质量标准相对应的中间产品质量标准。

第一百六十七条　成品的质量标准应当包括：

（一）产品名称以及产品代码；

（二）对应的产品处方编号（如有）；

（三）产品规格和包装形式；

（四）取样、检验方法或相关操作规程编号；

（五）定性和定量的限度要求；

（六）储存条件和注意事项；

（七）有效期。

第三节　工艺规程

第一百六十八条　每种药品的每个生产批量均应当有经企业批准的工艺规程，不同药品规格的每种包装形式均应当有各自的包装操作要求。工艺规程的制定应当以注册批准的工艺为依据。

第一百六十九条　工艺规程不得任意更改。如需更改，应当按照相关的操作规程修订、审核、批准。

第一百七十条　制剂的工艺规程的内容至少应当包括：

（一）生产处方：

1. 产品名称和产品代码；

2. 产品剂型、规格和批量；

3. 所用原辅料清单（包括生产过程中使用，但不在成品中出现的物料），阐明每一物料的指定名称、代码和用量；如原辅料的用量需要折算时，还应当说明计算方法。

（二）生产操作要求：

1. 对生产场所和所用设备的说明（如操作间的位置和编号、洁净度级别、必要的温湿度要求、设备型号和编号等）；

2. 关键设备的准备（如清洗、组装、校准、灭菌等）所采用的方法或相应操作规程编号；

3. 详细的生产步骤和工艺参数说明（如物料的核对、预处理、加入物料的顺序、混合时间、温度等）；

4. 所有中间控制方法及标准；

5. 预期的最终产量限度，必要时，还应当说明中间产品的产量限度，以及物料平衡的计算方法和限度；

6. 待包装产品的储存要求，包括容器、标签及特殊储存条件；

7. 需要说明的注意事项。

（三）包装操作要求：

1. 以最终包装容器中产品的数量、重量或体积表示的包装形式；

2. 所需全部包装材料的完整清单，包括包装材料的名称、数量、规格、类型以及与质量标准有关的每一包装材料的代码；

3. 印刷包装材料的实样或复制品，并标明产品批号、有效期打印位置；

4. 需要说明的注意事项，包括对生产区和设备进行的检查，在包装操作开始前，确认包装生产线的清场已经完成等；

5. 包装操作步骤的说明，包括重要的辅助性操作和所用设备的注意事项、包装材料使用前的核对；

6. 中间控制的详细操作，包括取样方法及标准；

7. 待包装产品、印刷包装材料的物料平衡计算方法和限度。

第四节　批生产记录

第一百七十一条　每批产品均应当有相应的批生产记录，可追溯该批产品的生产历史以及与质量有关的情况。

第一百七十二条　批生产记录应当依据现行批准的工艺规程的相关内容制定。记录的设计应当避免填写差错。批生产记录的每一页应当标注产品的名称、规格和批号。

第一百七十三条　原版空白的批生产记录应当经生产管理负责人和质量管理负责人审核和批准。批生产记录的复制和发放均应当按照操作规程进行控制并有记录，每批产品的生产只能发放一份原版空白批生产记录的复制件。

第一百七十四条　在生产过程中，进行每项操作时应当及时记录，操作结束后，应当由生产操作人员确认并签注姓名和日期。

第一百七十五条　批生产记录的内容应当包括：

（一）产品名称、规格、批号；

（二）生产以及中间工序开始、结束的日期和时间；

（三）每一生产工序的负责人签名；

（四）生产步骤操作人员的签名；必要时，还应当有操作（如称量）复核人员的签名；

（五）每一原辅料的批号以及实际称量的数量（包括投入的回收或返工处理产品的批号及数量）；

（六）相关生产操作或活动、工艺参数及控制范围，以及所用主要生产设备的编号；

（七）中间控制结果的记录以及操作人员的签名；

（八）不同生产工序所得产量及必要时的物料平衡计算；

（九）对特殊问题或异常事件的记录，包括对偏离工艺规程的偏差情况的详细说明或调查报告，并经签字批准。

第五节　批包装记录

第一百七十六条　每批产品或每批中部分产品的包装，都应当有批包装记录，以便追溯该批产品包装操作以及与质量有关的情况。

第一百七十七条　批包装记录应当依据工艺规程中与包装相关的内容制定。记录的设计应当注意避免填写差错。批包装记录的每一页均应当标注所包装产品的名称、规格、包装形式和批号。

第一百七十八条　批包装记录应当有待包装产品的批号、数量以及成品的批号和计划数量。原版空白的批包装记录的审核、批准、复制和发放的要求与原版空白的批生产记录相同。

第一百七十九条　在包装过程中，进行每项操作时应当及时记录，操作结束后，应当由包装操作人员确认并签注姓名和日期。

第一百八十条　批包装记录的内容包括：

（一）产品名称、规格、包装形式、批号、生产日期和有效期；

（二）包装操作日期和时间；

（三）包装操作负责人签名；

（四）包装工序的操作人员签名；

（五）每一包装材料的名称、批号和实际使用的数量；

（六）根据工艺规程所进行的检查记录，包括中间控制结果；

（七）包装操作的详细情况，包括所用设备及包装生产线的编号；

（八）所用印刷包装材料的实样，并印有批号、有效期及其他打印内容；不易随批包装记录归档的印刷包装材料可采用印有上述内容的复制品；

（九）对特殊问题或异常事件的记录，包括对偏离工艺规程的偏差情况的详细说明或调查报告，并经签字批准；

（十）所有印刷包装材料和待包装产品的名称、代码，以及发放、使用、销毁或退库的数量、实际产量以及物料平衡检查。

第六节　操作规程和记录

第一百八十一条　操作规程的内容应当包括：题目、编号、版本号、颁发部门、生效日期、分发部门以及制定人、审核人、批准人的签名并注明日期，标题、正文及变更历史。

第一百八十二条　厂房、设备、物料、文件和记录应当有编号（或代码），并制定编制编号（或代码）的操作规程，确保编号（或代码）的唯一性。

第一百八十三条　下述活动也应当有相应的操作规程，其过程和结果应当有记录：

（一）确认和验证；

（二）设备的装配和校准；

（三）厂房和设备的维护、清洁和消毒；

（四）培训、更衣及卫生等与人员相关的事宜；

（五）环境监测；

（六）虫害控制；

（七）变更控制；

（八）偏差处理；

（九）投诉；

（十）药品召回；

（十一）退货。

第九章　生产管理

第一节　原则

第一百八十四条　所有药品的生产和包装均应当按照批准的工艺规程和操作规程进行操作并有相关记录，以确保药品达到规定的质量标准，并符合药品生产许可和注册批准的要求。

第一百八十五条　应当建立划分产品生产批次的操作规程，生产批次的划分应当能够确保同一批次产品质量和特性的均一性。

第一百八十六条　应当建立编制药品批号和确定生产日期的操作规程。每批药品均应当编制唯一的批号。除另有法定要求外，生产日期不得迟于产品成型或灌装（封）前经最后混合的操作开始日期，不得以产品包装日期作为生产日期。

第一百八十七条　每批产品应当检查产量和物料平衡，确保物料平衡符合设定的限度。如有差异，必须查明原因，确认无潜在质量风险后，方可按照正常产品处理。

第一百八十八条　不得在同一生产操作间同时进行不同品种和规格药品的生产操作，除非没有发生混淆或交叉污染的可能。

第一百八十九条　在生产的每一阶段，应当保护产品和物料免受微生物和其他污染。

第一百九十条　在干燥物料或产品，尤其是高活性、高毒性或高致敏性物料或产品的生产过程中，应当采取特殊措施，防止粉尘的产生和扩散。

第一百九十一条　生产期间使用的所有物料、中间产品或待包装产品的容器及主要设备、必要的操作室应当贴签标识或以其他方式标明生产中的产品或物料名称、规格和批号，如有必要，还应当标明生产工序。

第一百九十二条　容器、设备或设施所用标识应当清晰明了，标识的格式应当经企业相关部门批准。除在标识上使用文字说明外，还可采用不同的颜色区分被标识物的状态（如待验、合格、不合格或已清洁等）。

第一百九十三条　应当检查产品从一个区域输送至另一个区域的管道和其他设备连接，确保连接正确无误。

第一百九十四条　每次生产结束后应当进行清场，确保设备和工作场所没有遗留与本次生产有关的物料、产品和文件。下次生产开始前，应当对前次清场情况进行确认。

第一百九十五条　应当尽可能避免出现任何偏离工艺规程或操作规程的偏

差。一旦出现偏差，应当按照偏差处理操作规程执行。

第一百九十六条　生产厂房应当仅限于经批准的人员出入。

第二节　防止生产过程中的污染和交叉污染

第一百九十七条　生产过程中应当尽可能采取措施，防止污染和交叉污染，如：

（一）在分隔的区域内生产不同品种的药品；

（二）采用阶段性生产方式；

（三）设置必要的气锁间和排风；空气洁净度级别不同的区域应当有压差控制；

（四）应当降低未经处理或未经充分处理的空气再次进入生产区导致污染的风险；

（五）在易产生交叉污染的生产区内，操作人员应当穿戴该区域专用的防护服；

（六）采用经过验证或已知有效的清洁和去污染操作规程进行设备清洁；必要时，应当对与物料直接接触的设备表面的残留物进行检测；

（七）采用密闭系统生产；

（八）干燥设备的进风应当有空气过滤器，排风应当有防止空气倒流装置；

（九）生产和清洁过程中应当避免使用易碎、易脱屑、易发霉器具；使用筛网时，应当有防止因筛网断裂而造成污染的措施；

（十）液体制剂的配制、过滤、灌封、灭菌等工序应当在规定时间内完成；

（十一）软膏剂、乳膏剂、凝胶剂等半固体制剂以及栓剂的中间产品应当规定储存期和储存条件。

第一百九十八条　应当定期检查防止污染和交叉污染的措施并评估其适用性和有效性。

第三节　生产操作

第一百九十九条　生产开始前应当进行检查，确保设备和工作场所没有上批遗留的产品、文件或与本批产品生产无关的物料，设备处于已清洁及待用状态。检查结果应当有记录。

生产操作前，还应当核对物料或中间产品的名称、代码、批号和标识，确保生产所用物料或中间产品正确且符合要求。

第二百条　应当进行中间控制和必要的环境监测，并予以记录。

第二百零一条　每批药品的每一生产阶段完成后必须由生产操作人员清场，并填写清场记录。清场记录内容包括：操作间编号、产品名称、批号、生产工序、清场日期、检查项目及结果、清场负责人及复核人签名。清场记录应当纳入批生产记录。

第四节　包装操作

第二百零二条　包装操作规程应当规定降低污染和交叉污染、混淆或差错风险的措施。

第二百零三条　包装开始前应当进行检查，确保工作场所、包装生产线、印刷机及其他设备已处于清洁或待用状态，无上批遗留的产品、文件或与本批产品包装无关的物料。检查结果应当有记录。

第二百零四条　包装操作前，还应当检查所领用的包装材料正确无误，核对待包装产品和所用包装材料的名称、规格、数量、质量状态，且与工艺规程相符。

第二百零五条　每一包装操作场所或包装生产线，应当有标识标明包装中的产品名称、规格、批号和批量的生产状态。

第二百零六条　有数条包装线同时进行包装时，应当采取隔离或其他有效防止污染、交叉污染或混淆的措施。

第二百零七条　待用分装容器在分装前应当保持清洁，避免容器中有玻璃碎屑、金属颗粒等污染物。

第二百零八条　产品分装、封口后应当及时贴签。未能及时贴签时，应当按照相关的操作规程操作，避免发生混淆或贴错标签等差错。

第二百零九条　单独打印或包装过程中在线打印的信息（如产品批号或有效期）均应当进行检查，确保其正确无误，并予以记录。如手工打印，应当增加检查频次。

第二百一十条　使用切割式标签或在包装线以外单独打印标签，应当采取专门措施，防止混淆。

第二百一十一条　应当对电子读码机、标签计数器或其他类似装置的功能进行检查，确保其准确运行。检查应当有记录。

第二百一十二条　包装材料上印刷或模压的内容应当清晰，不易褪色和擦除。

第二百一十三条　包装期间，产品的中间控制检查应当至少包括下述内容：

（一）包装外观；

（二）包装是否完整；

（三）产品和包装材料是否正确；

（四）打印信息是否正确；

（五）在线监控装置的功能是否正常。

样品从包装生产线取走后不应当再返还，以防止产品混淆或污染。

第二百一十四条　因包装过程产生异常情况而需要重新包装产品的，必须经专门检查、调查并由指定人员批准。重新包装应当有详细记录。

第二百一十五条　在物料平衡检查中，发现待包装产品、印刷包装材料以及成品数量有显著差异时，应当进行调查，未得出结论前，成品不得放行。

第二百一十六条　包装结束时，已打印批号的剩余包装材料应当由专人负责全部计数销毁，并有记录。如将未打印批号的印刷包装材料退库，应当按照操作规程执行。

第十章　质量控制与质量保证

第一节　质量控制实验室管理

第二百一十七条　质量控制实验室的人员、设施、设备应当与产品性质和生产规模相适应。

企业通常不得进行委托检验，确需委托检验的，应当按照第十一章中委托检验部分的规定，委托外部实验室进行检验，但应当在检验报告中予以说明。

第二百一十八条　质量控制负责人应当具有足够的管理实验室的资质和经验，可以管理同一企业的一个或多个实验室。

第二百一十九条　质量控制实验室的检验人员至少应当具有相关专业中专或高中以上学历，并经过与所从事的检验操作相关的实践培训且通过考核。

第二百二十条　质量控制实验室应当配备药典、标准图谱等必要的工具书，以及标准品或对照品等相关的标准物质。

第二百二十一条　质量控制实验室的文件应当符合第八章的原则，并符合下列要求：

（一）质量控制实验室应当至少有下列详细文件：

1. 质量标准；

2. 取样操作规程和记录；

3. 检验操作规程和记录（包括检验记录或实验室工作记事簿）；

4. 检验报告或证书；

5. 必要的环境监测操作规程、记录和报告；

6. 必要的检验方法验证报告和记录；

7. 仪器校准和设备使用、清洁、维护的操作规程及记录。

（二）每批药品的检验记录应当包括中间产品、待包装产品和成品的质量检验记录，可追溯该批药品所有相关的质量检验情况；

（三）宜采用便于趋势分析的方法保存某些数据（如检验数据、环境监测数据、制药用水的微生物监测数据）；

（四）除与批记录相关的资料信息外，还应当保存其他原始资料或记录，以方便查阅。

第二百二十二条　取样应当至少符合以下要求：

（一）质量管理部门的人员有权进入生产区和仓储区进行取样及调查；

（二）应当按照经批准的操作规程取样，操作规程应当详细规定：

1. 经授权的取样人；

2. 取样方法；

3. 所用器具；

4. 样品量；

5. 分样的方法；

6. 存放样品容器的类型和状态；

7. 取样后剩余部分及样品的处置和标识；

8. 取样注意事项，包括为降低取样过程产生的各种风险所采取的预防措施，尤其是无菌或有害物料的取样以及防止取样过程中污染和交叉污染的注意事项；

9. 储存条件；

10. 取样器具的清洁方法和储存要求。

（三）取样方法应当科学、合理，以保证样品的代表性；

（四）留样应当能够代表被取样批次的产品或物料，也可抽取其他样品来监控生产过程中最重要的环节（如生产的开始或结束）；

（五）样品的容器应当贴有标签，注明样品名称、批号、取样日期、取自哪一包装容器、取样人等信息；

（六）样品应当按照规定的储存要求保存。

第二百二十三条　物料和不同生产阶段产品的检验应当至少符合以下要求：

（一）企业应当确保药品按照注册批准的方法进行全项检验；

（二）符合下列情形之一的，应当对检验方法进行验证：

1. 采用新的检验方法；

2. 检验方法需变更的；

3. 采用《中华人民共和国药典》及其他法定标准未收载的检验方法；

4. 法规规定的其他需要验证的检验方法。

（三）对不需要进行验证的检验方法，企业应当对检验方法进行确认，以确保检验数据准确、可靠；

（四）检验应当有书面操作规程，规定所用方法、仪器和设备，检验操作规程的内容应当与经确认或验证的检验方法一致；

（五）检验应当有可追溯的记录并应当复核，确保结果与记录一致。所有计算均应当严格核对；

（六）检验记录应当至少包括以下内容：

1. 产品或物料的名称、剂型、规格、批号或供货批号，必要时注明供应商和生产商（如不同）的名称或来源；

2. 依据的质量标准和检验操作规程；

3. 检验所用的仪器或设备的型号和编号；

4. 检验所用的试液和培养基的配制批号、对照品或标准品的来源和批号；

5. 检验所用动物的相关信息；

6. 检验过程，包括对照品溶液的配制、各项具体的检验操作、必要的环境温湿度；

7. 检验结果，包括观察情况、计算和图谱或曲线图，以及依据的检验报告编号；

8. 检验日期；

9. 检验人员的签名和日期；

10. 检验、计算复核人员的签名和日期。

（七）所有中间控制（包括生产人员所进行的中间控制），均应当按照经质量管理部门批准的方法进行，检验应当有记录；

（八）应当对实验室容量分析用玻璃仪器、试剂、试液、对照品以及培养基进行质量检查；

（九）必要时应当将检验用实验动物在使用前进行检验或隔离检疫。饲养和管理应当符合相关的实验动物管理规定。动物应当有标识，并应当保存使用的历史记录。

第二百二十四条　质量控制实验室应当建立检验结果超标调查的操作规程。任何检验结果超标都必须按照操作规程进行完整的调查，并有相应的记录。

第二百二十五条　企业按规定保存的、用于药品质量追溯或调查的物料、产品样品为留样。用于产品稳定性考察的样品不属于留样。

留样应当至少符合以下要求：

（一）应当按照操作规程对留样进行管理；

（二）留样应当能够代表被取样批次的物料或产品；

（三）成品的留样：

1. 每批药品均应当有留样；如果一批药品分成数次进行包装，则每次包装至少应当保留一件最小市售包装的成品；

2. 留样的包装形式应当与药品市售包装形式相同，原料药的留样如无法采用市售包装形式的，可采用模拟包装；

3. 每批药品的留样数量一般至少应当能够确保按照注册批准的质量标准完成两次全检（无菌检查和热原检查等除外）；

4. 如果不影响留样的包装完整性，保存期间内至少应当每年对留样进行一次目检观察，如有异常，应当进行彻底调查并采取相应的处理措施；

5. 留样观察应当有记录；

6. 留样应当按照注册批准的储存条件至少保存至药品有效期后一年；

7. 如企业终止药品生产或关闭的，应当将留样转交授权单位保存，并告知当地药品监督管理部门，以便在必要时可随时取得留样。

（四）物料的留样：

1. 制剂生产用每批原辅料和与药品直接接触的包装材料均应当有留样。与药品直接接触的包装材料（如输液瓶），如成品已有留样，可不必单独留样；

2. 物料的留样量应当至少满足鉴别的需要；

3. 除稳定性较差的原辅料外，用于制剂生产的原辅料（不包括生产过程中使用的溶剂、气体或制药用水）和与药品直接接触的包装材料的留样应当至少保存至产品放行后二年。如果物料的有效期较短，则留样时间可相应缩短；

4. 物料的留样应当按照规定的条件储存，必要时还应当适当包装密封。

第二百二十六条 试剂、试液、培养基和检定菌的管理应当至少符合以下要求：

（一）试剂和培养基应当从可靠的供应商处采购，必要时应当对供应商进行评估；

（二）应当有接收试剂、试液、培养基的记录，必要时，应当在试剂、试液、培养基的容器上标注接收日期；

（三）应当按照相关规定或使用说明配制、储存和使用试剂、试液和培养基。特殊情况下，在接收或使用前，还应当对试剂进行鉴别或其他检验；

（四）试液和已配制的培养基应当标注配制批号、配制日期和配制人员姓名，并有配制（包括灭菌）记录。不稳定的试剂、试液和培养基应当标注有效期及特殊储存条件。标准液、滴定液还应当标注最后一次标化的日期和校正因子，并有标化记录；

（五）配制的培养基应当进行适用性检查，并有相关记录。应当有培养基使用记录；

（六）应当有检验所需的各种检定菌，并建立检定菌保存、传代、使用、销毁的操作规程和相应记录；

（七）检定菌应当有适当的标识，内容至少包括菌种名称、编号、代次、传代日期、传代操作人；

（八）检定菌应当按照规定的条件储存，储存的方式和时间不应当对检定菌的生长特性有不利影响。

第二百二十七条 标准品或对照品的管理应当至少符合以下要求：

（一）标准品或对照品应当按照规定储存和使用；

（二）标准品或对照品应当有适当的标识，内容至少包括名称、批号、制备日期（如有）、有效期（如有）、首次开启日期、含量或效价、储存条件；

（三）企业如需自制工作标准品或对照品，应当建立工作标准品或对照品的质量标准以及制备、鉴别、检验、批准和储存的操作规程，每批工作标准品或对照品应当用法定标准品或对照品进行标化，并确定有效期，还应当通过定期标化证明工作标准品或对照品的效价或含量在有效期内保持稳定。标化的过程和结果应当有相应的记录。

第二节　物料和产品放行

第二百二十八条　应当分别建立物料和产品批准放行的操作规程，明确批准放行的标准、职责，并有相应的记录。

第二百二十九条　物料的放行应当至少符合以下要求：

（一）物料的质量评价内容应当至少包括生产商的检验报告、物料包装完整性和密封性的检查情况和检验结果；

（二）物料的质量评价应当有明确的结论，如批准放行、不合格或其他决定；

（三）物料应当由指定人员签名批准放行。

第二百三十条　产品的放行应当至少符合以下要求：

（一）在批准放行前，应当对每批药品进行质量评价，保证药品及其生产应当符合注册和本规范要求，并确认以下各项内容：

1. 主要生产工艺和检验方法经过验证；

2. 已完成所有必需的检查、检验，并综合考虑实际生产条件和生产记录；

3. 所有必需的生产和质量控制均已完成并经相关主管人员签名；

4. 变更已按照相关规程处理完毕，需要经药品监督管理部门批准的变更已得到批准；

5. 对变更或偏差已完成所有必要的取样、检查、检验和审核；

6. 所有与该批产品有关的偏差均已有明确的解释或说明，或者已经过彻底调查和适当处理；如偏差还涉及其他批次产品，应当一并处理。

（二）药品的质量评价应当有明确的结论，如批准放行、不合格或其他决定；

（三）每批药品均应当由质量受权人签名批准放行；

（四）疫苗类制品、血液制品、用于血源筛查的体外诊断试剂以及国家食品药品监督管理局规定的其他生物制品放行前还应当取得批签发合格证明。

第三节　持续稳定性考察

第二百三十一条　持续稳定性考察的目的是在有效期内监控已上市药品的质量，以发现药品与生产相关的稳定性问题（如杂质含量或溶出度特性的变化），并确定药品能够在标示的储存条件下，符合质量标准的各项要求。

第二百三十二条　持续稳定性考察主要针对市售包装药品，但也需兼顾待包装产品。例如，当待包装产品在完成包装前，或从生产厂运输到包装厂，还需要长期储存时，应当在相应的环境条件下，评估其对包装后产品稳定性的影响。此外，还应当考虑对储存时间较长的中间产品进行考察。

第二百三十三条　持续稳定性考察应当有考察方案，结果应当有报告。用于持续稳定性考察的设备（尤其是稳定性试验设备或设施）应当按照第七章和第五章的要求进行确认和维护。

第二百三十四条　持续稳定性考察的时间应当涵盖药品有效期，考察方案应当至少包括以下内容：

（一）每种规格、每个生产批量药品的考察批次数；

（二）相关的物理、化学、微生物和生物学检验方法，可考虑采用稳定性考察专属的检验方法；

（三）检验方法依据；

（四）合格标准；

（五）容器密封系统的描述；

（六）试验间隔时间（测试时间点）；

（七）储存条件（应当采用与药品标示储存条件相对应的《中华人民共和国药典》规定的长期稳定性试验标准条件）；

（八）检验项目，如检验项目少于成品质量标准所包含的项目，应当说明理由。

第二百三十五条　考察批次数和检验频次应当能够获得足够的数据，以供趋势分析。通常情况下，每种规格、每种内包装形式的药品，至少每年应当考察一个批次，除非当年没有生产。

第二百三十六条　某些情况下，持续稳定性考察中应当额外增加批次数，如重大变更或生产和包装有重大偏差的药品应当列入稳定性考察。此外，重新加工、返工或回收的批次，也应当考虑列入考察，除非已经过验证和稳定性考察。

第二百三十七条　关键人员，尤其是质量受权人，应当了解持续稳定性考察的结果。当持续稳定性考察不在待包装产品和成品的生产企业进行时，则相关各方之间应当有书面协议，且均应当保存持续稳定性考察的结果以供药品监督管理部门审查。

第二百三十八条　应当对不符合质量标准的结果或重要的异常趋势进行调查。对任何已确认的不符合质量标准的结果或重大不良趋势，企业都应当考虑是否可能对已上市药品造成影响，必要时应当实施召回，调查结果以及采取的措施应当报告当地药品监督管理部门。

第二百三十九条　应当根据所获得的全部数据资料，包括考察的阶段性结论，撰写总结报告并保存。应当定期审核总结报告。

第四节　变更控制

第二百四十条　企业应当建立变更控制系统，对所有影响产品质量的变更进行评估和管理。需要经药品监督管理部门批准的变更应当在得到批准后方可实施。

第二百四十一条　应当建立操作规程，规定原辅料、包装材料、质量标准、检验方法、操作规程、厂房、设施、设备、仪器、生产工艺和计算机软件变更的申请、评估、审核、批准和实施。质量管理部门应当指定专人负责变更控制。

第二百四十二条　变更都应当评估其对产品质量的潜在影响。企业可以根据变更的性质、范围、对产品质量潜在影响的程度将变更分类（如主要、次要变更）。判断变更所需的验证、额外的检验以及稳定性考察应当有科学依据。

第二百四十三条　与产品质量有关的变更由申请部门提出后，应当经评估、制定实施计划并明确实施职责，最终由质量管理部门审核批准。变更实施应当有相应的完整记录。

第二百四十四条　改变原辅料、与药品直接接触的包装材料、生产工艺、主要生产设备以及其他影响药品质量的主要因素时，还应当对变更实施后最初至少三个批次的药品质量进行评估。如果变更可能影响药品的有效期，则质量评估还应当包括对变更实施后生产的药品进行稳定性考察。

第二百四十五条　变更实施时，应当确保与变更相关的文件均已修订。

第二百四十六条　质量管理部门应当保存所有变更的文件和记录。

第五节　偏差处理

第二百四十七条　各部门负责人应当确保所有人员正确执行生产工艺、质量标准、检验方法和操作规程，防止偏差的产生。

第二百四十八条　企业应当建立偏差处理的操作规程，规定偏差的报告、记录、调查、处理以及所采取的纠正措施，并有相应的记录。

第二百四十九条　任何偏差都应当评估其对产品质量的潜在影响。企业可以根据偏差的性质、范围、对产品质量潜在影响的程度将偏差分类（如重大、次要偏差），对重大偏差的评估还应当考虑是否需要对产品进行额外的检验以及对产品有效期的影响，必要时，应当对涉及重大偏差的产品进行稳定性考察。

第二百五十条　任何偏离生产工艺、物料平衡限度、质量标准、检验方法、操作规程等的情况均应当有记录，并立即报告主管人员及质量管理部门，应当有清楚的说明，重大偏差应当由质量管理部门会同其他部门进行彻底调查，并有调查报告。偏差调查报告应当由质量管理部门的指定人员审核并签字。

企业还应当采取预防措施有效防止类似偏差的再次发生。

第二百五十一条　质量管理部门应当负责偏差的分类，保存偏差调查、处理的文件和记录。

第六节　纠正措施和预防措施

第二百五十二条　企业应当建立纠正措施和预防措施系统，对投诉、召回、偏差、自检或外部检查结果、工艺性能和质量监测趋势等进行调查并采取纠正和预防措施。调查的深度和形式应当与风险的级别相适应。纠正措施和预防措施系统应当能够增进对产品和工艺的理解，改进产品和工艺。

第二百五十三条　企业应当建立实施纠正和预防措施的操作规程，内容至少包括：

（一）对投诉、召回、偏差、自检或外部检查结果、工艺性能和质量监测趋势以及其他来源的质量数据进行分析，确定已有和潜在的质量问题。必要时，应当采用适当的统计学方法；

（二）调查与产品、工艺和质量保证系统有关的原因；

（三）确定所需采取的纠正和预防措施，防止问题的再次发生；

（四）评估纠正和预防措施的合理性、有效性和充分性；

（五）对实施纠正和预防措施过程中所有发生的变更应当予以记录；

（六）确保相关信息已传递到质量受权人和预防问题再次发生的直接负责人；

（七）确保相关信息及其纠正和预防措施已通过高层管理人员的评审。

第二百五十四条 实施纠正和预防措施应当有文件记录，并由质量管理部门保存。

第七节 供应商的评估和批准

第二百五十五条 质量管理部门应当对所有生产用物料的供应商进行质量评估，会同有关部门对主要物料供应商（尤其是生产商）的质量体系进行现场质量审计，并对质量评估不符合要求的供应商行使否决权。

主要物料的确定应当综合考虑企业所生产的药品质量风险、物料用量以及物料对药品质量的影响程度等因素。

企业法定代表人、企业负责人及其他部门的人员不得干扰或妨碍质量管理部门对物料供应商独立作出质量评估。

第二百五十六条 应当建立物料供应商评估和批准的操作规程，明确供应商的资质、选择的原则、质量评估方式、评估标准、物料供应商批准的程序。

如质量评估需采用现场质量审计方式的，还应当明确审计内容、周期、审计人员的组成及资质。需采用样品小批量试生产的，还应当明确生产批量、生产工艺、产品质量标准、稳定性考察方案。

第二百五十七条 质量管理部门应当指定专人负责物料供应商质量评估和现场质量审计，分发经批准的合格供应商名单。被指定的人员应当具有相关的法规和专业知识，具有足够的质量评估和现场质量审计的实践经验。

第二百五十八条 现场质量审计应当核实供应商资质证明文件和检验报告的真实性，核实是否具备检验条件。应当对其人员机构、厂房设施和设备、物料管理、生产工艺流程和生产管理、质量控制实验室的设备、仪器、文件管理等进行检查，以全面评估其质量保证系统。现场质量审计应当有报告。

第二百五十九条 必要时，应当对主要物料供应商提供的样品进行小批量试生产，并对试生产的药品进行稳定性考察。

第二百六十条 质量管理部门对物料供应商的评估至少应当包括：供应商的资质证明文件、质量标准、检验报告、企业对物料样品的检验数据和报告。如进行现场质量审计和样品小批量试生产的，还应当包括现场质量审计报告，以及小试产品的质量检验报告和稳定性考察报告。

第二百六十一条 改变物料供应商，应当对新的供应商进行质量评估；改变主要物料供应商的，还需要对产品进行相关的验证及稳定性考察。

第二百六十二条　质量管理部门应当向物料管理部门分发经批准的合格供应商名单，该名单内容至少包括物料名称、规格、质量标准、生产商名称和地址、经销商（如有）名称等，并及时更新。

第二百六十三条　质量管理部门应当与主要物料供应商签订质量协议，在协议中应当明确双方所承担的质量责任。

第二百六十四条　质量管理部门应当定期对物料供应商进行评估或现场质量审计，回顾分析物料质量检验结果、质量投诉和不合格处理记录。如物料出现质量问题或生产条件、工艺、质量标准和检验方法等可能影响质量的关键因素发生重大改变时，还应当尽快进行相关的现场质量审计。

第二百六十五条　企业应当对每家物料供应商建立质量档案，档案内容应当包括供应商的资质证明文件、质量协议、质量标准、样品检验数据和报告、供应商的检验报告、现场质量审计报告、产品稳定性考察报告、定期的质量回顾分析报告等。

第八节　产品质量回顾分析

第二百六十六条　应当按照操作规程，每年对所有生产的药品按品种进行产品质量回顾分析，以确认工艺稳定可靠，以及原辅料、成品现行质量标准的适用性，及时发现不良趋势，确定产品及工艺改进的方向。应当考虑以往回顾分析的历史数据，还应当对产品质量回顾分析的有效性进行自检。

当有合理的科学依据时，可按照产品的剂型分类进行质量回顾，如固体制剂、液体制剂和无菌制剂等。

回顾分析应当有报告。

企业至少应当对下列情形进行回顾分析：

（一）产品所用原辅料的所有变更，尤其是来自新供应商的原辅料；

（二）关键中间控制点及成品的检验结果；

（三）所有不符合质量标准的批次及其调查；

（四）所有重大偏差及相关的调查、所采取的整改措施和预防措施的有效性；

（五）生产工艺或检验方法等的所有变更；

（六）已批准或备案的药品注册所有变更；

（七）稳定性考察的结果及任何不良趋势；

（八）所有因质量原因造成的退货、投诉、召回及调查；

（九）与产品工艺或设备相关的纠正措施的执行情况和效果；

（十）新获批准和有变更的药品，按照注册要求上市后应当完成的工作情况；

（十一）相关设备和设施，如空调净化系统、水系统、压缩空气等的确认状态；

（十二）委托生产或检验的技术合同履行情况。

第二百六十七条　应当对回顾分析的结果进行评估，提出是否需要采取纠正和预防措施或进行再确认或再验证的评估意见及理由，并及时、有效地完成整改。

第二百六十八条　药品委托生产时，委托方和受托方之间应当有书面的技术协议，规定产品质量回顾分析中各方的责任，确保产品质量回顾分析按时进行并符合要求。

第九节　投诉与不良反应报告

第二百六十九条　应当建立药品不良反应报告和监测管理制度，设立专门机构并配备专职人员负责管理。

第二百七十条　应当主动收集药品不良反应，对不良反应应当详细记录、评价、调查和处理，及时采取措施控制可能存在的风险，并按照要求向药品监督管理部门报告。

第二百七十一条　应当建立操作规程，规定投诉登记、评价、调查和处理的程序，并规定因可能的产品缺陷发生投诉时所采取的措施，包括考虑是否有必要从市场召回药品。

第二百七十二条　应当有专人及足够的辅助人员负责进行质量投诉的调查和处理，所有投诉、调查的信息应当向质量受权人通报。

第二百七十三条　所有投诉都应当登记与审核，与产品质量缺陷有关的投诉，应当详细记录投诉的各个细节，并进行调查。

第二百七十四条　发现或怀疑某批药品存在缺陷，应当考虑检查其他批次的药品，查明其是否受到影响。

第二百七十五条　投诉调查和处理应当有记录，并注明所查相关批次产品的信息。

第二百七十六条　应当定期回顾分析投诉记录，以便发现需要警觉、重复出现以及可能需要从市场召回药品的问题，并采取相应措施。

第二百七十七条　企业出现生产失误、药品变质或其他重大质量问题，应当及时采取相应措施，必要时还应当向当地药品监督管理部门报告。

第十一章　委托生产与委托检验

第一节　原则

第二百七十八条　为确保委托生产产品的质量和委托检验的准确性和可靠性，委托方和受托方必须签订书面合同，明确规定各方责任、委托生产或委托检验的内容及相关的技术事项。

第二百七十九条　委托生产或委托检验的所有活动，包括在技术或其他方面拟采取的任何变更，均应当符合药品生产许可和注册的有关要求。

第二节　委托方

第二百八十条　委托方应当对受托方进行评估，对受托方的条件、技术水平、质量管理情况进行现场考核，确认其具有完成受托工作的能力，并能保证符合本规范的要求。

第二百八十一条　委托方应当向受托方提供所有必要的资料，以使受托方能够按照药品注册和其他法定要求正确实施所委托的操作。

委托方应当使受托方充分了解与产品或操作相关的各种问题，包括产品或操作对受托方的环境、厂房、设备、人员及其他物料或产品可能造成的危害。

第二百八十二条　委托方应当对受托生产或检验的全过程进行监督。

第二百八十三条　委托方应当确保物料和产品符合相应的质量标准。

第三节　受托方

第二百八十四条　受托方必须具备足够的厂房、设备、知识和经验以及人员，满足委托方所委托的生产或检验工作的要求。

第二百八十五条　受托方应当确保所收到委托方提供的物料、中间产品和待包装产品适用于预定用途。

第二百八十六条　受托方不得从事对委托生产或检验的产品质量有不利影响的活动。

第四节　合同

第二百八十七条　委托方与受托方之间签订的合同应当详细规定各自的产品生产和控制职责，其中的技术性条款应当由具有制药技术、检验专业知识和熟悉本规范的主管人员拟订。委托生产及检验的各项工作必须符合药品生产许可和药品注册的有关要求并经双方同意。

第二百八十八条　合同应当详细规定质量受权人批准放行每批药品的程序，确保每批产品都已按照药品注册的要求完成生产和检验。

第二百八十九条　合同应当规定何方负责物料的采购、检验、放行、生产和质量控制（包括中间控制），还应当规定何方负责取样和检验。

在委托检验的情况下，合同应当规定受托方是否在委托方的厂房内取样。

第二百九十条　合同应当规定由受托方保存的生产、检验和发运记录及样品，委托方应当能够随时调阅或检查；出现投诉、怀疑产品有质量缺陷或召回时，委托方应当能够方便地查阅所有与评价产品质量相关的记录。

第二百九十一条　合同应当明确规定委托方可以对受托方进行检查或现场质量审计。

第二百九十二条　委托检验合同应当明确受托方有义务接受药品监督管理部门检查。

第十二章　产品发运与召回

第一节　原则

第二百九十三条　企业应当建立产品召回系统，必要时可迅速、有效地从市场召回任何一批存在安全隐患的产品。

第二百九十四条　因质量原因退货和召回的产品，均应当按照规定监督销毁，有证据证明退货产品质量未受影响的除外。

第二节　发运

第二百九十五条　每批产品均应当有发运记录。根据发运记录，应当能够追查每批产品的销售情况，必要时应当能够及时全部追回，发运记录内容应当包括：产品名称、规格、批号、数量、收货单位和地址、联系方式、发货日期、运输方式等。

第二百九十六条　药品发运的零头包装只限两个批号为一个合箱，合箱外应当标明全部批号，并建立合箱记录。

第二百九十七条　发运记录应当至少保存至药品有效期后一年。

第三节　召回

第二百九十八条　应当制定召回操作规程，确保召回工作的有效性。

第二百九十九条　应当指定专人负责组织协调召回工作，并配备足够数量的人员。产品召回负责人应当独立于销售和市场部门；如产品召回负责人不是质量受权人，则应当向质量受权人通报召回处理情况。

第三百条　召回应当能够随时启动，并迅速实施。

第三百零一条　因产品存在安全隐患决定从市场召回的，应当立即向当地药品监督管理部门报告。

第三百零二条　产品召回负责人应当能够迅速查阅到药品发运记录。

第三百零三条　已召回的产品应当有标识，并单独、妥善储存，等待最终处理决定。

第三百零四条　召回的进展过程应当有记录，并有最终报告。产品发运数量、已召回数量以及数量平衡情况应当在报告中予以说明。

第三百零五条　应当定期对产品召回系统的有效性进行评估。

第十三章　自检

第一节　原则

第三百零六条　质量管理部门应当定期组织对企业进行自检，监控本规范的实施情况，评估企业是否符合本规范要求，并提出必要的纠正和预防措施。

第二节　自检

第三百零七条　自检应当有计划，对机构与人员、厂房与设施、设备、物料与产品、确认与验证、文件管理、生产管理、质量控制与质量保证、委托生产与委托检验、产品发运与召回等项目定期进行检查。

第三百零八条　应当由企业指定人员进行独立、系统、全面的自检，也可由外部人员或专家进行独立的质量审计。

第三百零九条　自检应当有记录。自检完成后应当有自检报告，内容至少包括自检过程中观察到的所有情况、评价的结论以及提出纠正和预防措施的建议。自检情况应当报告企业高层管理人员。

第十四章 附则

第三百一十条 本规范为药品生产质量管理的基本要求。对无菌药品、生物制品、血液制品等药品或生产质量管理活动的特殊要求，由国家食品药品监督管理局以附录方式另行制定。

第三百一十一条 企业可以采用经过验证的替代方法，达到本规范的要求。

第三百一十二条 本规范下列术语（按汉语拼音排序）的含义是：

（一）包装

待包装产品变成成品所需的所有操作步骤，包括分装、贴签等。但无菌生产工艺中产品的无菌灌装，以及最终灭菌产品的灌装等不视为包装。

（二）包装材料

药品包装所用的材料，包括与药品直接接触的包装材料和容器、印刷包装材料，但不包括发运用的外包装材料。

（三）操作规程

经批准用来指导设备操作、维护与清洁、验证、环境控制、取样和检验等药品生产活动的通用性文件，也称标准操作规程。

（四）产品

包括药品的中间产品、待包装产品和成品。

（五）产品生命周期

产品从最初的研发、上市直至退市的所有阶段。

（六）成品

已完成所有生产操作步骤和最终包装的产品。

（七）重新加工

将某一生产工序生产的不符合质量标准的一批中间产品或待包装产品的一部分或全部，采用不同的生产工艺进行再加工，以符合预定的质量标准。

（八）待包装产品

尚未进行包装但已完成所有其他加工工序的产品。

（九）待验

指原辅料、包装材料、中间产品、待包装产品或成品，采用物理手段或其他有效方式将其隔离或区分，在允许用于投料生产或上市销售之前储存、等待作出放行决定的状态。

（十）发放

指生产过程中物料、中间产品、待包装产品、文件、生产用模具等在企业内部流转的一系列操作。

（十一）复验期

原辅料、包装材料储存一定时间后，为确保其仍适用于预定用途，由企业确定的需重新检验的日期。

(十二) 发运

指企业将产品发送到经销商或用户的一系列操作，包括配货、运输等。

(十三) 返工

将某一生产工序生产的不符合质量标准的一批中间产品或待包装产品、成品的一部分或全部返回到之前的工序，采用相同的生产工艺进行再加工，以符合预定的质量标准。

(十四) 放行

对一批物料或产品进行质量评价，作出批准使用或投放市场或其他决定的操作。

(十五) 高层管理人员

在企业内部最高层指挥和控制企业、具有调动资源的权力和职责的人员。

(十六) 工艺规程

为生产特定数量的成品而制定的一个或一套文件，包括生产处方、生产操作要求和包装操作要求，规定原辅料和包装材料的数量、工艺参数和条件、加工说明（包括中间控制)、注意事项等内容。

(十七) 供应商

指物料、设备、仪器、试剂、服务等的提供方，如生产商、经销商等。

(十八) 回收

在某一特定的生产阶段，将以前生产的一批或数批符合相应质量要求的产品的一部分或全部，加入到另一批次中的操作。

(十九) 计算机化系统

用于报告或自动控制的集成系统，包括数据输入、电子处理和信息输出。

(二十) 交叉污染

不同原料、辅料及产品之间发生的相互污染。

(二十一) 校准

在规定条件下，确定测量、记录、控制仪器或系统的示值（尤指称量）或实物量具所代表的量值，与对应的参照标准量值之间关系的一系列活动。

(二十二) 阶段性生产方式

指在共用生产区内，在一段时间内集中生产某一产品，再对相应的共用生产区、设施、设备、工器具等进行彻底清洁，更换生产另一种产品的方式。

(二十三) 洁净区

需要对环境中尘粒及微生物数量进行控制的房间（区域)，其建筑结构、装备及其使用应当能够减少该区域内污染物的引入、产生和滞留。

(二十四) 警戒限度

系统的关键参数超出正常范围，但未达到纠偏限度，需要引起警觉，可能需要采取纠正措施的限度标准。

（二十五）纠偏限度

系统的关键参数超出可接受标准，需要进行调查并采取纠正措施的限度标准。

（二十六）检验结果超标

检验结果超出法定标准及企业制定标准的所有情形。

（二十七）批

经一个或若干加工过程生产的、具有预期均一质量和特性的一定数量的原辅料、包装材料或成品。为完成某些生产操作步骤，可能有必要将一批产品分成若干亚批，最终合并成为一个均一的批。在连续生产情况下，批必须与生产中具有预期均一特性的确定数量的产品相对应，批量可以是固定数量或固定时间段内生产的产品量。

例如：口服或外用的固体、半固体制剂在成型或分装前使用同一台混合设备一次混合所生产的均质产品为一批；口服或外用的液体制剂以灌装（封）前经最后混合的药液所生产的均质产品为一批。

（二十八）批号

用于识别一个特定批的具有唯一性的数字和（或）字母的组合。

（二十九）批记录

用于记述每批药品生产、质量检验和放行审核的所有文件和记录，可追溯所有与成品质量有关的历史信息。

（三十）气锁间

设置于两个或数个房间之间（如不同洁净度级别的房间之间）的具有两扇或多扇门的隔离空间。设置气锁间的目的是在人员或物料出入时，对气流进行控制。气锁间有人员气锁间和物料气锁间。

（三十一）企业

在本规范中如无特别说明，企业特指药品生产企业。

（三十二）确认

证明厂房、设施、设备能正确运行并可达到预期结果的一系列活动。

（三十三）退货

将药品退还给企业的活动。

（三十四）文件

本规范所指的文件包括质量标准、工艺规程、操作规程、记录、报告等。

（三十五）物料

指原料、辅料和包装材料等。

例如：化学药品制剂的原料是指原料药；生物制品的原料是指原材料；中药制剂的原料是指中药材、中药饮片和外购中药提取物；原料药的原料是指用于原料药生产的除包装材料以外的其他物料。

（三十六）物料平衡

产品或物料实际产量或实际用量及收集到的损耗之和与理论产量或理论用量之间的比较，并考虑可允许的偏差范围。

（三十七）污染

在生产、取样、包装或重新包装、储存或运输等操作过程中，原辅料、中间产品、待包装产品、成品受到具有化学或微生物特性的杂质或异物的不利影响。

（三十八）验证

证明任何操作规程（或方法）、生产工艺或系统能够达到预期结果的一系列活动。

（三十九）印刷包装材料

指具有特定式样和印刷内容的包装材料，如印字铝箔、标签、说明书、纸盒等。

（四十）原辅料

除包装材料之外，药品生产中使用的任何物料。

（四十一）中间产品

指完成部分加工步骤的产品，尚需进一步加工方可成为待包装产品。

（四十二）中间控制

也称过程控制，指为确保产品符合有关标准，生产中对工艺过程加以监控，以便在必要时进行调节而做的各项检查。可将对环境或设备控制视作中间控制的一部分。

第三百一十三条　本规范自2011年3月1日起施行。按照《中华人民共和国药品管理法》第九条规定，具体实施办法和实施步骤由国家食品药品监督管理局规定。

任务二　药品生产质量管理规范认证管理办法

为加强药品生产质量管理规范检查认证工作的管理，进一步规范检查认证行为，推动《药品生产质量管理规范（2010年修订）》的实施，国家食品药品监督管理局组织对《药品生产质量管理规范认证管理办法》进行了修订，现予印发，自发布之日起施行。国家食品药品监督管理局2005年9月7日《关于印发〈药品生产质量管理规范认证管理办法〉的通知》（国食药监安〔2005〕437号）同时废止，共计7章40条。

药品生产质量管理规范认证管理办法

第一章　总则

第一条　为加强《药品生产质量管理规范》（以下简称药品GMP）认证工作

的管理，根据《中华人民共和国药品管理法》、《中华人民共和国药品管理法实施条例》（以下分别简称《药品管理法》、《药品管理法实施条例》）及其他相关规定，制定本办法。

第二条　药品GMP认证是药品监督管理部门依法对药品生产企业药品生产质量管理进行监督检查的一种手段，是对药品生产企业实施药品GMP情况的检查、评价并决定是否发给认证证书的监督管理过程。

第三条　国家食品药品监督管理局主管全国药品GMP认证管理工作。负责注射剂、放射性药品、生物制品等药品GMP认证和跟踪检查工作；负责进口药品GMP境外检查和国家或地区间药品GMP检查的协调工作。

第四条　省级药品监督管理部门负责本辖区内除注射剂、放射性药品、生物制品以外其他药品GMP认证和跟踪检查工作以及国家食品药品监督管理局委托开展的药品GMP检查工作。

第五条　省级以上药品监督管理部门设立的药品认证检查机构承担药品GMP认证申请的技术审查、现场检查、结果评定等工作。

第六条　负责药品GMP认证工作的药品认证检查机构应建立和完善质量管理体系，确保药品GMP认证工作质量。

国家食品药品监督管理局负责对药品认证检查机构质量管理体系进行评估。

第二章　申请、受理与审查

第七条　新开办药品生产企业或药品生产企业新增生产范围、新建车间的，应当按照《药品管理法实施条例》的规定申请药品GMP认证。

第八条　已取得《药品GMP证书》的药品生产企业应在证书有效期届满前6个月，重新申请药品GMP认证。

药品生产企业改建、扩建车间或生产线的，应按本办法重新申请药品GMP认证。

第九条　申请药品GMP认证的生产企业，应按规定填写《药品GMP认证申请书》，并报送相关资料。属于本办法第三条规定的，企业经省、自治区、直辖市药品监督管理部门出具日常监督管理情况的审核意见后，将申请资料报国家食品药品监督管理局。属于本办法第四条规定的，企业将申请资料报省、自治区、直辖市药品监督管理部门。

第十条　省级以上药品监督管理部门对药品GMP申请书及相关资料进行形式审查，申请材料齐全、符合法定形式的予以受理；未按规定提交申请资料的，以及申请资料不齐全或者不符合法定形式的，当场或者在5日内一次性书面告知申请人需要补正的内容。

第十一条　药品认证检查机构对申请资料进行技术审查，需要补充资料的，应当书面通知申请企业。申请企业应按通知要求，在规定时限内完成补充资料，逾期未报的，其认证申请予以终止。

技术审查工作时限为自受理之日起20个工作日。需补充资料的，工作时限按实际顺延。

第三章　现场检查

第十二条　药品认证检查机构完成申报资料技术审查后，应当制定现场检查工作方案，并组织实施现场检查。制定工作方案及实施现场检查工作时限为40个工作日。

第十三条　现场检查实行组长负责制，检查组一般由不少于3名药品GMP检查员组成，从药品GMP检查员库中随机选取，并应遵循回避原则。检查员应熟悉和了解相应专业知识，必要时可聘请有关专家参加现场检查。

第十四条　药品认证检查机构应在现场检查前通知申请企业。现场检查时间一般为3~5天，可根据具体情况适当调整。

第十五条　申请企业所在地省级药品监督管理部门应选派一名药品监督管理工作人员作为观察员参与现场检查，并负责协调和联络与药品GMP现场检查有关的工作。

第十六条　现场检查开始时，检查组应向申请企业出示药品GMP检查员证或其他证明文件，确认检查范围，告知检查纪律、注意事项以及企业权利，确定企业陪同人员。

申请企业在检查过程中应及时提供检查所需的相关资料。

第十七条　检查组应严格按照现场检查方案实施检查，检查员应如实做好检查记录。检查方案如需变更的，应报经派出检查组的药品认证检查机构批准。

第十八条　现场检查结束后，检查组应对现场检查情况进行分析汇总，并客观、公平、公正地对检查中发现的缺陷进行风险评定。

分析汇总期间，企业陪同人员应回避。

第十九条　检查缺陷的风险评定应综合考虑产品类别、缺陷的性质和出现的次数。缺陷分为严重缺陷、主要缺陷和一般缺陷，其风险等级依次降低。具体如下：

（一）严重缺陷指与药品GMP要求有严重偏离，产品可能对使用者造成危害的；

（二）主要缺陷指与药品GMP要求有较大偏离的；

（三）一般缺陷指偏离药品GMP要求，但尚未达到严重缺陷和主要缺陷程度的。

第二十条　检查组向申请企业通报现场检查情况，对检查中发现的缺陷内容，经检查组成员和申请企业负责人签字，双方各执一份。

申请企业对检查中发现的缺陷无异议的，应对缺陷进行整改，并将整改情况及时报告派出检查的药品认证检查机构。如有异议，可做适当说明。如不能形成共识，检查组应做好记录并经检查组成员和申请企业负责人签字后，双方各执一份。

第二十一条　现场检查工作完成后，检查组应根据现场检查情况，结合风险评估原则提出评定建议。现场检查报告应附检查员记录及相关资料，并由检查组成员签字。

检查组应在检查工作结束后10个工作日内，将现场检查报告、检查员记录及相关资料报送药品认证检查机构。

第二十二条　现场检查如发现申请企业涉嫌违反《药品管理法》等相关规定，检查组应及时将证据通过观察员移交企业所在地药品监督管理部门，并将有关情况上报派出检查组的药品认证检查机构，派出机构根据情况决定是否中止现场检查活动。检查组应将情况在检查报告中详细记录。

中止现场检查的，药品认证检查机构应根据企业所在地药品监督管理部门调查处理结果，决定是否恢复认证检查。

第四章　审批与发证

第二十三条　药品认证检查机构可结合企业整改情况对现场检查报告进行综合评定。必要时，可对企业整改情况进行现场核查。综合评定应在收到整改报告后40个工作日内完成，如进行现场核查，评定时限顺延。

第二十四条　综合评定应采用风险评估的原则，综合考虑缺陷的性质、严重程度以及所评估产品的类别对检查结果进行评定。

现场检查综合评定时，低一级缺陷累计可以上升一级或二级缺陷，已经整改完成的缺陷可以降级，严重缺陷整改的完成情况应进行现场核查。

（一）只有一般缺陷，或者所有主要和一般缺陷的整改情况证明企业能够采取有效措施进行改正的，评定结果为“符合”；

（二）有严重缺陷或有多项主要缺陷，表明企业未能对产品生产全过程进行有效控制的，或者主要和一般缺陷的整改情况或计划不能证明企业能够采取有效措施进行改正的，评定结果为“不符合”。

第二十五条　药品认证检查机构完成综合评定后，应将评定结果予以公示，公示期为10个工作日。对公示内容有异议的，药品认证检查机构或报同级药品监督管理部门及时组织调查核实。调查期间，认证工作暂停。

对公示内容无异议或对异议已有调查结果的，药品认证检查机构应将检查结果报同级药品监督管理部门，由药品监督管理部门进行审批。

第二十六条　经药品监督管理部门审批，符合药品GMP要求的，向申请企业发放《药品GMP证书》；不符合药品GMP要求的，认证检查不予通过，药品监督管理部门以《药品GMP认证审批意见》方式通知申请企业。行政审批工作时限为20个工作日。

第二十七条　药品监督管理部门应将审批结果予以公告。省级药品监督管理部门应将公告上传国家食品药品监督管理局网站。

第五章　跟踪检查

第二十八条　药品监督管理部门应对持有《药品 GMP 证书》的药品生产企业组织进行跟踪检查。《药品 GMP 证书》有效期内至少进行一次跟踪检查。

第二十九条　药品监督管理部门负责组织药品 GMP 跟踪检查工作；药品认证检查机构负责制订检查计划和方案，确定跟踪检查的内容及方式，并对检查结果进行评定。检查组的选派按照本办法第十三条规定。

国家食品药品监督管理局药品认证检查机构负责组织或委托省级药品监督管理部门药品认证检查机构对注射剂、放射性药品、生物制品等进行跟踪检查。

第三十条　跟踪检查的结果按照本办法第十九条、第二十四条的规定办理。

第六章　《药品 GMP 证书》管理

第三十一条　《药品 GMP 证书》载明的内容应与企业药品生产许可证明文件所载明相关内容相一致。

企业名称、生产地址名称变更但未发生实质性变化的，可以药品生产许可证明文件为凭证，企业无需申请《药品 GMP 证书》的变更。

第三十二条　《药品 GMP 证书》有效期内，与质量管理体系相关的组织结构、关键人员等如发生变化的，企业应自发生变化之日起 30 日内，按照有关规定向原发证机关进行备案。其变更后的组织结构和关键人员等应能够保证质量管理体系有效运行并符合要求。

原发证机关应对企业备案情况进行审查，必要时应进行现场核查。如经审查不符合要求的，原发证机关应要求企业限期改正。

第三十三条　有下列情况之一的，由药品监督管理部门收回《药品 GMP 证书》。

（一）企业（车间）不符合药品 GMP 要求的；

（二）企业因违反药品管理法规被责令停产整顿的；

（三）其他需要收回的。

第三十四条　药品监督管理部门收回企业《药品 GMP 证书》时，应要求企业改正。企业完成改正后，应将改正情况向药品监督管理部门报告，经药品监督管理部门现场检查，对符合药品 GMP 要求的，发回原《药品 GMP 证书》。

第三十五条　有下列情况之一的，由原发证机关注销《药品 GMP 证书》：

（一）企业《药品生产许可证》依法被撤销、撤回，或者依法被吊销的；

（二）企业被依法撤销、注销生产许可范围的；

（三）企业《药品 GMP 证书》有效期届满未延续的；

（四）其他应注销《药品 GMP 证书》的。

第三十六条　应注销的《药品 GMP 证书》上同时注有其他药品认证范围的，药品监督管理部门可根据企业的申请，重新核发未被注销认证范围的《药品 GMP 证书》。核发的《药品 GMP 证书》重新编号，其有效期截止日与原《药品

GMP证书》相同。

第三十七条　药品生产企业《药品GMP证书》遗失或损毁的，应在相关媒体上登载声明，并可向原发证机关申请补发。原发证机关受理补发《药品GMP证书》申请后，应在10个工作日内按照原核准事项补发，补发的《药品GMP证书》编号、有效期截止日与原《药品GMP证书》相同。

第三十八条　《药品GMP证书》的收（发）回、补发、注销等管理情况，由原发证机关在其网站上发布相关信息。省级药品监督管理部门应将信息上传至国家食品药品监督管理局网站。

第七章　附则

第三十九条　《药品GMP证书》由国家食品药品监督管理局统一印制。

第四十条　本办法由国家食品药品监督管理局负责解释。

问　答　题

1. 试述开办药品生产企业的条件和审批程序。
2. 批包装记录的内容包括哪些？
3. GMP防止生产过程药品被污染和混淆的措施是什么？
4. 药品生产质量管理规范认证时现场有哪些方面的人员？

项目六　中药生产管理

学习目的： 通过本项目的学习，学生应掌握《中药材生产质量管理规范》《中药品种保护条例》《野生药材资源保护管理条例》等的具体内容；在自觉遵守国家法律、法规的同时，具备运用相关法律法规分析、指导、解决中药材、中药饮片及中成药的实际问题的能力。

案例1： 时下伪劣中药材依然存在。有的药商用小米染色后加工伪造菟丝子；用贝壳磨制成“珍珠”；用蔬菜佛手瓜切片伪充佛手；以水栀子充作栀子；将赤链蛇加工后冒充金钱白花蛇等。劣品中药材也较多，比如火麻仁和柏子仁严重“走油”，钩藤茎多钩少，鹿茸片骨化严重，厚朴皮薄、气味不足，沉香树脂含量极少，或者根本就不含树脂。掺假现象更为普遍：有的药材水分含量明显过高，如八角茄香质地柔软；有的药材非药用部分较多，比如款冬花带较长花梗，酸枣仁混果壳，金银花带花梗和叶，水线草除去果实后混入白花蛇舌草等。

案例2： 2005年3月，天士力发现万成公司上市了与自己的主导产品“养血清脑颗粒”同名的产品，并提供了虚假临床试验报告。“养血清脑颗粒”是由天士力采用最新工艺独家研制生产的现代中药，1996年获国家三类新药证书，1999年获中国发明专利，2004年被列为国家二级中药保护品种（保护期为2005年1月24日至2012年1月24日）。

2005年5月，天士力向北京市第一中级人民法院提起发明专利侵权诉讼，要求判决东莞万成专利侵权并立即停止生产、销售“养血清脑颗粒药”。天士力诉万成公司中药专利侵权官司历时19个月，最终北京市高级人民法院终审判决，天士力胜诉。

案例1中的企业违反了《中药材生产质量管理规范》的第三十四条：包装前应检查并清除劣质品及异物。包装应按标准操作规程操作，并有批包装记录，其内容应包括品名、规格、产地、批号、重量、包装工号、包装日期等。

案例2中天士力企业符合《中药品种保护条例》的第十七条：被批准保护的中药品种，在保护期内限于由获得《中药保护品种证书》的企业生产；维护了企业的尊严和利益。

任务一　中药材生产质量管理规范

据统计，国际上每年中草药销售额约150亿美元。然而，作为中药故乡的中国的中草药出口额为6亿美元，仅占国际市场的4%。在我国1.3万种药用资源中，常用的500种中药材尚未建立科学的质量规范，这也是造成中药出口额徘徊不前的重要因素之一。中国工程院院士、协和医科大学于德泉教授认为，我国应该加紧推行自身的中药标准体系，在争取国际医药界的认同后，积极推动各国医药法规标准和进口政策做出有利于中药的调整。

中药生产环节的质量监管是整个中药监管体系的源头，我国将逐步要求中药生产企业使用按照《中药材生产质量管理规范》（GAP）要求生产的质量稳定的原料药材，把中药材生产视为中药饮片、中成药生产的“第一车间”，从根本上保证用质量稳定、均一的药材生产出质量稳定、均一的中药。GAP的出台表明中国正在规范中药产业，它将从源头上保证中药的质量，有助于古老的中药通过现代化和科学手段走向国际市场。我国是中药材资源大国，种类及数量均为世界之首。据调查，全国共有药用植物近万种，药用动物1500余种，药用矿物80余种。人工成功栽培药用植物400多种。为了加强对中药材生产全过程的管理，确保中药材的质量，必须制定《中药材生产质量管理规范》。国家药品监督管理局局令第32号:《中药材生产质量管理规范》共10章、57条，自2002年6月1日起施行。其中严格规定了中药种植、采收、包装、运输等环节的质量要求。对农药残留量和重金属含量制定了严格的标准，对不同中药材的种植规模、生长期做出了严格限制，还规定中药材产地应符合国家生态标准，如“药材的灌溉水应符合农田灌溉水质量标准”等。

中药材生产质量管理规范

第一章　总则

第一条　为规范中药材生产，保证中药材质量，促进中药标准化、现代化，制订本规范。

第二条　本规范是中药材生产和质量管理的基本准则，适用于中药材生产企业（以下简称生产企业）生产中药材（含植物、动物药）的全过程。

第三条　生产企业应运用规范化管理和质量监控手段，保护野生药材资源和生态环境，坚持“最大持续产量”原则，实现资源的可持续利用。

第二章　产地生态环境

第四条　生产企业应按中药材产地适宜性优化原则，因地制宜，合理布局。

第五条　中药材产地的环境应符合国家相应标准：

空气应符合大气环境质量二级标准；土壤应符合土壤质量二级标准；灌溉水应符合农田灌溉水质量标准；药用动物饮用水应符合生活饮用水质量标准。

第六条　药用动物养殖企业应满足动物种群对生态因子的需求及与生活、繁殖等相适应的条件。

第三章　种质和繁殖材料

第七条　对养殖、栽培或野生采集的药用动植物，应准确鉴定其物种，包括亚种、变种或品种，记录其中文名及学名。

第八条　种子、菌种和繁殖材料在生产、储运过程中应实行检验和检疫制度以保证质量和防止病虫害及杂草的传播；防止伪劣种子、菌种和繁殖材料的交易与传播。

第九条　应按动物习性进行药用动物的引种及驯化。捕捉和运输时应避免动物机体和精神损伤。引种动物必须严格检疫，并进行一定时间的隔离、观察。

第十条　加强中药材良种选育、配种工作，建立良种繁育基地，保护药用动植物种质资源。

第四章　栽培与养殖管理

第一节　药用植物栽培管理

第十一条　根据药用植物生长发育要求，确定栽培适宜区域，并制定相应的种植规程。

第十二条　根据药用植物的营养特点及土壤的供肥能力，确定施肥种类、时间和数量，施用肥料的种类以有机肥为主，根据不同药用植物物种生长发育的需要有限度地使用化学肥料。

第十三条　允许施用经充分腐熟达到无害化卫生标准的农家肥。禁止施用城市生活垃圾、工业垃圾及医院垃圾和粪便。

第十四条　根据药用植物不同生长发育时期的需水规律及气候条件、土壤水分状况，适时、合理灌溉和排水，保持土壤的良好通气条件。

第十五条　根据药用植物生长发育特性和不同的药用部位，加强田间管理，及时采取打顶、摘蕾、整枝修剪、覆盖遮荫等栽培措施，调控植株生长发育，提高药材产量，保持质量稳定。

第十六条　药用植物病虫害的防治应采取综合防治策略。如必须施用农药时，应按照《中华人民共和国农药管理条例》的规定，采用最小有效剂量并选用高效、低毒、低残留农药，以降低农药残留和重金属污染，保护生态环境。

第二节　药用动物养殖管理

第十七条　根据药用动物生存环境、食性、行为特点及对环境的适应能力等，确定相应的养殖方式和方法，制定相应的养殖规程和管理制度。

第十八条　根据药用动物的季节活动、昼夜活动规律及不同生长周期和生理特点，科学配制饲料，定时定量投喂。适时适量地补充精料、维生素、矿物质及其他必要的添加剂，不得添加激素、类激素等添加剂。饲料及添加剂应无污染。

第十九条　药用动物养殖应视季节、气温、通气等情况，确定给水的时间及次数。草食动物应尽可能通过多食青绿多汁的饲料补充水分。

第二十条　根据药用动物栖息、行为等特性，建造具有一定空间的固定场所及必要的安全设施。

第二十一条　养殖环境应保持清洁卫生，建立消毒制度，并选用适当消毒剂对动物的生活场所、设备等进行定期消毒。加强对进入养殖场所人员的管理。

第二十二条　药用动物的疫病防治，应以预防为主，定期接种疫苗。

第二十三条　合理划分养殖区，对群饲药用动物要有适当密度。发现患病动物，应及时隔离。传染病患动物应处死，火化或深埋。

第二十四条　根据养殖计划和育种需要，确定动物群的组成与结构，适时周转。

第二十五条　禁止将中毒、感染疫病的药用动物加工成中药材。

第五章　采收与初加工

第二十六条　野生或半野生药用动植物的采集应坚持“最大持续产量”原则，应有计划地进行野生抚育、轮采与封育，以利生物的繁衍与资源的更新。

第二十七条　根据产品质量及植物单位面积产量或动物养殖数量，并参考传统采收经验等因素确定适宜的采收时间（包括采收期、采收年限）和方法。

第二十八条　采收机械、器具应保持清洁、无污染，存放在无虫鼠害和禽畜的干燥场所。

第二十九条　采收及初加工过程中应尽可能排除非药用部分及异物，特别是杂草及有毒物质，剔除破损、腐烂变质的部分。

第三十条　药用部分采收后，经过拣选、清洗、切制或修整等适宜的加工，需干燥的应采用适宜的方法和技术迅速干燥，并控制温度和湿度，使中药材不受污染，有效成分不被破坏。

第三十一条　鲜用药材可采用冷藏、砂藏、罐储、生物保鲜等适宜的保鲜方法，尽可能不使用保鲜剂和防腐剂。如必须使用时，应符合国家对食品添加剂的有关规定。

第三十二条　加工场地应清洁、通风，具有遮阳、防雨和防鼠、虫及禽畜的设施。

第三十三条　地道药材应按传统方法进行加工。如有改动，应提供充分试验数据，不得影响药材质量。

第六章　包装、运输与储藏

第三十四条　包装前应检查并清除劣质品及异物。包装应按标准操作规程操作，并有批包装记录，其内容应包括品名、规格、产地、批号、重量、包装工号、包装日期等。

第三十五条　所使用的包装材料应是清洁、干燥、无污染、无破损，并符合药材质量要求。

第三十六条　在每件药材包装上，应注明品名、规格、产地、批号、包装日期、生产单位，并附有质量合格的标志。

第三十七条　易破碎的药材应使用坚固的箱盒包装；毒性、麻醉性、贵细药材应使用特殊包装，并应贴上相应的标记。

第三十八条　药材批量运输时，不应与其他有毒、有害、易串味物质混装。运载容器应具有较好的通气性，以保持干燥，并应有防潮措施。

第三十九条　药材仓库应通风、干燥、避光，必要时安装空调及除湿设备，并具有防鼠、虫、禽畜的措施。地面应整洁、无缝隙、易清洁。

药材应存放在货架上，与墙壁保持足够距离，防止虫蛀、霉变、腐烂、泛油等现象发生，并定期检查。

在应用传统储藏方法的同时，应注意选用现代储藏保管新技术、新设备。

第七章　质量管理

第四十条　生产企业应设质量管理部门，负责中药材生产全过程的监督管理和质量监控，并应配备与药材生产规模、品种检验要求相适应的人员、场所、仪器和设备。

第四十一条　质量管理部门的主要职责：

（一）负责环境监测、卫生管理；

（二）负责生产资料、包装材料及药材的检验，并出具检验报告；

（三）负责制订培训计划，并监督实施；

（四）负责制订和管理质量文件，并对生产、包装、检验等各种原始记录进行管理。

第四十二条　药材包装前，质量检验部门应对每批药材，按中药材国家标准或经审核批准的中药材标准进行检验。检验项目应至少包括药材性状与鉴别、杂质、水分、灰分与酸不溶性灰分、浸出物、指标性成分或有效成分含量。农药残留量、重金属及微生物限度均应符合国家标准和有关规定。

第四十三条　检验报告应由检验人员、质量检验部门负责人签章。检验报告应存档。

第四十四条　不合格的中药材不得出场和销售。

第八章　人员和设备

第四十五条　生产企业的技术负责人应有药学或农学、畜牧学等相关专业的大专以上学历，并有药材生产实践经验。

第四十六条　质量管理部门负责人应有大专以上学历，并有药材质量管理经验。

第四十七条　从事中药材生产的人员均应具有基本的中药学、农学或畜牧学常识，并经生产技术、安全及卫生学知识培训。从事田间工作的人员应熟悉栽培技术，特别是农药的施用及防护技术；从事养殖的人员应熟悉养殖技术。

第四十八条　从事加工、包装、检验人员应定期进行健康检查，患有传染病、皮肤病或外伤性疾病等不得从事直接接触药材的工作。生产企业应配备专人负责环境卫生及个人卫生检查。

第四十九条　对从事中药材生产的有关人员应定期培训与考核。

第五十条　中药材产地应设厕所或盥洗室，排出物不应对环境及产品造成污染。

第五十一条　生产企业生产和检验用的仪器、仪表、量具、衡器等其适用范围和精密度应符合生产和检验的要求，有明显的状态标志，并定期校验。

第九章　文件管理

第五十二条　生产企业应有生产管理、质量管理等标准操作规程。

第五十三条　每种中药材的生产全过程均应详细记录，必要时可附照片或图像。记录应包括：

（一）种子、菌种和繁殖材料的来源；

（二）生产技术与过程：

1. 药用植物播种的时间、数量及面积；育苗、移栽以及肥料的种类、施用时间、施用量、施用方法；农药中包括杀虫剂、杀菌剂及除莠剂的种类、施用量、施用时间和方法等。

2. 药用动物养殖日志、周转计划、选配种记录、产仔或产卵记录、病例病志、死亡报告书、死亡登记表、检免疫统计表、饲料配合表、饲料消耗记录、谱系登记表、后裔鉴定表等。

3. 药用部分的采收时间、采收量、鲜重和加工、干燥、干燥减重、运输、储藏等。

4. 气象资料及小气候的记录等。

5. 药材的质量评价：药材性状及各项检测的记录。

第五十四条　所有原始记录、生产计划及执行情况、合同及协议书等均应存档，至少保存5年。档案资料应有专人保管。

第十章　附则

第五十五条　本规范所用术语：

（一）中药材　指药用植物、动物的药用部分采收后经产地初加工形成的原料药材。

（二）中药材生产企业　指具有一定规模、按一定程序进行药用植物栽培或动物养殖、药材初加工、包装、储存等生产过程的单位。

（三）最大持续产量　即不危害生态环境，可持续生产（采收）的最大产量。

（四）地道药材　传统中药材中具有特定的种质、特定的产区或特定的生产技术和加工方法所生产的中药材。

（五）种子、菌种和繁殖材料　植物（含菌物）可供繁殖用的器官、组织、细胞等，菌物的菌丝、子实体等；动物的种物、仔、卵等。

（六）病虫害综合防治　从生物与环境整体观点出发，本着预防为主的指导思想和安全、有效、经济、简便的原则，因地制宜，合理运用生物的、农业的、化学的方法及其他有效生态手段，把病虫的危害控制在经济阈值以下，以达到提高经济效益和生态效益之目的。

（七）半野生药用动植物　指野生或逸为野生的药用动植物辅以适当人工抚育和中耕、除草、施肥或喂料等管理的动植物种群。

第五十六条　本规范由国家药品监督管理局负责解释。

第五十七条　本规范自2002年6月1日起施行。

任务二　野生药材资源保护管理条例

第三次全国中药资源普查于1983年开始，至1987年结束。通过普查，确认我国有中药资源12000多种，野生药材总蕴藏量为850万吨，家种药材年产量达30多万吨。我国中药材人工种植品种约300种。其中，已有48个品种通过国家中药材GAP认证。然而，据粗略统计，我国约有2/3的常用中药材未实现人工种植，仍以野生采集为主要来源，这使得我国野生中药材保护面临严峻局势。

2011年05月16日证券日报报道：部分野生药材资源命运堪忧。“像重楼、白蔹、川贝母等，其中最引人关注的是重楼，因为它是云南白药和抗病毒冲剂的原料，需求量一直保持旺盛，每年大约在1000吨左右。”多年的无序采挖导致重楼资源濒临枯竭，重楼是多年生植物，它的根茎要经过很多年才能膨大，含量和成分才够，由于价格居高不下，无序采挖之后，重楼无法持续繁衍。根据监控数据，目前国内的产量仅仅三四百吨，主要分布在西南片区。往年是从缅甸、越南等国家进口，每年进口量为三五百吨。从去年的监控数据来看，这两年的进口量已经下降到几十吨，说明邻国的资源也在下降。目前主要从尼泊尔等国家通过拉萨樟木口岸，每年进口三四百吨。《野生药材资源保护管理条例》于1987年10月30日国务院发布，共计26条。

野生药材资源保护管理条例

第一条　为保护和合理利用野生药材资源，适应人民医疗保健事业的需要，特制定本条例。

第二条　在中华人民共和国境内采猎、经营野生药材的任何单位或个人，除国家另有规定外，都必须遵守本条例。

第三条　国家对野生药材资源实行保护、采猎相结合的原则，并创造条件开展人工种养。

第四条　国家重点保护的野生药材物种分为三级：

一级：濒临灭绝状态的稀有珍贵野生药材物种（以下简称一级保护野生药材物种）；

二级：分布区域缩小、资源处于衰竭状态的重要野生药材物种（以下简称二级保护野生药材物种）；

三级：资源严重减少的主要常用野生药材物种（以下简称三级保护野生药材物种）。

第五条　国家重点保护的野生药材物种名录，由国家医药管理部门会同国务院野生动物、植物管理部门制定。

在国家重点保护的野生药材物种名录之外，需要增加的野生药材保护物种，由省、自治区、直辖市人民政府制定并抄送国家医药管理部门备案。

第六条　禁止采猎一级保护野生药材物种。

第七条　采猎、收购二、三级保护野生药材物种的，必须按照批准的计划执行。该计划由县以上（含县，下同）医药管理部门（含当地人民政府授权管理该项工作的有关部门，下同）会同同级野生动物、植物管理部门制定，报上一级医药管理部门批准。

第八条　采猎二、三级保护野生药材物种的，不得在禁止采猎区、禁止采猎期进行采猎，不得使用禁用工具进行采猎。

前款关于禁止采猎区、禁止采猎期和禁止使用的工具，由县以上医药管理部门会同同级野生动物、植物管理部门确定。

第九条　采猎二、三级保护野生药材物种的，必须持有采药证。

取得采药证后，需要进行采伐或狩猎的，必须分别向有关部门申请采伐证或狩猎证。

第十条　采药证的格式由国家医药管理部门确定。采药证由县以上医药管理部门会同同级野生动物、植物管理部门核发。

采伐证或狩猎证的核发，按照国家有关规定办理。

第十一条　建立国家或地方野生药材资源保护区，需经国务院或县以上地方人民政府批准。

在国家或地方自然保护区内建立野生药材资源保护区，必须征得国家或地方自然保护区主管部门的同意。

第十二条　进入野生药材资源保护区从事科研、教学、旅游等活动的，必须经该保护区管理部门批准。进入设在国家或地方自然保护区范围内野生药材资源保护区的，还须征得该自然保护区主管部门的同意。

第十三条　一级保护野生药材物种属于自然淘汰的，其药用部分由各药材公司负责经营管理，但不得出口。

第十四条　二、三级保护野生药材物种属于国家计划管理的品各，由中国药材公司统一经营管理；其余品种由产地县药材公司或其委托单位按照计划收购。

第十五条　二、三级保护野生药材物种的药用部分，除国家另有规定外，实行限量出口。

实行限量出口和出口许可证制度的品种，由国家医药管理部门会同国务院有关部门确定。

第十六条　野生药材的规格、等级标准，由国家医药管理部门会同国务院有关部门制定。

第十七条　对保护野生药材资源作出显著成绩的单位或个人，由各级医药管理部门会同同级有关部门给予精神鼓励或一次性物质奖励。

第十八条　违反本条例第六条、第七条、第八条、第九条规定的，由当地县以上医药管理部门会同同级有关部门没收其非法采猎的野生药材及使用工具，并处以罚款。

第十九条　违反本条例第十二条规定的，当地县以上医药管理部门和自然保护区主管部门有权制止；造成损失的，必须承担赔偿责任。

第二十条　违反本条例第十三条、第十四条、第十五条规定的，由工商行政管理部门或有关部门没收其野生药材和全部违法所得，并处以罚款。

第二十一条　保护野生药材资源管理部门工作人员徇私舞弊的，由所在单位或上级管理部门给予行政处分；造成野生药材资源损失的，必须承担赔偿责任。

第二十二条　当事人对行政处罚决定不服的，可以在接到处罚决定书之日起十五日内向人民法院起诉；期满不起诉又不执行的，作出行政处罚决定的部门可以申请人民法院强制执行。

第二十三条　破坏野生药材资源情节严重，构成犯罪的，由司法机关依法追究刑事责任。

第二十四条　省、自治区、直辖市人民政府可以根据本条例制定实施细则。

第二十五条　本条例由国家医药管理局负责解释。

第二十六条　本条例自一九八七年十二月一日起

国家重点保护野生药材物种名录

国家重点保护野生药材物种分为三级：

一级：濒临灭绝状态的稀有珍贵野生药材物种（简称一级保护野生药材物种）；

二级：分布区域缩小、资源处于衰竭状态的重要野生药材物种（简称二级保护野生药材物种）；

三级：资源严重减少的主要常用野生药材物种（简称三级保护野生药材物种）。

本名录由国家医药管理局颁布，颁布日期1987年10月30日，实施日期1987年10月30日。

中名	学名	保护级别	药材名称
猫科动物虎	Panthera tigris Linnaeus（含国内所有亚种）	Ⅰ	虎骨
猫科动物豹	Panthera pardus Linnaeus（含云豹、雪豹）	Ⅰ	豹骨
牛科动物赛加羚羊	Saiga tatarica Linnaeus	Ⅰ	羚羊角
鹿科动物梅花鹿	Cervus nippon Temminck	Ⅰ	鹿茸
鹿科动物马鹿	Cervus elaphus Linnaeus	Ⅱ	鹿茸
鹿科动物林麝	Moschus berezovskii Flerov	Ⅱ	麝香
鹿科动物马麝	Moschus sifanicus Przewalski	Ⅱ	麝香
鹿科动物原麝	Moschus moschiferus Linnaeus	Ⅱ	麝香
熊科动物黑熊	Selenarctos thibetanus Cuvier	Ⅱ	熊胆
熊科动物棕熊	Ursus arctos Linnaeus	Ⅱ	熊胆
鲮鲤科动物穿山甲	Manis pentadactyla Linnaeus	Ⅱ	穿山甲
蟾蜍科动物中华大蟾蜍	Bufo bufo gargarizans Cantor	Ⅱ	蟾酥
蟾蜍科动物黑眶蟾蜍	Bufo melanostictus Schneider	Ⅱ	蟾酥
蛙科动物中国林蛙	Rana temporaria chensinensis David	Ⅱ	哈蟆油
眼镜蛇科动物银环蛇	Bungarus multicinctus multicinctus Blyth	Ⅱ	金钱白花蛇
游蛇科动物乌梢蛇	Zaocys dhumnades（Cantor）	Ⅱ	乌梢蛇
蝰科动物五步蛇	Agkistrodon acutus（Guenther）	Ⅱ	蕲蛇
壁虎科动物蛤蚧	Gekko gecko Linnaeus	Ⅱ	蛤蚧
豆科植物甘草	Glycyrrhiza uralensis Fisch.	Ⅱ	甘草
豆科植物胀果甘草	Glycyrrhiza inflata Bat.	Ⅱ	甘草
豆科植物光果甘草	Glycyrrhiza glabra L.	Ⅱ	甘草
毛茛科植物黄连	Coptis chinensis Franch.	Ⅱ	黄连
毛茛科植物三角叶黄连	Coptis deltoidea C. Y. Cheng et Hsiao	Ⅱ	黄连
毛茛科植物云连	Coptis teetoides C. Y. Cheng	Ⅱ	黄连
五加科植物人参	Panax ginseng C. A. Mey.	Ⅱ	人参
杜仲科植物杜仲	Eucommia ulmoides Oliv.	Ⅱ	杜仲
木兰科植物厚朴	Magnolia officinalis Rehd. et Wils.	Ⅱ	厚朴
木兰科植物凹叶厚朴	Magnolia officinalis Rehd. et Wils. var. biloba Rehd. et Wils.	Ⅱ	厚朴
芸香科植物黄皮树	Phellodendron chinense Schneid.	Ⅱ	黄柏
芸香科植物黄檗	Phellodendron amurense Rupr.	Ⅱ	黄柏
百合科植物剑叶龙血树	Dracaena cochinchinensin（Lour.）S. C. Chen	Ⅱ	血竭
百合科植物川贝母	Fritillaria cirrhosa D. Don	Ⅲ	川贝母
百合科植物暗紫贝母	Fritillaria unibracteata Hsiao et K. C. Hsia	Ⅲ	川贝母

续表

中名	学名	保护级别	药材名称
百合科植物甘肃贝母	Fritillaria przewalskii Maxim.	Ⅲ	川贝母
百合科植物梭砂贝母	Fritillaria delavayi Franch.	Ⅲ	川贝母
百合科植物新疆贝母	Fritillaria walujewii Regel	Ⅲ	伊贝母
百合科植物伊犁贝母	Fritillaria pallidiflora Schrenk	Ⅲ	伊贝母
五加科植物刺五加	Acanthopanax senticosus (Rupr. et Maxim.) Harms	Ⅲ	刺五加
唇形科植物黄芩	Scutellaria baicalensis Georgi	Ⅲ	黄芩
百合科植物天门冬	Asparagus cochinchinensis (Lour.) merr.	Ⅲ	天冬
多孔菌科真菌猪苓	Polyporus umbellatus (Pers.) Fries	Ⅲ	猪苓
龙胆科植物条叶龙胆	Gentiana manshurica Kitag.	Ⅲ	龙胆
龙胆科植物龙胆	Gentiana scabra Bge	Ⅲ	龙胆
龙胆科植物三花龙胆	Gentiana triflora Pall.	Ⅲ	龙胆
龙胆科植物坚龙胆	Gentiana regescens Franch.	Ⅲ	龙胆
伞形科植物防风	Ledebouriella divaricata (Turcz.) Hiroe	Ⅲ	防风
远志科植物远志	Polygala tenuifolia Willd.	Ⅲ	远志
远志科植物卵叶远志	Polygala sibirica L.	Ⅲ	远志
玄参科植物胡黄连	Picrorhiza scrophulariiflora Pennell	Ⅲ	胡黄连
列当科植物肉苁蓉	Cistanche deserticola Y. C. Ma	Ⅲ	肉苁蓉
龙胆科植物秦艽	Gentiana macrophylla Pall.	Ⅲ	秦艽
龙胆科植物麻花秦艽	Gentiana macrophylla Maxim.	Ⅲ	秦艽
龙胆科植物粗茎秦艽	Gentiana crassicaulis Duthie ex Burk.	Ⅲ	秦艽
龙胆科植物小秦艽	Gentiana dahurica Fisch.	Ⅲ	秦艽
马兜铃科植物北细辛	Asarum heterotropoides Fr. var. mandshuricum (Maxim.) Kitag.	Ⅲ	细辛
马兜铃科植物汉城细辛	Asarum sieboldii Miq. var. seoulense Nakai	Ⅲ	细辛
马兜铃科植物细辛	Asarum sieboldii Miq.	Ⅲ	细辛
紫草科植物新疆紫草	Arnebia euchroma (Royle) Johnst.	Ⅲ	紫草
紫草科植物紫草	Lithospermum erythrorhizon Sieb. et Zucc.	Ⅲ	紫草
木兰科植物五味子	Schisandra chinensis (Turcz.) Baill.	Ⅲ	五味子
木兰科植物华中五味子	Schisandra sphenanthera Rehd. et Wils.	Ⅲ	五味子
马鞭草科植物单叶蔓荆	Vitex trifolia L. var. simplicifolia Cham.	Ⅲ	蔓荆子
马鞭草科植物蔓荆	Vitex trifolia L.	Ⅲ	蔓荆子
使君子科植物诃子	Terminalia chebula Retz.	Ⅲ	诃子
使君子科植物绒毛诃子	Terminalia chebula Retz. var. tomentella Kurt.	Ⅲ	诃子

续表

中名	学名	保护级别	药材名称
山茱萸科植物山茱萸	Cornus officinalis sieb. et Zucc.	Ⅲ	山茱萸
兰科植物环草石斛	Dendrobium loddigessii Rolfe.	Ⅲ	石斛
兰科植物马鞭石斛	Dendrobium fimbriatum Hook. var. oculatum Hook.	Ⅲ	石斛
兰科植物黄草石斛	Dendrobium chrysanthum Wall.	Ⅲ	石斛
兰科植物铁皮石斛	Dendrobium candidum Wall. ex Lindl.	Ⅲ	石斛
兰科植物金钗石斛	Dendrobium nobile Lindl.	Ⅲ	石斛
伞形科植物新疆阿魏	Ferula sinkiangensis K. M. shep.	Ⅲ	阿魏
伞形科植物阜康阿魏	Ferula fukanensis K. M. Shen.	Ⅲ	阿魏
木犀科植物连翘	Forsythia suspensa (Thunb.) Vahl	Ⅲ	连翘
伞形科植物羌活	Notopterygium incisum Ting ex H. T. Chang	Ⅲ	羌活
伞形科植物宽叶羌活	Notopterygium forbesii Boiss.	Ⅲ	羌活

注：1. 本名录中的中名、学名、药材名称以《中华人民共和国药典》（1985年版一部）为依据。

2. 本名录收载野生药材物种76种，中药材42种。其中只列入同一物种有代表性的药材名称。

任务三　中药品种保护条例

中华人民共和国国务院令（第106号）。1992年10月14日中华人民共和国国务院令第106条发布，1993年1月1日起施行，共计5章27条。

中药品种保护条例

第一章　总则

第一条　为了提高中药品种的质量，保护中药生产企业的合法权益，促进中药事业的发展，制定本条例。

第二条　本条例适用于中国境内生产制造的中药品种，包括中成药、天然药物的提取物及其制剂和中药人工制成品。

申请专利的中药品种，依照专利法的规定办理，不适用本条例。

第三条　国家鼓励研制开发临床有效的中药品种，对质量稳定、疗效确切的中药品种实行分级保护制度。

第四条　国务院卫生行政部门负责全国中药品种保护的监督管理工作。国家中药生产经营主管部门协同管理全国中药品种的保护工作。

第二章　中药保护品种等级的划分和审批

第五条　依照本条例受保护的中药品种，必须是列入国家药品标准的品种。经国务院卫生行政部门认定，列为省、自治区、直辖市药品标准的品种，也可以申请保护。

受保护的中药品种分为一、二级。

第六条　符合下列条件之一的中药品种，可以申请一级保护：

（一）对特定疾病有特殊疗效的；

（二）相当于国家一级保护野生药材物种的人工制成品；

（三）用于预防和治疗特殊疾病的。

第七条　符合下列条件之一的中药品种，可以申请二级保护：

（一）符合本条例第六条规定的品种或者已经解除一级保护的品种；

（二）对特定疾病有显著疗效的；

（三）从天然药物中提取的有效物质及特殊制剂。

第八条　国务院卫生行政部门批准的新药，按照国务院卫生行政部门规定的保护期给予保护；其中，符合本条例第六条、第七条规定的，在国务院卫生行政部门批准的保护期限届满前六个月，可以重新依照本条例的规定申请保护。

第九条　申请办理中药品种保护的程序：

（一）中药生产企业对其生产的符合本条例第五条、第六条、第七条、第八条规定的中药品种，可以向所在地省、自治区、直辖市中药生产经营主管部门提出申请，经中药生产经营主管部门签署意见后转送同级卫生行政部门，由省、自治区、直辖市卫生行政部门初审签署意见后，报国务院卫生行政部门。特殊情况下，中药生产企业也可以直接向国家中药生产经营主管部门提出申请，由国家中药生产经营主管部门签署意见后转送国务院卫生行政部门，或者直接向国务院卫生行政部门提出申请。

（二）国务院卫生行政部门委托国家中药品种保护审评委员会负责对申请保护的中药品种进行审评。国家中药品种保护审评委员会应当自接到申请报告书之日起六个月内做出审评结论。

（三）根据国家中药品种保护审评委员会的审评结论，由国务院卫生行政部门征求国家中药生产经营主管部门的意见后决定是否给予保护。批准保护的中药品种，由国务院卫生行政部门发给《中药保护品种证书》。

国务院卫生行政部门负责组织国家中药品种保护审评委员会，委员会成员由国务院卫生行政部门与国家中药生产经营主管部门协商后，聘请中医药方面的医疗、科研、检验及经营、管理专家担任。

第十条　申请中药品种保护的企业，应当按照国务院卫生行政部门的规定，向国家中药品种保护审评委员会提交完整的资料。

第十一条　对批准保护的中药品种以及保护期满的中药品种，由国务院卫生行政部门在指定的专业报刊上予以公告。

第三章　中药保护品种的保护

第十二条　中药保护品种的保护期限：

中药一级保护品种分别为三十年、二十年、十年。

中药二级保护品种为七年。

第十三条　中药一级保护品种的处方组成、工艺制法，在保护期限内由获得《中药保护品种证书》的生产企业和有关的药品生产经营主管部门、卫生行政部门及有关单位和个人负责保密，不得公开。

负有保密责任的有关部门、企业和单位应当按照国家有关规定，建立必要的保密制度。

第十四条　向国外转让中药一级保护品种的处方组成、工艺制法的，应当按照国家有关保密的规定办理。

第十五条　中药一级保护品种因特殊情况需要延长保护期限的，由生产企业在该品种保护期满前六个月，依照本条例第九条规定的程序申报。延长的保护期限由国务院卫生行政部门根据国家中药品种保护审评委员会的审评结果确定；但是，每次延长的保护期限不得超过第一次批准的保护期限。

第十六条　中药二级保护品种在保护期满后可以延长七年。

申请延长保护期的中药二级保护品种，应当在保护期满前六个月，由生产企业依照本条例第九条规定的程序申报。

第十七条　被批准保护的中药品种，在保护期内限于由获得《中药保护品种证书》的企业生产；但是，本条例第十九条另有规定的除外。

第十八条　国务院卫生行政部门批准保护的中药品种如果在批准前是由多家企业生产的，其中未申请《中药保护品种证书》的企业应当自公告发布之日起六个月内向国务院卫生行政部门申报，并依照本条例第十条的规定提供有关资料，由国务院卫生行政部门指定药品检验机构对该申报品种进行同品种的质量检验。国务院卫生行政部门根据检验结果，可以采取以下措施：

（一）对达到国家药品标准的，经征求国家中药生产经营主管部门意见后，补发《中药保护品种证书》。

（二）对未达到国家药品标准的，依照药品管理的法律、行政法规的规定撤销该中药品种的批准文号。

第十九条　对临床用药紧缺的中药保护品种，根据国家中药生产经营主管部门提出的仿制建议，经国务院卫生行政部门批准，由仿制企业所在地的省、自治区、直辖市卫生行政部门对生产同一中药保护品种的企业发放批准文号。该企业应当付给持有《中药保护品种证书》并转让该中药品种的处方组成、工艺制法的企业合理的使用费，其数额由双方商定；双方不能达成协议的，由国务院卫生行政部门裁决。

第二十条　生产中药保护品种的企业及中药生产经营主管部门，应当根据省、自治区、直辖市卫生行政部门提出的要求，改进生产条件，提高品种质量。

第二十一条　中药保护品种在保护期内向国外申请注册的，须经国务院卫生行政部门批准。

第四章　罚则

第二十二条　违反本条例第十三条的规定，造成泄密的责任人员，由其所在单位或者上级机关给予行政处分；构成犯罪的，依法追究刑事责任。

第二十三条　违反本条例第十七条的规定，擅自仿制中药保护品种的，由县级以上卫生行政部门以生产假药依法论处。

伪造《中药品种保护证书》及有关证明文件进行生产、销售的，由县级以上卫生行政部门没收其全部有关药品及违法所得，并可以处以有关药品正品价格三倍以下罚款。

上述行为构成犯罪的，由司法机关依法追究刑事责任。

第二十四条　当事人对卫生行政部门的处罚决定不服的，可以依照有关法律、行政法规的规定，申请行政复议或者提起行政诉讼。

第五章　附则

第二十五条　有关中药保护品种的申报要求、申报表格等，由国务院卫生行政部门制定。

第二十六条　本条例由国务院卫生行政部门负责解释。

第二十七条　本条例自一九九三年一月一日起施行。

问　答　题

1. 简述对中药饮片炮制的规定。

2. 狼是国家Ⅰ级重点保护野生药材物种么？

3.《野生药材资源保护管理条例》对国家重点保护的野生药材物种如何划分等级？

4. 中药保护品种的保护期限是多长时间？

项目七　医疗机构药品管理

学习目的：通过本项目的学习，学生应熟练掌握医疗机构药品管理、医疗机构制剂管理的技能；处方审查与处方调剂的技能，学会运用所学知识正确处理药品使用过程中遇到的具体问题；能及时、正确地审查处方、调配处方，按规定配制制剂及加工炮制中药材；能进行医疗机构药品采购、保管、供应、经济管理以及药品质量检验，为今后在医疗机构的药学技术工作打下基础技能知识。

案例1：据卫生部调查，在中国住院患者中，抗生素的使用率达到70%，是欧美国家的2倍，其中外科患者几乎人人都用抗生素，比例高达97%。外科清洁切口手术预防性应用抗生素达到95%，但其实真正需要使用抗生素的病人还不到20%。中国平均每年每人要挂8瓶水，远远高于国际上2.5~3.3瓶的水平，另外，口服的阿莫西林胶囊，头孢菌素的头孢呋辛、头孢唑肟等也是比较常用的抗生素。以抗生素为代表的抗菌药物的滥用已经成为我国医疗行业十分突出的问题。随着药品监督管理体制改革的不断深入及市场经济的不断发展，人民群众用药水平不断提高，对药品的安全性、有效性也提出了新的要求。

案例2：2005年1月，某药品监管局执法人员依法对某医院放置在药库内的“精致银翘解毒片”进行检查时，查实该医院购进数量400盒，货值金额8000元，在库400盒，经药检所检验该药为劣质药，依据检验结果，某药品监管局对该医院进行了立案。

案例1说明我国医院抗生素的滥用已经到了必须纠正的地步，耐药菌的产生将产生毁灭性后果。违背了《医疗机构药事管理规定》第十六条：医疗机构应当依据国家基本药物制度，抗菌药物临床应用指导原则和中成药临床应用指导原则，制定本机构基本药物临床应用管理办法，建立并落实抗菌药物临床应用分级管理制度。

案例2符合《医疗机构药品监督管理办法（试行）》第二十七条：药品监督管理部门应当对医疗机构药品购进、储存、调配和使用质量情况进行监督检查，并建立医疗机构监督检查档案。

监督检查情况和处理结果应当形成书面记录，由监督检查人员签字后反馈被检查单位。对检查中发现的问题需要其他部门处理的，应当及时移送。

任务一　医疗机构药品监督管理办法（试行）

为加强医疗机构药品监督管理，健全药品质量保证体系，强化医疗机构药品质量意识，保障人民群众用药安全，依据《中华人民共和国药品管理法》《中华人民共和国药品管理法实施条例》，国家食品药品监督管理局制定了《医疗机构药品监督管理办法（试行）》，共计6章42条，2011年10月11日执行。

医疗机构药品监督管理办法（试行）

第一章　总则

第一条　为加强医疗机构药品质量监督管理，保障人体用药安全、有效，依据《中华人民共和国药品管理法》（以下简称《药品管理法》）、《中华人民共和国药品管理法实施条例》（以下简称《药品管理法实施条例》）等法律法规，制定本办法。

第二条　本办法适用于中华人民共和国境内医疗机构药品质量的监督管理，医疗机构购进、储存、调配及使用药品均应当遵守本办法。

第三条　国家食品药品监督管理局主管全国医疗机构药品质量监督管理工作，地方各级药品监督管理部门主管本行政区域内医疗机构药品质量监督管理工作。

第四条　医疗机构应当建立健全药品质量管理体系，完善药品购进、验收、储存、养护、调配及使用等环节的质量管理制度，做好质量跟踪工作，并明确各环节中工作人员的岗位责任。

医疗机构应当有专门的部门负责药品质量的日常管理工作；未设专门部门的，应当指定专人负责药品质量管理。

第五条　医疗机构应当向所在地药品监督管理部门提交药品质量管理年度自查报告，自查报告应当包括以下内容：

（一）药品质量管理制度的执行情况；

（二）医疗机构制剂配制的变化情况；

（三）接受药品监督管理部门的监督检查及整改落实情况；

（四）对药品监督管理部门的意见和建议。

自查报告应当在本年度12月31日前提交。

第二章　药品购进和储存

第六条　医疗机构必须从具有药品生产、经营资格的企业购进药品。

医疗机构使用的药品应当按照规定由专门部门统一采购，禁止医疗机构其他科室和医务人员自行采购。

医疗机构因临床急需进口少量药品的，应当按照《药品管理法》及其实施条例的有关规定办理。

第七条　医疗机构购进药品，应当查验供货单位的《药品生产许可证》或者《药品经营许可证》和《营业执照》、所销售药品的批准证明文件等相关证明文件，并核实销售人员持有的授权书原件和身份证原件。

医疗机构应当妥善保存首次购进药品加盖供货单位原印章的前述证明文件的复印件，保存期不得少于5年。

第八条　医疗机构购进药品时应当索取、留存供货单位的合法票据，并建立购进记录，做到票、账、货相符。合法票据包括税票及详细清单，清单上必须载明供货单位名称、药品名称、生产厂商、批号、数量、价格等内容，票据保存期不得少于3年。

第九条　医疗机构必须建立和执行进货验收制度，购进药品应当逐批验收，并建立真实、完整的药品验收记录。

医疗机构接受捐赠药品、从其他医疗机构调入急救药品也应当遵守前款规定。

第十条　药品验收记录应当包括药品通用名称、生产厂商、规格、剂型、批号、生产日期、有效期、批准文号、供货单位、数量、价格、购进日期、验收日期、验收结论等内容。

验收记录必须保存至超过药品有效期1年，但不得少于3年。

第十一条　医疗机构应当建立健全中药饮片采购制度，按照国家有关规定购进中药饮片。

第十二条　医疗机构应当有专用的场所和设施、设备储存药品。药品的存放应当符合药品说明书标明的条件。

医疗机构需要在急诊室、病区护士站等场所临时存放药品的，应当配备符合药品存放条件的专柜。有特殊存放要求的，应当配备相应设备。

第十三条　医疗机构储存药品，应当按照药品属性和类别分库、分区、分垛存放，并实行色标管理。药品与非药品分开存放；中药饮片、中成药、化学药品分别储存、分类存放；过期、变质、被污染等药品应当放置在不合格库（区）。

第十四条　医疗机构应当制定和执行药品保管、养护管理制度，并采取必要的控温、防潮、避光、通风、防火、防虫、防鼠、防污染等措施，保证药品质量。

第十五条　医疗机构应当配备药品养护人员，定期对储存药品进行检查和养护，监测和记录储存区域的温湿度，维护储存设施设备，并建立相应的养护档案。

第十六条　医疗机构应当建立药品效期管理制度。药品发放应当遵循“近效期先出”的原则。

第十七条　麻醉药品、精神药品、医疗用毒性药品、放射性药品应当严格按照相关行政法规的规定存放，并具有相应的安全保障措施。

第三章　药品调配和使用

第十八条　医疗机构应当配备与药品调配和使用相适应的、依法经资格认定的药学技术人员负责处方的审核、调配工作。

第十九条　医疗机构用于调配药品的工具、设施、包装用品以及调配药品的区域，应当符合卫生要求及相应的调配要求。

第二十条　医疗机构应当建立最小包装药品拆零调配管理制度，保证药品质量可追溯。

第二十一条　医疗机构配制的制剂只能供本单位使用。未经省级以上药品监督管理部门批准，医疗机构不得使用其他医疗机构配制的制剂，也不得向其他医疗机构提供本单位配制的制剂。

第二十二条　医疗机构应当加强对使用药品的质量监测。发现假药、劣药的，应当立即停止使用、就地封存并妥善保管，及时向所在地药品监督管理部门报告。在药品监督管理部门作出决定之前，医疗机构不得擅自处理。

医疗机构发现存在安全隐患的药品，应当立即停止使用，并通知药品生产企业或者供货商，及时向所在地药品监督管理部门报告。需要召回的，医疗机构应当协助药品生产企业履行药品召回义务。

第二十三条　医疗机构不得采用邮售、互联网交易、柜台开架自选等方式直接向公众销售处方药。

第二十四条　医疗机构应当逐步建立覆盖药品购进、储存、调配、使用全过程质量控制的电子管理系统，实现药品来源可追溯、去向可查清，并与国家药品电子监管系统对接。

第二十五条　医疗机构应当每年组织直接接触药品人员进行健康检查，并建立健康档案。患有传染病或者其他可能污染药品的疾病的，不得从事直接接触药品的工作。

第二十六条　医疗机构应当定期组织从事药品购进、保管、养护、验收、调配、使用的人员参加药事法规和药学专业知识的培训，并建立培训档案。

第四章　监督检查

第二十七条　药品监督管理部门应当对医疗机构药品购进、储存、调配和使用质量情况进行监督检查，并建立医疗机构监督检查档案。

监督检查情况和处理结果应当形成书面记录，由监督检查人员签字后反馈被检查单位。对检查中发现的问题需要其他部门处理的，应当及时移送。

第二十八条　医疗机构应当积极配合药品监督管理部门依法对药品购进、储存、调配和使用质量情况进行监督检查，如实提供与被检查事项有关的物品和记录、凭证以及医学文书等资料，不得拒绝和隐瞒。

第二十九条　药品监督管理部门应当加强对医疗机构药品的监督抽验。

国家或者省级药品监督管理部门应当定期发布公告，公布对医疗机构药品质量的抽查检验结果。

对质量抽验结果有异议的，其复验程序按照相关规定执行。

第三十条　药品监督管理部门应当根据实际情况建立医疗机构药品质量管理信用档案，记录日常监督检查结果、违法行为查处等情况。

第三十一条　药品监督管理部门接到有关医疗机构药品质量方面的咨询、投诉、举报，应当及时受理，并进行核实、答复、处理；对不属于本部门职责的，应当书面通知并移交有关部门处理。

第三十二条　药品监督管理部门可以根据医疗机构药品质量管理年度自查报告、日常监督检查情况、不良信用记录以及人民群众的投诉、举报情况，确定若干重点监督检查单位，相应增加对其进行监督检查的频次，加大对其使用药品的质量抽验力度。

第五章　法律责任

第三十三条　违反本办法第六条第一款规定，从无《药品生产许可证》、《药品经营许可证》的企业购进药品的，由药品监督管理部门按照《药品管理法》第八十条规定处罚。

对违反本办法第六条第二款规定，医疗机构其他科室和医务人员自行采购药品的，责令医疗机构给予相应处理；确认为假劣药品的，按照《药品管理法》有关规定予以处罚。

第三十四条　违反本办法第十二条第一款规定，不按要求储存疫苗的，按照《疫苗流通和预防接种管理条例》第六十四条规定处罚。

第三十五条　违反本办法第二十一条的规定，擅自使用其他医疗机构配制的制剂的，按照《药品管理法》第八十条规定处罚；未经批准向其他医疗机构提供本单位配制的制剂的，按照《药品管理法》第八十四条规定处罚。

第三十六条　违反本办法第二十二条的规定，擅自处理假劣药品或者存在安全隐患的药品的，由药品监督管理部门责令限期追回；情节严重的，向社会公布。

第三十七条　违反本办法第二十三条规定，采用邮售、互联网交易、柜台开架自选等方式直接向公众销售处方药的，按照《药品流通监督管理办法》第四十二条规定处罚。

第三十八条　违反本办法有关规定，且隐瞒事实，不如实提供与被检查事项有关的物品和记录、凭证以及医学文书等资料，阻碍或者拒绝接受监督检查的，依照《药品管理法实施条例》第七十九条的规定从重处罚。

第三十九条　医疗机构有下列情形之一的，由药品监督管理部门要求其限期整改，逾期不改的，记入医疗机构药品质量管理信用档案，并定期向社会公布：

（一）未按照本办法第四条第一款规定建立质量管理制度的；

（二）未按照本办法第五条规定提交药品质量管理年度自查报告的；

（三）未按照本办法第七条第一款、第八条规定索证、索票查验的；

（四）未按照本办法第九条、第十条规定对购进的药品进行验收，做好验收记录的；

（五）未按照本办法第十一条规定建立中药饮片采购制度，违反国家有关规定购进中药饮片的；

（六）未按照本办法第十二条、第十三条规定储存药品的；

（七）未按照本办法第十四条、第十五条规定养护药品的；

（八）未按照本办法第十六条规定建立和执行药品效期管理制度的；

（九）未按照本办法第十八条规定配备人员的；

（十）未按照本办法第十九条规定执行的；

（十一）未按照本办法第二十条规定建立最小包装药品拆零调配管理制度并执行的。

第四十条　药品监督管理部门应当加强对本部门工作人员的教育、培训和管理，督促其正确履职。凡不履行本办法规定的职责或者滥用职权、玩忽职守、徇私舞弊的，均应当依法对直接负责的主管人员和其他直接责任人员给予相应行政处分；涉嫌犯罪的，移送司法机关处理。

第六章　附则

第四十一条　省、自治区、直辖市药品监督管理部门可以结合本地实际情况，根据本办法的规定制定实施细则。

第四十二条　本办法自发布之日起施行。

任务二　医疗机构药事管理规定

2002 年，卫生部会同国家中医药管理局共同制定了《医疗机构药事管理暂行规定》（以下简称《暂行规定》）。《暂行规定》实施 8 年来，在各级卫生、中医药行政部门和医疗机构的共同努力下，我国医疗机构药事管理和合理用药水平有了很大提高。在总结各地《暂行规定》实施情况的基础上，结合当前国家药物政策以及医疗机构药事管理工作的新形势和新任务，卫生部、国家中医药管理局和总后勤部卫生部共同对《暂行规定》进行了修订，制定了卫医政发〔2011〕11 号《医疗机构药事管理规定》，共计 7 章 46 条。2011 年 3 月 1 日起执行。

医疗机构药事管理规定

第一章　总则

第一条　为加强医疗机构药事管理，促进药物合理应用，保障公众身体健康，根据《中华人民共和国药品管理法》、《医疗机构管理条例》和《麻醉药品和精神药品管理条例》等有关法律、法规，制定本规定。

第二条　本规定所称医疗机构药事管理，是指医疗机构以病人为中心，以临床药学为基础，对临床用药全过程进行有效的组织实施与管理，促进临床科学、合理用药的药学技术服务和相关的药品管理工作。

第三条　卫生部、国家中医药管理局负责全国医疗机构药事管理工作的监督管理。

县级以上地方卫生行政部门、中医药行政部门负责本行政区域内医疗机构药事管理工作的监督管理。

军队卫生行政部门负责军队医疗机构药事管理工作的监督管理。

第四条　医疗机构药事管理和药学工作是医疗工作的重要组成部分。医疗机构应当根据本规定设置药事管理组织和药学部门。

第五条　依法取得相应资格的药学专业技术人员方可从事药学专业技术工作。

第六条　医疗机构不得将药品购销、使用情况作为医务人员或者部门、科室经济分配的依据。医疗机构及医务人员不得在药品购销、使用中牟取不正当经济利益。

第二章　组织机构

第七条　二级以上医院应当设立药事管理与药物治疗学委员会；其他医疗机构应当成立药事管理与药物治疗学组。

二级以上医院药事管理与药物治疗学委员会委员由具有高级技术职务任职资格的药学、临床医学、护理和医院感染管理、医疗行政管理等人员组成。

成立医疗机构药事管理与药物治疗学组的医疗机构由药学、医务、护理、医院感染、临床科室等部门负责人和具有药师、医师以上专业技术职务任职资格人员组成。

医疗机构负责人任药事管理与药物治疗学委员会（组）主任委员，药学和医务部门负责人任药事管理与药物治疗学委员会（组）副主任委员。

第八条　药事管理与药物治疗学委员会（组）应当建立健全相应工作制度，日常工作由药学部门负责。

第九条　药事管理与药物治疗学委员会（组）的职责：

（一）贯彻执行医疗卫生及药事管理等有关法律、法规、规章。审核制定本机构药事管理和药学工作规章制度，并监督实施；

（二）制定本机构药品处方集和基本用药供应目录；

（三）推动药物治疗相关临床诊疗指南和药物临床应用指导原则的制定与实施，监测、评估本机构药物使用情况，提出干预和改进措施，指导临床合理用药；

（四）分析、评估用药风险和药品不良反应、药品损害事件，并提供咨询与指导；

（五）建立药品遴选制度，审核本机构临床科室申请的新购入药品、调整药品品种或者供应企业和申报医院制剂等事宜；

（六）监督、指导麻醉药品、精神药品、医疗用毒性药品及放射性药品的临床使用与规范化管理；

（七）对医务人员进行有关药事管理法律法规、规章制度和合理用药知识教育培训；向公众宣传安全用药知识。

第十条　医疗机构医务部门应当指定专人，负责与医疗机构药物治疗相关的行政事务管理工作。

第十一条　医疗机构应当根据本机构功能、任务、规模设置相应的药学部门，配备和提供与药学部门工作任务相适应的专业技术人员、设备和设施。

三级医院设置药学部，并可根据实际情况设置二级科室；二级医院设置药剂科；其他医疗机构设置药房。

第十二条　药学部门具体负责药品管理、药学专业技术服务和药事管理工作，开展以病人为中心，以合理用药为核心的临床药学工作，组织药师参与临床药物治疗，提供药学专业技术服务。

第十三条　药学部门应当建立健全相应的工作制度、操作规程和工作记录，并组织实施。

第十四条　二级以上医院药学部门负责人应当具有高等学校药学专业或者临床药学专业本科以上学历，及本专业高级技术职务任职资格；除诊所、卫生所、医务室、卫生保健所、卫生站以外的其他医疗机构药学部门负责人应当具有高等学校药学专业专科以上或者中等学校药学专业毕业学历，及药师以上专业技术职务任职资格。

第三章　药物临床应用管理

第十五条　药物临床应用管理是对医疗机构临床诊断、预防和治疗疾病用药全过程实施监督管理。医疗机构应当遵循安全、有效、经济的合理用药原则，尊重患者对药品使用的知情权和隐私权。

第十六条　医疗机构应当依据国家基本药物制度，抗菌药物临床应用指导原则和中成药临床应用指导原则，制定本机构基本药物临床应用管理办法，建立并落实抗菌药物临床应用分级管理制度。

第十七条　医疗机构应当建立由医师、临床药师和护士组成的临床治疗团队，开展临床合理用药工作。

第十八条　医疗机构应当遵循有关药物临床应用指导原则、临床路径、临床诊疗指南和药品说明书等合理使用药物；对医师处方、用药医嘱的适宜性进行审核。

第十九条　医疗机构应当配备临床药师。临床药师应当全职参与临床药物治疗工作，对患者进行用药教育，指导患者安全用药。

第二十条　医疗机构应当建立临床用药监测、评价和超常预警制度，对药物临床使用安全性、有效性和经济性进行监测、分析、评估，实施处方和用药医嘱点评与干预。

第二十一条　医疗机构应当建立药品不良反应、用药错误和药品损害事件监测报告制度。医疗机构临床科室发现药品不良反应、用药错误和药品损害事件后，应当积极救治患者，立即向药学部门报告，并做好观察与记录。医疗机构应当按照国家有关规定向相关部门报告药品不良反应，用药错误和药品损害事件应当立即向所在地县级卫生行政部门报告。

第二十二条　医疗机构应当结合临床和药物治疗，开展临床药学和药学研究工作，并提供必要的工作条件，制订相应管理制度，加强领导与管理。

第四章　药剂管理

第二十三条　医疗机构应当根据《国家基本药物目录》、《处方管理办法》、《国家处方集》、《药品采购供应质量管理规范》等制订本机构《药品处方集》和《基本用药供应目录》，编制药品采购计划，按规定购入药品。

第二十四条　医疗机构应当制订本机构药品采购工作流程；建立健全药品成本核算和账务管理制度；严格执行药品购入检查、验收制度；不得购入和使用不符合规定的药品。

第二十五条　医疗机构临床使用的药品应当由药学部门统一采购供应。经药事管理与药物治疗学委员会（组）审核同意，核医学科可以购用、调剂本专业所需的放射性药品。其他科室或者部门不得从事药品的采购、调剂活动，不得在临床使用非药学部门采购供应的药品。

第二十六条　医疗机构应当制订和执行药品保管制度，定期对库存药品进行养护与质量检查。药品库的仓储条件和管理应当符合药品采购供应质量管理规范的有关规定。

第二十七条　化学药品、生物制品、中成药和中药饮片应当分别储存，分类定位存放。易燃、易爆、强腐蚀性等危险性药品应当另设仓库单独储存，并设置必要的安全设施，制订相关的工作制度和应急预案。

麻醉药品、精神药品、医疗用毒性药品、放射性药品等特殊管理的药品，应当按照有关法律、法规、规章的相关规定进行管理和监督使用。

第二十八条　药学专业技术人员应当严格按照《药品管理法》、《处方管理办法》、药品调剂质量管理规范等法律、法规、规章制度和技术操作规程，认真审核处方或者用药医嘱，经适宜性审核后调剂配发药品。发出药品时应当告知患者用法用量和注意事项，指导患者合理用药。

为保障患者用药安全，除药品质量原因外，药品一经发出，不得退换。

第二十九条　医疗机构门急诊药品调剂室应当实行大窗口或者柜台式发药。

住院（病房）药品调剂室对注射剂按日剂量配发，对口服制剂药品实行单剂量调剂配发。

肠外营养液、危害药品静脉用药应当实行集中调配供应。

第三十条　医疗机构根据临床需要建立静脉用药调配中心（室），实行集中调配供应。静脉用药调配中心（室）应当符合静脉用药集中调配质量管理规范，由所在地设区的市级以上卫生行政部门组织技术审核、验收，合格后方可集中调配静脉用药。在静脉用药调配中心（室）以外调配静脉用药，参照静脉用药集中调配质量管理规范执行。

医疗机构建立的静脉用药调配中心（室）应当报省级卫生行政部门备案。

第三十一条　医疗机构制剂管理按照《药品管理法》及其实施条例等有关法律、行政法规规定执行。

第五章　药学专业技术人员配置与管理

第三十二条　医疗机构药学专业技术人员按照有关规定取得相应的药学专业技术职务任职资格。

医疗机构直接接触药品的药学人员，应当每年进行健康检查。患有传染病或者其他可能污染药品的疾病的，不得从事直接接触药品的工作。

第三十三条　医疗机构药学专业技术人员不得少于本机构卫生专业技术人员的8%。建立静脉用药调配中心（室）的，医疗机构应当根据实际需要另行增加药学专业技术人员数量。

第三十四条　医疗机构应当根据本机构性质、任务、规模配备适当数量临床药师，三级医院临床药师不少于5名，二级医院临床药师不少于3名。

临床药师应当具有高等学校临床药学专业或者药学专业本科毕业以上学历，并应当经过规范化培训。

第三十五条　医疗机构应当加强对药学专业技术人员的培养、考核和管理，制订培训计划，组织药学专业技术人员参加毕业后规范化培训和继续医学教育，将完成培训及取得继续医学教育学分情况，作为药学专业技术人员考核、晋升专业技术职务任职资格和专业岗位聘任的条件之一。

第三十六条　医疗机构药师工作职责：

（一）负责药品采购供应、处方或者用药医嘱审核、药品调剂、静脉用药集中调配和医院制剂配制，指导病房（区）护士请领、使用与管理药品；

（二）参与临床药物治疗，进行个体化药物治疗方案的设计与实施，开展药学查房，为患者提供药学专业技术服务；

（三）参加查房、会诊、病例讨论和疑难、危重患者的医疗救治，协同医师做好药物使用遴选，对临床药物治疗提出意见或调整建议，与医师共同对药物治疗负责；

（四）开展抗菌药物临床应用监测，实施处方点评与超常预警，促进药物合理使用；

（五）开展药品质量监测，药品严重不良反应和药品损害的收集、整理、报告等工作；

（六）掌握与临床用药相关的药物信息，提供用药信息与药学咨询服务，向公众宣传合理用药知识；

（七）结合临床药物治疗实践，进行药学临床应用研究；开展药物利用评价和药物临床应用研究；参与新药临床试验和新药上市后安全性与有效性监测；

（八）其他与医院药学相关的专业技术工作。

第六章　监督管理

第三十七条　县级以上地方卫生、中医药行政部门应当加强对医疗机构药事管理工作的监督与管理。

第三十八条　医疗机构不得使用非药学专业技术人员从事药学专业技术工作或者聘其为药学部门主任。

第三十九条　医疗机构出现下列情形之一的，由县级以上地方卫生、中医药行政部门责令改正、通报批评、给予警告；对于直接负责的主管人员和其他直接责任人员，依法给予降级、撤职、开除等处分：

（一）未建立药事管理组织机构，药事管理工作和药学专业技术工作混乱，造成医疗安全隐患和严重不良后果的；

（二）未按照本规定配备药学专业技术人员、建立临床药师制，不合理用药问题严重，并造成不良影响的；

（三）未执行有关的药品质量管理规范和规章制度，导致药品质量问题或用药错误，造成医疗安全隐患和严重不良后果的；

（四）非药学部门从事药品购用、调剂或制剂活动的；

（五）将药品购销、使用情况作为个人或者部门、科室经济分配的依据，或者在药品购销、使用中牟取不正当利益的；

（六）违反本规定的其他规定并造成严重后果的。

第四十条　医疗机构违反药品管理有关法律、法规、规章的，依据其情节由县级以上地方卫生行政部门依法予以处理。

第四十一条　县级以上地方卫生、中医药行政部门应当定期对医疗机构药事管理工作进行监督检查。

第四十二条　卫生、中医药行政部门的工作人员依法对医疗机构药事管理工作进行监督检查时，应当出示证件。被检查的医疗机构应当予以配合，如实反映情况，提供必要的资料，不得拒绝、阻碍、隐瞒。

第七章　附则

第四十三条　本规定中下列用语的含义：

临床药学：是指药学与临床相结合，直接面向患者，以病人为中心，研究与实践临床药物治疗，提高药物治疗水平的综合性应用学科。

临床药师：是指以系统药学专业知识为基础，并具有一定医学和相关专业基础知识与技能，直接参与临床用药，促进药物合理应用和保护患者用药安全的药学专业技术人员。

危害药品：是指能产生职业暴露危险或者危害的药品，即具有遗传毒性、致癌性、致畸性，或者对生育有损害作用以及在低剂量下可产生严重的器官或其他方面毒性的药品，包括肿瘤化疗药物和细胞毒药物。

药品损害：是指由于药品质量不符合国家药品标准造成的对患者的损害。

用药错误：是指合格药品在临床使用全过程中出现的、任何可以防范的用药不当。

第四十四条　医疗机构中药饮片的管理，按照《医院中药饮片管理规范》执行。

第四十五条　诊所、卫生所、医务室、卫生保健所和卫生站可不设药事管理组织机构和药学部门，由机构负责人指定医务人员负责药事工作。

中医诊所、民族医诊所可不设药事管理组织机构和药学部门，由中医药和民族医药专业技术人员负责药事工作。

第四十六条　本规定自2011年3月1日起施行。《医疗机构药事管理暂行规定》（卫医发〔2002〕24号）同时废止。

任务三　医疗机构制剂注册管理办法（试行）

医疗机构制剂，是指医疗机构根据本单位临床需要经批准而配制、自用的固定处方制剂，满足市场没有的剂型和品种，临床必需的品种，以及新的药品的开发。医疗机构配制的制剂应该通过本医疗机构的医生对患者进行诊断后开具处方，由本医疗机构的药剂部门根据医师处方将该制剂发放到患者（或患者家属）手中。这样可以明确法律关系，一旦患者使用凭医生处方配制的制剂引起医疗责任事故（或药害事件），便可追究该医疗机构的有关责任。医疗机构配制的制剂不能以其他方式流通到本医疗机构以外的地方销售或使用，包括患者通过互联网订购药品。《医疗机构制剂注册管理办法（试行）》，共计6章47条，2005年3月22日经国家食品药品监督管理局局务会审议通过。自2005年8月1日起施行。

医疗机构制剂注册管理办法（试行）

第一章　总则

第一条　为加强医疗机构制剂的管理，规范医疗机构制剂的申报与审批，根据《中华人民共和国药品管理法》（以下简称《药品管理法》）及《中华人民共和国药品管理法实施条例》（以下简称《药品管理法实施条例》），制定本办法。

第二条　在中华人民共和国境内申请医疗机构制剂的配制、调剂使用，以及进行相关的审批、检验和监督管理，适用本办法。

第三条　医疗机构制剂，是指医疗机构根据本单位临床需要经批准而配制、自用的固定处方制剂。

医疗机构配制的制剂，应当是市场上没有供应的品种。

第四条　国家食品药品监督管理局负责全国医疗机构制剂的监督管理工作。

省、自治区、直辖市（食品）药品监督管理部门负责本辖区医疗机构制剂的审批和监督管理工作。

第五条　医疗机构制剂的申请人，应当是持有《医疗机构执业许可证》并取得《医疗机构制剂许可证》的医疗机构。

未取得《医疗机构制剂许可证》或者《医疗机构制剂许可证》无相应制剂剂型的“医院”类别的医疗机构可以申请医疗机构中药制剂，但是必须同时提出委托配制制剂的申请。接受委托配制的单位应当是取得《医疗机构制剂许可证》的医疗机构或者取得《药品生产质量管理规范》认证证书的药品生产企业。委托配制的制剂剂型应当与受托方持有的《医疗机构制剂许可证》或者《药品生产质量管理规范》认证证书所载明的范围一致。

第六条　医疗机构制剂只能在本医疗机构内凭执业医师或者执业助理医师的处方使用，并与《医疗机构执业许可证》所载明的诊疗范围一致。

第二章　申报与审批

第七条　申请医疗机构制剂，应当进行相应的临床前研究，包括处方筛选、配制工艺、质量指标、药理、毒理学研究等。

第八条　申请医疗机构制剂注册所报送的资料应当真实、完整、规范。

第九条　申请制剂所用的化学原料药及实施批准文号管理的中药材、中药饮片必须具有药品批准文号，并符合法定的药品标准。

第十条　申请人应当对其申请注册的制剂或者使用的处方、工艺、用途等，提供申请人或者他人在中国的专利及其权属状态说明；他人在中国存在专利的，申请人应当提交对他人的专利不构成侵权的声明。

第十一条　医疗机构制剂的名称，应当按照国家食品药品监督管理局颁布的药品命名原则命名，不得使用商品名称。

第十二条　医疗机构配制制剂使用的辅料和直接接触制剂的包装材料、容器等，应当符合国家食品药品监督管理局有关辅料、直接接触药品的包装材料和容器的管理规定。

第十三条　医疗机构制剂的说明书和包装标签由省、自治区、直辖市（食品）药品监督管理部门根据申请人申报的资料，在批准制剂申请时一并予以核准。

医疗机构制剂的说明书和包装标签应当按照国家食品药品监督管理局有关药品说明书和包装标签的管理规定印制，其文字、图案不得超出核准的内容，并需标注“本制剂仅限本医疗机构使用”字样。

第十四条 有下列情形之一的，不得作为医疗机构制剂申报：

（一）市场上已有供应的品种；

（二）含有未经国家食品药品监督管理局批准的活性成分的品种；

（三）除变态反应原外的生物制品；

（四）中药注射剂；

（五）中药、化学药组成的复方制剂；

（六）麻醉药品、精神药品、医疗用毒性药品、放射性药品；

（七）其他不符合国家有关规定的制剂。

第十五条 申请配制医疗机构制剂，申请人应当填写《医疗机构制剂注册申请表》，向所在地省、自治区、直辖市（食品）药品监督管理部门或者其委托的设区的市级（食品）药品监督管理机构提出申请，报送有关资料和制剂实样。

第十六条 收到申请的省、自治区、直辖市（食品）药品监督管理部门或者其委托的设区的市级（食品）药品监督管理机构对申报资料进行形式审查，符合要求的予以受理；不符合要求的，应当自收到申请材料之日起5日内书面通知申请人并说明理由，逾期未通知的自收到材料之日起即为受理。

第十七条 省、自治区、直辖市（食品）药品监督管理部门或者其委托的设区的市级（食品）药品监督管理机构应当在申请受理后10日内组织现场考察，抽取连续3批检验用样品，通知指定的药品检验所进行样品检验和质量标准技术复核。受委托的设区的市级（食品）药品监督管理机构应当在完成上述工作后将审查意见、考察报告及申报资料报送省、自治区、直辖市（食品）药品监督管理部门，并通知申请人。

第十八条 接到检验通知的药品检验所应当在40日内完成样品检验和质量标准技术复核，出具检验报告书及标准复核意见，报送省、自治区、直辖市（食品）药品监督管理部门并抄送通知其检验的（食品）药品监督管理机构和申请人。

第十九条 省、自治区、直辖市（食品）药品监督管理部门应当在收到全部资料后40日内组织完成技术审评，符合规定的，发给《医疗机构制剂临床研究批件》。

申请配制的化学制剂已有同品种获得制剂批准文号的，可以免于进行临床研究。

第二十条 临床研究用的制剂，应当按照《医疗机构制剂配制质量管理规范》或者《药品生产质量管理规范》的要求配制，配制的制剂应当符合经省、自治区、直辖市（食品）药品监督管理部门审定的质量标准。

第二十一条　医疗机构制剂的临床研究，应当在获得《医疗机构制剂临床研究批件》后，取得受试者知情同意书以及伦理委员会的同意，按照《药物临床试验质量管理规范》的要求实施。

第二十二条　医疗机构制剂的临床研究，应当在本医疗机构按照临床研究方案进行，受试例数不得少于60例。

第二十三条　完成临床研究后，申请人向所在地省、自治区、直辖市（食品）药品监督管理部门或者其委托的设区的市级（食品）药品监督管理机构报送临床研究总结资料。

第二十四条　省、自治区、直辖市（食品）药品监督管理部门收到全部申报资料后40日内组织完成技术审评，做出是否准予许可的决定。符合规定的，应当自做出准予许可决定之日起10日内向申请人核发《医疗机构制剂注册批件》及制剂批准文号，同时报国家食品药品监督管理局备案；不符合规定的，应当书面通知申请人并说明理由，同时告知申请人享有依法申请行政复议或者提起行政诉讼的权利。

第二十五条　医疗机构制剂批准文号的格式为：

X药制字H（Z）+4位年号+4位流水号。

X－省、自治区、直辖市简称，H－化学制剂，Z－中药制剂。

第三章　调剂使用

第二十六条　医疗机构制剂一般不得调剂使用。发生灾情、疫情、突发事件或者临床急需而市场没有供应时，需要调剂使用的，属省级辖区内医疗机构制剂调剂的，必须经所在地省、自治区、直辖市（食品）药品监督管理部门批准；属国家食品药品监督管理局规定的特殊制剂以及省、自治区、直辖市之间医疗机构制剂调剂的，必须经国家食品药品监督管理局批准。

第二十七条　省级辖区内申请医疗机构制剂调剂使用的，应当由使用单位向所在地省、自治区、直辖市（食品）药品监督管理部门提出申请，说明使用理由、期限、数量和范围，并报送有关资料。

省、自治区、直辖市之间医疗机构制剂的调剂使用以及国家食品药品监督管理局规定的特殊制剂的调剂使用，应当由取得制剂批准文号的医疗机构向所在地省、自治区、直辖市（食品）药品监督管理部门提出申请，说明使用理由、期限、数量和范围，经所在地省、自治区、直辖市（食品）药品监督管理部门审查同意后，由使用单位将审查意见和相关资料一并报送使用单位所在地省、自治区、直辖市（食品）药品监督管理部门审核同意后，报国家食品药品监督管理局审批。

第二十八条　取得制剂批准文号的医疗机构应当对调剂使用的医疗机构制剂的质量负责。接受调剂的医疗机构应当严格按照制剂的说明书使用制剂，并对超范围使用或者使用不当造成的不良后果承担责任。

第二十九条　医疗机构制剂的调剂使用，不得超出规定的期限、数量和范围。

第四章　补充申请与再注册

第三十条　医疗机构配制制剂，应当严格执行经批准的质量标准，并不得擅自变更工艺、处方、配制地点和委托配制单位。需要变更的，申请人应当提出补充申请，报送相关资料，经批准后方可执行。

第三十一条　医疗机构制剂批准文号的有效期为3年。有效期届满需要继续配制的，申请人应当在有效期届满前3个月按照原申请配制程序提出再注册申请，报送有关资料。

第三十二条　省、自治区、直辖市（食品）药品监督管理部门应当在受理再注册申请后30日内，作出是否批准再注册的决定。准予再注册的，应当自决定做出之日起10日内通知申请人，予以换发《医疗机构制剂注册批件》，并报国家食品药品监督管理局备案。

决定不予再注册的，应当书面通知申请人并说明理由，同时告知申请人享有依法申请行政复议或者提起行政诉讼的权利。

第三十三条　有下列情形之一的，省、自治区、直辖市（食品）药品监督管理部门不予批准再注册，并注销制剂批准文号：

（一）市场上已有供应的品种；

（二）按照本办法应予撤销批准文号的；

（三）未在规定时间内提出再注册申请的；

（四）其他不符合规定的。

第三十四条　已被注销批准文号的医疗机构制剂，不得配制和使用；已经配制的，由当地（食品）药品监督管理部门监督销毁或者处理。

第五章　监督管理

第三十五条　配制和使用制剂的医疗机构应当注意观察制剂不良反应，并按照国家食品药品监督管理局的有关规定报告和处理。

第三十六条　省、自治区、直辖市（食品）药品监督管理部门对质量不稳定、疗效不确切、不良反应大或者其他原因危害人体健康的医疗机构制剂，应当责令医疗机构停止配制，并撤销其批准文号。

已被撤销批准文号的医疗机构制剂，不得配制和使用；已经配制的，由当地（食品）药品监督管理部门监督销毁或者处理。

第三十七条　医疗机构制剂的抽查检验，按照国家食品药品监督管理局药品抽查检验的有关规定执行。

第三十八条　医疗机构不再具有配制制剂的资格或者条件时，其取得的相应制剂批准文号自行废止，并由省、自治区、直辖市（食品）药品监督管理部门予以注销，但允许委托配制的中药制剂批准文号除外。允许委托配制的中药制剂如需继续配制，可参照本办法第三十条变更委托配制单位的规定提出委托配制的补充申请。

第三十九条　未经批准，医疗机构擅自使用其他医疗机构配制的制剂的，依照《药品管理法》第八十条的规定给予处罚。

第四十条　医疗机构配制制剂，违反《药品管理法》第四十八条、第四十九条规定的，分别依照《药品管理法》第七十四条、第七十五条的规定给予处罚。

未按省、自治区、直辖市（食品）药品监督管理部门批准的标准配制制剂的，属于《药品管理法》第四十九条第三款第六项其他不符合药品标准规定的情形，依照《药品管理法》第七十五条的规定给予处罚。

第四十一条　提供虚假的证明文件、申报资料、样品或者采取其他欺骗手段申请批准证明文件的，省、自治区、直辖市（食品）药品监督管理部门对该申请不予受理，对申请人给予警告，一年内不受理其申请；已取得批准证明文件的，撤销其批准证明文件，五年内不受理其申请，并处一万元以上三万元以下罚款。

第四十二条　医疗机构配制的制剂不得在市场上销售或者变相销售，不得发布医疗机构制剂广告。

医疗机构将其配制的制剂在市场上销售或者变相销售的，依照《药品管理法》第八十四条的规定给予处罚。

第四十三条　省、自治区、直辖市（食品）药品监督管理部门违反本办法的行政行为，国家食品药品监督管理局应当责令其限期改正；逾期不改正的，由国家食品药品监督管理局予以改变或者撤销。

第六章　附则

第四十四条　本办法规定的行政机关实施行政许可的期限以工作日计算，不含法定节假日。

第四十五条　本办法中“固定处方制剂”，是指制剂处方固定不变，配制工艺成熟，并且可在临床上长期使用于某一病症的制剂。

第四十六条　省、自治区、直辖市（食品）药品监督管理部门可以根据本办法，结合本地实际制定实施细则。

第四十七条　本办法自2005年8月1日起施行。

任务四　医院中药饮片管理规范

中药饮片是中药材经过按中医药理论、中药炮制方法，经过加工炮制后的，可直接用于中医临床的中药。为加强医院中药饮片管理，保障人体用药安全、有效，根据《中华人民共和国药品管理法》及其《实施条例》等法律、行政法规的有关规定，国家中医药管理局和卫生部制定了《医院中药饮片管理规范》，国中医药发〔2007〕11号。

医院中药饮片管理规范

第一章　总则

第一条　为加强医院中药饮片管理，保障人体用药安全、有效，根据《中华人民共和国药品管理法》及其《实施条例》等法律、行政法规的有关规定，制定本规范。

第二条　本规范适用于各级各类医院中药饮片的采购、验收、保管、调剂、临方炮制、煎煮等管理。

第三条　按照麻醉药品管理的中药饮片和毒性中药饮片的采购、存放、保管、调剂等，必须符合《麻醉药品和精神药品管理条例》、《医疗用毒性药品管理办法》和《处方管理办法》等的有关规定。

第四条　县级以上卫生、中医药管理部门负责本行政区域内医院的中药饮片管理工作。

第五条　医院的中药饮片管理由本单位法定代表人全面负责。

第六条　中药饮片管理应当以质量管理为核心，制定严格的规章制度，实行岗位责任制。

第二章　人员要求

第七条　二级以上医院的中药饮片管理由单位的药事管理委员会监督指导，药学部门主管，中药房主任或相关部门负责人具体负责。药事管理委员会的人员组成和职责应当符合《医疗机构药事管理办法》的规定。一级医院应当设专人负责。

第八条　直接从事中药饮片技术工作的，应当是中药学专业技术人员。三级医院应当至少配备一名副主任中药师以上专业技术人员，二级医院应当至少配备一名主管中药师以上专业技术人员，一级医院应当至少配备一名中药师或相当于中药师以上专业技术水平的人员。

第九条　负责中药饮片验收的，在二级以上医院应当是具有中级以上专业技术职称和饮片鉴别经验的人员；在一级医院应当是具有初级以上专业技术职称和饮片鉴别经验的人员。

第十条　负责中药饮片临方炮制工作的，应当是具有三年以上炮制经验的中药学专业技术人员。

第十一条　中药饮片煎煮工作应当由中药学专业技术人员负责，具体操作人员应当经过相应的专业技术培训。

第十二条　尚未评定级别的医院，按照床位规模执行相应级别医院的人员要求。

第三章　采购

第十三条　医院应当建立健全中药饮片采购制度。

采购中药饮片，由仓库管理人员依据本单位临床用药情况提出计划，经本单位主管中药饮片工作的负责人审批签字后，依照药品监督管理部门有关规定从合法的供应单位购进中药饮片。

第十四条　医院应当坚持公开、公平、公正的原则，考察、选择合法中药饮片供应单位。严禁擅自提高饮片等级、以次充好，为个人或单位谋取不正当利益。

第十五条　医院采购中药饮片，应当验证生产经营企业的《药品生产许可证》或《药品经营许可证》、《企业法人营业执照》和销售人员的授权委托书、资格证明、身份证，并将复印件存档备查。

购进国家实行批准文号管理的中药饮片，还应当验证注册证书并将复印件存档备查。

第十六条　医院与中药饮片供应单位应当签订“质量保证协议书”。

第十七条　医院应当定期对供应单位供应的中药饮片质量进行评估，并根据评估结果及时调整供应单位和供应方案。

第四章　验收

第十八条　医院对所购的中药饮片，应当按照国家药品标准和省、自治区、直辖市药品监督管理部门制定的标准和规范进行验收，验收不合格的不得入库。

第十九条　对购入的中药饮片质量有疑义需要鉴定的，应当委托国家认定的药检部门进行鉴定。

第二十条　有条件的医院，可以设置中药饮片检验室、标本室，并能掌握《中华人民共和国药典》收载的中药饮片常规检验方法。

第二十一条　购进中药饮片时，验收人员应当对品名、产地、生产企业、产品批号、生产日期、合格标识、质量检验报告书、数量、验收结果及验收日期逐一登记并签字。

购进国家实行批准文号管理的中药饮片，还应当检查核对批准文号。

发现假冒、劣质中药饮片，应当及时封存并报告当地药品监督管理部门。

第五章　保管

第二十二条　中药饮片仓库应当有与使用量相适应的面积，具备通风、调温、调湿、防潮、防虫、防鼠等条件及设施。

第二十三条　中药饮片出入库应当有完整记录。中药饮片出库前，应当严格进行检查核对，不合格的不得出库使用。

第二十四条　应当定期进行中药饮片养护检查并记录检查结果。养护中发现质量问题，应当及时上报本单位领导处理并采取相应措施。

第六章　调剂与临方炮制

第二十五条　中药饮片调剂室应当有与调剂量相适应的面积，配备通风、调温、调湿、防潮、防虫、防鼠、除尘设施，工作场地、操作台面应当保持清洁卫生。

第二十六条　中药饮片调剂室的药斗等储存中药饮片的容器应当排列合理，有品名标签。药品名称应当符合《中华人民共和国药典》或省、自治区、直辖市药品监督管理部门制定的规范名称。标签和药品要相符。

第二十七条　中药饮片装斗时要清斗，认真核对，装量适当，不得错斗、串斗。

第二十八条　医院调剂用计量器具应当按照质量技术监督部门的规定定期校验，不合格的不得使用。

第二十九条　中药饮片调剂人员在调配处方时，应当按照《处方管理办法》和中药饮片调剂规程的有关规定进行审方和调剂。对存在“十八反”、“十九畏”、妊娠禁忌、超过常用剂量等可能引起用药安全问题的处方，应当由处方医生确认（“双签字”）或重新开具处方后方可调配。

第三十条　中药饮片调配后，必须经复核后方可发出。二级以上医院应当由主管中药师以上专业技术人员负责调剂复核工作，复核率应当达到100%。

第三十一条　医院应当定期对中药饮片调剂质量进行抽查并记录检查结果。中药饮片调配每剂重量误差应当在±5%以内。

第三十二条　调配含有毒性中药饮片的处方，每次处方剂量不得超过二日剂量。对处方未注明“生用”的，应给付炮制品。如在审方时对处方有疑问，必须经处方医生重新审定后方可调配。处方保存两年备查。

第三十三条　罂粟壳不得单方发药，必须凭有麻醉药处方权的执业医师签名的淡红色处方方可调配，每张处方不得超过三日用量，连续使用不得超过七天，成人一次的常用量为每天3—6克。处方保存三年备查。

第三十四条　医院进行临方炮制，应当具备与之相适应的条件和设施，严格遵照国家药品标准和省、自治区、直辖市药品监督管理部门制定的炮制规范炮制，并填写“饮片炮制加工及验收记录”，经医院质量检验合格后方可投入临床使用。

第七章　煎煮

第三十五条　医院开展中药饮片煎煮服务，应当有与之相适应的场地及设备，卫生状况良好，具有通风、调温、冷藏等设施。

第三十六条　医院应当建立健全中药饮片煎煮的工作制度、操作规程和质量控制措施并严格执行。

第三十七条　中药饮片煎煮液的包装材料和容器应当无毒、卫生、不易破损，并符合有关规定。

第八章　罚则

第三十八条　对违反本规范规定的直接负责的主管人员和其他直接责任人，由卫生、中医药管理部门给以通报批评，并根据情节轻重，给以行政处分；情节严重，构成犯罪的，依法追究刑事责任。

第三十九条　对违反本规范规定的医院，卫生、中医药管理部门应当给以通报批评。

第四十条　违反《中华人民共和国药品管理法》及其《实施条例》、《医疗机构管理条例》及其《实施细则》等法律、行政法规规章的，按照有关规定予以处罚。

第九章　附则

第四十一条　其他医疗机构的中药饮片管理和各医疗机构的民族药饮片管理，由省、自治区、直辖市卫生、中医药管理部门依照本规范另行制定。

第四十二条　乡村医生自采、自种、自用中草药按照《关于加强乡村中医药技术人员自种、自采、自用中草药管理的通知》的有关规定执行。

第四十三条　本规范自发布之日起施行，1996 年 8 月 1 日国家中医药管理局发布的《医疗机构中药饮片质量管理办法（试行)》同时废止。

第四十四条　本规范由国家中医药管理局、卫生部负责解释。

问　答　题

1. 简述医疗机构药事管理的主要内容。
2. 画出调剂流程图，说明药师应在哪些环节发挥作用。
3. 国家对医疗机构购进药品有哪些规定?
4. 《医疗机构制剂许可证》编号方法及代码是由什么组成的?

项目八　药品用包装材料

学习目的：通过本项目的学习，学生应熟练掌握药品包装管理技能；学会运用所学知识正确处理药品包装使用过程中遇到的具体问题；能够进行药品包装的采购、保管、供应、经济管理以及药品包装材料质量检验，为今后在医疗机构或药品经营及药品生产的药品包装技术工作打下基础。

案例1：2014年3月31日，山东省食药监部门在全省举行食品药品投诉举报主题宣传日活动。据了解，为打击和震慑食品药品违法违规行为，山东省食药监部门公布了2013年山东省食品药品投诉举报十大违法典型案件。其一，2013年5月6日，东营市食品药品监督管理局河口区分局根据举报线索查处了某公司生产未经注册药包材案。现场查获未获得《药包材注册证》违法生产的低硼硅玻璃安瓿和小瓶7223箱。河口区分局依法对该公司做出处罚决定。

案例2：2009年12月28日，武汉市食品药品监督管理局东西湖分局执法人员对位于武汉市吴家山台商投资区的湖北某药业有限公司进行现场巡查，发现该公司生产的十全大补膏、雪梨膏两种药品所使用的包装材料旋开盖没有获得相关的药品包装和容器注册证，并且该旋开盖直接接触药品，初步认定该公司的上述行为违反《中华人民共和国药品管理法》第四十九条第三款第四项的规定，同年12月30日东西湖分局以涉嫌使用未经批准的直接接触药品的包装材料报经批准立案。经调查核实，2008年11月至案发之日，湖北某药业有限公司从河南省信阳市某制盖有限公司先后分三批购进没有药品包装和容器注册证的旋开盖共计462000个，公司案发之前已退回旋开盖361000个，案发当日查封旋开盖1604个。用于生产十全大补膏14个批次共计50060瓶，其中以3.8元/瓶的价格销售了48067瓶（尚库存1848瓶、14个批次留样112瓶），案发后公司主动召回3个批次共计33瓶，该品种涉案生产金额为190228元，销售金额为182654元，非法获利共计4806元（生产成本为3.7元/瓶）。用于生产雪梨膏16个批次共49336瓶，其中以2.2元/瓶的价格销售42772瓶（尚库存5524瓶、16个批次留样128瓶、销售单位退货56瓶），案发后公司主动召回856瓶，该品种涉案生产金额为108539元，销售金额为94098元，非法获利共计11976元（生产成本为1.92元/瓶）。该公司使用没有药品包装和容器注册证的旋开盖生产的药品货值金额总计298767元，销售总额为276752元，非法获利16782元。以上违法事实有现场检查笔录、调查笔录、该公司提供的相关单据等证据在案佐证。

案例 1 该企业违反了《直接接触药品的包装材料和容器管理办法》第二条：生产、进口和使用药包材，必须符合药包材国家标准。药包材国家标准由国家食品药品监督管理局制定和颁布。

案例 2 企业违反了《直接接触药品的包装材料和容器管理办法》第六十条：药品生产企业和配制制剂的医疗机构不得使用与国家标准不符的药包材。

任务一　直接接触药品的包装材料和容器管理办法

药包材是指药品生产企业生产的药品和医疗机构配制的制剂所使用的直接接触药品的包装材料和容器。新型药包材是指未曾在中国境内使用的药包材。国家食品药品监督管理局令第 13 号《直接接触药品的包装材料和容器管理办法》。共计九章七十条。于 2004 年 6 月 18 日经国家食品药品监督管理局局务会审议通过，现予公布，本办法自公布之日起施行。

直接接触药品的包装材料和容器管理办法内容

第一章　总则

第一条　为加强直接接触药品的包装材料和容器（以下简称“药包材”）的监督管理，保证药包材质量，根据《中华人民共和国药品管理法》（以下简称《药品管理法》）及《中华人民共和国药品管理法实施条例》，制定本办法。

第二条　生产、进口和使用药包材，必须符合药包材国家标准。药包材国家标准由国家食品药品监督管理局制定和颁布。

第三条　国家食品药品监督管理局制定注册药包材产品目录，并对目录中的产品实行注册管理。

对于不能确保药品质量的药包材，国家食品药品监督管理局公布淘汰的药包材产品目录。

第四条　国家鼓励研究、生产和使用新型药包材。新型药包材应当按照本办法规定申请注册，经批准后方可生产、进口和使用。

第二章　药包材的标准

第五条　药包材国家标准，是指国家为保证药包材质量、确保药包材的质量可控性而制定的质量指标、检验方法等技术要求。

第六条　药包材国家标准由国家食品药品监督管理局组织国家药典委员会制定和修订，并由国家食品药品监督管理局颁布实施。

第七条　国家食品药品监督管理局设置或者确定的药包材检验机构承担药包材国家标准拟定和修订方案的起草、方法学验证、实验室复核工作。

第八条　国家药典委员会根据国家食品药品监督管理局的要求，组织专家进行药包材国家标准的审定工作。

第三章　药包材的注册

第一节　基本要求

第九条　药包材注册申请包括生产申请、进口申请和补充申请。

生产申请，是指在中国境内生产药包材的注册申请。申请人应当是在中国境内合法登记的药包材生产企业。

进口申请，是指在境外生产的药包材在中国境内上市销售的注册申请。境外申请人应当是在境外合法登记的药包材生产厂商，其进口申请注册，应当由其驻中国境内的办事机构或者由其委托的中国境内代理机构办理。

补充申请，是指生产申请和进口申请经批准后，改变、增加或者取消原批准事项或者内容的注册申请。

第十条　国家食品药品监督管理局和省、自治区、直辖市（食品）药品监督管理部门应当在行政机关的网站和药包材注册场所公示药包材注册所需的条件、程序、期限、需要提交的全部材料目录和申请书示范文本。

第十一条　申请药包材注册所报送的资料必须完整、规范，数据真实、可靠。申请人应当对其申报资料内容的真实性负责。

第十二条　国家食品药品监督管理局和省、自治区、直辖市（食品）药品监督管理部门对申请人提出的药包材注册申请，应当根据下列情况分别作出处理：

（一）申请事项依法不需要提交注册审批的，应当即时告知申请人不予受理；

（二）申请事项依法不属于受理机关职权范围的，应当即时作出不予受理的决定，并告知申请人向其他有权机关提出申请；

（三）申请材料存在可以当场更正的错误的，应当允许申请人当场更正；

（四）申请材料不齐全或者不符合法定形式的，应当在5日内一次告知申请人需要补正的全部内容，逾期不告知的，自收到申请材料之日起即为受理；

（五）申请材料齐全、符合法定形式，或者申请人按照要求提交全部补正申请材料的，应当受理申请。

第十三条　国家食品药品监督管理局和省、自治区、直辖市（食品）药品监督管理部门受理或者不予受理药包材注册申请，应当出具加盖药包材受理专用章并注明日期的通知书。

第十四条　药包材注册审评中需要申请人补充资料的，国家食品药品监督管理局应当一次性发出补充资料的通知。申请人应当在4个月内按照通知要求一次性完成补充资料，未能在规定的时限补充资料的予以退审。

第十五条　药包材注册审批作出决定后，国家食品药品监督管理局应当自作出决定之日起10日内颁发、送达有关决定。

国家食品药品监督管理局依法作出不予注册的书面决定的，应当说明理由，并告知申请人享有依法申请复审、行政复议或者提起行政诉讼的权利。

第十六条　国家食品药品监督管理局和省、自治区、直辖市（食品）药品监督管理部门对药包材注册申请进行审查时，应当公示审批过程和审批结果。申请人和利害关系人可以对直接关系其重大利益的事项提交书面意见进行陈述和申辩。

第二节　药包材生产申请与注册

第十七条　申请人提出药包材生产申请的，应当在完成药包材试制工作后，填写《药包材注册申请表》，向所在地省、自治区、直辖市（食品）药品监督管理部门报送有关资料和样品。

第十八条　省、自治区、直辖市（食品）药品监督管理部门受理申请后，应当在30日内对生产企业按照《药包材生产现场考核通则》的要求组织现场检查，符合要求的，抽取供检验用的连续3批样品，通知设置或者确定的药包材检验机构进行注册检验；不符合要求的，予以退审。

第十九条　药包材检验机构在接到注册检验通知和样品后，应当在30日内完成检验，出具检验报告书并提出意见，报送省、自治区、直辖市（食品）药品监督管理部门并通知申请人。

新型药包材的注册检验应当在60日内完成。

第二十条　省、自治区、直辖市（食品）药品监督管理部门应当在收到药包材检验机构的检验报告书和有关意见后10日内将形式审查意见、现场检查意见连同检验报告书、其他有关意见及申请人报送的资料和样品一并报送国家食品药品监督管理局。

第二十一条　国家食品药品监督管理局对省、自治区、直辖市（食品）药品监督管理部门报送的资料，应当在80日内组织完成技术审评。

第二十二条　国家食品药品监督管理局应当在完成技术审评后20日内完成审批。20日内不能作出决定的，经主管局领导批准，可以延长10日。符合规定的，核发《药包材注册证》；不符合规定的，发给《审批意见通知件》。

第三节　药包材进口申请与注册

第二十三条　申请人提出药包材进口申请的，应当填写《药包材注册申请表》，向国家食品药品监督管理局报送有关资料和样品。

第二十四条　国家食品药品监督管理局应当在5日内对申报资料进行形式审查，符合要求的予以受理，发给受理通知单和检验通知单；不符合要求的不予受理，发给不予受理通知单，并说明理由。

第二十五条　申请人凭检验通知单向国家食品药品监督管理局设置或者确定的药包材检验机构报送连续3批样品。

第二十六条　药包材检验机构在收到注册检验通知单和样品后，应当在60日内对样品进行检验，出具检验报告并提出意见，报国家食品药品监督管理局。

第二十七条　国家食品药品监督管理局根据工作需要，可以对进口药包材研制情况及生产条件进行现场考核，并抽取样品。

第二十八条　国家食品药品监督管理局在收到药包材检验机构对样品的检验报告及意见后，应当在90日内组织完成技术审评。

第二十九条　国家食品药品监督管理局应当在完成技术审评后20日内完成审批。20日内不能作出决定的，经主管局领导批准，可以延长10日。符合规定的，核发《进口药包材注册证》；不符合规定的，发给《审批意见通知件》。

香港、澳门和台湾地区的药包材生产厂商申请药包材注册的，参照进口药包材办理，符合规定的，发给《药包材注册证》；不符合规定的，发给《审批意见通知件》。

第四节　药包材的注册检验

第三十条　申请药包材注册必须进行药包材注册检验。药包材注册检验包括对申请注册的药包材进行样品检验和标准复核。

样品检验，是指药包材检验机构按照申请人申报的药包材标准对样品进行检验。

标准复核，是指药包材检验机构对申报的药包材标准中的检验方法的可行性、科学性、设定的指标能否控制药包材质量等进行的实验室检验和审核工作。

第三十一条　药包材注册检验由国家食品药品监督管理局设置或者确定的药包材检验机构承担。

承担注册检验的药包材检验机构，应当按照药包材国家实验室规范的要求，配备与药包材注册检验任务相适应的人员和设备，遵守药包材注册检验的质量保证体系的技术要求。

第三十二条　申请已有国家标准的药包材注册的，药包材检验机构接到样品后应当按照国家标准进行检验，并对工艺变化导致的质量指标变动进行全面分析，必要时应当要求申请人制定相应的质量指标和检验方法，以保证药包材质量的可控性。

第三十三条　进行新药包材标准复核的，药包材检验机构除进行检验外，还应当根据该药包材的研究数据和情况、国内外同类产品的标准和国家有关要求，对该药包材的标准、检验项目和方法等提出复核意见。

第三十四条　药包材检验机构出具的复核意见，应当告知申请人。申请人有异议的，应当在10日内将申诉意见报送该药包材检验机构。

药包材检验机构采纳申诉意见的，应当对复核意见作出相应更正；如不同意申请人的申诉意见，应当将复核意见及申请人的申诉一并报送国家食品药品监督管理局，同时抄送申请人和发出注册检验通知的省、自治区、直辖市（食品）药品监督管理部门。

第三十五条　重新制定药包材标准的，申请人不得委托提出原复核意见的药包材检验机构进行该项标准的研究工作；该药包材检验机构不得接受此项委托。

第四章　药包材的再注册

第三十六条　药包材再注册，是指对《药包材注册证》或者《进口药包材注册证》有效期届满需要继续生产或者进口的药包材实施审批的过程。

第三十七条　国家食品药品监督管理局核发的《药包材注册证》或者《进口药包材注册证》的有效期为5年。有效期届满需要继续生产或者进口的，申请人应当在有效期届满前6个月申请再注册。

第三十八条　申请人提出药包材生产再注册申请的，应当填写《药包材生产再注册申请表》，同时提供有关申报资料，按照原申报程序报送省、自治区、直辖市（食品）药品监督管理部门，并进行注册检验。

第三十九条　省、自治区、直辖市（食品）药品监督管理部门按照原申报程序和要求对申报资料进行形式审查，对生产现场组织检查。

第四十条　国家食品药品监督管理局在收到省、自治区、直辖市（食品）药品监督管理部门报送的资料和药包材检验机构对药包材再注册样品的检验报告及有关意见后，应当在40日内完成技术审评，并在完成技术审评后20日内完成审批，20日内不能作出决定的，经主管局领导批准，可以延长10日。符合规定的，予以再注册，并换发《药包材注册证》。不符合规定的，发给《审批意见通知件》。

第四十一条　药包材进口的再注册，申请人应当填写《药包材进口再注册申请表》，同时提供有关申报资料，按照原申报程序报送国家食品药品监督管理局，并进行注册检验。

第四十二条　国家食品药品监督管理局在收到药包材检验机构对药包材进口再注册样品的检验报告及有关意见后，应当在50日内完成技术审评，20日内完成审批，20日内不能作出决定的，经主管局领导批准，可以延长10日。符合规定的，予以再注册，并换发《进口药包材注册证》。不符合规定的，发给《审批意见通知件》。

第四十三条　有下列情况之一的，国家食品药品监督管理局不予再注册：

（一）国家公布禁止使用或者淘汰的药包材；

（二）在规定的时间内未提出再注册申请的药包材；

（三）注册检验不合格的药包材。

第四十四条　《药包材注册证》或者《进口药包材注册证》有效期届满前，国家食品药品监督管理局不予再注册的，注销原《药包材注册证》或者《进口药包材注册证》，并予以公告。

第五章　药包材的补充申请

第四十五条　药包材经批准注册后，变更药包材标准、改变工艺及《药包材注册证》或者《进口药包材注册证》中所载明事项等的，申请人应当提出补充申请。

补充申请的申请人，应当是药包材批准证明文件的持有人。

第四十六条　药包材生产的补充申请，申请人应当填写《药包材补充申请表》，向所在地省、自治区、直辖市（食品）药品监督管理部门报送有关资料和说明，省、自治区、直辖市（食品）药品监督管理部门对申报资料进行形式审查，符合要求的予以受理，发给受理通知单。不符合要求的发给不予受理通知单，并说明理由。

第四十七条　对受理的申请，不需要对生产企业按照《药包材生产现场考核通则》的要求组织现场检查的，省、自治区、直辖市（食品）药品监督管理部门应当在受理药包材补充申请后10日内将形式审查意见及申请人报送的资料和样品一并报送国家食品药品监督管理局。

第四十八条　对受理的申请，需要对生产企业按照《药包材生产现场考核通则》的要求组织现场检查的，省、自治区、直辖市（食品）药品监督管理部门应当在30日内组织进行现场检查，符合要求的，抽取供检验用的连续3批样品，通知设置或者确定的药包材检验机构进行注册检验；不符合要求的，予以退审。

药包材检验机构在接到注册检验通知和样品后，应当在30日内完成检验，出具检验报告书并提出意见，报送省、自治区、直辖市（食品）药品监督管理部门并通知申请人。

省、自治区、直辖市（食品）药品监督管理部门应当在收到药包材检验机构的检验报告书和有关意见后10日内将形式审查意见、现场检查意见连同检验报告书、其他有关意见及申请人报送的资料和样品一并报送国家食品药品监督管理局。

第四十九条　药包材进口的补充申请，申请人应当填写《药包材补充申请表》，向国家食品药品监督管理局报送有关资料和说明，国家食品药品监督管理局对申报资料进行形式审查，符合要求的予以受理，发给受理通知单。不符合要求的发给不予受理通知单，并说明理由。

第五十条　国家食品药品监督管理局收到补充申请的申报资料后，应当在受理申请后20日内完成审批。其中需要进行技术审评的，应当在受理申请后60日内完成审批。

第五十一条　变更国内药包材生产企业名称、国内药包材生产企业变更地址称谓等项目的药包材补充申请，由省、自治区、直辖市（食品）药品监督管理部门在受理申请后20日内完成审批，并报国家食品药品监督管理局备案。

第五十二条　国家食品药品监督管理局对药包材的补充申请进行审查，以《药包材补充申请批件》形式，决定是否同意；补充申请的审查决定应当在规定的时限内通知申请人，不同意的决定应当说明理由；如需要换发《药包材注册证》或者《进口药包材注册证》的，换发新证后，原证予以公告注销。

第六章　复审

第五十三条　被退审的申请，申请人对有关试验或者资料进行了补充和完善后，应当按照原申请程序重新申报。

第五十四条　申请人对不予批准决定有异议的，可以在收到审批决定后10日内向国家食品药品监督管理局提出复审。复审的内容仅限于原申请事项、原报送的资料和样品。

第五十五条　接到复审申请后，国家食品药品监督管理局应当在50日内作出复审决定。决定撤销原不予批准决定的，应当发给相应的药包材批准证明文件；决定维持原决定的，国家食品药品监督管理局不再受理再次的复审申请。

第七章　监督与检查

第五十六条　国家食品药品监督管理局和省、自治区、直辖市（食品）药品监督管理部门应当对药包材的生产、使用组织抽查检验，并将抽查检验结果予以公告。

第五十七条　国家食品药品监督管理局和省、自治区、直辖市（食品）药品监督管理部门设置或者确定的药包材检验机构，承担药包材监督管理及检查所需的检验任务，并出具检验报告。

第五十八条　药包材生产企业和使用单位对药包材检验机构的检验结果如有异议需要申请复验的，应当参照《药品管理法》第六十七条的规定申请复验。

第五十九条　国家食品药品监督管理局和省、自治区、直辖市（食品）药品监督管理部门组织药包材抽查检验不得收取任何费用。

第六十条　药品生产企业和配制制剂的医疗机构不得使用与国家标准不符的药包材。

第六十一条　有《行政许可法》第六十九条、第七十条规定情形的，国家食品药品监督管理局可以根据申请人或者利害关系人的申请或者依据职权，撤销或者注销药包材批准证明文件。

第八章　法律责任

第六十二条　未经批准使用药包材产品目录中的药包材的，按照《药品管理法》第四十九条、第七十五条的规定查处。

第六十三条　申请人提供虚假申报资料和样品的，国家食品药品监督管理局对该申请不予批准；对申请人给予警告；已批准生产或者进口的，撤销药包材注册证明文件；3年内不受理其申请，并处1万元以上3万元以下罚款。

第六十四条　未获得《药包材注册证》，擅自生产药包材的，（食品）药品监督管理部门应当责令停止生产，并处以1万元以上3万元以下罚款，已经生产的药包材由（食品）药品监督管理部门监督处理。

生产并销售或者进口不合格药包材的，（食品）药品监督管理部门应当责令停止生产或者进口，并处以1万元以上3万元以下罚款，已经生产或者进口的药包材由（食品）药品监督管理部门监督处理。

第六十五条　对使用不合格药包材的，（食品）药品监督管理部门应当责令停止使用，并处1万元以上3万元以下的罚款，已包装药品的药包材应当立即收回并由（食品）药品监督管理部门监督处理。

第六十六条　药包材检验机构在承担药包材检验时，出具虚假检验报告书的，（食品）药品监督管理部门应当给予警告，并处1万元以上3万元以下罚款；情节严重的，取消药包材检验机构资格。因虚假检验报告引起的一切法律后果，由作出该报告的药包材检验机构承担。

第六十七条　在实施本办法规定的行政许可事项中违反其他相关法律、法规规定的，按照有关法律、法规的规定处理。

第九章　附则

第六十八条　本办法下列用语的含义：

药包材，是指药品生产企业生产的药品和医疗机构配制的制剂所使用的直接接触药品的包装材料和容器。

新型药包材，是指未曾在中国境内使用的药包材。

药包材批准证明文件，是指《药包材注册证》、《进口药包材注册证》及《药包材补充申请批件》等相关文件。

第六十九条　本办法由国家食品药品监督管理局负责解释。

第七十条　本办法自公布之日起实施。原国家药品监督管理局2000年4月29日发布的《药品包装用材料、容器管理办法》（暂行）（国家药品监督管理局令第21号）同时废止。

附件1　实施注册管理的药包材产品目录

1. 输液瓶（袋、膜及配件）；
2. 安瓿；
3. 药用（注射剂、口服或者外用剂型）瓶（管、盖）；
4. 药用胶塞；
5. 药用预灌封注射器；
6. 药用滴眼（鼻、耳）剂瓶（管）；
7. 药用硬片（膜）；
8. 药用铝箔；
9. 药用软膏管（盒）；
10. 药用喷（气）雾剂泵（阀门、罐、筒）；
11. 药用干燥剂。

任务二　药品包装用材料、容器管理办法（暂行）

药品包装用材料、容器管理办法（暂行）（局令第21号）《药品包装用材料、容器管理办法》（暂行）于2000年3月17日经国家药品监督管理局局务会审议通过，现予发布，自2000年10月1日起施行。

药品包装用材料、容器管理办法（暂行）

第一章　总则

第一条　为加强药品包装用材料、容器（以下简称“药包材”）的监督管理，保证药品质量，保障药品使用安全、有效、方便，根据《中华人民共和国药品管理法》的规定，制定本办法。

第二条　凡生产、经营药包材和使用药包材包装药品的，须符合本办法规定。

第三条　国家对药包材实行产品注册制度。国家药品监督管理局和省、自治区、直辖市药品监督管理部门按照统一管理、分级负责的原则负责药包材的注册管理工作。

第二章　分类与标准

第四条　药包材产品分为Ⅰ、Ⅱ、Ⅲ三类。

Ⅰ类药包材指直接接触药品且直接使用的药品包装用材料、容器。

Ⅱ类药包材指直接接触药品，但便于清洗，在实际使用过程中，经清洗后需要并可以消毒灭菌的药品包装用材料、容器。

Ⅲ类药包材指Ⅰ、Ⅱ类以外其它可能直接影响药品质量的药品包装用材料、容器。

药包材分类目录由国家药品监督管理局制定、公布。

第五条　药包材须按法定标准生产，不符合法定标准的药包材不得生产、销售和使用。

第六条　药包材国家标准或行业标准由国家药品监督管理局组织制订和修订。

第七条　未制定国家标准、行业标准的药包材，由申请产品注册企业制订企业标准。

第八条　药包材标准由药品监督管理部门监督实施。

第三章　注册管理

第九条　药包材须经药品监督管理部门注册并获得《药包材注册证书》后方可生产。

未经注册的药包材不得生产、销售、经营和使用。

《药包材注册证书》有效期为五年，期满前六个月按规定申请换发。

第十条　《药包材注册证书》不得伪造、变造、出租、出借。

第十一条　生产Ⅰ类药包材，须经国家药品监督管理局批准注册，并发给《药包材注册证书》。生产Ⅱ、Ⅲ类药包材，须经所在省、自治区、直辖市药品监督管理部门批准注册，并发给《药包材注册证书》。

第十二条　药包材执行新标准后，药包材生产企业需向原发证机关重新申请核发《药包材注册证书》。

药包材注册证书所列内容发生变化的，持证单位应自发生变化三十日之内向原发证机关申请办理变更手续或重新注册。

第十三条　首次进口的药包材（国外企业、中外合资境外企业生产），须取得国家药品监督管理局核发的《进口药包材注册证书》，并经国家药品监督管理局授权的药包材检测机构检验合格后，方可在中华人民共和国境内销售、使用。

《进口药包材注册证书》有效期为三年，期满前六个月按规定申请换发。

第十四条　国家药品监督管理局注册核发的Ⅰ类《药包材注册证书》及《进口药包材注册证书》，省、自治区、直辖市药品监督管理部门注册核发的Ⅱ、Ⅲ类《药包材注册证书》在全国范围内有效。

《药包材注册证书》及《进口药包材注册证书》由国家药品监督管理局统一印制。

第十五条　使用进口药包材，凭国家药品监督管理局核发的《进口药包材注册证书》复印件加盖药包材生产厂商有效印章后，经所在省、自治区、直辖市药品监督管理部门备案后方可使用。

第十六条　申请药包材注册应具备下列基本条件：

（一）申请单位须具有企业法人营业执照。

（二）申请注册的药包材应符合我国药品包装需要及发展方向，国家已明令淘汰或限期淘汰的产品不予注册。

（三）具备生产该产品的合理工艺、设备、洁净度要求、检验仪器、人员、管理制度等质量保证必备条件。

（四）生产Ⅰ类药包材产品，须同时具备与所包装药品生产相同的洁净度条件，并经国家药品监督管理局或省、自治区、直辖市药品监督管理部门指定的检测机构检查合格。

第十七条　药包材注册按照以下程序进行：

（一）申请注册的产品须按规定抽样三批，经药包材质量检测机构检测符合法定标准。

（二）Ⅰ类药包材注册，申请企业按规定要求填写“药品包装用材料、容器注册申请书”，连同所需资料经省、自治区、直辖市药品监督管理部门初审合格后，报国家药品监督管理局审批核发《药包材注册证书》。

（三）Ⅱ、Ⅲ类药包材注册，申请企业按规定要求填写“药品包装用材料、容器注册申请书”，连同所需资料报省、自治区、直辖市药品监督管理部门审批核发《药包材注册证书》，同时，报国家药品监督管理局备案。

第十八条　国内首次开发的药包材产品须通过国家药品监督管理局组织评审认可后，按类别申请《药包材产品注册证书》。

第四章　监督管理

第十九条　国家药品监督管理局和省、自治区直辖市药品监督管理部门对药包材质量及其质量保证体系情况进行监督检查，检查结果予以公布。

第二十条　国家药品监督管理局和省、自治区、直辖市药品监督管理部门指定药包材质量检测机构，并委托其承担产品质量及质量保证体系检查工作，出具检查报告。

第二十一条　国家药品监督管理局和省、自治区、直辖市药品监督管理局对药包材质量检测机构进行监督管理及业务指导。

第二十二条　国家鼓励研究开发、推广应用优质新型药包材及其生产技术。国家药品监督管理局公布淘汰落后药包材品种。凡公布淘汰的药包材，不得再生产、销售、经营和使用，其药包材注册证书予以注销。

第五章　罚则

第二十三条　下列情况之一的，县级以上药品监督管理部门责令其改正并予以警告：

（一）违反本办法第五条规定，生产不符合法定标准药包材的；

（二）违反本办法第九条规定，使用无《药包材注册证书》药包材的；

（三）违反本办法第十五条规定，未经所在省、自治区、直辖市药品监督管理部门登记备案使用进口药包材的。

第二十四条　下列情况之一的，处以3万元以下罚款：

（一）违反本办法第九条规定，未获得《药包材注册证书》擅自生产药包材的；

（二）违反本办法第九条规定，经营未经注册药包材的；

（三）违反本办法第二十二条规定，生产、销售、经营和使用国家已淘汰药包材的；

（四）违反本办法第十条规定，伪造、变造、出租、出借《药包材注册证书》及《进口药包材注册证书》的。

第六章　附则

第二十五条　本办法由国家药品监督管理局解释。

第二十六条　本办法自2000年10月1日起实施，原国家医药管理局第10号令（《药品包装用材料、容器生产管理办法》）同时废止。

附件1：实施注册管理的药包材产品分类

1. 实施Ⅰ类管理的药包材产品：
(1) 药用丁基橡胶瓶塞；
(2) 药品包装用PTP铝箔；
(3) 药用PVC硬片；
(4) 药用塑料复合硬片、复合膜（袋）；
(5) 塑料输液瓶（袋）；
(6) 固体、液体药用塑料瓶；
(7) 塑料滴眼剂瓶；
(8) 软膏管；
(9) 气雾剂喷雾阀门；
(10) 抗生素瓶铝塑组合盖；
(11) 其它接触药品直接使用药包材产品。
2. 实施Ⅱ类管理的药包材产品：
(1) 药用玻璃管；
(2) 玻璃输液瓶；
(3) 玻璃模制抗生素瓶；
(4) 玻璃管制抗生素瓶；
(5) 玻璃模制口服液瓶；
(6) 玻璃管制口服液瓶；
(7) 玻璃（黄料、白料）药瓶；
(8) 安瓿；
(9) 玻璃滴眼剂瓶；
(10) 输液瓶天然胶塞；
(11) 抗生素瓶天然胶塞；
(12) 气雾剂罐；
(13) 瓶盖橡胶垫片（垫圈）；
(14) 输液瓶涤纶膜；
(15) 陶瓷药瓶；
(16) 中药丸塑料球壳；
(17) 其它接触药品便于清洗、消毒灭菌的药包材产品。
3. 实施Ⅲ类管理的药包材产品：
(1) 抗生素瓶铝（合金铝）盖；
(2) 输液瓶铝（合金铝）、铝塑组合盖；
(3) 口服液瓶铝（合金铝）、铝塑组合盖；

（4）除实施Ⅱ、Ⅲ类管理以外其它可能直接影响药品质量的药包材产品。

问 答 题

1. 药包材产品分为几类？
2. 简述实施注册管理的药包材产品目录。
3. 简述药包材的定义。
4. 简述新型药包材的定义。

项目九　进口药品管理

学习目的： 通过本项目的学习使学生掌握《药品进口管理办法》等的具体内容，在自觉遵守国家法律、法规的同时，具备运用相关法律法规分析、指导、解决进口药品的实际问题。

案例1： 通过淘宝网大量销售未取得国家批准文号的进口药品的深圳市一商家老板吴某，近日被深圳市罗湖区人民检察院以涉嫌销售假药罪批准逮捕。吴某在深圳市罗湖区从事个体经营，经营许可范围为日用品和营养品等。2012年5月开始，吴某为牟取非法利益，注册淘宝账户，先通过网络向客户发布进口药品信息，后由快递公司将客户所需药品从其开设的小店内直接发货出去，赚取非法利益。吴某非法销售的主要是未经批准进口的“牛头牌通血丸”“百步追风活络油”“超级万能骨痛灵”“龙角散”等多种香港进口药品。6月13日，吴某在其经营地点被抓获，当场被查获各类无进口批文的进口药品一批，价值人民币一万六千余元。根据相关部门认定，上述药品应按假药论处。

案例2： 2015年，中药类产品进口10.25亿美元，同比下降1.26%，较2014年3.84%的降幅有所收窄。但是，各大类商品中只有提取物的进口增幅较大，其他商品仍延续较大的跌幅。2015年，我国提取物进口4.09亿美元，同比增长33.65%，进口品种主要集中在薄荷油等精油产品及甘草制品；中成药进口2.91亿美元，同比下跌13.78%，进口主要产品仍以京都念慈庵的川贝枇杷露为主；保健品进口1.6亿美元，同比下跌5.15%；中药材及中药饮片进口1.66亿美元，同比下跌26.86%，大宗品种量价齐跌是中药材进口下跌的主要原因，如甘草，全年进口量仅为2.34万吨，同比下跌47.14%，进口均价为1.27美元/kg，同比下跌7.31%，与其相似的还有人参、贝母、番红花等品种。

案例1违反了《药品进口管理办法》的第五条：进口药品必须取得国家食品药品监督管理局核发的《进口药品注册证》（或者《医药产品注册证》），或者《进口药品批件》后，方可办理进口备案和口岸检验手续。

案例2说明我国的中药资源已经到了非常危险的临界点，要大力发展人工种植中草药，满足日益增长的人民健康的需要。

任务一　药品进口管理办法

《药品进口管理办法》共计5章45条，经过国家食品药品监督管理局、中华人民共和国海关总署审议通过，现予发布，国家食品药品监督管理局令第4号，自2004年1月1日起实施。

药品进口管理办法

第一章 总则

第一条 为规范药品进口备案、报关和口岸检验工作，保证进口药品的质量，根据《中华人民共和国药品管理法》、《中华人民共和国海关法》、《中华人民共和国药品管理法实施条例》（以下简称《药品管理法》、《海关法》、《药品管理法实施条例》）及相关法律法规的规定，制定本办法。

第二条 药品的进口备案、报关、口岸检验以及进口，适用本办法。

第三条 药品必须经由国务院批准的允许药品进口的口岸进口。

第四条 本办法所称进口备案，是指进口单位向允许药品进口的口岸所在地药品监督管理部门（以下称口岸药品监督管理局）申请办理《进口药品通关单》的过程。麻醉药品、精神药品进口备案，是指进口单位向口岸药品监督管理局申请办理《进口药品口岸检验通知书》的过程。

本办法所称口岸检验，是指国家食品药品监督管理局确定的药品检验机构（以下称口岸药品检验所）对抵达口岸的进口药品依法实施的检验工作。

第五条 进口药品必须取得国家食品药品监督管理局核发的《进口药品注册证》（或者《医药产品注册证》），或者《进口药品批件》后，方可办理进口备案和口岸检验手续。

进口麻醉药品、精神药品，还必须取得国家食品药品监督管理局核发的麻醉药品、精神药品《进口准许证》。

第六条 进口单位持《进口药品通关单》向海关申报，海关凭口岸药品监督管理局出具的《进口药品通关单》，办理进口药品的报关验放手续。

进口麻醉药品、精神药品，海关凭国家食品药品监督管理局核发的麻醉药品、精神药品《进口准许证》办理报关验放手续。

第七条 国家食品药品监督管理局会同海关总署制定、修订、公布进口药品目录。

第二章 进口备案

第八条 口岸药品监督管理局负责药品的进口备案工作。口岸药品监督管理局承担的进口备案工作受国家食品药品监督管理局的领导，其具体职责包括：

（一）受理进口备案申请，审查进口备案资料；

（二）办理进口备案或者不予进口备案的有关事项；

（三）联系海关办理与进口备案有关的事项；

（四）通知口岸药品检验所对进口药品实施口岸检验；

（五）对进口备案和口岸检验中发现的问题进行监督处理；

（六）国家食品药品监督管理局规定的其他事项。

第九条　报验单位应当是持有《药品经营许可证》的独立法人。药品生产企业进口本企业所需原料药和制剂中间体（包括境内分包装用制剂），应当持有《药品生产许可证》。

第十条　下列情形的进口药品，必须经口岸药品检验所检验符合标准规定后，方可办理进口备案手续。检验不符合标准规定的，口岸药品监督管理局不予进口备案：

（一）国家食品药品监督管理局规定的生物制品；

（二）首次在中国境内销售的药品；

（三）国务院规定的其他药品。

第十一条　进口单位签订购货合同时，货物到岸地应当从允许药品进口的口岸选择。其中本办法第十条规定情形的药品，必须经由国家特别批准的允许药品进口的口岸进口。

第十二条　进口备案，应当向货物到岸地口岸药品监督管理局提出申请，并由负责本口岸药品检验的口岸药品检验所进行检验。

第十三条　办理进口备案，报验单位应当填写《进口药品报验单》，持《进口药品注册证》（或者《医药产品注册证》）（正本或者副本）原件，进口麻醉药品、精神药品还应当持麻醉药品、精神药品《进口准许证》原件，向所在地口岸药品监督管理局报送所进口品种的有关资料一式两份：

（一）《进口药品注册证》（或者《医药产品注册证》）（正本或者副本）复印件；麻醉药品、精神药品的《进口准许证》复印件；

（二）报验单位的《药品经营许可证》和《企业法人营业执照》复印件；

（三）原产地证明复印件；

（四）购货合同复印件；

（五）装箱单、提运单和货运发票复印件；

（六）出厂检验报告书复印件；

（七）药品说明书及包装、标签的式样（原料药和制剂中间体除外）；

（八）国家食品药品监督管理局规定批签发的生物制品，需要提供生产检定记录摘要及生产国或者地区药品管理机构出具的批签发证明原件；

（九）本办法第十条规定情形以外的药品，应当提交最近一次《进口药品检验报告书》和《进口药品通关单》复印件。

药品生产企业自行进口本企业生产所需原料药和制剂中间体的进口备案，第（二）项资料应当提交其《药品生产许可证》和《企业法人营业执照》复印件。

经其他国家或者地区转口的进口药品，需要同时提交从原产地到各转口地的全部购货合同、装箱单、提运单和货运发票等。

上述各类复印件应当加盖进口单位公章。

第十四条　口岸药品监督管理局接到《进口药品报验单》及相关资料后，

按照下列程序的要求予以审查：

（一）逐项核查所报资料是否完整、真实；

（二）查验《进口药品注册证》（或者《医药产品注册证》）（正本或者副本）原件，或者麻醉药品、精神药品的《进口准许证》原件真实性；

（三）审查无误后，将《进口药品注册证》（或者《医药产品注册证》）（正本或者副本）原件，或者麻醉药品、精神药品的《进口准许证》原件，交还报验单位，并于当日办结进口备案的相关手续。

第十五条　本办法第十条规定情形的药品，口岸药品监督管理局审查全部资料无误后，应当向负责检验的口岸药品检验所发出《进口药品口岸检验通知书》，附本办法第十三条规定的资料一份，同时向海关发出《进口药品抽样通知书》。有关口岸药品检验进入海关监管场所抽样的管理规定，由国家食品药品监督管理局与海关总署另行制定。

口岸药品检验所按照《进口药品口岸检验通知书》规定的抽样地点，抽取检验样品，进行质量检验，并将检验结果送交所在地口岸药品监督管理局。检验符合标准规定的，准予进口备案，由口岸药品监督管理局发出《进口药品通关单》；不符合标准规定的，不予进口备案，由口岸药品监督管理局发出《药品不予进口备案通知书》。

第十六条　本办法第十条规定情形以外的药品，口岸药品监督管理局审查全部资料无误后，准予进口备案，发出《进口药品通关单》。同时向负责检验的口岸药品检验所发出《进口药品口岸检验通知书》，附本办法第十三条规定的资料一份。

对麻醉药品、精神药品，口岸药品监督管理局审查全部资料无误后，应当只向负责检验的口岸药品检验所发出《进口药品口岸检验通知书》，附本办法第十三条规定的资料一份，无需办理《进口药品通关单》。

口岸药品检验所应当到《进口药品口岸检验通知书》规定的抽样地点抽取样品，进行质量检验，并将检验结果送交所在地口岸药品监督管理局。对检验不符合标准规定的药品，由口岸药品监督管理局依照《药品管理法》及有关规定处理。

第十七条　下列情形之一的进口药品，不予进口备案，由口岸药品监督管理局发出《药品不予进口备案通知书》；对麻醉药品、精神药品，口岸药品监督管理局不予发放《进口药品口岸检验通知书》：

（一）不能提供《进口药品注册证》（或者《医药产品注册证》）（正本或者副本）、《进口药品批件》或者麻醉药品、精神药品的《进口准许证》原件的；

（二）办理进口备案时，《进口药品注册证》（或者《医药产品注册证》），或者麻醉药品、精神药品的《进口准许证》已超过有效期的；

（三）办理进口备案时，药品的有效期限已不满12个月的。（对于药品本身有效期不足12个月的，进口备案时，其有效期限应当不低于6个月）；

（四）原产地证明所标示的实际生产地与《进口药品注册证》（或者《医药产品注册证》）规定的产地不符的，或者区域性国际组织出具的原产地证明未标明《进口药品注册证》（或者《医药产品注册证》）规定产地的；

（五）进口单位未取得《药品经营许可证》（生产企业应当取得《药品生产许可证》）和《企业法人营业执照》的；

（六）到岸品种的包装、标签与国家食品药品监督管理局的规定不符的；

（七）药品制剂无中文说明书或者中文说明书与批准的说明书不一致的；

（八）未在国务院批准的允许药品进口的口岸组织进口的，或者货物到岸地不属于所在地口岸药品监督管理局管辖范围的；

（九）国家食品药品监督管理局规定批签发的生物制品未提供有效的生产国或者地区药品管理机构出具的生物制品批签发证明文件的；

（十）伪造、变造有关文件和票据的；

（十一）《进口药品注册证》（或者《医药产品注册证》）已被撤销的；

（十二）本办法第十条规定情形的药品，口岸药品检验所根据本办法第二十五条的规定不予抽样的；

（十三）本办法第十条规定情形的药品，口岸检验不符合标准规定的；

（十四）其他不符合我国药品管理有关规定的。

第十八条　对不予进口备案的进口药品，进口单位应当予以退运。无法退运的，由海关移交口岸药品监督管理局监督处理。

第十九条　进口临床急需药品、捐赠药品、新药研究和药品注册所需样品或者对照药品等，必须经国家食品药品监督管理局批准，并凭国家食品药品监督管理局核发的《进口药品批件》，按照本办法第十六条的规定，办理进口备案手续。

第三章　口岸检验

第二十条　口岸药品检验所由国家食品药品监督管理局根据进口药品口岸检验工作的需要确定。口岸药品检验所的职责包括：

（一）对到岸货物实施现场核验；

（二）核查出厂检验报告书和原产地证明原件；

（三）按照规定进行抽样；

（四）对进口药品实施口岸检验；

（五）对有异议的检验结果进行复验；

（六）国家食品药品监督管理局规定的其他事项。

第二十一条　中国药品生物制品检定所负责进口药品口岸检验工作的指导和协调。口岸检验所需标准品、对照品由中国药品生物制品检定所负责审核、标定。

第二十二条　口岸药品检验所应当按照《进口药品注册证》（或者《医药产

品注册证》）载明的注册标准对进口药品进行检验。

第二十三条　口岸药品检验所接到《进口药品口岸检验通知书》后，应当在2日内与进口单位联系，到规定的存货地点按照《进口药品抽样规定》进行现场抽样。

进口单位应当在抽样前，提供出厂检验报告书和原产地证明原件。

对需进入海关监管区抽样的，口岸药品检验所应当同时与海关联系抽样事宜，并征得海关同意。抽样时，进口单位和海关的人员应当同时在场。

第二十四条　口岸药品检验所现场抽样时，应当注意核查进口品种的实际到货情况，做好抽样记录并填写《进口药品抽样记录单》。

本办法第十条规定情形以外的药品，抽样完成后，口岸药品检验所应当在进口单位持有的《进口药品通关单》原件上注明“已抽样”的字样，并加盖抽样单位的公章。

对麻醉药品、精神药品，抽样完成后，应当在《进口准许证》原件上注明“已抽样”的字样，并加盖抽样单位的公章。

第二十五条　对有下列情形之一的进口药品，口岸药品检验所不予抽样：

（一）未提供出厂检验报告书和原产地证明原件，或者所提供的原件与申报进口备案时的复印件不符的；

（二）装运唛头与单证不符的；

（三）进口药品批号或者数量与单证不符的；

（四）进口药品包装及标签与单证不符的；

（五）其他不符合国家药品监督管理法律、法规和规章规定的。

对不予抽样的药品，口岸药品检验所应当在2日内，将《进口药品抽样记录单》送交所在地口岸药品监督管理局。

第二十六条　口岸药品检验所应当及时对所抽取的样品进行检验，并在抽样后20日内，完成检验工作，出具《进口药品检验报告书》。特殊品种或者特殊情况不能按时完成检验时，可以适当延长检验期限，并通知进口单位和口岸药品监督管理局。

《进口药品检验报告书》应当明确标有“符合标准规定”或者“不符合标准规定”的检验结论。

国家食品药品监督管理局规定批签发的生物制品，口岸检验符合标准规定，审核符合要求的，应当同时发放生物制品批签发证明。

第二十七条　对检验符合标准规定的进口药品，口岸药品检验所应当将《进口药品检验报告书》送交所在地口岸药品监督管理局和进口单位。

对检验不符合标准规定的进口药品，口岸药品检验所应当将《进口药品检验报告书》及时发送口岸药品监督管理局和其他口岸药品检验所，同时报送国家食品药品监督管理局和中国药品生物制品检定所。

第二十八条　进口药品的检验样品应当保存至有效期满。不易储存的留样，可根据实际情况掌握保存时间。索赔或者退货检品的留样应当保存至该案完结时。超过保存期的留样，由口岸药品检验所予以处理并记录备案。

第二十九条　进口单位对检验结果有异议的，可以自收到检验结果之日起7日内向原口岸药品检验所申请复验，也可以直接向中国药品生物制品检定所申请复验。生物制品的复验直接向中国药品生物制品检定所申请。

口岸药品检验所在受理复验申请后，应当及时通知口岸药品监督管理局，并自受理复验之日起10日内，作出复验结论，通知口岸药品监督管理局、其他口岸药品检验所，报国家食品药品监督管理局和中国药品生物制品检定所。

第四章　监督管理

第三十条　口岸药品检验所根据本办法第二十五条的规定不予抽样但已办结海关验放手续的药品，口岸药品监督管理局应当对已进口的全部药品采取查封、扣押的行政强制措施。

第三十一条　本办法第十条规定情形以外的药品，经口岸药品检验所检验不符合标准规定的，进口单位应当在收到《进口药品检验报告书》后2日内，将全部进口药品流通、使用的详细情况，报告所在地口岸药品监督管理局。

所在地口岸药品监督管理局收到《进口药品检验报告书》后，应当及时采取对全部药品予以查封、扣押的行政强制措施，并在7日内作出行政处理决定。对申请复验的，必须自检验报告书发出之日起15日内作出行政处理决定。有关情况应当及时报告国家食品药品监督管理局，同时通告各省、自治区、直辖市药品监督管理局和其他口岸药品监督管理局。

第三十二条　未在规定时间内提出复验或者经复验仍不符合标准规定的，口岸药品监督管理局应当按照《药品管理法》以及有关规定作出行政处理决定。有关情况应当及时报告国家食品药品监督管理局，同时通告各省、自治区、直辖市药品监督管理局和其他口岸药品监督管理局。

经复验符合标准规定的，口岸药品监督管理局应当解除查封、扣押的行政强制措施，并将处理情况报告国家食品药品监督管理局，同时通告各省、自治区、直辖市药品监督管理局和其他口岸药品监督管理局。

第三十三条　药品进口备案中发现的其他问题，由口岸药品监督管理局按照《药品管理法》以及有关规定予以处理。

第三十四条　国内药品生产企业、经营企业以及医疗机构采购进口药品时，供货单位应当同时提供以下资料：

（一）《进口药品注册证》（或者《医药产品注册证》）复印件、《进口药品批件》复印件；

（二）《进口药品检验报告书》复印件或者注明“已抽样”并加盖公章的《进口药品通关单》复印件；

国家食品药品监督管理局规定批签发的生物制品，需要同时提供口岸药品检验所核发的批签发证明复印件。

进口麻醉药品、精神药品，应当同时提供其《进口药品注册证》（或者《医药产品注册证》）复印件、《进口准许证》复印件和《进口药品检验报告书》复印件。

上述各类复印件均需加盖供货单位公章。

第三十五条　口岸药品监督管理局和口岸药品检验所应当建立严格的进口备案资料和口岸检验资料的管理制度，并对进口单位的呈报资料承担保密责任。

第三十六条　对于违反本办法进口备案和口岸检验有关规定的口岸药品监督管理局和口岸药品检验所，国家食品药品监督管理局将根据情节给予批评、通报批评，情节严重的停止其进口备案和口岸检验资格。

第三十七条　违反本办法涉及海关有关规定的，海关按照《海关法》、《中华人民共和国海关法行政处罚实施细则》的规定处理。

第五章　附则

第三十八条　本办法所称进口单位，包括经营单位、收货单位和报验单位。

经营单位，是指对外签订并执行进出口贸易合同的中国境内企业或单位。

收货单位，是指购货合同和货运发票中载明的收货人或者货主。

报验单位，是指该批进口药品的实际货主或者境内经销商，并具体负责办理进口备案和口岸检验手续。

收货单位和报验单位可以为同一单位。

第三十九条　从境外进入保税仓库、保税区、出口加工区的药品，免予办理进口备案和口岸检验等进口手续，海关按有关规定实施监管；从保税仓库、出口监管仓库、保税区、出口加工区出库或出区进入国内的药品，按本办法有关规定办理进口备案和口岸检验等手续。

经批准以加工贸易方式进口的原料药、药材，免予办理进口备案和口岸检验等进口手续，其原料药及制成品禁止转为内销。确因特殊情况无法出口的，移交地方药品监督管理部门按规定处理，海关予以核销。

进出境人员随身携带的个人自用的少量药品，应当以自用、合理数量为限，并接受海关监管。

第四十条　进口暂未列入进口药品目录的原料药，应当遵照本办法的规定，到口岸药品监督管理局办理进口备案手续。

第四十一条　药材进口备案和口岸检验的规定，由国家食品药品监督管理局另行制定。

第四十二条　进口麻醉药品、精神药品凭《进口药品注册证》（或者《医药产品注册证》），按照国务院麻醉药品、精神药品管理的有关法规办理《进口准许证》。

第四十三条　本办法规定的麻醉药品、精神药品是指供临床使用的品种，科研、教学、兽用等麻醉药品、精神药品的进口，按照国务院麻醉药品、精神药品管理的有关法规执行。

第四十四条　本办法由国家食品药品监督管理局和海关总署负责解释。

第四十五条　本办法自2004年1月1日起实施。1999年5月1日实施的《进口药品管理办法》同时废止。

任务二　进口药品抽样规定

进口药品抽样规定

一、为做好进口药品的抽样管理工作，保证口岸检验抽样的代表性和科学性，保证检验结果的准确性，特制订本规定。

二、进口药品抽样由承担该品种检验的口岸药品检验所负责进行。报验单位应当负责抽样所需工具和场地的准备，以及抽样时的搬移、倒垛、开拆和恢复包装等事项。

三、同一合同，药品名称、生产国家、厂商、包装、批号、剂型、规格、唛头标记以及合同编号均相同者，方可作为同批药品进行抽样；同一合同进口的药品分次到货者，分次抽样。

四、供国内分包装的进口药品制剂的抽样，进口单位应当提供大包装《进口药品注册证》及进口药品分装批件，按分装后的规格及数量，比照相应制剂的抽样规定办理。

五、抽样数量

除特殊规定与要求外，一般为检验用量的三倍。检验后剩余样品除留样备查外，应当退回报验单位。

六、抽样方法

（一）原料药

1. 药品包装为10公斤以上的10件以内，抽样1件；11件－50件，每增加10件加抽1件，不足10件者以10件计；51件－100件，每增加20件加抽1件，不足20件者以20件计；101件以上，每增加50件加抽1件，不足50件者以50件计；1001件以上，每增加100件加抽1件，不足100件者以100件计；

2. 药品包装为5～10公斤的（含5公斤），每100公斤抽样1件，不足100公斤者以100公斤计；

3. 药品包装为1～5公斤的（含1公斤），每50公斤抽样1件，不足50公斤者以50公斤计；

4. 1公斤以下的，每20公斤抽样1件，不足20公斤者以20公斤计（原装抽样）。

（二）注射剂

1. 小容量注射剂

2 万支（瓶）以下（含 2 万支），抽样 1 件；5 万支（瓶）以下（含 5 万支），抽样 2 件；10 万支（瓶）以下（含 10 万支），抽样 3 件；10 万支（瓶）以上，每增加 10 万支（瓶）加抽 1 件，不足 10 万支（瓶）以 10 万支（瓶）计。

2. 大容量注射剂

100～1000 毫升（含 1000 毫升）的注射液，每 1 万瓶抽样 1 件，不足 1 万瓶的按 1 万瓶计。1000 毫升以上的注射液（含透析液），每 5000 瓶（袋）抽样 1 件，不足 5000 瓶（袋）的按 5000 瓶计。

（三）其他各类制剂

每 2 万盒（瓶），抽样一件，不足 2 万盒（瓶）的按 2 万盒（瓶）计。

七、抽样要求

（一）抽样启封前，应当与报验资料核对外包装，唛头号或合同编号，以及品名、数量等。启封后应当核对小包装品名、厂名和批号等，并注意检查包装的完整性和清洁程度以及有无水迹、霉烂或其他物质污染等。如有部分包件变质，应当另行抽样检验。

（二）原料药包装开启后，于不同部位分别取样，使总量达到抽样数量，直接倾入样品瓶内、混匀。

（三）抽样后，应当将开启之包装封固，并在包装上注明抽样数量及日期。

八、抽样注意事项

（一）抽样环境应当清洁卫生，抽样工具必须清洁、干燥，符合被抽药品的要求。

（二）抽样时应当防止药品污染吸潮、风化、氧化而变质。抽取的检验样品应当迅速放入密闭容器中（塑料袋、铁罐或磨口玻璃瓶）。

（三）液体样品需先摇匀后再取样。含有结晶者，在不影响品质的情况下，应当使之溶解后抽取。

（四）有毒性、腐蚀性及爆炸性的药品，在抽样时应当有相应的防护措施，取样时小心搬运、勿振动，且在样品瓶外标以“危险品”标志。

（五）腐蚀性药品避免使用金属制抽样工具取样。

（六）遇光易变质药品，应当避光取样，样品用有色瓶装，必要时要加套黑纸。

（七）需进行无菌、热原试验、微生物限度检查或需抽真空、充氮气的原料药，应当按无菌操作或特殊要求取样。

（八）抽样应当由受过专门培训的专业人员（二人以上）进行，被抽样单位的有关人员必须在场。

（九）根据到货的质量和包装异常情况，需适当变更抽样方法和数量时，口岸药品检验所应当与报验单位共同议定变更方法，以便抽取代表性样品。变更抽样方法的情况，应当在《进口药品抽样记录单》中予以记录。

任务三　进口药材管理办法（试行）

国家食品药品监督管理局令第22号《进口药材管理办法（试行）》，共计6章49条。于2005年10月21日经国家食品药品监督管理局局务会审议通过，现予公布，自2006年2月1日起施行。

进口药材管理办法（试行）

第一章　总则

第一条　为加强进口药材监督管理，保证进口药材质量，根据《中华人民共和国药品管理法》、《中华人民共和国药品管理法实施条例》（以下简称《药品管理法》、《实施条例》）及相关法律法规的规定，制定本办法。

第二条　进口药材申请与审批、登记备案、口岸检验及监督管理，适用本办法。

进口药材申请与审批，是指国家食品药品监督管理局根据申请人的申请，依照法定程序和要求，对境外生产拟在中国境内销售使用的药材进行技术审评和行政审查，并作出是否同意其进口的决定。

进口药材申请人，应当是中国境内取得《药品生产许可证》或者《药品经营许可证》的药品生产企业或者药品经营企业。

第三条　国家食品药品监督管理局负责药材进口的审批，并对登记备案、口岸检验等工作进行监督管理。

省、自治区、直辖市（食品）药品监督管理局依法对进口药材进行监督管理。

允许药品进口的口岸或者允许药材进口的边境口岸所在地（食品）药品监督管理局（以下简称口岸或者边境口岸（食品）药品监督管理局）负责进口药材的登记备案，组织口岸检验并进行监督管理。

中国药品生物制品检定所负责首次进口药材的样品检验、质量标准复核等工作。

国家食品药品监督管理局确定的药品检验机构负责进口药材的口岸检验工作。

第四条　药材必须从国务院批准的允许药品进口的口岸或者允许药材进口的边境口岸进口。允许药材进口的边境口岸，只能进口该口岸周边国家或者地区所产药材。

第二章　申请与审批

第一节　一般规定

第五条　国家食品药品监督管理局应当在药材进口申请受理场所公示申报资料的项目和有关申请书示范文本。

第六条　申请人申请药材进口时应当按照规定如实提交规范完整的材料，反映真实情况，并对其申报资料实质内容的真实性负责。

第七条　申请人提交的申报资料存在可以当场更正的错误的，应当允许申请人当场更正。

第八条　申请人申报的资料不齐全、不符合法定形式的，国家食品药品监督管理局应当当场或者在5日内一次告知申请人需要补正的全部内容，逾期不告知的，自收到申报资料之日起即为受理。不予受理的，应当书面说明理由。

第九条　在审查过程中，国家食品药品监督管理局认为需要补充资料的，应当一次性提出。

申请人应当在收到补充资料通知书后4个月内提交符合要求的补充资料，其审查时限在原审查时限的基础上延长20日；未按规定时限提交补充资料的，予以退审。因不可抗力，无法在规定时限内提交补充资料的，必须向国家食品药品监督管理局提出书面申请，并说明理由。

国家食品药品监督管理局应当在20日内提出处理意见。

第十条　药材进口申请经依法审查，认为符合要求的，国家食品药品监督管理局应当在规定时限内作出批准决定，并在10日内向申请人送达进口药材批准证明文件；认为不符合要求的，应当在规定时限内书面告知申请人，说明理由，并告知申请人享有依法申请复审、行政复议或者提起行政诉讼的权利。

第十一条　国家食品药品监督管理局在对药材进口申请的审查过程中发现申请事项直接关系他人重大利益的，应当通知该利害关系人。申请人和利害关系人可以提交书面意见进行陈述和申辩，或者依法要求举行听证。

第十二条　国家食品药品监督管理局应当在其设置的政府网站上公告药材进口申请受理、审查的过程和已批准进口的药材的相关信息。

第二节　药材进口申请与审批

第十三条　药材进口申请包括首次进口药材申请和非首次进口药材申请。首次进口药材申请包括已有法定标准药材首次进口申请和无法定标准药材首次进口申请。

第十四条　申请药材进口，申请人应当按照规定填写《进口药材申请表》，并向国家食品药品监督管理局报送有关资料。

第十五条　国家食品药品监督管理局收到申报资料后，应当在5日内对申报资料的规范性、完整性进行形式审查，并发出受理或者不予受理通知书。

第十六条　首次进口药材申请受理后，申请人应当及时将检验样品和相关资料报送中国药品生物制品检定所。

第十七条　中国药品生物制品检定所在收到检验样品和相关资料后，对已有法定标准药材的首次进口申请，应当在30日内完成样品检验，对无法定标准药材的首次进口申请，应当在60日内完成质量标准复核和样品检验，并将检验报告和复核意见报送国家食品药品监督管理局。

第十八条　国家食品药品监督管理局收到中国药品生物制品检定所检验报告和复核意见后，应当在40日内完成技术审评和行政审查。对符合要求的，颁发《进口药材批件》；对不符合要求的，发给《审查意见通知件》，并说明理由。

第十九条　国家食品药品监督管理局受理非首次进口药材申请后，应当在30日内完成技术审评和行政审查。对符合要求的，颁发《进口药材批件》；对不符合要求的，发给《审查意见通知件》，并说明理由。

第二十条　国家食品药品监督管理局根据需要，可以对进口药材的生产现场进行考察。

第二十一条　《进口药材批件》分一次性有效批件和多次使用批件。一次性有效批件的有效期为1年，多次使用批件的有效期为2年。

《进口药材批件》编号格式为：国药材进字+4位年号+4位顺序号。

第二十二条　国家食品药品监督管理局对濒危物种药材或者首次进口药材的进口申请，颁发一次性有效批件。

第二十三条　变更《进口药材批件》中的申请人名称和到货口岸的，申请人应当向国家食品药品监督管理局提出补充申请，并报送有关资料。

补充申请的申请人应当是原《进口药材批件》的持有者。

第二十四条　国家食品药品监督管理局收到补充申请后，应当在5日内对申请资料的规范性、完整性进行形式审查，并发出受理或者不予受理通知书。

第二十五条　国家食品药品监督管理局应当在补充申请受理后20日内完成行政审查。对符合要求的，颁发《进口药材补充申请批件》；对不符合规定的，发给《审查意见通知件》，并说明理由。

第二十六条　《进口药材补充申请批件》的有效期限与原批件相同。

第二十七条　申请人对国家食品药品监督管理局作出的不予批准的决定有异议的，可以在收到不予批准通知之日起10日内向国家食品药品监督管理局提出书面复审申请并说明复审理由。

复审内容仅限于原申请事项及原申报资料。

第二十八条　国家食品药品监督管理局收到复审申请后，应当按照原申请事项的审查时限和要求进行复审，并作出复审决定。撤销不予批准决定的，向申请人颁发相应的《进口药材批件》或者《进口药材补充申请批件》；维持原决定的，国家食品药品监督管理局不受理再次的复审申请。

第二十九条　复审需要进行样品检验或者质量标准复核的，应当按照原样品检验或者质量标准复核的时限和要求进行。

第三章　登记备案

第三十条　申请人取得《进口药材批件》后，应当从《进口药材批件》注明的到货口岸组织药材进口。

组织药材进口，申请人应当向口岸或者边境口岸（食品）药品监督管理局登记备案，填写《进口药材报验单》，并报送有关资料。

第三十一条　口岸或者边境口岸（食品）药品监督管理局应当对登记备案资料的完整性、规范性和真实性进行审查，并当日作出审查决定。对符合要求的，发出《进口药品通关单》，收回一次性有效批件；同时向国家食品药品监督管理局确定的药品检验机构发出《进口药材口岸检验通知书》，并附登记备案资料一份。对不符合要求的，发给《进口药材不予登记备案通知书》，并说明理由。

第三十二条　对不予办理登记备案的进口药材，申请人应当予以退运。无法退运的，由口岸或者边境口岸（食品）药品监督管理局按照有关规定监督处理。

第四章　口岸检验和监督管理

第三十三条　国家食品药品监督管理局确定的药品检验机构收到《进口药材口岸检验通知书》后，应当在2日内按照《进口药材抽样规定》，到规定的存货地点进行现场抽样。现场抽样时，申请人应当提供药材原产地证明原件。

第三十四条　国家食品药品监督管理局确定的药品检验机构应当根据口岸或者边境口岸（食品）药品监督管理局提供的登记备案资料对药材原产地证明原件和药材实际到货情况进行核查。对符合要求的，予以抽样，填写《进口药材抽样记录单》，在《进口药品通关单》上注明“已抽样”字样，并加盖抽样单位的公章；对不符合要求的，不予抽样，并在2日内将《进口药材不予抽样通知书》报送所在地口岸或者边境口岸（食品）药品监督管理局。

口岸或者边境口岸（食品）药品监督管理局收到《进口药材不予抽样通知书》后，应当对已进口的全部药材采取查封、扣押的行政强制措施，并在7日内作出处理决定。

第三十五条　国家食品药品监督管理局确定的药品检验机构应当在抽样后20日内完成检验工作，出具《进口药材检验报告书》，报送所在地口岸或者边境口岸（食品）药品监督管理局，并通知申请人；无法按规定时限完成检验的，应当向口岸或者边境口岸（食品）药品监督管理局报告，并通知申请人。

第三十六条　对检验不符合标准规定的进口药材，口岸或者边境口岸（食品）药品监督管理局应当在收到检验报告书后立即采取查封、扣押的行政强制措施，并在7日内作出行政处理决定；对申请复验的，必须自复验结论发出之日起15日内作出行政处理决定。同时将有关情况报告所在地省、自治区、直辖市（食品）药品监督管理局。申请人应当在收到检验报告书后2日内向所在地口岸或者边境口岸（食品）药品监督管理局书面说明全部进口药材流通、使用的详细情况。

第三十七条　申请人对检验结果有异议的，可以按《药品管理法》第六十七条规定申请复验。药品检验机构受理复验申请后，应当及时报告口岸或者边境口岸（食品）药品监督管理局，并在复验申请受理后20日内作出复验结论，报告口岸或者边境口岸（食品）药品监督管理局，并通知申请人。

第三十八条　对经复验符合标准规定的进口药材，口岸或者边境口岸（食品）药品监督管理局应当在收到复验结论后，立即解除查封、扣押的行政强制措施，并报告所在地省、自治区、直辖市（食品）药品监督管理局。

第三十九条　对未在规定时间内申请复验或者经复验仍不符合标准规定的进口药材，口岸或者边境口岸（食品）药品监督管理局应当依法作出行政处理决定，采取相应措施，同时报告所在地省、自治区、直辖市（食品）药品监督管理局。

第四十条　首次进口药材在销售使用前，必须经国家食品药品监督管理局确定的药品检验机构抽样检验，检验合格后方可销售使用。

第四十一条　对检验不符合标准规定，但已流通到口岸或者边境口岸所在地省、自治区、直辖市（食品）药品监督管理局管辖区域外的进口药材，口岸或者边境口岸所在地省、自治区、直辖市（食品）药品监督管理局应当将有关情况及时通报药材流入区域的省、自治区、直辖市（食品）药品监督管理局。药材流入区域的省、自治区、直辖市（食品）药品监督管理局应当依法采取相应的措施。

第四十二条　进口药材的包装必须适合进口药材的质量要求，方便储存、运输及进口检验。在每件包装上，必须注明药材中文名称、批件编号、产地、唛头号、申请企业名称、出口商名称、到货口岸、重量及加工包装日期等。

第五章　法律责任

第四十三条　有《行政许可法》第六十九条规定情形之一的，国家食品药品监督管理局根据利害关系人的请求或者依据职权，可以撤销有关进口药材批准证明文件。

第四十四条　在进口药材审批、登记备案和口岸检验过程中，有下列情形之一的，依照《行政许可法》第七十二条、第七十三条、第七十四条和第七十五条规定处理：

（一）对符合法定条件的药材进口申请不予受理的；

（二）不在受理场所公示药材进口申报资料项目的；

（三）在受理、审查过程中，未向申请人履行法定告知义务的；

（四）申请人提交的申报资料不齐全、不符合法定形式，不一次告知申请人必须补正的全部内容的；

（五）未依法说明不受理或者不批准理由的；

（六）对不符合本办法规定的药材进口申请作出批准决定或者超越法定职权作出批准决定的；

（七）对符合本办法规定的药材进口申请作出不予批准决定或者不在本办法规定期限内作出批准决定的；

（八）擅自收费或者不按照法定项目和标准收费的；

（九）索取或者收受他人财物或者谋取其他利益的。

第四十五条　申请人隐瞒有关情况或者提供虚假材料和样品申请药材进口的，国家食品药品监督管理局对该项申请不予受理或者不予批准，对申请人给予警告，一年内不受理该申请人提出的药材进口申请。

第四十六条　申请人提供虚假证明、文件资料、样品或者采取其他欺骗手段取得《进口药材批件》的，国家食品药品监督管理局应当撤销该《进口药材批件》，五年内不受理其药材进口申请，并处一万元以上三万元以下罚款。

申请人以贿赂等不正当手段取得《进口药材批件》的，国家食品药品监督管理局应当撤销该《进口药材批件》，三年内不受理其药材进口申请。

第四十七条　国家食品药品监督管理局确定的药品检验机构在承担口岸检验工作时，出具虚假检验报告或者违法收取检验费用的，依照《药品管理法》第八十七条、第九十六条规定处理。

第六章　附则

第四十八条　本办法规定的工作期限均以工作日计算，不含法定节假日。

首次进口药材，是指从境外某产地首次进口的药材。

已有法定标准药材，是指已有国家药品标准或者省、自治区、直辖市药材标准的药材。

无法定标准药材，是指无国家药品标准或者省、自治区、直辖市药材标准，但在我国批准的中成药处方中含有的药材。

第四十九条　本办法自2006年2月1日起实施。

本办法实施前发布的有关进口药材的规定，与本办法不符的，自本办法实施之日起停止执行。

任务四　蛋白同化制剂和肽类激素进出口管理办法

《蛋白同化制剂和肽类激素进出口管理办法》已于2014年6月27日经国家食品药品监督管理总局局务会议审议通过，并经海关总署、国家体育总局同意，现予公布，自2014年12月1日起施行。

蛋白同化制剂和肽类激素进出口管理办法

第一条　为规范蛋白同化制剂、肽类激素的进出口管理，根据《中华人民共和国药品管理法》、《中华人民共和国海关法》、《反兴奋剂条例》等法律、行政法规，制定本办法。

第二条　国家对蛋白同化制剂、肽类激素实行进出口准许证管理。

第三条　进口蛋白同化制剂、肽类激素，进口单位应当向所在地省、自治区、直辖市食品药品监督管理部门提出申请。

第四条　进口供医疗使用的蛋白同化制剂、肽类激素，进口单位应当报送以下资料：

（一）药品进口申请表。

（二）购货合同或者订单复印件。

（三）《进口药品注册证》（或者《医药产品注册证》）（正本或者副本）复印件。

（四）进口单位的《药品经营许可证》、《企业法人营业执照》、《进出口企业资格证书》（或者《对外贸易经营者备案登记表》）、《组织代码证书》复印件；药品生产企业进口本企业所需原料药和制剂中间体（包括境内分包装用制剂），应当报送《药品生产许可证》、《企业法人营业执照》、《组织代码证书》复印件。

（五）《进口药品注册证》（或者《医药产品注册证》）持有者如委托其他公司代理出口其药品的，需提供委托出口函。

上述各类复印件应当加盖进口单位公章。

第五条　因教学、科研需要而进口蛋白同化制剂、肽类激素的，进口单位应当报送以下资料：

（一）药品进口申请表；

（二）购货合同或者订单复印件；

（三）国内使用单位合法资质的证明文件、药品使用数量的测算依据以及使用单位出具的合法使用和管理该药品保证函；

（四）相应科研项目的批准文件或者相应主管部门的批准文件；

（五）接受使用单位委托代理进口的，还需提供委托代理协议复印件和进口单位的《企业法人营业执照》、《进出口企业资格证书》（或者《对外贸易经营者备案登记表》）、《组织代码证书》复印件。

上述各类复印件应当加盖进口单位公章。

第六条　境内企业因接受境外企业委托生产而需要进口蛋白同化制剂、肽类激素的，报送本办法第五条第一款第（一）项、第（三）项、第（五）项规定的资料。

上述各类复印件应当加盖进口单位公章。

第七条　省、自治区、直辖市食品药品监督管理部门收到进口申请及有关资料后，应当于15个工作日内作出是否同意进口的决定；对同意进口的，发给药品《进口准许证》；对不同意进口的，应当书面说明理由。

第八条　进口蛋白同化制剂、肽类激素必须经由国务院批准的允许药品进口的口岸进口。进口单位持省、自治区、直辖市食品药品监督管理部门核发的药品《进口准许证》向海关办理报关手续。进口蛋白同化制剂、肽类激素无需办理《进口药品通关单》。

第九条　进口供医疗使用的蛋白同化制剂、肽类激素（包括首次在中国销售的），进口单位应当于进口手续完成后，及时填写《进口药品报验单》，持《进口药品注册证》（或者《医药产品注册证》）原件（正本或者副本）、药品《进口准许证》原件，向进口口岸食品药品监督管理部门报送下列资料一式两份，申请办理《进口药品口岸检验通知书》：

（一）《进口药品注册证》（或者《医药产品注册证》）（正本或者副本）和药品《进口准许证》复印件；

（二）进口单位的《药品生产许可证》或者《药品经营许可证》复印件，《企业法人营业执照》复印件；

（三）原产地证明复印件；

（四）购货合同复印件；

（五）装箱单、提运单和货运发票复印件；

（六）出厂检验报告书复印件；

（七）药品说明书及包装、标签的式样（原料药和制剂中间体除外）。

上述各类复印件应当加盖进口单位公章。

第十条　口岸食品药品监督管理部门接到《进口药品报验单》及相关资料，审查无误后，将《进口药品注册证》（或者《医药产品注册证》）（正本或者副本）原件、药品《进口准许证》原件交还进口单位，并应当于当日向负责检验的口岸药品检验所发出《进口药品口岸检验通知书》，附本办法第九条规定的资料1份。

口岸药品检验所接到《进口药品口岸检验通知书》后，应当在2个工作日内与进口单位联系，到存货地点进行抽样，抽样完成后，应当在药品《进口准许证》原件第一联背面注明“已抽样”字样，并加盖抽样单位的公章。

第十一条　因教学、科研需要而进口的蛋白同化制剂、肽类激素以及境内企业接受境外企业委托生产而需要进口的蛋白同化制剂、肽类激素，予以免检。对免检的进口蛋白同化制剂、肽类激素，其收货人不免除持进口准许证向海关办理手续的义务。

第十二条　有下列情形之一的，口岸食品药品监督管理部门应当及时将有关情况通告发证机关：

（一）口岸食品药品监督管理部门根据《药品进口管理办法》第十七条规

定，不予发放《进口药品口岸检验通知书》的；

（二）口岸药品检验所根据《药品进口管理办法》第二十五条规定，不予抽样的。

口岸食品药品监督管理部门对具有前款情形并已进口的全部药品，应当采取查封、扣押的行政强制措施，并于查封、扣押之日起7日内作出责令复运出境决定，通知进口单位按照本办法规定的蛋白同化制剂、肽类激素出口程序办理药品《出口准许证》，将进口药品全部退回原出口国。

进口单位收到责令复运出境决定之日起10日内不答复或者未明确表示复运出境的，已查封、扣押的药品由口岸食品药品监督管理部门监督销毁。

第十三条　进口的蛋白同化制剂、肽类激素经口岸药品检验所检验不符合标准规定的，进口单位应当在收到《进口药品检验报告书》后2日内，将全部进口药品流通、使用的详细情况，报告所在地口岸食品药品监督管理部门。

口岸食品药品监督管理部门收到《进口药品检验报告书》后，应当及时采取对全部药品予以查封、扣押的行政强制措施，并在7日内作出是否立案的决定。

进口单位未在规定时间内提出复验或者经复验仍不符合标准规定的，口岸食品药品监督管理部门应当作出责令复运出境决定，通知进口单位按照本办法规定的蛋白同化制剂、肽类激素出口程序办理药品《出口准许证》，将进口药品全部退回原出口国。进口单位收到责令复运出境决定之日起10日内不答复或者未明确表示复运出境的，由口岸食品药品监督管理部门监督销毁。

经复验符合标准规定的，口岸食品药品监督管理部门应当解除查封、扣押的行政强制措施。

口岸食品药品监督管理部门应当将按照本条第二款、第三款、第四款规定处理的情况及时通告发证机关，同时通告各省、自治区、直辖市食品药品监督管理部门和其他口岸食品药品监督管理部门。

第十四条　国内药品生产企业、经营企业以及医疗机构采购进口蛋白同化制剂、肽类激素时，供货单位应当提供《进口药品注册证》（或者《医药产品注册证》）复印件、药品《进口准许证》复印件和《进口药品检验报告书》复印件，并在上述各类复印件上加盖供货单位公章。

第十五条　出口蛋白同化制剂、肽类激素，出口单位应当向所在地省、自治区、直辖市食品药品监督管理部门提出申请，报送下列资料：

（一）药品出口申请表。

（二）进口国家或者地区的药品管理机构提供的进口准许证正本（或者复印件及公证文本）。

如进口国家或者地区对蛋白同化制剂、肽类激素进口尚未实行许可证管理制度，需提供进口国家的药品管理机构提供的该类药品进口无需核发进口准许证的证明文件（正本）以及以下文件之一：

1. 进口国家或者地区的药品管理机构提供的同意进口该药品的证明文件正本（或者复印件及公证文本）；

2. 进口单位合法资质的证明文件和该药品用途合法的证明文件正本（或者复印件及公证文本）。

（三）购货合同或者订单复印件（自营产品出口的生产企业除外）。

（四）外销合同或者订单复印件。

（五）出口药品如为国内药品生产企业经批准生产的品种，须提供该药品生产企业的《药品生产许可证》、《企业法人营业执照》及药品的批准证明文件复印件。

出口药物如为境内企业接受境外企业委托生产的品种，须提供与境外委托企业签订的委托生产合同。委托生产合同应当明确规定双方的权利和义务、法律责任等，产品质量由委托方负责。

（六）出口企业的《企业法人营业执照》、《进出口企业资格证书》（或者《对外贸易经营者备案登记表》）、《组织代码证书》复印件。

上述各类复印件应当加盖出口单位公章。

第十六条　按照本办法第十二条、第十三条规定复运出境的，申请药品《出口准许证》时，应当提供下列资料：

（一）出口国原出口单位申请退货的证明材料；

（二）药品《进口准许证》。

第十七条　省、自治区、直辖市食品药品监督管理部门收到出口申请及有关资料后，应当于15个工作日内作出是否同意出口的决定；对同意出口的，发给药品《出口准许证》；对不同意出口的，应当书面说明理由。

对根据本办法第十六条规定申请办理药品《出口准许证》的，发证机关应当在药品《出口准许证》上注明“原货退回”字样。

第十八条　出口单位持省、自治区、直辖市食品药品监督管理部门核发的药品《出口准许证》向海关办理报关手续。

第十九条　进出口单位在办理报关手续时，应当多提交一联报关单，并向海关申请签退该联报关单。海关凭药品《进口准许证》、《出口准许证》在该联报关单上加盖“验讫章”后退进出口单位。

进出口完成后1个月内，进出口单位应当将药品《进口准许证》、《出口准许证》的第一联、海关签章的报关单退回发证机关。

取得药品进出口准许证后未进行相关进出口贸易的，进出口单位应当于准许证有效期满后1个月内将原准许证退回发证机关。

第二十条　药品《进口准许证》有效期1年。药品《出口准许证》有效期不超过3个月（有效期时限不跨年度）。

药品《进口准许证》、《出口准许证》实行“一证一关”，只能在有效期内一次性使用，证面内容不得更改。因故延期进出口的，可以持原进出口准许证办理一次延期换证手续。

第二十一条　药品《进口准许证》、《出口准许证》如有遗失，进出口单位应当立即向原发证机关书面报告挂失。原发证机关收到挂失报告后，通知口岸海关。原发证机关经核实无不良后果的，予以重新补发。

第二十二条　药品《进口准许证》、《出口准许证》由国家食品药品监督管理总局统一印制。

第二十三条　以加工贸易方式进出口蛋白同化制剂、肽类激素的，海关凭药品《进口准许证》、《出口准许证》办理验放手续并实施监管。确因特殊情况无法出口的，移交货物所在地食品药品监督管理部门按规定处理，海关凭有关证明材料办理核销手续。

第二十四条　海关特殊监管区域和保税监管场所与境外进出及海关特殊监管区域、保税监管场所之间进出的蛋白同化制剂、肽类激素，免予办理药品《进口准许证》、《出口准许证》，由海关实施监管。

从海关特殊监管区域和保税监管场所进入境内区外的蛋白同化制剂、肽类激素，应当办理药品《进口准许证》。

从境内区外进入海关特殊监管区域和保税监管场所的蛋白同化制剂、肽类激素，应当办理药品《出口准许证》。

第二十五条　个人因医疗需要携带或者邮寄进出境自用合理数量范围内的蛋白同化制剂、肽类激素的，海关按照卫生计生部门有关处方的管理规定凭医疗机构处方予以验放。

第二十六条　除本办法另有规定外，供医疗使用的蛋白同化制剂、肽类激素的进口、口岸检验、监督管理等方面，参照《药品进口管理办法》有关药品进口的规定执行。

第二十七条　本办法所称进口供医疗使用的蛋白同化制剂、肽类激素，是指进口的蛋白同化制剂、肽类激素拟用于生产制剂或者拟在中国境内上市销售。

进口单位：是指依照本办法取得的药品《进口准许证》上载明的进口单位。

出口单位：是指依照本办法取得的药品《出口准许证》上载明的出口单位。

第二十八条　本办法自2014年12月1日起施行。2006年7月28日公布的《蛋白同化制剂、肽类激素进出口管理办法（暂行）》（原国家食品药品监督管理局、海关总署、国家体育总局令第25号）同时废止。

问　答　题

1. 简述口岸药品检验所的职责。
2. 简述进口药品抽样方法。
3. 《进口药材批件》编号格式如何？

项目十　药品注册管理

学习目的：通过本项目的学习，学生能够熟悉新药的定义和注册分类；药品注册管理的主要内容；新药注册申报的程序；掌握新药注册、进口药品注册和仿制药品注册的法律法规；新药监测期管理及新药技术转让的相关规定；熟练掌握新药的定义和注册分类以及药品注册管理的主要内容，学会初步办理申报资料；能判断新药研究项目在药品注册中的类别；能按照《药品注册办法》的规定列出所要注册的药品申报资料的项目名单；能按规定程序协助药品注册的申报，掌握药品注册的基本技能。

案例1：我国自主研发的一类生物溶栓新药“注射用重组人尿激酶原”（普若克）正式上市。普若克是我国“重大新药创制”科技重大专项“十一五”期间获得的首个生物制品一类新药成果。2011年4月2日，注射用重组人尿激酶原（普若克）获得了新药证书和生产批文；2011年10月11日公司获得cGMP证书。2011年10月29日，上海天士力宣布经10年之久的临床研究和产业化放大普若克全面上市，这是我国生物医药创新领域取得的又一突破性进展，也标志着我国生物制药技术水平迈上了新的台阶。普若克先后得到国家“863”计划、“十一五”国家“重大新药创制”科技重大专项、上海生物医药产业转化项目等多项支持，拥有多项高科技专利。该药主要用于急性心肌梗死的治疗，并有治疗外周血管血栓及由血栓引起的缺血性组织坏死类疾病的应用前景。Ⅱ、Ⅲ期临床研究显示，普若克对临床急性心肌梗死的再通率为78.5%，与链激酶、重组链激酶、尿激酶、组织纤溶酶原激活剂相比，具有开通率高、出血不良反应小的优点。

案例2：2011年9月23日，美国拉斯克奖将其2011年临床研究奖颁发给中国女科学家屠呦呦，以表彰她通过研制青蒿素，挽救了数百万疟疾患者的生命。1971年下半年，屠呦呦从东晋葛洪所著的《肘后备急方》一书中受到了启发。书中记载了“青蒿一握，以水二升渍，绞取汁，尽服之”的内容，屠呦呦认为，很有可能在高温的情况下，青蒿的有效成分就被破坏掉了。她改用乙醚制取青蒿提取物。1971年10月4日，经历了190多次的失败之后，在实验室里，屠呦呦终于从中药正品青蒿的成株叶子中提取成分，获得对鼠疟、猴疟疟原虫100%的抑制率。2016年屠呦呦获得诺贝尔奖。

案例1普若克新药属于生物制品注册分类中的治疗用生物制品①未在国内外上市销售的生物制品。

案例2屠呦呦开发出的青蒿素新药属于化学药品注册分类中的天然物质中提取或者通过发酵提取的新的有效单体及其制剂。

任务一　药品注册管理办法

《药品注册管理办法》共计15章177条。修订工作已经完成，经国家食品药品监督管理局2007年6月18日召开局务会研究通过后，于7月10日由邵明立局长签发，以国家食品药品监督管理局令第28号的形式正式公布，并于2007年10月1日起施行。

药品注册管理办法

第一章　总则

第一条　为保证药品的安全、有效和质量可控，规范药品注册行为，根据《中华人民共和国药品管理法》(以下简称《药品管理法》)、《中华人民共和国行政许可法》(以下简称《行政许可法》)、《中华人民共和国药品管理法实施条例》(以下简称《药品管理法实施条例》)，制定本办法。

第二条　在中华人民共和国境内申请药物临床试验、药品生产和药品进口，以及进行药品审批、注册检验和监督管理，适用本办法。

第三条　药品注册，是指国家食品药品监督管理局根据药品注册申请人的申请，依照法定程序，对拟上市销售药品的安全性、有效性、质量可控性等进行审查，并决定是否同意其申请的审批过程。

第四条　国家鼓励研究创制新药，对创制的新药、治疗疑难危重疾病的新药实行特殊审批。

第五条　国家食品药品监督管理局主管全国药品注册工作，负责对药物临床试验、药品生产和进口进行审批。

第六条　药品注册工作应当遵循公开、公平、公正的原则。

国家食品药品监督管理局对药品注册实行主审集体负责制、相关人员公示制和回避制、责任追究制，受理、检验、审评、审批、送达等环节接受社会监督。

第七条　在药品注册过程中，药品监督管理部门认为涉及公共利益的重大许可事项，应当向社会公告，并举行听证。

行政许可直接涉及申请人与他人之间重大利益关系的，药品监督管理部门在作出行政许可决定前，应当告知申请人、利害关系人享有要求听证、陈述和申辩的权利。

第八条　药品监督管理部门应当向申请人提供可查询的药品注册受理、检查、检验、审评、审批的进度和结论等信息。

药品监督管理部门应当在行政机关网站或者注册申请受理场所公开下列信息：

(一) 药品注册申请事项、程序、收费标准和依据、时限，需要提交的全部材料目录和申请书示范文本；

（二）药品注册受理、检查、检验、审评、审批各环节人员名单和相关信息；

（三）已批准的药品目录等综合信息。

第九条 药品监督管理部门、相关单位以及参与药品注册工作的人员，对申请人提交的技术秘密和实验数据负有保密的义务。

第二章 基本要求

第十条 药品注册申请人（以下简称申请人），是指提出药品注册申请并承担相应法律责任的机构。

境内申请人应当是在中国境内合法登记并能独立承担民事责任的机构，境外申请人应当是境外合法制药厂商。境外申请人办理进口药品注册，应当由其驻中国境内的办事机构或者由其委托的中国境内代理机构办理。

办理药品注册申请事务的人员应当具有相应的专业知识，熟悉药品注册的法律、法规及技术要求。

第十一条 药品注册申请包括新药申请、仿制药申请、进口药品申请及其补充申请和再注册申请。

境内申请人申请药品注册按照新药申请、仿制药申请的程序和要求办理，境外申请人申请进口药品注册按照进口药品申请的程序和要求办理。

第十二条 新药申请，是指未曾在中国境内上市销售的药品的注册申请。

对已上市药品改变剂型、改变给药途径、增加新适应症的药品注册按照新药申请的程序申报。

仿制药申请，是指生产国家食品药品监督管理局已批准上市的已有国家标准的药品的注册申请；但是生物制品按照新药申请的程序申报。

进口药品申请，是指境外生产的药品在中国境内上市销售的注册申请。

补充申请，是指新药申请、仿制药申请或者进口药品申请经批准后，改变、增加或者取消原批准事项或者内容的注册申请。

再注册申请，是指药品批准证明文件有效期满后申请人拟继续生产或者进口该药品的注册申请。

第十三条 申请人应当提供充分可靠的研究数据，证明药品的安全性、有效性和质量可控性，并对全部资料的真实性负责。

第十四条 药品注册所报送的资料引用文献应当注明著作名称、刊物名称及卷、期、页等；未公开发表的文献资料应当提供资料所有者许可使用的证明文件。外文资料应当按照要求提供中文译本。

第十五条 国家食品药品监督管理局应当执行国家制定的药品行业发展规划和产业政策，可以组织对药品的上市价值进行评估。

第十六条 药品注册过程中，药品监督管理部门应当对非临床研究、临床试验进行现场核查、有因核查，以及批准上市前的生产现场检查，以确认申报资料的真实性、准确性和完整性。

第十七条　两个以上单位共同作为申请人的，应当向其中药品生产企业所在地省、自治区、直辖市药品监督管理部门提出申请；申请人均为药品生产企业的，应当向申请生产制剂的药品生产企业所在地省、自治区、直辖市药品监督管理部门提出申请；申请人均不是药品生产企业的，应当向样品试制现场所在地省、自治区、直辖市药品监督管理部门提出申请。

第十八条　申请人应当对其申请注册的药物或者使用的处方、工艺、用途等，提供申请人或者他人在中国的专利及其权属状态的说明；他人在中国存在专利的，申请人应当提交对他人的专利不构成侵权的声明。对申请人提交的说明或者声明，药品监督管理部门应当在行政机关网站予以公示。

药品注册过程中发生专利权纠纷的，按照有关专利的法律法规解决。

第十九条　对他人已获得中国专利权的药品，申请人可以在该药品专利期届满前2年内提出注册申请。国家食品药品监督管理局按照本办法予以审查，符合规定的，在专利期满后核发药品批准文号、《进口药品注册证》或者《医药产品注册证》。

第二十条　按照《药品管理法实施条例》第三十五条的规定，对获得生产或者销售含有新型化学成分药品许可的生产者或者销售者提交的自行取得且未披露的试验数据和其他数据，国家食品药品监督管理局自批准该许可之日起6年内，对未经已获得许可的申请人同意，使用其未披露数据的申请不予批准；但是申请人提交自行取得数据的除外。

第二十一条　为申请药品注册而进行的药物临床前研究，包括药物的合成工艺、提取方法、理化性质及纯度、剂型选择、处方筛选、制备工艺、检验方法、质量指标、稳定性、药理、毒理、动物药代动力学研究等。中药制剂还包括原药材的来源、加工及炮制等的研究；生物制品还包括菌毒种、细胞株、生物组织等起始原材料的来源、质量标准、保存条件、生物学特征、遗传稳定性及免疫学的研究等。

第二十二条　药物临床前研究应当执行有关管理规定，其中安全性评价研究必须执行《药物非临床研究质量管理规范》。

第二十三条　药物研究机构应当具有与试验研究项目相适应的人员、场地、设备、仪器和管理制度，并保证所有试验数据和资料的真实性；所用实验动物、试剂和原材料应当符合国家有关规定和要求。

第二十四条　申请人委托其他机构进行药物研究或者进行单项试验、检测、样品的试制等的，应当与被委托方签订合同，并在申请注册时予以说明。申请人对申报资料中的药物研究数据的真实性负责。

第二十五条　单独申请注册药物制剂的，研究用原料药必须具有药品批准文号、《进口药品注册证》或者《医药产品注册证》，且必须通过合法的途径获得。

研究用原料药不具有药品批准文号、《进口药品注册证》或者《医药产品注册证》的，必须经国家食品药品监督管理局批准。

第二十六条　药品注册申报资料中有境外药物研究机构提供的药物试验研究资料的，必须附有境外药物研究机构出具的其所提供资料的项目、页码的情况说明和证明该机构已在境外合法登记的经公证的证明文件。国家食品药品监督管理局根据审查需要组织进行现场核查。

第二十七条　药品监督管理部门可以要求申请人或者承担试验的药物研究机构按照其申报资料的项目、方法和数据进行重复试验，也可以委托药品检验所或者其他药物研究机构进行重复试验或方法学验证。

第二十八条　药物研究参照国家食品药品监督管理局发布的有关技术指导原则进行，申请人采用其他评价方法和技术的，应当提交证明其科学性的资料。

第二十九条　申请人获得药品批准文号后，应当按照国家食品药品监督管理局批准的生产工艺生产。

药品监督管理部门根据批准的生产工艺和质量标准对申请人的生产情况进行监督检查。

第三章　药物的临床试验

第三十条　药物的临床试验（包括生物等效性试验），必须经过国家食品药品监督管理局批准，且必须执行《药物临床试验质量管理规范》。

药品监督管理部门应当对批准的临床试验进行监督检查。

第三十一条　申请新药注册，应当进行临床试验。仿制药申请和补充申请，根据本办法附件规定进行临床试验。

临床试验分为Ⅰ、Ⅱ、Ⅲ、Ⅳ期。

Ⅰ期临床试验：初步的临床药理学及人体安全性评价试验。观察人体对于新药的耐受程度和药代动力学，为制定给药方案提供依据。

Ⅱ期临床试验：治疗作用初步评价阶段。其目的是初步评价药物对目标适应症患者的治疗作用和安全性，也包括为Ⅲ期临床试验研究设计和给药剂量方案的确定提供依据。此阶段的研究设计可以根据具体的研究目的，采用多种形式，包括随机盲法对照临床试验。

Ⅲ期临床试验：治疗作用确证阶段。其目的是进一步验证药物对目标适应症患者的治疗作用和安全性，评价利益与风险关系，最终为药物注册申请的审查提供充分的依据。试验一般应为具有足够样本量的随机盲法对照试验。

Ⅳ期临床试验：新药上市后应用研究阶段。其目的是考察在广泛使用条件下的药物的疗效和不良反应，评价在普通或者特殊人群中使用的利益与风险关系以及改进给药剂量等。

生物等效性试验，是指用生物利用度研究的方法，以药代动力学参数为指标，比较同一种药物的相同或者不同剂型的制剂，在相同的试验条件下，其活性成分吸收程度和速度有无统计学差异的人体试验。

第三十二条　药物临床试验的受试例数应当符合临床试验的目的和相关统计学的要求，并且不得少于本办法附件规定的最低临床试验病例数。罕见病、特殊病种等情况，要求减少临床试验病例数或者免做临床试验的，应当在申请临床试验时提出，并经国家食品药品监督管理局审查批准。

第三十三条　在菌毒种选种阶段制备的疫苗或者其他特殊药物，确无合适的动物模型且实验室无法评价其疗效的，在保证受试者安全的前提下，可以向国家食品药品监督管理局申请进行临床试验。

第三十四条　药物临床试验批准后，申请人应当从具有药物临床试验资格的机构中选择承担药物临床试验的机构。

第三十五条　临床试验用药物应当在符合《药品生产质量管理规范》的车间制备。制备过程应当严格执行《药品生产质量管理规范》的要求。

申请人对临床试验用药物的质量负责。

第三十六条　申请人可以按照其拟定的临床试验用样品标准自行检验临床试验用药物，也可以委托本办法确定的药品检验所进行检验；疫苗类制品、血液制品、国家食品药品监督管理局规定的其他生物制品，应当由国家食品药品监督管理局指定的药品检验所进行检验。

临床试验用药物检验合格后方可用于临床试验。

药品监督管理部门可以对临床试验用药物抽查检验。

第三十七条　申请人在药物临床试验实施前，应当将已确定的临床试验方案和临床试验负责单位的主要研究者姓名、参加研究单位及其研究者名单、伦理委员会审核同意书、知情同意书样本等报送国家食品药品监督管理局备案，并抄送临床试验单位所在地和受理该申请的省、自治区、直辖市药品监督管理部门。

第三十八条　申请人发现药物临床试验机构违反有关规定或者未按照临床试验方案执行的，应当督促其改正；情节严重的，可以要求暂停或者终止临床试验，并将情况报告国家食品药品监督管理局和有关省、自治区、直辖市药品监督管理部门。

第三十九条　申请人完成临床试验后，应当向国家食品药品监督管理局提交临床试验总结报告、统计分析报告以及数据库。

第四十条　药物临床试验应当在批准后3年内实施。逾期未实施的，原批准证明文件自行废止；仍需进行临床试验的，应当重新申请。

第四十一条　临床试验过程中发生严重不良事件的，研究者应当在24小时内报告有关省、自治区、直辖市药品监督管理部门和国家食品药品监督管理局，通知申请人，并及时向伦理委员会报告。

第四十二条　临床试验有下列情形之一的，国家食品药品监督管理局可以责令申请人修改试验方案、暂停或者终止临床试验：

（一）伦理委员会未履行职责的；

（二）不能有效保证受试者安全的；

（三）未按照规定时限报告严重不良事件的；

（四）有证据证明临床试验用药物无效的；

（五）临床试验用药物出现质量问题的；

（六）临床试验中弄虚作假的；

（七）其他违反《药物临床试验质量管理规范》的情形。

第四十三条　临床试验中出现大范围、非预期的不良反应或者严重不良事件，或者有证据证明临床试验用药物存在严重质量问题时，国家食品药品监督管理局或者省、自治区、直辖市药品监督管理部门可以采取紧急控制措施，责令暂停或者终止临床试验，申请人和临床试验单位必须立即停止临床试验。

第四十四条　境外申请人在中国进行国际多中心药物临床试验的，应当按照本办法向国家食品药品监督管理局提出申请，并按下列要求办理：

（一）临床试验用药物应当是已在境外注册的药品或者已进入Ⅱ期或者Ⅲ期临床试验的药物；国家食品药品监督管理局不受理境外申请人提出的尚未在境外注册的预防用疫苗类药物的国际多中心药物临床试验申请；

（二）国家食品药品监督管理局在批准进行国际多中心药物临床试验的同时，可以要求申请人在中国首先进行Ⅰ期临床试验；

（三）在中国进行国际多中心药物临床试验时，在任何国家发现与该药物有关的严重不良反应和非预期不良反应，申请人应当按照有关规定及时报告国家食品药品监督管理局；

（四）临床试验结束后，申请人应当将完整的临床试验报告报送国家食品药品监督管理局；

（五）国际多中心药物临床试验取得的数据用于在中国进行药品注册申请的，应当符合本办法有关临床试验的规定并提交国际多中心临床试验的全部研究资料。

第四章　新药申请的申报与审批

第四十五条　国家食品药品监督管理局对下列申请可以实行特殊审批：

（一）未在国内上市销售的从植物、动物、矿物等物质中提取的有效成分及其制剂，新发现的药材及其制剂；

（二）未在国内外获准上市的化学原料药及其制剂、生物制品；

（三）治疗艾滋病、恶性肿瘤、罕见病等疾病且具有明显临床治疗优势的新药；

（四）治疗尚无有效治疗手段的疾病的新药。

符合前款规定的药品，申请人在药品注册过程中可以提出特殊审批的申请，由国家食品药品监督管理局药品审评中心组织专家会议讨论确定是否实行特殊审批。

特殊审批的具体办法另行制定。

第四十六条　多个单位联合研制的新药，应当由其中的一个单位申请注册，其他单位不得重复申请；需要联合申请的，应当共同署名作为该新药的申请人。新药申请获得批准后每个品种，包括同一品种的不同规格，只能由一个单位生产。

第四十七条　对已上市药品改变剂型但不改变给药途径的注册申请，应当采用新技术以提高药品的质量和安全性，且与原剂型比较有明显的临床应用优势。

改变剂型但不改变给药途径，以及增加新适应症的注册申请，应当由具备生产条件的企业提出；靶向制剂、缓释、控释制剂等特殊剂型除外。

第四十八条　在新药审批期间，新药的注册分类和技术要求不因相同活性成分的制剂在国外获准上市而发生变化。

在新药审批期间，其注册分类和技术要求不因国内药品生产企业申报的相同活性成分的制剂在我国获准上市而发生变化。

第四十九条　药品注册申报资料应当一次性提交，药品注册申请受理后不得自行补充新的技术资料；进入特殊审批程序的注册申请或者涉及药品安全性的新发现，以及按要求补充资料的除外。申请人认为必须补充新的技术资料的，应当撤回其药品注册申请。申请人重新申报的，应当符合本办法有关规定且尚无同品种进入新药监测期。

第一节　新药临床试验

第五十条　申请人完成临床前研究后，应当填写《药品注册申请表》，向所在地省、自治区、直辖市药品监督管理部门如实报送有关资料。

第五十一条　省、自治区、直辖市药品监督管理部门应当对申报资料进行形式审查，符合要求的，出具药品注册申请受理通知书；不符合要求的，出具药品注册申请不予受理通知书，并说明理由。

第五十二条　省、自治区、直辖市药品监督管理部门应当自受理申请之日起5日内组织对药物研制情况及原始资料进行现场核查，对申报资料进行初步审查，提出审查意见。申请注册的药品属于生物制品的，还需抽取3个生产批号的检验用样品，并向药品检验所发出注册检验通知。

第五十三条　省、自治区、直辖市药品监督管理部门应当在规定的时限内将审查意见、核查报告以及申报资料送交国家食品药品监督管理局药品审评中心，并通知申请人。

第五十四条　接到注册检验通知的药品检验所应当按申请人申报的药品标准对样品进行检验，对申报的药品标准进行复核，并在规定的时间内将药品注册检验报告送交国家食品药品监督管理局药品审评中心，并抄送申请人。

第五十五条　国家食品药品监督管理局药品审评中心收到申报资料后，应在规定的时间内组织药学、医学及其他技术人员对申报资料进行技术审评，必要时可以要求申请人补充资料，并说明理由。完成技术审评后，提出技术审评意见，连同有关资料报送国家食品药品监督管理局。

国家食品药品监督管理局依据技术审评意见作出审批决定。符合规定的，发给《药物临床试验批件》；不符合规定的，发给《审批意见通知件》，并说明理由。

第二节　新药生产

第五十六条　申请人完成药物临床试验后，应当填写《药品注册申请表》，向所在地省、自治区、直辖市药品监督管理部门报送申请生产的申报资料，并同时向中国药品生物制品检定所报送制备标准品的原材料及有关标准物质的研究资料。

第五十七条　省、自治区、直辖市药品监督管理部门应当对申报资料进行形式审查，符合要求的，出具药品注册申请受理通知书；不符合要求的，出具药品注册申请不予受理通知书，并说明理由。

第五十八条　省、自治区、直辖市药品监督管理部门应当自受理申请之日起5日内组织对临床试验情况及有关原始资料进行现场核查，对申报资料进行初步审查，提出审查意见。除生物制品外的其他药品，还需抽取3批样品，向药品检验所发出标准复核的通知。

省、自治区、直辖市药品监督管理部门应当在规定的时限内将审查意见、核查报告及申报资料送交国家食品药品监督管理局药品审评中心，并通知申请人。

第五十九条　药品检验所应对申报的药品标准进行复核，并在规定的时间内将复核意见送交国家食品药品监督管理局药品审评中心，同时抄送通知其复核的省、自治区、直辖市药品监督管理部门和申请人。

第六十条　国家食品药品监督管理局药品审评中心收到申报资料后，应当在规定的时间内组织药学、医学及其他技术人员对申报资料进行审评，必要时可以要求申请人补充资料，并说明理由。

经审评符合规定的，国家食品药品监督管理局药品审评中心通知申请人申请生产现场检查，并告知国家食品药品监督管理局药品认证管理中心；经审评不符合规定的，国家食品药品监督管理局药品审评中心将审评意见和有关资料报送国家食品药品监督管理局，国家食品药品监督管理局依据技术审评意见，作出不予批准的决定，发给《审批意见通知件》，并说明理由。

第六十一条　申请人应当自收到生产现场检查通知之日起6个月内向国家食品药品监督管理局药品认证管理中心提出现场检查的申请。

第六十二条　国家食品药品监督管理局药品认证管理中心在收到生产现场检查的申请后，应当在30日内组织对样品批量生产过程等进行现场检查，确认核定的生产工艺的可行性，同时抽取1批样品（生物制品抽取3批样品），送进行该药品标准复核的药品检验所检验，并在完成现场检查后10日内将生产现场检查报告送交国家食品药品监督管理局药品审评中心。

第六十三条　样品应当在取得《药品生产质量管理规范》认证证书的车间生产；新开办药品生产企业、药品生产企业新建药品生产车间或者新增生产剂型的，其样品生产过程应当符合《药品生产质量管理规范》的要求。

第六十四条　药品检验所应当依据核定的药品标准对抽取的样品进行检验，并在规定的时间内将药品注册检验报告送交国家食品药品监督管理局药品审评中心，同时抄送相关省、自治区、直辖市药品监督管理部门和申请人。

第六十五条　国家食品药品监督管理局药品审评中心依据技术审评意见、样品生产现场检查报告和样品检验结果，形成综合意见，连同有关资料报送国家食品药品监督管理局。国家食品药品监督管理局依据综合意见，作出审批决定。符合规定的，发给新药证书，申请人已持有《药品生产许可证》并具备生产条件的，同时发给药品批准文号；不符合规定的，发给《审批意见通知件》，并说明理由。

改变剂型但不改变给药途径，以及增加新适应症的注册申请获得批准后不发给新药证书；靶向制剂、缓释、控释制剂等特殊剂型除外。

第三节　新药监测期

第六十六条　国家食品药品监督管理局根据保护公众健康的要求，可以对批准生产的新药品种设立监测期。监测期自新药批准生产之日起计算，最长不得超过5年。

监测期内的新药，国家食品药品监督管理局不批准其他企业生产、改变剂型和进口。

第六十七条　药品生产企业应当考察处于监测期内的新药的生产工艺、质量、稳定性、疗效及不良反应等情况，并每年向所在地省、自治区、直辖市药品监督管理部门报告。药品生产企业未履行监测期责任的，省、自治区、直辖市药品监督管理部门应当责令其改正。

第六十八条　药品生产、经营、使用及检验、监督单位发现新药存在严重质量问题、严重或者非预期的不良反应时，应当及时向省、自治区、直辖市药品监督管理部门报告。省、自治区、直辖市药品监督管理部门收到报告后应当立即组织调查，并报告国家食品药品监督管理局。

第六十九条　药品生产企业对设立监测期的新药从获准生产之日起2年内未组织生产的，国家食品药品监督管理局可以批准其他药品生产企业提出的生产该新药的申请，并重新对该新药进行监测。

第七十条　新药进入监测期之日起，国家食品药品监督管理局已经批准其他申请人进行药物临床试验的，可以按照药品注册申报与审批程序继续办理该申请，符合规定的，国家食品药品监督管理局批准该新药的生产或者进口，并对境内药品生产企业生产的该新药一并进行监测。

第七十一条　新药进入监测期之日起，不再受理其他申请人的同品种注册申请。已经受理但尚未批准进行药物临床试验的其他申请人同品种申请予以退回；新药监测期满后，申请人可以提出仿制药申请或者进口药品申请。

第七十二条　进口药品注册申请首先获得批准后，已经批准境内申请人进行临床试验的，可以按照药品注册申报与审批程序继续办理其申请，符合规定的，国家食品药品监督管理局批准其进行生产；申请人也可以撤回该项申请，重新提出仿制药申请。对已经受理但尚未批准进行药物临床试验的其他同品种申请予以退回，申请人可以提出仿制药申请。

第五章　仿制药的申报与审批

第七十三条　仿制药申请人应当是药品生产企业，其申请的药品应当与《药品生产许可证》载明的生产范围一致。

第七十四条　仿制药应当与被仿制药具有同样的活性成分、给药途径、剂型、规格和相同的治疗作用。已有多家企业生产的品种，应当参照有关技术指导原则选择被仿制药进行对照研究。

第七十五条　申请仿制药注册，应当填写《药品注册申请表》，向所在地省、自治区、直辖市药品监督管理部门报送有关资料和生产现场检查申请。

第七十六条　省、自治区、直辖市药品监督管理部门对申报资料进行形式审查，符合要求的，出具药品注册申请受理通知书；不符合要求的，出具药品注册申请不予受理通知书，并说明理由。

已申请中药品种保护的，自中药品种保护申请受理之日起至作出行政决定期间，暂停受理同品种的仿制药申请。

第七十七条　省、自治区、直辖市药品监督管理部门应当自受理申请之日起5日内组织对研制情况和原始资料进行现场核查，并应当根据申请人提供的生产工艺和质量标准组织进行生产现场检查，现场抽取连续生产的3批样品，送药品检验所检验。

样品的生产应当符合本办法第六十三条的规定。

第七十八条　省、自治区、直辖市药品监督管理部门应当在规定的时限内对申报资料进行审查，提出审查意见。符合规定的，将审查意见、核查报告、生产现场检查报告及申报资料送交国家食品药品监督管理局药品审评中心，同时通知申请人；不符合规定的，发给《审批意见通知件》，并说明理由，同时通知药品检验所停止该药品的注册检验。

第七十九条　药品检验所应当对抽取的样品进行检验，并在规定的时间内将药品注册检验报告送交国家食品药品监督管理局药品审评中心，同时抄送通知其检验的省、自治区、直辖市药品监督管理部门和申请人。

第八十条　国家食品药品监督管理局药品审评中心应当在规定的时间内组织

药学、医学及其他技术人员对审查意见和申报资料进行审核，必要时可以要求申请人补充资料，并说明理由。

第八十一条 国家食品药品监督管理局药品审评中心依据技术审评意见、样品生产现场检查报告和样品检验结果，形成综合意见，连同相关资料报送国家食品药品监督管理局，国家食品药品监督管理局依据综合意见，做出审批决定。符合规定的，发给药品批准文号或者《药物临床试验批件》；不符合规定的，发给《审批意见通知件》，并说明理由。

第八十二条 申请人完成临床试验后，应当向国家食品药品监督管理局药品审评中心报送临床试验资料。国家食品药品监督管理局依据技术意见，发给药品批准文号或者《审批意见通知件》。

第八十三条 已确认存在安全性问题的上市药品，国家食品药品监督管理局可以决定暂停受理和审批其仿制药申请。

第六章 进口药品的申报与审批

第一节 进口药品的注册

第八十四条 申请进口的药品，应当获得境外制药厂商所在生产国家或者地区的上市许可；未在生产国家或者地区获得上市许可，但经国家食品药品监督管理局确认该药品安全、有效而且临床需要的，可以批准进口。

申请进口的药品，其生产应当符合所在国家或者地区药品生产质量管理规范及中国《药品生产质量管理规范》的要求。

第八十五条 申请进口药品注册，应当填写《药品注册申请表》，报送有关资料和样品，提供相关证明文件，向国家食品药品监督管理局提出申请。

第八十六条 国家食品药品监督管理局对申报资料进行形式审查，符合要求的，出具药品注册申请受理通知书，并通知中国药品生物制品检定所组织对3个生产批号的样品进行注册检验；不符合要求的，出具药品注册申请不予受理通知书，并说明理由。

国家食品药品监督管理局可以组织对其研制和生产情况进行现场检查，并抽取样品。

第八十七条 中国药品生物制品检定所收到资料和样品后，应当在5日内组织进行注册检验。

第八十八条 承担进口药品注册检验的药品检验所在收到资料、样品和有关标准物质后，应当在60日内完成注册检验并将药品注册检验报告报送中国药品生物制品检定所。

特殊药品和疫苗类制品的样品检验和药品标准复核应当在90日内完成。

第八十九条 中国药品生物制品检定所接到药品注册检验报告和已经复核的进口药品标准后，应当在20日内组织专家进行技术审查，必要时可以根据审查意见进行再复核。

第九十条　中国药品生物制品检定所完成进口药品注册检验后，应当将复核的药品标准、药品注册检验报告和复核意见送交国家食品药品监督管理局药品审评中心，并抄送申请人。

第九十一条　国家食品药品监督管理局药品审评中心应当在规定的时间内组织药学、医学及其他技术人员对申报资料进行审评，必要时可以要求申请人补充资料，并说明理由。

第九十二条　国家食品药品监督管理局药品审评中心依据技术审评意见和样品检验结果等，形成综合意见，连同相关资料报送国家食品药品监督管理局，国家食品药品监督管理局依据综合意见，做出审批决定。符合规定的，发给《药物临床试验批件》；不符合规定的，发给《审批意见通知件》，并说明理由。

第九十三条　临床试验获得批准后，申请人应当按照本办法第三章及有关要求进行试验。

临床试验结束后，申请人应当填写《药品注册申请表》，按照规定报送临床试验资料及其他变更和补充的资料，并详细说明依据和理由，提供相关证明文件。

第九十四条　国家食品药品监督管理局药品审评中心应当在规定的时间内组织药学、医学及其他技术人员对报送的临床试验等资料进行全面审评，必要时可以要求申请人补充资料，并说明理由。

国家食品药品监督管理局依据综合意见，做出审批决定。符合规定的，发给《进口药品注册证》。中国香港、澳门和台湾地区的制药厂商申请注册的药品，参照进口药品注册申请的程序办理，符合要求的，发给《医药产品注册证》；不符合要求的，发给《审批意见通知件》，并说明理由。

第九十五条　申请进口药品制剂，必须提供直接接触药品的包装材料和容器合法来源的证明文件、用于生产该制剂的原料药和辅料合法来源的证明文件。原料药和辅料尚未取得国家食品药品监督管理局批准的，应当报送有关生产工艺、质量指标和检验方法等规范的研究资料。

第二节　进口药品分包装的注册

第九十六条　进口药品分包装，是指药品已在境外完成最终制剂生产过程，在境内由大包装规格改为小包装规格，或者对已完成内包装的药品进行外包装、放置说明书、粘贴标签等。

第九十七条　申请进口药品分包装，应当符合下列要求：

（一）该药品已经取得《进口药品注册证》或者《医药产品注册证》；

（二）该药品应当是中国境内尚未生产的品种，或者虽有生产但是不能满足临床需要的品种；

（三）同一制药厂商的同一品种应当由一个药品生产企业分包装，分包装的期限不得超过《进口药品注册证》或者《医药产品注册证》的有效期；

（四）除片剂、胶囊外，分包装的其他剂型应当已在境外完成内包装；

（五）接受分包装的药品生产企业，应当持有《药品生产许可证》。进口裸片、胶囊申请在国内分包装的，接受分包装的药品生产企业还应当持有与分包装的剂型相一致的《药品生产质量管理规范》认证证书；

（六）申请进口药品分包装，应当在该药品《进口药品注册证》或者《医药产品注册证》的有效期届满1年前提出。

第九十八条　境外制药厂商应当与境内药品生产企业签订进口药品分包装合同，并填写《药品补充申请表》。

第九十九条　申请进口药品分包装的，应当由接受分包装的药品生产企业向所在地省、自治区、直辖市药品监督管理部门提出申请，提交由委托方填写的《药品补充申请表》，报送有关资料和样品。省、自治区、直辖市药品监督管理部门对申报资料进行形式审查后，符合要求的，出具药品注册申请受理通知书；不符合要求的，出具药品注册申请不予受理通知书，并说明理由。

省、自治区、直辖市药品监督管理部门提出审核意见后，将申报资料和审核意见报送国家食品药品监督管理局审批，同时通知申请人。

第一百条　国家食品药品监督管理局对报送的资料进行审查，符合规定的，发给《药品补充申请批件》和药品批准文号；不符合规定的，发给《审批意见通知件》，并说明理由。

第一百零一条　进口分包装的药品应当执行进口药品注册标准。

第一百零二条　进口分包装药品的说明书和标签必须与进口药品的说明书和标签一致，并且应当标注分包装药品的批准文号和分包装药品生产企业的名称。

第一百零三条　境外大包装制剂的进口检验按照国家食品药品监督管理局的有关规定执行。包装后产品的检验与进口检验执行同一药品标准。

第一百零四条　提供药品的境外制药厂商应当对分包装后药品的质量负责。分包装后的药品出现质量问题的，国家食品药品监督管理局可以撤销分包装药品的批准文号，必要时可以依照《药品管理法》第四十二条的规定，撤销该药品的《进口药品注册证》或者《医药产品注册证》。

第七章　非处方药的申报

第一百零五条　申请仿制的药品属于按非处方药管理的，申请人应当在《药品注册申请表》的“附加申请事项”中标注非处方药项。

第一百零六条　申请仿制的药品属于同时按处方药和非处方药管理的，申请人可以选择按照处方药或者非处方药的要求提出申请。

第一百零七条　属于以下情况的，申请人可以在《药品注册申请表》的“附加申请事项”中标注非处方药项，符合非处方药有关规定的，按照非处方药审批和管理；不符合非处方药有关规定的，按照处方药审批和管理。

（一）经国家食品药品监督管理局确定的非处方药改变剂型，但不改变适应症或者功能主治、给药剂量以及给药途径的药品；

（二）使用国家食品药品监督管理局确定的非处方药活性成分组成的新的复方制剂。

第一百零八条　非处方药的注册申请，其药品说明书和包装标签应当符合非处方药的有关规定。

第一百零九条　进口的药品属于非处方药的，适用进口药品的申报和审批程序，其技术要求与境内生产的非处方药相同。

第八章　补充申请的申报与审批

第一百一十条　变更研制新药、生产药品和进口药品已获批准证明文件及其附件中载明事项的，应当提出补充申请。

申请人应当参照相关技术指导原则，评估其变更对药品安全性、有效性和质量可控性的影响，并进行相应的技术研究工作。

第一百一十一条　申请人应当填写《药品补充申请表》，向所在地省、自治区、直辖市药品监督管理部门报送有关资料和说明。省、自治区、直辖市药品监督管理部门对申报资料进行形式审查，符合要求的，出具药品注册申请受理通知书；不符合要求的，出具药品注册申请不予受理通知书，并说明理由。

第一百一十二条　进口药品的补充申请，申请人应当向国家食品药品监督管理局报送有关资料和说明，提交生产国家或者地区药品管理机构批准变更的文件。国家食品药品监督管理局对申报资料进行形式审查，符合要求的，出具药品注册申请受理通知书；不符合要求的，出具药品注册申请不予受理通知书，并说明理由。

第一百一十三条　修改药品注册标准、变更药品处方中已有药用要求的辅料、改变影响药品质量的生产工艺等的补充申请，由省、自治区、直辖市药品监督管理部门提出审核意见后，报送国家食品药品监督管理局审批，同时通知申请人。

修改药品注册标准的补充申请，必要时由药品检验所进行标准复核。

第一百一十四条　改变国内药品生产企业名称、改变国内生产药品的有效期、国内药品生产企业内部改变药品生产场地等的补充申请，由省、自治区、直辖市药品监督管理部门受理并审批，符合规定的，发给《药品补充申请批件》，并报送国家食品药品监督管理局备案；不符合规定的，发给《审批意见通知件》，并说明理由。

第一百一十五条　按规定变更药品包装标签、根据国家食品药品监督管理局的要求修改说明书等的补充申请，报省、自治区、直辖市药品监督管理部门备案。

第一百一十六条　进口药品的补充申请，由国家食品药品监督管理局审批。其中改变进口药品制剂所用原料药的产地、变更进口药品外观但不改变药品标准、根据国家药品标准或国家食品药品监督管理局的要求修改进口药说明书、补充完善进口药说明书的安全性内容、按规定变更进口药品包装标签、改变注册代理机构的补充申请，由国家食品药品监督管理局备案。

第一百一十七条　对药品生产技术转让、变更处方和生产工艺可能影响产品质量等的补充申请，省、自治区、直辖市药品监督管理部门应当根据其《药品注册批件》附件或者核定的生产工艺，组织进行生产现场检查，药品检验所应当对抽取的3批样品进行检验。

第一百一十八条　国家食品药品监督管理局对药品补充申请进行审查，必要时可以要求申请人补充资料，并说明理由。符合规定的，发给《药品补充申请批件》；不符合规定的，发给《审批意见通知件》，并说明理由。

第一百一十九条　补充申请获得批准后，换发药品批准证明文件的，原药品批准证明文件由国家食品药品监督管理局予以注销；增发药品批准证明文件的，原批准证明文件继续有效。

第九章　药品再注册

第一百二十条　国家食品药品监督管理局核发的药品批准文号、《进口药品注册证》或者《医药产品注册证》的有效期为5年。有效期届满，需要继续生产或者进口的，申请人应当在有效期届满前6个月申请再注册。

第一百二十一条　在药品批准文号、《进口药品注册证》或者《医药产品注册证》有效期内，申请人应当对药品的安全性、有效性和质量控制情况，如监测期内的相关研究结果、不良反应的监测、生产控制和产品质量的均一性等进行系统评价。

第一百二十二条　药品再注册申请由药品批准文号的持有者向省、自治区、直辖市药品监督管理部门提出，按照规定填写《药品再注册申请表》，并提供有关申报资料。

进口药品的再注册申请由申请人向国家食品药品监督管理局提出。

第一百二十三条　省、自治区、直辖市药品监督管理部门对申报资料进行审查，符合要求的，出具药品再注册申请受理通知书；不符合要求的，出具药品再注册申请不予受理通知书，并说明理由。

第一百二十四条　省、自治区、直辖市药品监督管理部门应当自受理申请之日起6个月内对药品再注册申请进行审查，符合规定的，予以再注册；不符合规定的，报国家食品药品监督管理局。

第一百二十五条　进口药品的再注册申请由国家食品药品监督管理局受理，并在6个月内完成审查，符合规定的，予以再注册；不符合规定的，发出不予再注册的通知，并说明理由。

第一百二十六条　有下列情形之一的药品不予再注册：

（一）有效期届满前未提出再注册申请的；

（二）未达到国家食品药品监督管理局批准上市时提出的有关要求的；

（三）未按照要求完成Ⅳ期临床试验的；

（四）未按照规定进行药品不良反应监测的；

（五）经国家食品药品监督管理局再评价属于疗效不确、不良反应大或者其他原因危害人体健康的；

（六）按照《药品管理法》的规定应当撤销药品批准证明文件的；

（七）不具备《药品管理法》规定的生产条件的；

（八）未按规定履行监测期责任的；

（九）其他不符合有关规定的情形。

第一百二十七条　国家食品药品监督管理局收到省、自治区、直辖市药品监督管理部门意见后，经审查不符合药品再注册规定的，发出不予再注册的通知，并说明理由。

对不予再注册的品种，除因法定事由被撤销药品批准证明文件的外，在有效期届满时，注销其药品批准文号、《进口药品注册证》或者《医药产品注册证》。

第十章　药品注册检验

第一百二十八条　药品注册检验，包括样品检验和药品标准复核。

样品检验，是指药品检验所按照申请人申报或者国家食品药品监督管理局核定的药品标准对样品进行的检验。

药品标准复核，是指药品检验所对申报的药品标准中检验方法的可行性、科学性、设定的项目和指标能否控制药品质量等进行的实验室检验和审核工作。

第一百二十九条　药品注册检验由中国药品生物制品检定所或者省、自治区、直辖市药品检验所承担。进口药品的注册检验由中国药品生物制品检定所组织实施。

第一百三十条　下列药品的注册检验由中国药品生物制品检定所或者国家食品药品监督管理局指定的药品检验所承担：

（一）本办法第四十五条（一）、（二）规定的药品；

（二）生物制品、放射性药品；

（三）国家食品药品监督管理局规定的其他药品。

第一百三十一条　获准进入特殊审批程序的药品，药品检验所应当优先安排样品检验和药品标准复核。

第一百三十二条　从事药品注册检验的药品检验所，应当按照药品检验所实验室质量管理规范和国家计量认证的要求，配备与药品注册检验任务相适应的人员和设备，符合药品注册检验的质量保证体系和技术要求。

第一百三十三条　申请人应当提供药品注册检验所需要的有关资料、报送样品或者配合抽取检验用样品、提供检验用标准物质。报送或者抽取的样品量应当为检验用量的3倍；生物制品的注册检验还应当提供相应批次的制造检定记录。

第一百三十四条　药品检验所进行新药标准复核时，除进行样品检验外，还应当根据药物的研究数据、国内外同类产品的药品标准和国家有关要求，对药物的药品标准、检验项目等提出复核意见。

第一百三十五条　要求申请人重新制订药品标准的，申请人不得委托提出原复核意见的药品检验所进行该项药品标准的研究工作；该药品检验所不得接受此项委托。

第十一章　药品注册标准和说明书

第一节　药品注册标准

第一百三十六条　国家药品标准，是指国家食品药品监督管理局颁布的《中华人民共和国药典》、药品注册标准和其他药品标准，其内容包括质量指标、检验方法以及生产工艺等技术要求。

药品注册标准，是指国家食品药品监督管理局批准给申请人特定药品的标准，生产该药品的药品生产企业必须执行该注册标准。

药品注册标准不得低于中国药典的规定。

第一百三十七条　药品注册标准的项目及其检验方法的设定，应当符合中国药典的基本要求、国家食品药品监督管理局发布的技术指导原则及国家药品标准编写原则。

第一百三十八条　申请人应当选取有代表性的样品进行标准的研究工作。

第二节　药品标准物质

第一百三十九条　药品标准物质，是指供药品标准中物理和化学测试及生物方法试验用，具有确定特性量值，用于校准设备、评价测量方法或者给供试药品赋值的物质，包括标准品、对照品、对照药材、参考品。

第一百四十条　中国药品生物制品检定所负责标定国家药品标准物质。

中国药品生物制品检定所可以组织有关的省、自治区、直辖市药品检验所、药品研究机构或者药品生产企业协作标定国家药品标准物质。

第一百四十一条　中国药品生物制品检定所负责对标定的标准物质从原材料选择、制备方法、标定方法、标定结果、定值准确性、量值溯源、稳定性及分装与包装条件等资料进行全面技术审核，并作出可否作为国家药品标准物质的结论。

第三节　药品名称、说明书和标签

第一百四十二条　申请注册药品的名称、说明书和标签应当符合国家食品药品监督管理局的规定。

第一百四十三条　药品说明书和标签由申请人提出，国家食品药品监督管理局药品审评中心根据申报资料对其中除企业信息外的内容进行审核，在批准药品生产时由国家食品药品监督管理局予以核准。

申请人应当对药品说明书和标签的科学性、规范性与准确性负责。

第一百四十四条　申请人应当跟踪药品上市后的安全性和有效性情况，及时提出修改药品说明书的补充申请。

第一百四十五条　申请人应当按照国家食品药品监督管理局规定的格式和要求、根据核准的内容印制说明书和标签。

第十二章　时限

第一百四十六条　药品监督管理部门应当遵守《药品管理法》、《行政许可法》及《药品管理法实施条例》规定的药品注册时限要求。本办法所称药品注册时限，是药品注册的受理、审查、审批等工作的最长时间，根据法律法规的规定中止审批或者申请人补充资料等所用时间不计算在内。

药品注册检验、审评工作时间应当按照本办法的规定执行。有特殊原因需要延长时间的，应当说明理由，报国家食品药品监督管理局批准并告知申请人。

第一百四十七条　药品监督管理部门收到申请后进行形式审查，并根据下列情况分别作出处理：

（一）申请事项依法不需要取得行政许可的，应当即时告知申请人不受理；

（二）申请事项依法不属于本部门职权范围的，应当即时作出不予受理的决定，并告知申请人向有关行政机关申请；

（三）申报资料存在可以当场更正的错误的，应当允许申请人当场更正；

（四）申报资料不齐全或者不符合法定形式的，应当当场或者在5日内一次告知申请人需要补正的全部内容，逾期不告知的，自收到申报资料之日起即为受理；

（五）申请事项属于本部门职权范围，申报资料齐全、符合法定形式，或者申请人按照要求提交全部补正资料的，应当受理药品注册申请。

药品监督管理部门受理或者不予受理药品注册申请，应当出具加盖药品注册专用印章和注明日期的书面凭证。

第一百四十八条　省、自治区、直辖市药品监督管理部门应当在受理申请后30日内完成对研制情况及原始资料的核查、对申报资料的审查、抽取样品、通知药品检验所进行注册检验、将审查意见和核查报告连同申请人的申报资料一并报送国家食品药品监督管理局等工作，同时将审查意见通知申请人。

第一百四十九条　药品注册检验的时间按照以下规定执行：

（一）样品检验：30日；同时进行样品检验和标准复核：60日；

（二）特殊药品和疫苗类制品的样品检验：60日；同时进行样品检验和标准复核：90日。

按照本办法第三十六条的规定由药品检验所进行临床试验用样品检验的，应当按照前款样品检验的时间完成。

第一百五十条　技术审评工作时间按照下列规定执行：

（一）新药临床试验：90日；获准进入特殊审批程序的品种：80日；

（二）新药生产：150日；获准进入特殊审批程序的品种：120日；

（三）对已上市药品改变剂型和仿制药的申请：160日；

（四）需要进行技术审评的补充申请：40日。

进口药品注册申请的技术审评时间参照前款执行。

第一百五十一条　在技术审评过程中需要申请人补充资料的，应当一次性发出补充资料通知，申请人对补充资料通知内容提出异议的，可以当面听取申请人的陈述意见。申请人应当在4个月内按照通知要求一次性完成补充资料，进入特殊审批程序的，按照特殊审批程序的要求办理。

收到补充资料后，技术审评时间应当不超过原规定时间的1/3；进入特殊审批程序的，不得超过原规定时间的1/4。

药品注册过程中申请人自行提出撤回申请的，其审批程序自行终止。

第一百五十二条　国家食品药品监督管理局应当在20日内作出审批决定；20日内不能作出决定的，经主管局领导批准，可以延长10日，并应当将延长时限的理由告知申请人。

第一百五十三条　国家食品药品监督管理局应当自作出药品注册审批决定之日起10日内颁发、送达有关行政许可证件。

第十三章　复审

第一百五十四条　有下列情形之一的，国家食品药品监督管理局不予批准：

（一）不同申请人提交的研究资料、数据相同或者雷同，且无正当理由的；

（二）在注册过程中发现申报资料不真实，申请人不能证明其申报资料真实的；

（三）研究项目设计和实施不能支持对其申请药品的安全性、有效性、质量可控性进行评价的；

（四）申报资料显示其申请药品安全性、有效性、质量可控性等存在较大缺陷的；

（五）未能在规定的时限内补充资料的；

（六）原料药来源不符合规定的；

（七）生产现场检查或者样品检验结果不符合规定的；

（八）法律法规规定的不应当批准的其他情形。

第一百五十五条　药品监督管理部门依法作出不予受理或者不予批准的书面决定，应当说明理由，并告知申请人享有依法提请行政复议或者提起行政诉讼的权利。

第一百五十六条　申请人对国家食品药品监督管理局作出的不予批准决定有异议的，可以在收到不予批准的通知之日起60日内填写《药品注册复审申请表》，向国家食品药品监督管理局提出复审申请并说明复审理由。

复审的内容仅限于原申请事项及原申报资料。

第一百五十七条　国家食品药品监督管理局接到复审申请后，应当在50日内作出复审决定，并通知申请人。维持原决定的，国家食品药品监督管理局不再受理再次的复审申请。

第一百五十八条　复审需要进行技术审查的，国家食品药品监督管理局应当组织有关专业技术人员按照原申请时限进行。

第十四章　法律责任

第一百五十九条　有《行政许可法》第六十九条规定情形的，国家食品药品监督管理局根据利害关系人的请求或者依据职权，可以撤销有关的药品批准证明文件。

第一百六十条　药品监督管理部门及其工作人员违反本法的规定，有下列情形之一的，由其上级行政机关或者监察机关责令改正；情节严重的，对直接负责的主管人员和其他直接责任人员依法给予行政处分：

（一）对符合法定条件的药品注册申请不予受理的；

（二）不在受理场所公示依法应当公示的材料的；

（三）在受理、审评、审批过程中，未向申请人、利害关系人履行法定告知义务的；

（四）申请人提交的申报资料不齐全、不符合法定形式，不一次告知申请人必须补正的全部内容的；

（五）未依法说明不受理或者不批准药品注册申请理由的；

（六）依法应当举行听证而不举行听证的。

第一百六十一条　药品监督管理部门及其工作人员在药品注册过程中索取或者收受他人财物或者谋取其他利益，构成犯罪的，依法追究刑事责任；尚不构成犯罪的，依法给予行政处分。

第一百六十二条　药品监督管理部门在药品注册过程中有下列情形之一的，由其上级行政机关或者监察机关责令改正，对直接负责的主管人员和其他直接责任人员依法给予行政处分；构成犯罪的，依法追究刑事责任：

（一）对不符合法定条件的申请作出准予注册决定或者超越法定职权作出准予注册决定的；

（二）对符合法定条件的申请作出不予注册决定或者不在法定期限内作出准予注册决定的；

（三）违反本办法第九条的规定未履行保密义务的。

第一百六十三条　药品检验所在承担药品审批所需要的检验工作时，出具虚假检验报告的，依照《药品管理法》第八十七条的规定处罚。

第一百六十四条　药品监督管理部门擅自收费或者不按照法定项目和标准收费的，由其上级行政机关或者监察机关责令退还非法收取的费用；对直接负责的主管人员和其他直接责任人员依法给予行政处分。

第一百六十五条　在药品注册中未按照规定实施《药物非临床研究质量管理规范》或者《药物临床试验质量管理规范》的，依照《药品管理法》第七十九条的规定处罚。

第一百六十六条　申请人在申报临床试验时，报送虚假药品注册申报资料和样品的，药品监督管理部门不予受理或者对该申报药品的临床试验不予批准，对申请人给予警告，1 年内不受理该申请人提出的该药物临床试验申请；已批准进行临床试验的，撤销批准该药物临床试验的批件，并处 1 万元以上 3 万元以下罚款，3 年内不受理该申请人提出的该药物临床试验申请。

药品监督管理部门对报送虚假资料和样品的申请人建立不良行为记录，并予以公布。

第一百六十七条　申请药品生产或者进口时，申请人报送虚假药品注册申报资料和样品的，国家食品药品监督管理局对该申请不予受理或者不予批准，对申请人给予警告，1 年内不受理其申请；已批准生产或者进口的，撤销药品批准证明文件，5 年内不受理其申请，并处 1 万元以上 3 万元以下罚款。

第一百六十八条　根据本办法第二十七条的规定，需要进行药物重复试验，申请人拒绝的，国家食品药品监督管理局对其予以警告并责令改正，申请人拒不改正的，不予批准其申请。

第一百六十九条　具有下列情形之一的，由国家食品药品监督管理局注销药品批准文号，并予以公布：

（一）批准证明文件的有效期未满，申请人自行提出注销药品批准文号的；

（二）按照本办法第一百二十六条的规定不予再注册的；

（三）《药品生产许可证》被依法吊销或者缴销的；

（四）按照《药品管理法》第四十二条和《药品管理法实施条例》第四十一条的规定，对不良反应大或者其他原因危害人体健康的药品，撤销批准证明文件的；

（五）依法作出撤销药品批准证明文件的行政处罚决定的；

（六）其他依法应当撤销或者撤回药品批准证明文件的情形。

第十五章　附则

第一百七十条　中药和天然药物、化学药品、生物制品、补充申请、再注册的申报资料和要求分别见本办法附件 1、附件 2、附件 3、附件 4、附件 5，监测期的规定见附件 6。

第一百七十一条　药品批准文号的格式为：国药准字 H（Z、S、J）+4 位年号 +4 位顺序号，其中 H 代表化学药品，Z 代表中药，S 代表生物制品，J 代表进口药品分包装。

《进口药品注册证》证号的格式为：H（Z、S）+4 位年号 +4 位顺序号；《医药产品注册证》证号的格式为：H（Z、S）C +4 位年号 +4 位顺序号，其中

H代表化学药品，Z代表中药，S代表生物制品。对于境内分包装用大包装规格的注册证，其证号在原注册证号前加字母B。

新药证书号的格式为：国药证字H（Z、S）+4位年号+4位顺序号，其中H代表化学药品，Z代表中药，S代表生物制品。

第一百七十二条　本办法规定由省、自治区、直辖市药品监督管理部门承担的受理、补充申请的审批、再注册的审批，均属国家食品药品监督管理局委托事项。国家食品药品监督管理局还可以委托省、自治区、直辖市药品监督管理部门承担药品注册事项的其他技术审评或者审批工作。

第一百七十三条　国家食品药品监督管理局对批准上市的药品实行编码管理。药品编码管理的规定另行制定。

第一百七十四条　麻醉药品、精神药品、医疗用毒性药品、放射性药品的注册申请，除按照本办法的规定办理外，还应当符合国家的其他有关规定。

第一百七十五条　实施批准文号管理的中药材、中药饮片以及进口中药材的注册管理规定，由国家食品药品监督管理局另行制定。

第一百七十六条　药品技术转让和委托生产的办法另行制定。

第一百七十七条　本办法自2007年10月1日起施行。国家食品药品监督管理局于2005年2月28日公布的《药品注册管理办法》（国家食品药品监督管理局令第17号）同时废止。

附件1　药品注册分类

1. 中药、天然药物注册分类

（1）未在国内上市销售的从植物、动物、矿物等物质中提取的有效成分及其制剂。

（2）新发现的药材及其制剂。

（3）新的中药材代用品。

（4）药材新的药用部位及其制剂。

（5）未在国内上市销售的从植物、动物、矿物等物质中提取的有效部位及其制剂。

（6）未在国内上市销售的中药、天然药物复方制剂。

（7）改变国内已上市销售中药、天然药物给药途径的制剂。

（8）改变国内已上市销售中药、天然药物剂型的制剂。

（9）仿制药。

其中注册分类1~6的品种为新药，注册分类7、8按新药申请程序申报。

解释：

（1）“未在国内上市销售的从植物、动物、矿物等物质中提取的有效成分及其制剂”是指国家药品标准中未收载的从植物、动物、矿物等物质中提取得到的天然的单一成分及其制剂，其单一成分的含量应当占总提取物的90%以上。

(2)"新发现的药材及其制剂"是指未被国家药品标准或省、自治区、直辖市地方药材规范（统称"法定标准"）收载的药材及其制剂。

(3)"新的中药材代用品"是指替代国家药品标准中药成方制剂处方中的毒性药材或处于濒危状态药材的未被法定标准收载的药用物质。

(4)"药材新的药用部位及其制剂"是指具有法定标准药材的原动、植物新的药用部位及其制剂。

(5)"未在国内上市销售的从植物、动物、矿物等物质中提取的有效部位及其制剂"是指国家药品标准中未收载的从单一植物、动物、矿物等物质中提取的一类或数类成分组成的有效部位及其制剂，其有效部位含量应占提取物的50%以上。

(6)"未在国内上市销售的中药、天然药物复方制剂"包括：

①中药复方制剂；

②天然药物复方制剂；

③中药、天然药物和化学药品组成的复方制剂。

中药复方制剂应在传统医药理论指导下组方。主要包括：来源于古代经典名方的中药复方制剂、主治为证候的中药复方制剂、主治为病证结合的中药复方制剂等。

天然药物复方制剂应在现代医药理论指导下组方，其适应症用现代医学术语表述。

中药、天然药物和化学药品组成的复方制剂包括中药和化学药品，天然药物和化学药品，以及中药、天然药物和化学药品三者组成的复方制剂。

(7)"改变国内已上市销售中药、天然药物给药途径的制剂"是指不同给药途径或吸收部位之间相互改变的制剂。

(8)"改变国内已上市销售中药、天然药物剂型的制剂"是指在给药途径不变的情况下改变剂型的制剂。

(9)"仿制药"是指注册申请我国已批准上市销售的中药或天然药物。

2. 化学药品注册分类

(1) 未在国内外上市销售的药品：

①通过合成或者半合成的方法制得的原料药及其制剂；

②天然物质中提取或者通过发酵提取的新的有效单体及其制剂；

③用拆分或者合成等方法制得的已知药物中的光学异构体及其制剂；

④由已上市销售的多组分药物制备为较少组分的药物；

⑤新的复方制剂；

⑥已在国内上市销售的制剂增加国内外均未批准的新适应症。

(2) 改变给药途径且尚未在国内外上市销售的制剂。

（3）已在国外上市销售但尚未在国内上市销售的药品：

①已在国外上市销售的制剂及其原料药，和/或改变该制剂的剂型，但不改变给药途径的制剂；

②已在国外上市销售的复方制剂，和/或改变该制剂的剂型，但不改变给药途径的制剂；

③改变给药途径并已在国外上市销售的制剂；

④国内上市销售的制剂增加已在国外批准的新适应症。

（4）改变已上市销售盐类药物的酸根、碱基（或者金属元素），但不改变其药理作用的原料药及其制剂。

（5）改变国内已上市销售药品的剂型，但不改变给药途径的制剂。

（6）已有国家药品标准的原料药或者制剂。

3. 生物制品注册分类

（1）治疗用生物制品

①未在国内外上市销售的生物制品。

②单克隆抗体。

③基因治疗、体细胞治疗及其制品。

④变态反应原制品。

⑤由人的、动物的组织或者体液提取的，或者通过发酵制备的具有生物活性的多组分制品。

⑥由已上市销售生物制品组成新的复方制品。

⑦已在国外上市销售但尚未在国内上市销售的生物制品。

⑧含未经批准菌种制备的微生态制品。

⑨与已上市销售制品结构不完全相同且国内外均未上市销售的制品（包括氨基酸位点突变、缺失，因表达系统不同而产生、消除或者改变翻译后修饰，对产物进行化学修饰等）。

⑩与已上市销售制品制备方法不同的制品（例如采用不同表达体系、宿主细胞等）。

⑪首次采用DNA重组技术制备的制品（例如以重组技术替代合成技术、生物组织提取或者发酵技术等）。

⑫国内外尚未上市销售的由非注射途径改为注射途径给药，或者由局部用药改为全身给药的制品。

⑬改变已上市销售制品的剂型但不改变给药途径的生物制品。

⑭改变给药途径的生物制品（不包括上述12项）。

⑮已有国家药品标准的生物制品。

（2）预防用生物制品

①未在国内外上市销售的疫苗。

②DNA 疫苗。

③已上市销售疫苗变更新的佐剂，偶合疫苗变更新的载体。

④由非纯化或全细胞（细菌、病毒等）疫苗改为纯化或者组分疫苗。

⑤采用未经国内批准的菌毒种生产的疫苗（流感疫苗、钩端螺旋体疫苗等除外）。

⑥已在国外上市销售但未在国内上市销售的疫苗。

⑦采用国内已上市销售的疫苗制备的结合疫苗或者联合疫苗。

⑧与已上市销售疫苗保护性抗原谱不同的重组疫苗。

⑨更换其他已批准表达体系或者已批准细胞基质生产的疫苗；采用新工艺制备并且实验室研究资料证明产品安全性和有效性明显提高的疫苗。

⑩改变灭活剂（方法）或者脱毒剂（方法）的疫苗。

⑪改变给药途径的疫苗。

⑫改变国内已上市销售疫苗的剂型，但不改变给药途径的疫苗。

⑬改变免疫剂量或者免疫程序的疫苗。

⑭扩大使用人群（增加年龄组）的疫苗。

⑮已有国家药品标准的疫苗。

任务二　中药注册管理补充规定

为遵循中医药研究规律，体现中药注册特点，规范中药注册行为，促进中医药和民族医药事业发展，根据《药品注册管理办法》的有关规定，国家食品药品监督管理局组织制定了《中药注册管理补充规定》。共计 22 条。国食药监注[2008] 3 号。现予印发，请遵照执行。2008 年 1 月 7 日起施行。

中药注册管理补充规定

第一条　为体现中医药特色，遵循中医药研究规律，继承传统，鼓励创新，扶持促进中医药和民族医药事业发展，根据《药品注册管理办法》，制定本补充规定。

第二条　中药新药的研制应当符合中医药理论，注重临床实践基础，具有临床应用价值，保证中药的安全有效和质量稳定均一，保障中药材来源的稳定和资源的可持续利用，并应关注对环境保护等因素的影响。涉及濒危野生动植物的应当符合国家有关规定。

第三条　主治病证未在国家批准的中成药【功能主治】中收载的新药，属于《药品注册管理办法》第四十五条第一款第（四）项的范围。

第四条　中药注册申请，应当明确处方组成、药材基原、药材产地与资源状况以及药材前处理（包括炮制）、提取、分离、纯化、制剂等工艺，明确关键工艺参数。

第五条　中药复方制剂应在中医药理论指导下组方，其处方组成包括中药饮片（药材）、提取物、有效部位及有效成分。

如含有无法定标准的中药材，应单独建立质量标准；无法定标准的有效部位和有效成分，应单独建立质量标准，并按照相应的注册分类提供研究资料；中药提取物应建立可控的质量标准，并附于制剂质量标准之后。

第六条　中药复方制剂除提供综述资料、药学研究资料外，应按照本规定第七条、第八条和第九条，对不同类别的要求提供相关的药理毒理和临床试验资料。

第七条　来源于古代经典名方的中药复方制剂，是指目前仍广泛应用、疗效确切、具有明显特色与优势的清代及清代以前医籍所记载的方剂。

（一）该类中药复方制剂的具体目录由国家食品药品监督管理局协助有关部门制定并发布。

（二）符合以下条件的该类中药复方制剂，可仅提供非临床安全性研究资料，并直接申报生产：

1. 处方中不含毒性药材或配伍禁忌；

2. 处方中药味均有法定标准；

3. 生产工艺与传统工艺基本一致；

4. 给药途径与古代医籍记载一致，日用饮片量与古代医籍记载相当；

5. 功能主治与古代医籍记载一致；

6. 适用范围不包括危重症，不涉及孕妇、婴幼儿等特殊用药人群。

（三）该类中药复方制剂的药品说明书中须注明处方及功能主治的具体来源，说明本方剂有长期临床应用基础，并经非临床安全性评价。

（四）该类中药复方制剂不发给新药证书。

第八条　主治为证候的中药复方制剂，是指在中医药理论指导下，用于治疗中医证候的中药复方制剂，包括治疗中医学的病或症状的中药复方制剂。

（一）该类中药复方制剂的处方组成应当符合中医药理论，并具有一定的临床应用基础，功能主治须以中医术语表述。

（二）该类中药复方制剂的处方来源、组方合理性、临床应用情况、功能主治、用法用量等内容由国家食品药品监督管理局药品审评中心组织中医药专家审评。

（三）疗效评价应以中医证候为主。验证证候疗效的临床试验可采取多种设计方法，但应充分说明其科学性，病例数应符合生物统计学要求，临床试验结果应具有生物统计学意义。

（四）具有充分的临床应用资料支持，且生产工艺、用法用量与既往临床应用基本一致的，可仅提供非临床安全性试验资料；临床研究可直接进行Ⅲ期临床试验。

（五）生产工艺、用法用量与既往临床应用不一致的，应提供非临床安全性试验资料和药效学研究资料。药效学研究应采用中医证候的动物模型进行；如缺乏成熟的中医证候动物模型，鼓励进行与药物功能主治相关的主要药效学试验。临床研究应当进行Ⅱ、Ⅲ期临床试验。

（六）该类中药复方制剂的药品说明书【临床试验】项内容重点描述对中医证候的疗效，并可说明对相关疾病的影响。

第九条　主治为病证结合的中药复方制剂中的"病"是指现代医学的疾病，"证"是指中医的证候，其功能用中医专业术语表述、主治以现代医学疾病与中医证候相结合的方式表述。

（一）该类中药复方制剂的处方组成应当符合中医药理论，并具有一定的临床应用基础。

（二）具有充分的临床应用资料支持，且生产工艺、用法用量与既往临床应用基本一致的，可仅提供非临床安全性试验资料；临床研究应当进行Ⅱ、Ⅲ期临床试验。

（三）生产工艺、用法用量与既往临床应用不一致的，应提供非临床安全性试验资料，并根据拟定的功能主治（适应症）进行主要药效学试验。药效学研究一般应采用中医证候的动物模型或疾病模型；如缺乏成熟的中医证候动物模型或疾病模型，可进行与功能（药理作用）相关的主要药效学试验。临床研究应当进行Ⅱ、Ⅲ期临床试验。

第十条　对已上市药品改变剂型但不改变给药途径的注册申请，应提供充分依据说明其科学合理性。应当采用新技术以提高药品的质量和安全性，且与原剂型比较有明显的临床应用优势。

（一）若药材基原、生产工艺（包括药材前处理、提取、分离、纯化等）及工艺参数、制剂处方等有所改变，药用物质基础变化不大，剂型改变对药物的吸收利用影响较小，可根据需要提供药理毒理研究资料，并应进行病例数不少于100对的临床试验，用于多个病证的，每一个主要病证病例数不少于60对。

（二）若药材基原、生产工艺（包括药材前处理、提取、分离、纯化等）及工艺参数、制剂处方等有较大改变，药用物质基础变化较大，或剂型改变对药物的吸收利用影响较大的，应提供相关的药理毒理研究及Ⅱ、Ⅲ期临床试验资料。

（三）缓释、控释制剂应根据普通制剂的人体药代动力学参数及临床实际需要作为其立题依据，临床前研究应当包括缓释、控释制剂与其普通制剂在药学、生物学的对比研究试验资料，临床研究包括人体药代动力学和临床有效性及安全性的对比研究试验资料，以说明此类制剂特殊释放的特点及其优势。

第十一条　仿制药的注册申请，应与被仿制药品的处方组成、药材基原、生产工艺（包括药材前处理、提取、分离、纯化等）及工艺参数、制剂处方保持一致，质量可控性不得低于被仿制药品。如不能确定具体工艺参数、制剂处方等与被仿制药品一致的，应进行对比研究，以保证与被仿制药品质量的一致性，并进行病例数不少于100对的临床试验或人体生物等效性研究。

第十二条　变更药品处方中已有药用要求的辅料的补充申请，如处方中不含毒性药材，辅料的改变对药物的吸收、利用不会产生明显影响，不会引起安全性、有效性的明显改变，则可不提供药理毒理试验资料及临床试验资料；如该辅料的改变对药物的吸收、利用可能产生明显影响，应提供相关的药理毒理试验资料及Ⅱ、Ⅲ期临床试验资料。

第十三条　改变影响药品质量的生产工艺的补充申请，如处方中不含毒性药材，生产工艺的改变不会引起物质基础的改变，对药物的吸收、利用不会产生明显影响，不会引起安全性、有效性的明显改变，则可不提供药理毒理试验资料及临床试验资料；如生产工艺的改变对其物质基础有影响但变化不大，对药物的吸收、利用不会产生明显影响，可不提供药理毒理试验资料，进行病例数不少于100对的临床试验，用于多个病证的，每一个主要病证病例数不少于60对；如生产工艺的改变会引起物质基础的明显改变，或对药物的吸收、利用可能产生明显影响，应提供相关的药理毒理试验资料及Ⅱ、Ⅲ期临床试验资料。

第十四条　需进行药理研究的改变已上市药品剂型、改变生产工艺以及改变给药途径的注册申请，应以原剂型、原生产工艺或原给药途径为对照进行药效学试验（对照可仅设一个高剂量组）。

第十五条　新的有效部位制剂的注册申请，如已有单味制剂上市且功能主治（适应症）基本一致，应与该单味制剂进行非临床及临床对比研究，以说明其优势与特点。

第十六条　非临床安全性试验所用样品，应采用中试或中试以上规模的样品。临床试验所用样品一般应采用生产规模的样品；对于有效成分或有效部位制成的制剂，可采用中试或中试以上规模的样品。

第十七条　处方中含有毒性药材或无法定标准的原料，或非临床安全性试验结果出现明显毒性反应等有临床安全性担忧的中药注册申请，应当进行Ⅰ期临床试验。

第十八条　新药的注册申请，申请人可根据具体情况申请阶段性（Ⅰ期、Ⅱ期、Ⅲ期）临床试验，并可分阶段提供支持相应临床试验疗程的非临床安全性试验资料。

阶段性临床试验完成后，可以按补充申请的方式申请下一阶段的临床试验。

第十九条　临床试验需根据试验目的、科学合理性、可行性等原则选择对照药物。安慰剂的选择应符合伦理学要求，阳性对照药物的选择应有充分的临床证据。对改变已上市药品剂型、改变生产工艺、在已上市药品基础上进行处方加减化裁而功能主治基本一致的中药制剂，需选择该上市药品作为阳性对照药物。

第二十条　临床试验期间，根据研究情况可以调整制剂工艺和规格，若调整后对有效性、安全性可能有影响的，应以补充申请的形式申报，并提供相关的研究资料。

第二十一条　藏药、维药、蒙药等民族药的注册管理参照本规定执行。民族药的研制应符合民族医药理论，其申请生产的企业应具备相应的民族药专业人员、生产条件和能力，其审评应组织相关的民族药方面的专家进行。

第二十二条　本规定自公布之日起施行。

问答题

1. 药品批准文号格式如何?
2. 化学药品注册分为几类?
3. 简述新药生产申请审批的流程。
4. 中药、天然药物注册分为几类?

项目十一　药物研究管理

学习目的：通过本项目的学习，学生能够掌握《药物非临床研究质量管理规范》和《药物临床试验质量管理规范》主要内容；运用药品临床前研究、药物临床研究包含的主要内容，能按规定程序协助药品研究工作；掌握药品研究开发过程的基本技能，为从事药品的研究和开发及临床实验的工作奠定基础。

案例1：2010年8月7日，现代中药国际化产学研联盟启动暨复方丹参滴丸FDAⅡ期临床试验结果报告会在北京钓鱼台国宾馆隆重开幕，会议宣布天士力集团历时三年的复方丹参滴丸Ⅱ期试验圆满完成，世界最严格的临床研究证明了其安全性及有效性。成为我国第一例圆满完成美国食品与药品监督管理局（FDA）Ⅱ期临床试验确证其安全、有效，并即将进入FDAⅢ期临床试验的中成药。

案例2：美国辉瑞公司新药Viagra的产生，不能不说是个奇迹：这是一项他们原本用于治疗心绞痛的新药开发计划，当历时10年的研究不得不以失败告终之时，却意外地发现这种被称为“喜多芬”的混合型柠檬酸盐竟对治疗阳痿有奇效，而且是史无前例的具有普遍意义的奇效。之后是三年多的临床实验。在这一过程中，所有参与了此实验的科学家都越来越相信，在技术上这是一个巨大的突破，在商业上也将会有一个巨大的成功。仅2010年，Viagra就为辉瑞带来近10亿美元的收入。

案例1企业符合《药物临床试验质量管理规范》第三条：凡进行各期临床试验、人体生物利用度或生物等效性试验，均须按本规范执行。

案例2企业遵循《药物临床试验质量管理规范》第三十一条：研究者中止一项临床试验必须通知受试者、申办者、伦理委员会和药品监督管理部门，并阐明理由。第三十条：临床试验完成后，研究者必须写出总结报告，签名并注明日期后送申办者。

任务一　药物非临床研究质量管理规范

药物非临床研究是指为评价药品安全性，在实验室条件下，用实验系统进行的各种毒性试验，包括单次给药的毒性试验、反复给药的毒性试验、生殖毒性试验、致突变试验、致癌试验、各种刺激性试验、依赖性试验及与评价药品安全性有关的其他毒性试验，为新药品研究开发奠定基础理论基石，是新药研发的第一步。《药物非临床研究质量管理规范》，共计9章45条，于2003年6月4日经国家食品药品监督管理局局务会审议通过，现予发布。国家食品药品监督管理局令第2号，本规范自2003年9月1日起施行。

药物非临床研究质量管理规范

第一章　总则

第一条　为提高药物非临床研究的质量，确保实验资料的真实性、完整性和可靠性，保障人民用药安全，根据《中华人民共和国药品管理法》，制定本规范。

第二条　本规范适用于为申请药品注册而进行的非临床研究。药物非临床安全性评价研究机构必须遵循本规范。

第二章　组织机构和人员

第三条　非临床安全性评价研究机构应建立完善的组织管理体系，配备机构负责人、质量保证部门负责人和相应的工作人员。

第四条　非临床安全性评价研究机构的人员，应符合下列要求：

（一）具备严谨的科学作风和良好的职业道德以及相应的学历，经过专业培训，具备所承担的研究工作需要的知识结构、工作经验和业务能力；

（二）熟悉本规范的基本内容，严格履行各自职责，熟练掌握并严格执行与所承担工作有关的标准操作规程；

（三）及时、准确和清楚地进行试验观察记录，对实验中发生的可能影响实验结果的任何情况应及时向专题负责人书面报告；

（四）根据工作岗位的需要着装，遵守健康检查制度，确保供试品、对照品和实验系统不受污染；

（五）定期进行体检，患有影响研究结果的疾病者，不得参加研究工作；

（六）经过培训、考核，并取得上岗资格。

第五条　非临床安全性评价研究机构负责人应具备医学、药学或其他相关专业本科以上学历及相应的业务素质和工作能力。机构负责人职责为：

（一）全面负责非临床安全性评价研究机构的建设和组织管理；

（二）建立工作人员学历、专业培训及专业工作经历的档案材料；

（三）确保各种设施、设备和实验条件符合要求；

（四）确保有足够数量的工作人员，并按规定履行其职责；

（五）聘任质量保证部门的负责人，并确保其履行职责；

（六）制定主计划表，掌握各项研究工作的进展；

（七）组织制定和修改标准操作规程，并确保工作人员掌握相关的标准操作规程；

（八）每项研究工作开始前，聘任专题负责人，有必要更换时，应记录更换的原因和时间；

（九）审查批准实验方案和总结报告；

（十）及时处理质量保证部门的报告，详细记录采取的措施；

（十一）确保供试品、对照品的质量和稳定性符合要求；

（十二）与协作或委托单位签订书面合同。

第六条　非临床安全性评价研究机构应设立独立的质量保证部门，其人员的数量根据非临床安全性评价研究机构的规模而定。质量保证部门负责人的职责为：

（一）保存非临床研究机构的主计划表、实验方案和总结报告的副本；

（二）审核实验方案、实验记录和总结报告；

（三）对每项研究实施检查，并根据其内容和持续时间制定审查和检查计划，详细记录检查的内容、发现的问题、采取的措施等，并在记录上签名，保存备查；

（四）定期检查动物饲养设施、实验仪器和档案管理；

（五）向机构负责人和/或专题负责人书面报告检查发现的问题及建议；

（六）参与标准操作规程的制定，保存标准操作规程的副本。

第七条　每项研究工作必须聘任专题负责人。专题负责人职责为：

（一）全面负责该项研究工作的运行管理；

（二）制定实验方案，严格执行实验方案，分析研究结果，撰写总结报告；

（三）执行标准操作规程的规定，及时提出修订或补充相应的标准操作规程的建议；

（四）确保参与研究的工作人员明确所承担的工作，并掌握相应的标准操作规程；

（五）掌握研究工作的进展，检查各种实验记录，确保其及时、直接、准确和清楚；

（六）详细记录实验中出现的意外情况和采取的措施；

（七）实验结束后，将实验方案、原始资料、应保存的标本、各种有关记录文件和总结报告等归档保存；

（八）及时处理质量保证部门提出的问题，确保研究工作各环节符合要求。

第三章　实验设施

第八条　根据所从事的非临床研究的需要，建立相应的实验设施。各种实验设施应保持清洁卫生，运转正常；各类设施布局应合理，防止交叉污染；环境条件及其调控应符合不同设施的要求。

第九条　具备设计合理、配置适当的动物饲养设施，并能根据需要调控温度、湿度、空气洁净度、通风和照明等环境条件。实验动物设施条件应与所使用的实验动物级别相符。动物饲养设施主要包括以下几方面：

（一）不同种属动物或不同实验系统的饲养和管理设施；

（二）动物的检疫和患病动物的隔离治疗设施；

（三）收集和处置试验废弃物的设施；

（四）清洗消毒设施；

（五）供试品和对照品含有挥发性、放射性或生物危害性等物质时，应设置相应的饲养设施。

第十条　具备饲料、垫料、笼具及其他动物用品的存放设施。各类设施的配置应合理，防止与实验系统相互污染。易腐败变质的动物用品应有适当的保管措施。

第十一条　具有供试品和对照品的处置设施：

（一）接收和储藏供试品和对照品的设施；

（二）供试品和对照品的配制和储存设施。

第十二条　根据工作需要设立相应的实验室；使用有生物危害性的动物、微生物、放射性等材料应设立专门实验室，并应符合国家有关管理规定。

第十三条　具备保管实验方案、各类标本、原始记录、总结报告及有关文件档案的设施。

第十四条　根据工作需要配备相应的环境调控设施。

第四章　仪器设备和实验材料

第十五条　根据研究工作的需要配备相应的仪器设备，放置地点合理，并有专人负责保管，定期进行检查、清洁保养、测试和校正，确保仪器设备的性能稳定可靠。

第十六条　实验室内应备有相应仪器设备保养、校正及使用方法的标准操作规程。对仪器设备的使用、检查、测试、校正及故障修理，应详细记录日期、有关情况及操作人员的姓名等。

第十七条　供试品和对照品的管理应符合下列要求：

（一）实验用的供试品和对照品，应有专人保管，有完善的接收、登记和分发的手续，供试品和对照品的批号、稳定性、含量或浓度、纯度及其他理化性质应有记录，对照品为市售商品时，可用其标签或其他标示内容；

（二）供试品和对照品的储存保管条件应符合要求，储存的容器应贴有标签，标明品名、缩写名、代号、批号、有效期和储存条件；

（三）供试品和对照品在分发过程中应避免污染或变质，分发的供试品和对照品应及时贴上准确的标签，并按批号记录分发、归还的日期和数量；

（四）需要将供试品和对照品与介质混合时，应在给药前测定其混合的均匀性，必要时还应定期测定混合物中供试品和对照品的浓度和稳定性，混合物中任一组分有失效期的，应在容器标签上标明，两种以上组分均有失效日期的，以最早的失效日期为准。

第十八条　实验室的试剂和溶液等均应贴有标签，标明品名、浓度、储存条件、配制日期及有效期等。试验中不得使用变质或过期的试剂和溶液。

第十九条　动物的饲料和饮水应定期检验，确保其符合营养和卫生标准。影响实验结果的污染因素应低于规定的限度，检验结果应作为原始资料保存。

第二十条　动物饲养室内使用的清洁剂、消毒剂及杀虫剂等，不得影响实验结果，并应详细记录其名称、浓度、使用方法及使用的时间等。

第五章　标准操作规程

第二十一条　制定与实验工作相适应的标准操作规程。需要制定的标准操作规程主要包括以下方面：

（一）标准操作规程的编辑和管理；

（二）质量保证程序；

（三）供试品和对照品的接收、标识、保存、处理、配制、领用及取样分析；

（四）动物房和实验室的准备及环境因素的调控；

（五）实验设施和仪器设备的维护、保养、校正、使用和管理；

（六）计算机系统的操作和管理；

（七）实验动物的运输、检疫、编号及饲养管理；

（八）实验动物的观察记录及实验操作；

（九）各种实验样品的采集、各种指标的检查和测定等操作技术；

（十）濒死或已死亡动物的检查处理；

（十一）动物的尸检、组织病理学检查；

（十二）实验标本的采集、编号和检验；

（十三）各种实验数据的管理和处理；

（十四）工作人员的健康检查制度；

（十五）动物尸体及其他废弃物的处理；

（十六）需要制定标准操作规程的其他工作。

第二十二条　标准操作规程经质量保证部门签字确认和机构负责人批准后生效。失效的标准操作规程除一份存档之外应及时销毁。

第二十三条　标准操作规程的制定、修改、生效日期及分发、销毁情况应记录并归档。

第二十四条　标准操作规程的存放应方便使用。研究过程中任何偏离标准操作规程的操作，都应经专题负责人批准，并加以记录。标准操作规程的改动，应经质量保证部门负责人确认，机构负责人书面批准。

第六章　研究工作的实施

第二十五条　每项研究均应有专题名称或代号，并在有关文件资料及实验记录中统一使用该名称或代号。

第二十六条　实验中所采集的各种标本应标明专题名称或代号、动物编号和收集日期。

第二十七条　专题负责人应制定实验方案，经质量保证部门审查，机构负责人批准后方可执行，批准日期作为实验的起始日期。接受委托的研究，实验方案应经委托单位认可。

第二十八条　实验方案的主要内容如下：

（一）研究专题的名称或代号及研究目的；

（二）非临床安全性评价研究机构和委托单位的名称及地址；

（三）专题负责人和参加实验的工作人员姓名；

（四）供试品和对照品的名称、缩写名、代号、批号、有关理化性质及生物特性；

（五）实验系统及选择理由；

（六）实验动物的种、系、数量、年龄、性别、体重范围、来源和等级；

（七）实验动物的识别方法；

（八）实验动物饲养管理的环境条件；

（九）饲料名称或代号；

（十）实验用的溶媒、乳化剂及其他介质；

（十一）供试品和对照品的给药途径、方法、剂量、频率和用药期限及选择的理由；

（十二）所用毒性研究指导原则的文件及文献；

（十三）各种指标的检测方法和频率；

（十四）数据统计处理方法；

（十五）实验资料的保存地点。

第二十九条　研究过程中需要修改实验方案时，应经质量保证部门审查，机构负责人批准。变更的内容、理由及日期，应记入档案，并与原实验方案一起保存。

第三十条　专题负责人全面负责研究专题的运行管理。参加实验的工作人员，应严格执行实验方案和相应的标准操作规程，发现异常现象时应及时向专题负责人报告。

第三十一条　所有数据的记录应做到及时、直接、准确、清楚和不易消除，并应注明记录日期，记录者签名。记录的数据需要修改时，应保持原记录清楚可辨，并注明修改的理由及修改日期，修改者签名。

第三十二条　动物出现非供试品引起的疾病或出现干扰研究目的的异常情况时，应立即隔离或处死。需要用药物治疗时，应经专题负责人批准，并详细记录治疗的理由、批准手续、检查情况、药物处方、治疗日期和结果等。治疗措施不得干扰研究。

第三十三条　研究工作结束后，专题负责人应及时写出总结报告，签名或盖章后交质量保证部门负责人审查和签署意见，机构负责人批准。批准日期作为实验结束日期。

第三十四条　总结报告主要内容如下：

（一）研究专题的名称或代号及研究目的；

（二）非临床安全性评价研究机构和委托单位的名称和地址；

（三）研究起止日期；

（四）供试品和对照品的名称、缩写名、代号、批号、稳定性、含量、浓度、纯度、组分及其他特性；

（五）实验动物的种、系、数量、年龄、性别、体重范围、来源、动物合格证号及签发单位、接收日期和饲养条件；

（六）供试品和对照品的给药途径、剂量、方法、频率和给药期限；

（七）供试品和对照品的剂量设计依据；

（八）影响研究可靠性和造成研究工作偏离实验方案的异常情况；

（九）各种指标检测方法和频率；

（十）专题负责人与所有参加工作的人员姓名和承担的工作内容；

（十一）分析数据所采用的统计方法；

（十二）实验结果和结论；

（十三）原始资料和标本的保存地点。

第三十五条　总结报告经机构负责人签字后，需要修改或补充时，有关人员应详细说明修改或补充的内容、理由和日期，经专题负责人认可，并经质量保证部门负责人审查和机构负责人批准。

第七章　资料档案

第三十六条　研究工作结束后，专题负责人应将实验方案、标本、原始资料、文字记录和总结报告的原件、与实验有关的各种书面文件、质量保证部门的检查报告等按标准操作规程的要求整理交资料档案室，并按标准操作规程的要求编号归档。

第三十七条　研究项目被取消或中止时，专题负责人应书面说明取消或中止原因，并将上述实验资料整理归档。

第三十八条　资料档案室应有专人负责，按标准操作规程的要求进行管理。

第三十九条　实验方案、标本、原始资料、文字记录、总结报告以及其他资料的保存期，应在药物上市后至少五年。

第四十条　质量容易变化的标本，如组织器官、电镜标本、血液涂片等的保存期，应以能够进行质量评价为时限。

第八章　监督检查

第四十一条　国家食品药品监督管理局负责组织实施对非临床安全性评价研

究机构的检查。

第四十二条　凡为在中华人民共和国申请药品注册而进行的非临床研究，都应接受药品监督管理部门的监督检查。

第九章　附则

第四十三条　本规范所用术语定义如下：

（一）非临床研究，系指为评价药物安全性，在实验室条件下，用实验系统进行的各种毒性试验，包括单次给药的毒性试验、反复给药的毒性试验、生殖毒性试验、遗传毒性试验、致癌试验、局部毒性试验、免疫原性试验、依赖性试验、毒代动力学试验及与评价药物安全性有关的其他试验。

（二）非临床安全性评价研究机构，系指从事药物非临床研究的实验室。

（三）实验系统，系指用于毒性试验的动物、植物、微生物以及器官、组织、细胞、基因等。

（四）质量保证部门，系指非临床安全性评价研究机构内履行有关非临床研究工作质量保证职能的部门。

（五）专题负责人，系指负责组织实施某项研究工作的人员。

（六）供试品，系指供非临床研究的药品或拟开发为药品的物质。

（七）对照品，系指非临床研究中与供试品作比较的物质。

（八）原始资料，系指记载研究工作的原始观察记录和有关文书材料，包括工作记录、各种照片、缩微胶片、缩微复制品、计算机打印资料、磁性载体、自动化仪器记录材料等。

（九）标本，系指采自实验系统用于分析观察和测定的任何材料。

（十）委托单位，系指委托非临床安全性评价研究机构进行非临床研究的单位。

（十一）批号，系指用于识别“批”的一组数字或字母加数字，以保证供试品或对照品的可追溯性。

第四十四条　本规范由国家食品药品监督管理局负责解释。

第四十五条　本规范自2003年9月1日起施行，原国家药品监督管理局1999年10月14日发布的《药品非临床研究质量管理规范（试行）》同时废止。

任务二　药物临床试验质量管理规范

《药物临床试验质量管理规范》共计13章70条。于2003年6月4日经国家食品药品监督管理局局务会审议通过，现予发布。国家食品药品监督管理局令第3号，本规范自2003年9月1日起施行。

药物临床试验质量管理规范

第一章　总则

第一条　为保证药物临床试验过程规范，结果科学可靠，保护受试者的权益并保障其安全，根据《中华人民共和国药品管理法》、《中华人民共和国药品管理法实施条例》，参照国际公认原则，制定本规范。

第二条　药物临床试验质量管理规范是临床试验全过程的标准规定，包括方案设计、组织实施、监查、稽查、记录、分析总结和报告。

第三条　凡进行各期临床试验、人体生物利用度或生物等效性试验，均须按本规范执行。

第四条　所有以人为对象的研究必须符合《世界医学大会赫尔辛基宣言》(附录1)，即公正、尊重人格、力求使受试者最大程度受益和尽可能避免伤害。

第二章　临床试验前的准备与必要条件

第五条　进行药物临床试验必须有充分的科学依据。在进行人体试验前，必须周密考虑该试验的目的及要解决的问题，应权衡对受试者和公众健康预期的受益及风险，预期的受益应超过可能出现的损害。选择临床试验方法必须符合科学和伦理要求。

第六条　临床试验用药品由申办者准备和提供。进行临床试验前，申办者必须提供试验药物的临床前研究资料，包括处方组成、制造工艺和质量检验结果。所提供的临床前资料必须符合进行相应各期临床试验的要求，同时还应提供试验药物已完成和其他地区正在进行与临床试验有关的有效性和安全性资料。临床试验药物的制备，应当符合《药品生产质量管理规范》。

第七条　药物临床试验机构的设施与条件应满足安全有效地进行临床试验的需要。所有研究者都应具备承担该项临床试验的专业特长、资格和能力，并经过培训。临床试验开始前，研究者和申办者应就试验方案、试验的监查、稽查和标准操作规程以及试验中的职责分工等达成书面协议。

第三章　受试者的权益保障

第八条　在药物临床试验的过程中，必须对受试者的个人权益给予充分的保障，并确保试验的科学性和可靠性。受试者的权益、安全和健康必须高于对科学和社会利益的考虑。伦理委员会与知情同意书是保障受试者权益的主要措施。

第九条　为确保临床试验中受试者的权益，须成立独立的伦理委员会，并向国家食品药品监督管理局备案。伦理委员会应有从事医药相关专业人员、非医药专业人员、法律专家及来自其他单位的人员，至少五人组成，并有不同性别的委员。伦理委员会的组成和工作不应受任何参与试验者的影响。

第十条　试验方案需经伦理委员会审议同意并签署批准意见后方可实施。在试验进行期间，试验方案的任何修改均应经伦理委员会批准；试验中发生严重不良事件，应及时向伦理委员会报告。

第十一条　伦理委员会对临床试验方案的审查意见应在讨论后以投票方式作出决定，参与该临床试验的委员应当回避。因工作需要可邀请非委员的专家出席会议，但不投票。伦理委员会应建立工作程序，所有会议及其决议均应有书面记录，记录保存至临床试验结束后五年。

第十二条　伦理委员会应从保障受试者权益的角度严格按下列各项审议试验方案：

（一）研究者的资格、经验、是否有充分的时间参加临床试验，人员配备及设备条件等是否符合试验要求；

（二）试验方案是否充分考虑了伦理原则，包括研究目的、受试者及其他人员可能遭受的风险和受益及试验设计的科学性；

（三）受试者入选的方法，向受试者（或其家属、监护人、法定代理人）提供有关本试验的信息资料是否完整易懂，获取知情同意书的方法是否适当；

（四）受试者因参加临床试验而受到损害甚至发生死亡时，给予的治疗和/或保险措施；

（五）对试验方案提出的修正意见是否可接受；

（六）定期审查临床试验进行中受试者的风险程度。

第十三条　伦理委员会接到申请后应及时召开会议，审阅讨论，签发书面意见，并附出席会议的委员名单、专业情况及本人签名。伦理委员会的意见可以是：

（一）同意；

（二）作必要的修正后同意；

（三）不同意；

（四）终止或暂停已批准的试验。

第十四条　研究者或其指定的代表必须向受试者说明有关临床试验的详细情况：

（一）受试者参加试验应是自愿的，而且有权在试验的任何阶段随时退出试验而不会遭到歧视或报复，其医疗待遇与权益不会受到影响；

（二）必须使受试者了解，参加试验及在试验中的个人资料均属保密。必要时，药品监督管理部门、伦理委员会或申办者，按规定可以查阅参加试验的受试者资料；

（三）试验目的、试验的过程与期限、检查操作、受试者预期可能的受益和风险，告知受试者可能被分配到试验的不同组别；

（四）必须给受试者充分的时间以便考虑是否愿意参加试验，对无能力表达同意的受试者，应向其法定代理人提供上述介绍与说明。知情同意过程应采用受试者或法定代理人能理解的语言和文字，试验期间，受试者可随时了解与其有关的信息资料；

（五）如发生与试验相关的损害时，受试者可以获得治疗和相应的补偿。

第十五条　经充分和详细解释试验的情况后获得知情同意书：

（一）由受试者或其法定代理人在知情同意书上签字并注明日期，执行知情同意过程的研究者也需在知情同意书上签署姓名和日期；

（二）对无行为能力的受试者，如果伦理委员会原则上同意、研究者认为受试者参加试验符合其本身利益时，则这些病人也可以进入试验，同时应经其法定监护人同意并签名及注明日期；

（三）儿童作为受试者，必须征得其法定监护人的知情同意并签署知情同意书，当儿童能做出同意参加研究的决定时，还必须征得其本人同意；

（四）在紧急情况下，无法取得本人及其合法代表人的知情同意书，如缺乏已被证实有效的治疗方法，而试验药物有望挽救生命，恢复健康，或减轻病痛，可考虑作为受试者，但需要在试验方案和有关文件中清楚说明接受这些受试者的方法，并事先取得伦理委员会同意；

（五）如发现涉及试验药物的重要新资料则必须将知情同意书作书面修改送伦理委员会批准后，再次取得受试者同意。

第四章　试验方案

第十六条　临床试验开始前应制定试验方案，该方案应由研究者与申办者共同商定并签字，报伦理委员会审批后实施。

第十七条　临床试验方案应包括以下内容：

（一）试验题目；

（二）试验目的，试验背景，临床前研究中有临床意义的发现和与该试验有关的临床试验结果、已知对人体的可能危险与受益，及试验药物存在人种差异的可能；

（三）申办者的名称和地址，进行试验的场所，研究者的姓名、资格和地址；

（四）试验设计的类型，随机化分组方法及设盲的水平；

（五）受试者的入选标准，排除标准和剔除标准，选择受试者的步骤，受试者分配的方法；

（六）根据统计学原理计算要达到试验预期目的所需的病例数；

（七）试验用药品的剂型、剂量、给药途径、给药方法、给药次数、疗程和有关合并用药的规定，以及对包装和标签的说明；

（八）拟进行临床和实验室检查的项目、测定的次数和药代动力学分析等；

（九）试验用药品的登记与使用记录、递送、分发方式及储藏条件；

（十）临床观察、随访和保证受试者依从性的措施；

（十一）中止临床试验的标准，结束临床试验的规定；

（十二）疗效评定标准，包括评定参数的方法、观察时间、记录与分析；

（十三）受试者的编码、随机数字表及病例报告表的保存手续；

（十四）不良事件的记录要求和严重不良事件的报告方法、处理措施、随访的方式、时间和转归；

（十五）试验用药品编码的建立和保存，揭盲方法和紧急情况下破盲的规定；

（十六）统计分析计划，统计分析数据集的定义和选择；

（十七）数据管理和数据可溯源性的规定；

（十八）临床试验的质量控制与质量保证；

（十九）试验相关的伦理学；

（二十）临床试验预期的进度和完成日期；

（二十一）试验结束后的随访和医疗措施；

（二十二）各方承担的职责及其他有关规定；

（二十三）参考文献。

第十八条　临床试验中，若确有需要，可以按规定程序对试验方案作修正。

第五章　研究者的职责

第十九条　负责临床试验的研究者应具备下列条件：

（一）在医疗机构中具有相应专业技术职务任职和行医资格；

（二）具有试验方案中所要求的专业知识和经验；

（三）对临床试验方法具有丰富经验或者能得到本单位有经验的研究者在学术上的指导；

（四）熟悉申办者所提供的与临床试验有关的资料与文献；

（五）有权支配参与该项试验的人员和使用该项试验所需的设备。

第二十条　研究者必须详细阅读和了解试验方案的内容，并严格按照方案执行。

第二十一条　研究者应了解并熟悉试验药物的性质、作用、疗效及安全性（包括该药物临床前研究的有关资料），同时也应掌握临床试验进行期间发现的所有与该药物有关的新信息。

第二十二条　研究者必须在有良好医疗设施、实验室设备、人员配备的医疗机构进行临床试验，该机构应具备处理紧急情况的一切设施，以确保受试者的安全。实验室检查结果应准确可靠。

第二十三条　研究者应获得所在医疗机构或主管单位的同意，保证有充分的时间在方案规定的期限内负责和完成临床试验。研究者须向参加临床试验的所有工作人员说明有关试验的资料、规定和职责，确保有足够数量并符合试验方案的受试者进入临床试验。

第二十四条　研究者应向受试者说明经伦理委员会同意的有关试验的详细情况，并取得知情同意书。

第二十五条　研究者负责作出与临床试验相关的医疗决定，保证受试者在试验期间出现不良事件时得到适当的治疗。

第二十六条　研究者有义务采取必要的措施以保障受试者的安全，并记录在案。在临床试验过程中如发生严重不良事件，研究者应立即对受试者采取适当的治疗措施，同时报告药品监督管理部门、卫生行政部门、申办者和伦理委员会，并在报告上签名及注明日期。

第二十七条　研究者应保证将数据真实、准确、完整、及时、合法地载入病历和病例报告表。

第二十八条　研究者应接受申办者派遣的监查员或稽查员的监查和稽查及药品监督管理部门的稽查和视察，确保临床试验的质量。

第二十九条　研究者应与申办者商定有关临床试验的费用，并在合同中写明。研究者在临床试验过程中，不得向受试者收取试验用药所需的费用。

第三十条　临床试验完成后，研究者必须写出总结报告，签名并注明日期后送申办者。

第三十一条　研究者中止一项临床试验必须通知受试者、申办者、伦理委员会和药品监督管理部门，并阐明理由。

第六章　申办者的职责

第三十二条　申办者负责发起、申请、组织、监查和稽查一项临床试验，并提供试验经费。申办者按国家法律、法规等有关规定，向国家食品药品监督管理局递交临床试验的申请，也可委托合同研究组织执行临床试验中的某些工作和任务。

第三十三条　申办者选择临床试验的机构和研究者，认可其资格及条件以保证试验的完成。

第三十四条　申办者提供研究者手册，其内容包括试验药物的化学、药学、毒理学、药理学和临床的（包括以前的和正在进行的试验）资料和数据。

第三十五条　申办者在获得国家食品药品监督管理局批准并取得伦理委员会批准件后方可按方案组织临床试验。

第三十六条　申办者、研究者共同设计临床试验方案，述明在方案实施、数据管理、统计分析、结果报告、发表论文方式等方面职责及分工。签署双方同意的试验方案及合同。

第三十七条　申办者向研究者提供具有易于识别、正确编码并贴有特殊标签的试验药物、标准品、对照药品或安慰剂，并保证质量合格。试验用药品应按试验方案的需要进行适当包装、保存。申办者应建立试验用药品的管理制度和记录系统。

第三十八条　申办者任命合格的监查员，并为研究者所接受。

第三十九条　申办者应建立对临床试验的质量控制和质量保证系统，可组织对临床试验的稽查以保证质量。

第四十条　申办者应与研究者迅速研究所发生的严重不良事件，采取必要的措施以保证受试者的安全和权益，并及时向药品监督管理部门和卫生行政部门报告，同时向涉及同一药物的临床试验的其他研究者通报。

第四十一条　申办者中止一项临床试验前，须通知研究者、伦理委员会和国家食品药品监督管理局，并述明理由。

第四十二条　申办者负责向国家食品药品监督管理局递交试验的总结报告。

第四十三条　申办者应对参加临床试验的受试者提供保险，对于发生与试验相关的损害或死亡的受试者承担治疗的费用及相应的经济补偿。申办者应向研究者提供法律上与经济上的担保，但由医疗事故所致者除外。

第四十四条　研究者不遵从已批准的方案或有关法规进行临床试验时，申办者应指出以求纠正，如情况严重或坚持不改，则应终止研究者参加临床试验并向药品监督管理部门报告。

第七章　监查员的职责

第四十五条　监查的目的是为了保证临床试验中受试者的权益受到保障，试验记录与报告的数据准确、完整无误，保证试验遵循已批准的方案和有关法规。

第四十六条　监查员是申办者与研究者之间的主要联系人。其人数及访视的次数取决于临床试验的复杂程度和参与试验的医疗机构的数目。监查员应有适当的医学、药学或相关专业学历，并经过必要的训练，熟悉药品管理有关法规，熟悉有关试验药物的临床前和临床方面的信息以及临床试验方案及其相关的文件。

第四十七条　监查员应遵循标准操作规程，督促临床试验的进行，以保证临床试验按方案执行。具体内容包括：

（一）在试验前确认试验承担单位已具有适当的条件，包括人员配备与培训情况，实验室设备齐全、运转良好，具备各种与试验有关的检查条件，估计有足够数量的受试者，参与研究人员熟悉试验方案中的要求；

（二）在试验过程中监查研究者对试验方案的执行情况，确认在试验前取得所有受试者的知情同意书，了解受试者的入选率及试验的进展状况，确认入选的受试者合格；

（三）确认所有数据的记录与报告正确完整，所有病例报告表填写正确，并与原始资料一致。所有错误或遗漏均已改正或注明，经研究者签名并注明日期。每一受试者的剂量改变、治疗变更、合并用药、间发疾病、失访、检查遗漏等均应确认并记录。核实入选受试者的退出与失访已在病例报告表中予以说明；

（四）确认所有不良事件均记录在案，严重不良事件在规定时间内作出报告并记录在案；

（五）核实试验用药品按照有关法规进行供应、储藏、分发、收回，并做相应的记录；

（六）协助研究者进行必要的通知及申请事宜，向申办者报告试验数据和结果；

（七）应清楚如实记录研究者未能做到的随访、未进行的试验、未做的检查，以及是否对错误、遗漏作出纠正；

（八）每次访视后作一书面报告递送申办者，报告应述明监查日期、时间、监查员姓名、监查的发现等。

第八章　记录与报告

第四十八条　病历作为临床试验的原始文件，应完整保存。病例报告表中的数据来自原始文件并与原始文件一致，试验中的任何观察、检查结果均应及时、准确、完整、规范、真实地记录于病历和正确地填写至病例报告表中，不得随意更改，确因填写错误，作任何更正时应保持原记录清晰可辨，由更正者签署姓名和时间。

第四十九条　临床试验中各种实验室数据均应记录或将原始报告复印件粘贴在病例报告表上，在正常范围内的数据也应具体记录。对显著偏离或在临床可接受范围以外的数据须加以核实。检测项目必须注明所采用的计量单位。

第五十条　为保护受试者隐私，病例报告表上不应出现受试者的姓名。研究者应按受试者的代码确认其身份并记录。

第五十一条　临床试验总结报告内容应与试验方案要求一致，包括：

（一）随机进入各组的实际病例数，脱落和剔除的病例及其理由；

（二）不同组间的基线特征比较，以确定可比性；

（三）对所有疗效评价指标进行统计分析和临床意义分析。统计结果的解释应着重考虑其临床意义；

（四）安全性评价应有临床不良事件和实验室指标合理的统计分析，对严重不良事件应详细描述和评价；

（五）多中心试验评价疗效，应考虑中心间存在的差异及其影响；

（六）对试验药物的疗效和安全性以及风险和受益之间的关系作出简要概述和讨论。

第五十二条　临床试验中的资料均须按规定保存（附录2）及管理。研究者应保存临床试验资料至临床试验终止后五年。申办者应保存临床试验资料至试验药物被批准上市后五年。

第九章　数据管理与统计分析

第五十三条　数据管理的目的在于把试验数据迅速、完整、无误地纳入报告，所有涉及数据管理的各种步骤均需记录在案，以便对数据质量及试验实施进行检查。用适当的程序保证数据库的保密性，应具有计算机数据库的维护和支持程序。

第五十四条　临床试验中受试者分配必须按试验设计确定的随机分配方案进行，每名受试者的处理分组编码应作为盲底由申办者和研究者分别保存。设盲试验应在方案中规定揭盲的条件和执行揭盲的程序，并配有相应处理编码的应急信件。在紧急情况下，允许对个别受试者紧急破盲而了解其所接受的治疗，但必须在病例报告表上述明理由。

第五十五条　临床试验资料的统计分析过程及其结果的表达必须采用规范的统计学方法。临床试验各阶段均需有生物统计学专业人员参与。临床试验方案中需有统计分析计划，并在正式统计分析前加以确认和细化。若需作中期分析，应说明理由及操作规程。对治疗作用的评价应将可信区间与假设检验的结果一并考虑。所选用统计分析数据集需加以说明。对于遗漏、未用或多余的资料须加以说明，临床试验的统计报告必须与临床试验总结报告相符。

第十章　试验用药品的管理

第五十六条　临床试验用药品不得销售。

第五十七条　申办者负责对临床试验用药品作适当的包装与标签，并标明为临床试验专用。在双盲临床试验中，试验药物与对照药品或安慰剂在外形、气味、包装、标签和其他特征上均应一致。

第五十八条　试验用药品的使用记录应包括数量、装运、递送、接受、分配、应用后剩余药物的回收与销毁等方面的信息。

第五十九条　试验用药品的使用由研究者负责，研究者必须保证所有试验用药品仅用于该临床试验的受试者，其剂量与用法应遵照试验方案，剩余的试验用药品退回申办者，上述过程需由专人负责并记录在案，试验用药品须有专人管理。研究者不得把试验用药品转交任何非临床试验参加者。

第六十条　试验用药品的供给、使用、储藏及剩余药物的处理过程应接受相关人员的检查。

第十一章　质量保证

第六十一条　申办者及研究者均应履行各自职责，并严格遵循临床试验方案，采用标准操作规程，以保证临床试验的质量控制和质量保证系统的实施。

第六十二条　临床试验中有关所有观察结果和发现都应加以核实，在数据处理的每一阶段必须进行质量控制，以保证数据完整、准确、真实、可靠。

第六十三条　药品监督管理部门、申办者可委托稽查人员对临床试验相关活动和文件进行系统性检查，以评价试验是否按照试验方案、标准操作规程以及相关法规要求进行，试验数据是否及时、真实、准确、完整地记录。稽查应由不直接涉及该临床试验的人员执行。

第六十四条　药品监督管理部门应对研究者与申办者在实施试验中各自的任务与执行状况进行视察。参加临床试验的医疗机构和实验室的有关资料及文件（包括病历）均应接受药品监督管理部门的视察。

第十二章　多中心试验

第六十五条　多中心试验是由多位研究者按同一试验方案在不同地点和单位

同时进行的临床试验。各中心同期开始与结束试验。多中心试验由一位主要研究者总负责，并作为临床试验各中心间的协调研究者。

第六十六条　多中心试验的计划和组织实施要考虑以下各点：

（一）试验方案由各中心的主要研究者与申办者共同讨论认定，伦理委员会批准后执行；

（二）在临床试验开始时及进行的中期应组织研究者会议；

（三）各中心同期进行临床试验；

（四）各中心临床试验样本大小及中心间的分配应符合统计分析的要求；

（五）保证在不同中心以相同程序管理试验用药品，包括分发和储藏；

（六）根据同一试验方案培训参加该试验的研究者；

（七）建立标准化的评价方法，试验中所采用的实验室和临床评价方法均应有统一的质量控制，实验室检查也可由中心实验室进行；

（八）数据资料应集中管理与分析，应建立数据传递、管理、核查与查询程序；

（九）保证各试验中心研究者遵从试验方案，包括在违背方案时终止其参加试验。

第六十七条　多中心试验应当根据参加试验的中心数目和试验的要求，以及对试验用药品的了解程度建立管理系统，协调研究者负责整个试验的实施。

第十三章　附则

第六十八条　本规范下列用语的含义是：

临床试验（Clinical Trial），指任何在人体（病人或健康志愿者）进行药物的系统性研究，以证实或揭示试验药物的作用、不良反应及/或试验药物的吸收、分布、代谢和排泄，目的是确定试验药物的疗效与安全性。

试验方案（Protocol），叙述试验的背景、理论基础和目的，试验设计、方法和组织，包括统计学考虑、试验执行和完成的条件。方案必须由参加试验的主要研究者、研究机构和申办者签章并注明日期。

研究者手册（Investigators' Brochure），是有关试验药物在进行人体研究时已有的临床与非临床研究资料。

知情同意（Informed Consent），指向受试者告知一项试验的各方面情况后，受试者自愿确认其同意参加该项临床试验的过程，须以签名和注明日期的知情同意书作为文件证明。

知情同意书（Informed Consent Form），是每位受试者表示自愿参加某一试验的文件证明。研究者需向受试者说明试验性质、试验目的、可能的受益和风险、可供选用的其他治疗方法以及符合《赫尔辛基宣言》规定的受试者的权利和义务等，使受试者充分了解后表达其同意。

伦理委员会（Ethics Committee），由医学专业人员、法律专家及非医务人员组成的独立组织，其职责为核查临床试验方案及附件是否合乎道德，并为之提供公众保证，确保受试者的安全、健康和权益受到保护。该委员会的组成和一切活动不应受临床试验组织和实施者的干扰或影响。

研究者（Investigator），实施临床试验并对临床试验的质量及受试者安全和权益的负责者。研究者必须经过资格审查，具有临床试验的专业特长、资格和能力。

协调研究者（Coordinating Investigator），在多中心临床试验中负责协调参加各中心研究者工作的一名研究者。

申办者（Sponsor），发起一项临床试验，并对该试验的启动、管理、财务和监查负责的公司、机构或组织。

监查员（Monitor），由申办者任命并对申办者负责的具备相关知识的人员，其任务是监查和报告试验的进行情况和核实数据。

稽查（Audit），指由不直接涉及试验的人员所进行的一种系统性检查，以评价试验的实施、数据的记录和分析是否与试验方案、标准操作规程以及药物临床试验相关法规要求相符。

视察（Inspection），药品监督管理部门对一项临床试验的有关文件、设施、记录和其他方面进行官方审阅，视察可以在试验单位、申办者所在地或合同研究组织所在地进行。

病例报告表（Case Report Form，CRF），指按试验方案所规定设计的一种文件，用以记录每一名受试者在试验过程中的数据。

试验用药品（Investigational Product），用于临床试验中的试验药物、对照药品或安慰剂。

不良事件（Adverse Event），病人或临床试验受试者接受一种药品后出现的不良医学事件，但并不一定与治疗有因果关系。

严重不良事件（Serious Adverse Event），临床试验过程中发生需住院治疗、延长住院时间、伤残、影响工作能力、危及生命或死亡、导致先天畸形等事件。

标准操作规程（Standard Operating Procedure，SOP），为有效地实施和完成某一临床试验中每项工作所拟定的标准和详细的书面规程。

设盲（Blinding/Masking），临床试验中使一方或多方不知道受试者治疗分配的程序。单盲指受试者不知，双盲指受试者、研究者、监查员或数据分析者均不知治疗分配。

合同研究组织（Contract Research Organization，CRO），一种学术性或商业性的科学机构。申办者可委托其执行临床试验中的某些工作和任务，此种委托必须作出书面规定。

第六十九条　本规范由国家食品药品监督管理局负责解释。

第七十条　本规范自2003年9月1日起施行，原国家药品监督管理局1999

年9月1日发布的《药品临床试验管理规范》同时废止。

问 答 题

1. 新药临床研究分为几期，各期研究的目的是什么？
2. 什么是严重不良事件？
3. 实验方案的主要内容有哪些？
4. 伦理委员会的各项审议试验方案是什么？

项目十二　药品召回和不良反应管理

学习目的： 药品召回制度是国际上盛行的、非常成熟的一种针对缺陷药品管理的有效模式。通过学习《药品召回管理办法》，在处理药品出现的缺陷时，能够主动出击，把损失降低到最小。

案例1： 2010年5月6日，广州日报报道全球知名品牌美国强生再陷质量门，这次出问题的竟然是全世界婴幼儿都普遍使用的美林、泰诺林等药品。原因是该公司宾夕法尼亚州的一家药厂发现了大量灰尘和受污染成分，导致这些药物质量不符合标准。强生公司近日发表声明，以产品质量不能完全达标为由，宣布在12个国家和地区召回婴幼儿用感冒退烧药泰诺林、美林，抗过敏药仙特明及可他敏等40多种非处方药。这些药品均在美国生产。

案例2： 卫生部通报了在陕西省延安市志丹县有关医疗机构注射使用山西太行药业股份有限公司生产的茵栀黄注射液（产品批号为：071001）发生不良反应事件，在注射该药品的4名新生儿中有3名发生不良反应，其中1名经抢救无效死亡。卫生部要求各地各级医疗机构立即暂停将茵栀黄注射液用于婴幼儿患者的治疗。药品不良反应指在按规定剂量正常应用药品的过程中产生的有害而非所期望的、与药品应用有因果关系的反应。在一种新药或药品的新用途的临床试验中，其治疗剂量尚未确定时，所有有害而非所期望的、与药品应用有因果关系的反应，也应视为药品不良反应。

案例1企业按《药品召回管理办法》第五条规定执行。药品生产企业应当按照本办法的规定建立和完善药品召回制度，收集药品安全的相关信息，对可能具有安全隐患的药品进行调查、评估，召回存在安全隐患的药品。药品经营企业、使用单位应当协助药品生产企业履行召回义务，按照召回计划的要求及时传达、反馈药品召回信息，控制和收回存在安全隐患的药品。

案例2药监部门按《药品召回管理办法》第二十五条规定执行：药品监督管理部门经过调查评估，认为存在本办法第四条所称的安全隐患，药品生产企业应当召回药品而未主动召回的，应当责令药品生产企业召回药品。必要时，药品监督管理部门可以要求药品生产企业、经营企业和使用单位立即停止销售和使用该药品。

任务一　药品召回管理办法

药品召回制度是国际上盛行的、非常成熟的一种针对缺陷药品管理的有效模式。目前，美国、加拿大、澳大利亚、日本、韩国及欧盟等国家和地区都建立了相关的问题药品召回制度。国家对已经上市销售的存在安全隐患的药品实施召回，以最大限度地减少可能对消费者造成的伤害，体现了政府对百姓用药安全的一种负责态度，有利于消费者权益的保护。同时这也将促进药品生产企业不断加强药品原辅料进货及生产流程的管理，促使药品经营企业及医疗机构规范进货渠道，有利于促进药品生产经营企业加强管理，提高质量意识。从构建药品长效管理机制来看，《药品召回管理办法》的制定无疑是完善我国药品市场管理制度的必经之路和有力举措，也是与国际接轨的必然要求。《药品召回管理办法》，共计6章40条。于2007年12月6日经国家食品药品监督管理局局务会审议通过，现予公布，自公布之日2007年12月10日起施行。

药品召回管理办法制定

第一章 总则

第一条 为加强药品安全监管，保障公众用药安全，根据《中华人民共和国药品管理法》、《中华人民共和国药品管理法实施条例》、《国务院关于加强食品等产品安全监督管理的特别规定》，制定本办法。

第二条 在中华人民共和国境内销售的药品的召回及其监督管理，适用本办法。

第三条 本办法所称药品召回，是指药品生产企业（包括进口药品的境外制药厂商，下同）按照规定的程序收回已上市销售的存在安全隐患的药品。

第四条 本办法所称安全隐患，是指由于研发、生产等原因可能使药品具有的危及人体健康和生命安全的不合理危险。

第五条 药品生产企业应当按照本办法的规定建立和完善药品召回制度，收集药品安全的相关信息，对可能具有安全隐患的药品进行调查、评估，召回存在安全隐患的药品。药品经营企业、使用单位应当协助药品生产企业履行召回义务，按照召回计划的要求及时传达、反馈药品召回信息，控制和收回存在安全隐患的药品。

第六条 药品经营企业、使用单位发现其经营、使用的药品存在安全隐患的，应当立即停止销售或者使用该药品，通知药品生产企业或者供货商，并向药品监督管理部门报告。

第七条 药品生产企业、经营企业和使用单位应当建立和保存完整的购销记录，保证销售药品的可溯源性。

第八条 召回药品的生产企业所在地省、自治区、直辖市药品监督管理部门负责药品召回的监督管理工作，其他省、自治区、直辖市药品监督管理部门应当配合、协助做好药品召回的有关工作。

国家食品药品监督管理局监督全国药品召回的管理工作。

第九条 国家食品药品监督管理局和省、自治区、直辖市药品监督管理部门应当建立药品召回信息公开制度，采用有效途径向社会公布存在安全隐患的药品信息和药品召回的情况。

第二章　药品安全隐患的调查与评估

第十条　药品生产企业应当建立健全药品质量保证体系和药品不良反应监测系统，收集、记录药品的质量问题与药品不良反应信息，并按规定及时向药品监督管理部门报告。

第十一条　药品生产企业应当对药品可能存在的安全隐患进行调查。药品监督管理部门对药品可能存在的安全隐患开展调查时，药品生产企业应当予以协助。药品经营企业、使用单位应当配合药品生产企业或者药品监督管理部门开展有关药品安全隐患的调查，提供有关资料。

第十二条　药品安全隐患调查的内容应当根据实际情况确定，可以包括：

（一）已发生药品不良事件的种类、范围及原因；

（二）药品使用是否符合药品说明书、标签规定的适应症、用法用量的要求；

（三）药品质量是否符合国家标准，药品生产过程是否符合GMP等规定，药品生产与批准的工艺是否一致；

（四）药品储存、运输是否符合要求；

（五）药品主要使用人群的构成及比例；

（六）可能存在安全隐患的药品批次、数量及流通区域和范围；

（七）其他可能影响药品安全的因素。

第十三条　药品安全隐患评估的主要内容包括：

（一）该药品引发危害的可能性，以及是否已经对人体健康造成了危害；

（二）对主要使用人群的危害影响；

（三）对特殊人群，尤其是高危人群的危害影响，如老年、儿童、孕妇、肝肾功能不全者、外科病人等；

（四）危害的严重与紧急程度；

（五）危害导致的后果。

第十四条　根据药品安全隐患的严重程度，药品召回分为：

（一）一级召回：使用该药品可能引起严重健康危害的；

（二）二级召回：使用该药品可能引起暂时的或者可逆的健康危害的；

（三）三级召回：使用该药品一般不会引起健康危害，但由于其他原因需要收回的。

药品生产企业应当根据召回分级与药品销售和使用情况，科学设计药品召回计划并组织实施。

第三章　主动召回

第十五条　药品生产企业应当对收集的信息进行分析，对可能存在安全隐患的药品按照本办法第十二条、第十三条的要求进行调查评估，发现药品存在安全隐患的，应当决定召回。

进口药品的境外制药厂商在境外实施药品召回的，应当及时报告国家食品药品监督管理局；在境内进行召回的，由进口单位按照本办法的规定负责具体实施。

第十六条 药品生产企业在作出药品召回决定后，应当制定召回计划并组织实施，一级召回在24小时内，二级召回在48小时内，三级召回在72小时内，通知到有关药品经营企业、使用单位停止销售和使用，同时向所在地省、自治区、直辖市药品监督管理部门报告。

第十七条 药品生产企业在启动药品召回后，一级召回在1日内，二级召回在3日内，三级召回在7日内，应当将调查评估报告和召回计划提交给所在地省、自治区、直辖市药品监督管理部门备案。省、自治区、直辖市药品监督管理部门应当将收到一级药品召回的调查评估报告和召回计划报告国家食品药品监督管理局。

第十八条 调查评估报告应当包括以下内容：

（一）召回药品的具体情况，包括名称、批次等基本信息；

（二）实施召回的原因；

（三）调查评估结果；

（四）召回分级。

召回计划应当包括以下内容：

（一）药品生产销售情况及拟召回的数量；

（二）召回措施的具体内容，包括实施的组织、范围和时限等；

（三）召回信息的公布途径与范围；

（四）召回的预期效果；

（五）药品召回后的处理措施；

（六）联系人的姓名及联系方式。

第十九条 省、自治区、直辖市药品监督管理部门可以根据实际情况组织专家对药品生产企业提交的召回计划进行评估，认为药品生产企业所采取的措施不能有效消除安全隐患的，可以要求药品生产企业采取扩大召回范围、缩短召回时间等更为有效的措施。

第二十条 药品生产企业对上报的召回计划进行变更的，应当及时报药品监督管理部门备案。

第二十一条 药品生产企业在实施召回的过程中，一级召回每日，二级召回每3日，三级召回每7日，向所在地省、自治区、直辖市药品监督管理部门报告药品召回进展情况。

第二十二条 药品生产企业对召回药品的处理应当有详细的记录，并向药品生产企业所在地省、自治区、直辖市药品监督管理部门报告。必须销毁的药品，应当在药品监督管理部门监督下销毁。

第二十三条　药品生产企业在召回完成后，应当对召回效果进行评价，向所在地省、自治区、直辖市药品监督管理部门提交药品召回总结报告。

第二十四条　省、自治区、直辖市药品监督管理部门应当自收到总结报告之日起10日内对报告进行审查，并对召回效果进行评价，必要时组织专家进行审查和评价。审查和评价结论应当以书面形式通知药品生产企业。

经过审查和评价，认为召回不彻底或者需要采取更为有效的措施的，药品监督管理部门应当要求药品生产企业重新召回或者扩大召回范围。

第四章　责令召回

第二十五条　药品监督管理部门经过调查评估，认为存在本办法第四条所称的安全隐患，药品生产企业应当召回药品而未主动召回的，应当责令药品生产企业召回药品。

必要时，药品监督管理部门可以要求药品生产企业、经营企业和使用单位立即停止销售和使用该药品。

第二十六条　药品监督管理部门作出责令召回决定，应当将责令召回通知书送达药品生产企业，通知书包括以下内容：

（一）召回药品的具体情况，包括名称、批次等基本信息；

（二）实施召回的原因；

（三）调查评估结果；

（四）召回要求，包括范围和时限等。

第二十七条　药品生产企业在收到责令召回通知书后，应当按照本办法第十六条、第十七条的规定通知药品经营企业和使用单位，制定、提交召回计划，并组织实施。

第二十八条　药品生产企业应当按照本办法第二十条、第二十一条、第二十二条、第二十三条的规定向药品监督管理部门报告药品召回的相关情况，进行召回药品的后续处理。

药品监督管理部门应当按照本办法第二十四条的规定对药品生产企业提交的药品召回总结报告进行审查，并对召回效果进行评价。经过审查和评价，认为召回不彻底或者需要采取更为有效的措施的，药品监督管理部门可以要求药品生产企业重新召回或者扩大召回范围。

第五章　法律责任

第二十九条　药品监督管理部门确认药品生产企业因违反法律、法规、规章规定造成上市药品存在安全隐患，依法应当给予行政处罚，但该企业已经采取召回措施主动消除或者减轻危害后果的，依照《行政处罚法》的规定从轻或者减轻处罚；违法行为轻微并及时纠正，没有造成危害后果的，不予处罚。

药品生产企业召回药品的，不免除其依法应当承担的其他法律责任。

第三十条　药品生产企业违反本办法规定，发现药品存在安全隐患而不主动召回药品的，责令召回药品，并处应召回药品货值金额3倍的罚款；造成严重后果的，由原发证部门撤销药品批准证明文件，直至吊销《药品生产许可证》。

第三十一条　药品生产企业违反本办法第二十五条规定，拒绝召回药品的，处应召回药品货值金额3倍的罚款；造成严重后果的，由原发证部门撤销药品批准证明文件，直至吊销《药品生产许可证》。

第三十二条　药品生产企业违反本办法第十六条规定，未在规定时间内通知药品经营企业、使用单位停止销售和使用需召回药品的，予以警告，责令限期改正，并处3万元以下罚款。

第三十三条　药品生产企业违反本办法第十九条、第二十四条第二款、第二十八条第二款规定，未按照药品监督管理部门要求采取改正措施或者召回药品的，予以警告，责令限期改正，并处3万元以下罚款。

第三十四条　药品生产企业违反本办法第二十二条规定的，予以警告，责令限期改正，并处3万元以下罚款。

第三十五条　药品生产企业有下列情形之一的，予以警告，责令限期改正；逾期未改正的，处2万元以下罚款：

（一）未按本办法规定建立药品召回制度、药品质量保证体系与药品不良反应监测系统的；

（二）拒绝协助药品监督管理部门开展调查的；

（三）未按照本办法规定提交药品召回的调查评估报告和召回计划、药品召回进展情况和总结报告的；

（四）变更召回计划，未报药品监督管理部门备案的。

第三十六条　药品经营企业、使用单位违反本办法第六条规定的，责令停止销售和使用，并处1000元以上5万元以下罚款；造成严重后果的，由原发证部门吊销《药品经营许可证》或者其他许可证。

第三十七条　药品经营企业、使用单位拒绝配合药品生产企业或者药品监督管理部门开展有关药品安全隐患调查、拒绝协助药品生产企业召回药品的，予以警告，责令改正，可以并处2万元以下罚款。

第三十八条　药品监督管理部门及其工作人员不履行职责或者滥用职权的，按照有关法律、法规规定予以处理。

第六章　附则

第三十九条　本办法由国家食品药品监督管理局负责解释。

第四十条　本办法自公布之日起施行。

任务二　药品不良反应报告和监测管理办法

现代生活中，药品不良反应的发生率是相当高的，特别是在长期使用或用药量较大时，甚至出现严重的毒副反应。严格地讲，几乎所有药物在一定条件下都可能引起不良反应。但是，只要合理使用药物，就能避免或使其危害降低到最低限度。这就要求人们在用药前全面地了解该药的药理性质，严格掌握药品的适应证，选用适当的剂量和疗程，明确药品的禁忌。在用药过程中还应密切观察病情的变化，及时发现药品产生的不良反应，加以处理，尽量避免引起不良的后果。对于一些新药，由于临床经验不够，对其毒副作用观察及了解不够，在使用时就更应十分慎重。《药品不良反应报告和监测管理办法》已于 2010 年 12 月 13 日经卫生部部务会议审议通过，中华人民共和国卫生部令第 81 号予以发布，自 2011 年 7 月 1 日起施行。

药品不良反应报告和监测管理办法

第一章　总则

第一条　为加强药品的上市后监管，规范药品不良反应报告和监测，及时、有效控制药品风险，保障公众用药安全，依据《中华人民共和国药品管理法》等有关法律法规，制定本办法。

第二条　在中华人民共和国境内开展药品不良反应报告、监测以及监督管理，适用本办法。

第三条　国家实行药品不良反应报告制度。药品生产企业（包括进口药品的境外制药厂商）、药品经营企业、医疗机构应当按照规定报告所发现的药品不良反应。

第四条　国家食品药品监督管理局主管全国药品不良反应报告和监测工作，地方各级药品监督管理部门主管本行政区域内的药品不良反应报告和监测工作。各级卫生行政部门负责本行政区域内医疗机构与实施药品不良反应报告制度有关的管理工作。地方各级药品监督管理部门应当建立健全药品不良反应监测机构，负责本行政区域内药品不良反应报告和监测的技术工作。

第五条　国家鼓励公民、法人和其他组织报告药品不良反应。

第二章　职责

第六条　国家食品药品监督管理局负责全国药品不良反应报告和监测的管理工作，并履行以下主要职责：

（一）与卫生部共同制定药品不良反应报告和监测的管理规定和政策，并监督实施；

（二）与卫生部联合组织开展全国范围内影响较大并造成严重后果的药品群

体不良事件的调查和处理，并发布相关信息；

（三）对已确认发生严重药品不良反应或者药品群体不良事件的药品依法采取紧急控制措施，作出行政处理决定，并向社会公布；

（四）通报全国药品不良反应报告和监测情况；

（五）组织检查药品生产、经营企业的药品不良反应报告和监测工作的开展情况，并与卫生部联合组织检查医疗机构的药品不良反应报告和监测工作的开展情况。

第七条　省、自治区、直辖市药品监督管理部门负责本行政区域内药品不良反应报告和监测的管理工作，并履行以下主要职责：

（一）根据本办法与同级卫生行政部门共同制定本行政区域内药品不良反应报告和监测的管理规定，并监督实施；

（二）与同级卫生行政部门联合组织开展本行政区域内发生的影响较大的药品群体不良事件的调查和处理，并发布相关信息；

（三）对已确认发生严重药品不良反应或者药品群体不良事件的药品依法采取紧急控制措施，作出行政处理决定，并向社会公布；

（四）通报本行政区域内药品不良反应报告和监测情况；

（五）组织检查本行政区域内药品生产、经营企业的药品不良反应报告和监测工作的开展情况，并与同级卫生行政部门联合组织检查本行政区域内医疗机构的药品不良反应报告和监测工作的开展情况；

（六）组织开展本行政区域内药品不良反应报告和监测的宣传、培训工作。

第八条　设区的市级、县级药品监督管理部门负责本行政区域内药品不良反应报告和监测的管理工作；与同级卫生行政部门联合组织开展本行政区域内发生的药品群体不良事件的调查，并采取必要控制措施；组织开展本行政区域内药品不良反应报告和监测的宣传、培训工作。

第九条　县级以上卫生行政部门应当加强对医疗机构临床用药的监督管理，在职责范围内依法对已确认的严重药品不良反应或者药品群体不良事件采取相关的紧急控制措施。

第十条　国家药品不良反应监测中心负责全国药品不良反应报告和监测的技术工作，并履行以下主要职责：

（一）承担国家药品不良反应报告和监测资料的收集、评价、反馈和上报，以及全国药品不良反应监测信息网络的建设和维护；

（二）制定药品不良反应报告和监测的技术标准和规范，对地方各级药品不良反应监测机构进行技术指导；

（三）组织开展严重药品不良反应的调查和评价，协助有关部门开展药品群体不良事件的调查；

（四）发布药品不良反应警示信息；

（五）承担药品不良反应报告和监测的宣传、培训、研究和国际交流工作。

第十一条　省级药品不良反应监测机构负责本行政区域内的药品不良反应报告和监测的技术工作，并履行以下主要职责：

（一）承担本行政区域内药品不良反应报告和监测资料的收集、评价、反馈和上报，以及药品不良反应监测信息网络的维护和管理；

（二）对设区的市级、县级药品不良反应监测机构进行技术指导；

（三）组织开展本行政区域内严重药品不良反应的调查和评价，协助有关部门开展药品群体不良事件的调查；

（四）组织开展本行政区域内药品不良反应报告和监测的宣传、培训工作。

第十二条　设区的市级、县级药品不良反应监测机构负责本行政区域内药品不良反应报告和监测资料的收集、核实、评价、反馈和上报；开展本行政区域内严重药品不良反应的调查和评价；协助有关部门开展药品群体不良事件的调查；承担药品不良反应报告和监测的宣传、培训等工作。

第十三条　药品生产、经营企业和医疗机构应当建立药品不良反应报告和监测管理制度。药品生产企业应当设立专门机构并配备专职人员，药品经营企业和医疗机构应当设立或者指定机构并配备专（兼）职人员，承担本单位的药品不良反应报告和监测工作。

第十四条　从事药品不良反应报告和监测的工作人员应当具有医学、药学、流行病学或者统计学等相关专业知识，具备科学分析评价药品不良反应的能力。

第三章　报告与处置

第一节　基本要求

第十五条　药品生产、经营企业和医疗机构获知或者发现可能与用药有关的不良反应，应当通过国家药品不良反应监测信息网络报告；不具备在线报告条件的，应当通过纸质报表报所在地药品不良反应监测机构，由所在地药品不良反应监测机构代为在线报告。

报告内容应当真实、完整、准确。

第十六条　各级药品不良反应监测机构应当对本行政区域内的药品不良反应报告和监测资料进行评价和管理。

第十七条　药品生产、经营企业和医疗机构应当配合药品监督管理部门、卫生行政部门和药品不良反应监测机构对药品不良反应或者群体不良事件的调查，并提供调查所需的资料。

第十八条　药品生产、经营企业和医疗机构应当建立并保存药品不良反应报告和监测档案。

第二节　个例药品不良反应

第十九条　药品生产、经营企业和医疗机构应当主动收集药品不良反应，获知或者发现药品不良反应后应当详细记录、分析和处理，填写《药品不良反应/事件报告表》（见附表1）并报告。

第二十条　新药监测期内的国产药品应当报告该药品的所有不良反应；其他国产药品，报告新的和严重的不良反应。进口药品自首次获准进口之日起5年内，报告该进口药品的所有不良反应；满5年的，报告新的和严重的不良反应。

第二十一条　药品生产、经营企业和医疗机构发现或者获知新的、严重的药品不良反应应当在15日内报告，其中死亡病例须立即报告；其他药品不良反应应当在30日内报告。有随访信息的，应当及时报告。

第二十二条　药品生产企业应当对获知的死亡病例进行调查，详细了解死亡病例的基本信息、药品使用情况、不良反应发生及诊治情况等，并在15日内完成调查报告，报药品生产企业所在地的省级药品不良反应监测机构。

第二十三条　个人发现新的或者严重的药品不良反应，可以向经治医师报告，也可以向药品生产、经营企业或者当地的药品不良反应监测机构报告，必要时提供相关的病历资料。

第二十四条　设区的市级、县级药品不良反应监测机构应当对收到的药品不良反应报告的真实性、完整性和准确性进行审核。严重药品不良反应报告的审核和评价应当自收到报告之日起3个工作日内完成，其他报告的审核和评价应当在15个工作日内完成。

设区的市级、县级药品不良反应监测机构应当对死亡病例进行调查，详细了解死亡病例的基本信息、药品使用情况、不良反应发生及诊治情况等，自收到报告之日起15个工作日内完成调查报告，报同级药品监督管理部门和卫生行政部门，以及上一级药品不良反应监测机构。

第二十五条　省级药品不良反应监测机构应当在收到下一级药品不良反应监测机构提交的严重药品不良反应评价意见之日起7个工作日内完成评价工作。

对死亡病例，事件发生地和药品生产企业所在地的省级药品不良反应监测机构均应当及时根据调查报告进行分析、评价，必要时进行现场调查，并将评价结果报省级药品监督管理部门和卫生行政部门，以及国家药品不良反应监测中心。

第二十六条　国家药品不良反应监测中心应当及时对死亡病例进行分析、评价，并将评价结果报国家食品药品监督管理局和卫生部。

第三节　药品群体不良事件

第二十七条　药品生产、经营企业和医疗机构获知或者发现药品群体不良事件后，应当立即通过电话或者传真等方式报所在地的县级药品监督管理部门、卫生行政部门和药品不良反应监测机构，必要时可以越级报告；同时填写《药品群体不良事件基本信息表》，对每一病例还应当及时填写《药品不良反应/事件报告表》，通过国家药品不良反应监测信息网络报告。

第二十八条　设区的市级、县级药品监督管理部门获知药品群体不良事件后，应当立即与同级卫生行政部门联合组织开展现场调查，并及时将调查结果逐级报至省级药品监督管理部门和卫生行政部门。省级药品监督管理部门与同级卫生行政部门联合对设区的市级、县级的调查进行督促、指导，对药品群体不良事件进行分析、评价，对本行政区域内发生的影响较大的药品群体不良事件，还应当组织现场调查，评价和调查结果应当及时报国家食品药品监督管理局和卫生部。对全国范围内影响较大并造成严重后果的药品群体不良事件，国家食品药品监督管理局应当与卫生部联合开展相关调查工作。

第二十九条　药品生产企业获知药品群体不良事件后应当立即开展调查，详细了解药品群体不良事件的发生、药品使用、患者诊治以及药品生产、储存、流通、既往类似不良事件等情况，在7日内完成调查报告，报所在地省级药品监督管理部门和药品不良反应监测机构；同时迅速开展自查，分析事件发生的原因，必要时应当暂停生产、销售、使用和召回相关药品，并报所在地省级药品监督管理部门。

第三十条　药品经营企业发现药品群体不良事件应当立即告知药品生产企业，同时迅速开展自查，必要时应当暂停药品的销售，并协助药品生产企业采取相关控制措施。

第三十一条　医疗机构发现药品群体不良事件后应当积极救治患者，迅速开展临床调查，分析事件发生的原因，必要时可采取暂停药品的使用等紧急措施。

第三十二条　药品监督管理部门可以采取暂停生产、销售、使用或者召回药品等控制措施。卫生行政部门应当采取措施积极组织救治患者。

第四节　境外发生的严重药品不良反应

第三十三条　进口药品和国产药品在境外发生的严重药品不良反应（包括自发报告系统收集的、上市后临床研究发现的、文献报道的），药品生产企业应当填写《境外发生的药品不良反应/事件报告表》（见附表3），自获知之日起30日内报送国家药品不良反应监测中心。国家药品不良反应监测中心要求提供原始报表及相关信息的，药品生产企业应当在5日内提交。

第三十四条　国家药品不良反应监测中心应当对收到的药品不良反应报告进行分析、评价，每半年向国家食品药品监督管理局和卫生部报告，发现提示药品可能存在安全隐患的信息应当及时报告。

第三十五条　进口药品和国产药品在境外因药品不良反应被暂停销售、使用或者撤市的，药品生产企业应当在获知后24小时内书面报国家食品药品监督管理局和国家药品不良反应监测中心。

第五节　定期安全性更新报告

第三十六条　药品生产企业应当对本企业生产药品的不良反应报告和监测资料进行定期汇总分析，汇总国内外安全性信息，进行风险和效益评估，撰写定期安全性更新报告。定期安全性更新报告的撰写规范由国家药品不良反应监测中心负责制定。

第三十七条　设立新药监测期的国产药品，应当自取得批准证明文件之日起每满1年提交一次定期安全性更新报告，直至首次再注册，之后每5年报告一次；其他国产药品，每5年报告一次。首次进口的药品，自取得进口药品批准证明文件之日起每满一年提交一次定期安全性更新报告，直至首次再注册，之后每5年报告一次。

定期安全性更新报告的汇总时间以取得药品批准证明文件的日期为起点计，上报日期应当在汇总数据截止日期后60日内。

第三十八条　国产药品的定期安全性更新报告向药品生产企业所在地省级药品不良反应监测机构提交。进口药品（包括进口分包装药品）的定期安全性更新报告向国家药品不良反应监测中心提交。

第三十九条　省级药品不良反应监测机构应当对收到的定期安全性更新报告进行汇总、分析和评价，于每年4月1日前将上一年度定期安全性更新报告统计情况和分析评价结果报省级药品监督管理部门和国家药品不良反应监测中心。

第四十条　国家药品不良反应监测中心应当对收到的定期安全性更新报告进行汇总、分析和评价，于每年7月1日前将上一年度国产药品和进口药品的定期安全性更新报告统计情况和分析评价结果报国家食品药品监督管理局和卫生部。

第四章　药品重点监测

第四十一条　药品生产企业应当经常考察本企业生产药品的安全性，对新药监测期内的药品和首次进口5年内的药品，应当开展重点监测，并按要求对监测数据进行汇总、分析、评价和报告；对本企业生产的其他药品，应当根据安全性情况主动开展重点监测。

第四十二条　省级以上药品监督管理部门根据药品临床使用和不良反应监测情况，可以要求药品生产企业对特定药品进行重点监测；必要时，也可以直接组织药品不良反应监测机构、医疗机构和科研单位开展药品重点监测。

第四十三条　省级以上药品不良反应监测机构负责对药品生产企业开展的重点监测进行监督、检查，并对监测报告进行技术评价。

第四十四条　省级以上药品监督管理部门可以联合同级卫生行政部门指定医疗机构作为监测点，承担药品重点监测工作。

第五章　评价与控制

第四十五条　药品生产企业应当对收集到的药品不良反应报告和监测资料进行分析、评价，并主动开展药品安全性研究。药品生产企业对已确认发生严重不良反应的药品，应当通过各种有效途径将药品不良反应、合理用药信息及时告知医务人员、患者和公众；采取修改标签和说明书，暂停生产、销售、使用和召回等措施，减少和防止药品不良反应的重复发生。对不良反应大的药品，应当主动申请注销其批准证明文件。药品生产企业应当将药品安全性信息及采取的措施报所在地省级药品监督管理部门和国家食品药品监督管理局。

第四十六条　药品经营企业和医疗机构应当对收集到的药品不良反应报告和监测资料进行分析和评价，并采取有效措施减少和防止药品不良反应的重复发生。

第四十七条　省级药品不良反应监测机构应当每季度对收到的药品不良反应报告进行综合分析，提取需要关注的安全性信息，并进行评价，提出风险管理建议，及时报省级药品监督管理部门、卫生行政部门和国家药品不良反应监测中心。省级药品监督管理部门根据分析评价结果，可以采取暂停生产、销售、使用和召回药品等措施，并监督检查，同时将采取的措施通报同级卫生行政部门。

第四十八条　国家药品不良反应监测中心应当每季度对收到的严重药品不良反应报告进行综合分析，提取需要关注的安全性信息，并进行评价，提出风险管理建议，及时报国家食品药品监督管理局和卫生部。

第四十九条　国家食品药品监督管理局根据药品分析评价结果，可以要求企业开展药品安全性、有效性相关研究。必要时，应当采取责令修改药品说明书，暂停生产、销售、使用和召回药品等措施，对不良反应大的药品，应当撤销药品批准证明文件，并将有关措施及时通报卫生部。

第五十条　省级以上药品不良反应监测机构根据分析评价工作需要，可以要求药品生产、经营企业和医疗机构提供相关资料，相关单位应当积极配合。

第六章　信息管理

第五十一条　各级药品不良反应监测机构应当对收到的药品不良反应报告和监测资料进行统计和分析，并以适当形式反馈。

第五十二条　国家药品不良反应监测中心应当根据对药品不良反应报告和监测资料的综合分析和评价结果，及时发布药品不良反应警示信息。

第五十三条　省级以上药品监督管理部门应当定期发布药品不良反应报告和监测情况。

第五十四条　下列信息由国家食品药品监督管理局和卫生部统一发布：

（一）影响较大并造成严重后果的药品群体不良事件；

（二）其他重要的药品不良反应信息和认为需要统一发布的信息。

前款规定统一发布的信息，国家食品药品监督管理局和卫生部也可以授权省级药品监督管理部门和卫生行政部门发布。

第五十五条　在药品不良反应报告和监测过程中获取的商业秘密、个人隐私、患者和报告者信息应当予以保密。

第五十六条　鼓励医疗机构、药品生产企业、药品经营企业之间共享药品不良反应信息。

第五十七条　药品不良反应报告的内容和统计资料是加强药品监督管理、指导合理用药的依据。

第七章　法律责任

第五十八条　药品生产企业有下列情形之一的，由所在地药品监督管理部门给予警告，责令限期改正，可以并处五千元以上三万元以下的罚款：

（一）未按照规定建立药品不良反应报告和监测管理制度，或者无专门机构、专职人员负责本单位药品不良反应报告和监测工作的；

（二）未建立和保存药品不良反应监测档案的；

（三）未按照要求开展药品不良反应或者群体不良事件报告、调查、评价和处理的；

（四）未按照要求提交定期安全性更新报告的；

（五）未按照要求开展重点监测的；

（六）不配合严重药品不良反应或者群体不良事件相关调查工作的；

（七）其他违反本办法规定的。

药品生产企业有前款规定第（四）项第（五）项情形之一的，按照《药品注册管理办法》的规定对相应药品不予再注册。

第五十九条　药品经营企业有下列情形之一的，由所在地药品监督管理部门给予警告，责令限期改正；逾期不改的，处三万元以下的罚款：

（一）无专职或者兼职人员负责本单位药品不良反应监测工作的；

（二）未按照要求开展药品不良反应或者群体不良事件报告、调查、评价和处理的；

（三）不配合严重药品不良反应或者群体不良事件相关调查工作的。

第六十条　医疗机构有下列情形之一的，由所在地卫生行政部门给予警告，责令限期改正；逾期不改的，处三万元以下的罚款。情节严重并造成严重后果的，由所在地卫生行政部门对相关责任人给予行政处分：

（一）无专职或者兼职人员负责本单位药品不良反应监测工作的；

（二）未按照要求开展药品不良反应或者群体不良事件报告、调查、评价和处理的；

（三）不配合严重药品不良反应和群体不良事件相关调查工作的。

药品监督管理部门发现医疗机构有前款规定行为之一的，应当移交同级卫生行政部门处理。

卫生行政部门对医疗机构作出行政处罚决定的，应当及时通报同级药品监督管理部门。

第六十一条　各级药品监督管理部门、卫生行政部门和药品不良反应监测机构及其有关工作人员在药品不良反应报告和监测管理工作中违反本办法，造成严重后果的，依照有关规定给予行政处分。

第六十二条　药品生产、经营企业和医疗机构违反相关规定，给药品使用者造成损害的，依法承担赔偿责任。

第八章　附则

第六十三条　本办法下列用语的含义：

（一）药品不良反应，是指合格药品在正常用法用量下出现的与用药目的无关的有害反应。

（二）药品不良反应报告和监测，是指药品不良反应的发现、报告、评价和控制的过程。

（三）严重药品不良反应，是指因使用药品引起以下损害情形之一的反应：

1. 导致死亡；

2. 危及生命；

3. 致癌、致畸、致出生缺陷；

4. 导致显著的或者永久的人体伤残或者器官功能的损伤；

5. 导致住院或者住院时间延长；

6. 导致其他重要医学事件，如不进行治疗可能出现上述所列情况的。

（四）新的药品不良反应，是指药品说明书中未载明的不良反应。说明书中已有描述，但不良反应发生的性质、程度、后果或者频率与说明书描述不一致或者更严重的，按照新的药品不良反应处理。

（五）药品群体不良事件，是指同一药品在使用过程中，在相对集中的时间、区域内，对一定数量人群的身体健康或者生命安全造成损害或者威胁，需要予以紧急处置的事件。

同一药品：指同一生产企业生产的同一药品名称、同一剂型、同一规格的药品。

（六）药品重点监测，是指为进一步了解药品的临床使用和不良反应发生情况，研究不良反应的发生特征、严重程度、发生率等，开展的药品安全性监测活动。

第六十四条　进口药品的境外制药厂商可以委托其驻中国境内的办事机构或者中国境内代理机构，按照本办法对药品生产企业的规定，履行药品不良反应报告和监测义务。

第六十五条　卫生部和国家食品药品监督管理局对疫苗不良反应报告和监测另有规定的，从其规定。

第六十六条　医疗机构制剂的不良反应报告和监测管理办法由各省、自治区、直辖市药品监督管理部门会同同级卫生行政部门制定。

第六十七条　本办法自2011年7月1日起施行。国家食品药品监督管理局和卫生部于2004年3月4日公布的《药品不良反应报告和监测管理办法》（国家食品药品监督管理局令第7号）同时废止。

问 答 题

1. 药品安全隐患调查的内容有哪些？
2. 药品召回级别及内容有哪些？
3. 召回计划内容有哪些？

项目十三　药品广告管理

学习目的：通过本项目的学习，学生能够熟悉掌握《药品广告审查办法》和《药品广告审查发布标准》主要内容；运用学到的知识，能按规定程序协助企业的药品广告工作；掌握药品广告的审查标准和审批程序，为从事药品广告的工作奠定基础，为药品广告的设计及发布提供技术上的支持。

案例1：2016年01月28日，总局通告6起药品虚假宣传广告。食品药品监管部门监测到承德御室金丹药业有限公司生产的药品"气血双补丸"、天津同仁堂集团股份有限公司生产的药品"冠脉通片"、红桃开药业股份有限公司生产的药品"两仪膏"、通化久铭药业有限公司生产的药品"舒心宁片（广告中标示名称：祺新丹）"、通化颐生药业股份有限公司生产的药品"理气舒心片"、广西中医药大学制药厂生产的药品"复方扶芳藤合剂"6起药品广告宣传内容均含有不科学的功效断言，扩大宣传治愈率或有效率，利用患者名义或形象做功效证明等问题，欺骗和误导消费者，严重危害公众饮食用药安全。

案例2：北京市海淀区卫生局查办北京市卫生局监测的某医院在多家平面媒体多次违法发布题为"过敏性鼻炎不容忽视"的同一内容的医疗广告案件，分别于2008年9月25日和10月28日适用简易程序给予该医院警告的行政处罚。之后，该医院自行内部停业整顿3天。2009年3月26日，海淀区卫生局发现该医院于2008年11月7日和18日分别在《法制晚报》发布题为"过敏性鼻炎不容忽视"的医疗广告，内容与2008年9月25日和10月28日处罚的广告相同，当日卫生监督员适用一般程序对该医院进行立案调查，经听证确认了违法行为，并最终给予该医院吊销中医耳鼻咽喉科专业诊疗科目的行政处罚。

案例1企业违反了《药品广告审查发布标准》第十三条：药品广告不得含有利用医药科研单位、学术机构、医疗机构或者专家、医生、患者的名义和形象作证明的内容。药品广告不得使用国家机关和国家机关工作人员的名义。药品广告不得含有军队单位或者军队人员的名义、形象。不得利用军队装备、设施从事药品广告宣传。

案例2该医院的行为属于未取得《医疗广告审查证明》发布医疗广告情节严重的。违反了《药品广告审查办法》第七条：申请药品广告批准文号，应当向药品生产企业所在地的药品广告审查机关提出。

任务一　药品广告审查办法

《药品广告审查办法》共计31条。经过国家食品药品监督管理局、中华人民共和国国家工商行政管理总局审议通过，以国家食品药品监督管理局局令顺序号发布。本办法自2007年5月1日起施行。

药品广告审查办法

第一条　为加强药品广告管理，保证药品广告的真实性和合法性，根据《中华人民共和国广告法》（以下简称《广告法》）、《中华人民共和国药品管理法》（以下简称《药品管理法》）和《中华人民共和国药品管理法实施条例》（以下简称《药品管理法实施条例》）及国家有关广告、药品监督管理的规定，制定本办法。

第二条　凡利用各种媒介或者形式发布的广告含有药品名称、药品适应症（功能主治）或者与药品有关的其他内容的，为药品广告，应当按照本办法进行审查。

非处方药仅宣传药品名称（含药品通用名称和药品商品名称）的，或者处方药在指定的医学药学专业刊物上仅宣传药品名称（含药品通用名称和药品商品名称）的，无需审查。

第三条　申请审查的药品广告，符合下列法律法规及有关规定的，方可予以通过审查：

（一）《广告法》；

（二）《药品管理法》；

（三）《药品管理法实施条例》；

（四）《药品广告审查发布标准》；

（五）国家有关广告管理的其他规定。

第四条　省、自治区、直辖市药品监督管理部门是药品广告审查机关，负责本行政区域内药品广告的审查工作。县级以上工商行政管理部门是药品广告的监督管理机关。

第五条　国家食品药品监督管理局对药品广告审查机关的药品广告审查工作进行指导和监督，对药品广告审查机关违反本办法的行为，依法予以处理。

第六条　药品广告批准文号的申请人必须是具有合法资格的药品生产企业或者药品经营企业。药品经营企业作为申请人的，必须征得药品生产企业的同意。

申请人可以委托代办人代办药品广告批准文号的申办事宜。

第七条　申请药品广告批准文号，应当向药品生产企业所在地的药品广告审查机关提出。

申请进口药品广告批准文号，应当向进口药品代理机构所在地的药品广告审查机关提出。

第八条　申请药品广告批准文号，应当提交《药品广告审查表》，并附与发布内容相一致的样稿（样片、样带）和药品广告申请的电子文件，同时提交以下真实、合法、有效的证明文件：

（一）申请人的《营业执照》复印件；

（二）申请人的《药品生产许可证》或者《药品经营许可证》复印件；

（三）申请人是药品经营企业的，应当提交药品生产企业同意其作为申请人的证明文件原件；

（四）代办人代为申办药品广告批准文号的，应当提交申请人的委托书原件和代办人的营业执照复印件等主体资格证明文件；

（五）药品批准证明文件（含《进口药品注册证》、《医药产品注册证》）复印件、批准的说明书复印件和实际使用的标签及说明书；

（六）非处方药品广告需提交非处方药品审核登记证书复印件或相关证明文件的复印件；

（七）申请进口药品广告批准文号的，应当提供进口药品代理机构的相关资格证明文件的复印件；

（八）广告中涉及药品商品名称、注册商标、专利等内容的，应当提交相关有效证明文件的复印件以及其他确认广告内容真实性的证明文件。

提供本条规定的证明文件的复印件，需加盖证件持有单位的印章。

第九条　有下列情形之一的，药品广告审查机关不予受理该企业该品种药品广告的申请：

（一）属于本办法第二十条、第二十二条、第二十三条规定的不受理情形的；

（二）撤销药品广告批准文号行政程序正在执行中的。

第十条　药品广告审查机关收到药品广告批准文号申请后，对申请材料齐全并符合法定要求的，发给《药品广告受理通知书》；申请材料不齐全或者不符合法定要求的，应当当场或者在5个工作日内一次告知申请人需要补正的全部内容；逾期不告知的，自收到申请材料之日起即为受理。

第十一条　药品广告审查机关应当自受理之日起10个工作日内，对申请人提交的证明文件的真实性、合法性、有效性进行审查，并依法对广告内容进行审查。对审查合格的药品广告，发给药品广告批准文号；对审查不合格的药品广告，应当作出不予核发药品广告批准文号的决定，书面通知申请人并说明理由，同时告知申请人享有依法申请行政复议或者提起行政诉讼的权利。

对批准的药品广告，药品广告审查机关应当报国家食品药品监督管理局备案，并将批准的《药品广告审查表》送同级广告监督管理机关备案。国家食品药品监督管理局对备案中存在问题的药品广告，应当责成药品广告审查机关予以纠正。

对批准的药品广告，药品监督管理部门应当及时向社会予以公布。

第十二条　在药品生产企业所在地和进口药品代理机构所在地以外的省、自治区、直辖市发布药品广告的（以下简称异地发布药品广告），在发布前应当到发布地药品广告审查机关办理备案。

第十三条　异地发布药品广告备案应当提交如下材料：

（一）《药品广告审查表》复印件；

（二）批准的药品说明书复印件；

（三）电视广告和广播广告需提交与通过审查的内容相一致的录音带、光盘或者其他介质载体。

提供本条规定的材料的复印件，需加盖证件持有单位印章。

第十四条　对按照本办法第十二条、第十三条规定提出的异地发布药品广告备案申请，药品广告审查机关在受理备案申请后5个工作日内应当给予备案，在《药品广告审查表》上签注“已备案”，加盖药品广告审查专用章，并送同级广告监督管理机关备查。

备案地药品广告审查机关认为药品广告不符合有关规定的，应当填写《药品广告备案意见书》，交原审批的药品广告审查机关进行复核，并抄报国家食品药品监督管理局。

原审批的药品广告审查机关应当在收到《药品广告备案意见书》后的5个工作日内，将意见告知备案地药品广告审查机关。原审批的药品广告审查机关与备案地药品广告审查机关意见无法达成一致的，可提请国家食品药品监督管理局裁定。

第十五条　药品广告批准文号有效期为1年，到期作废。

第十六条　经批准的药品广告，在发布时不得更改广告内容。药品广告内容需要改动的，应当重新申请药品广告批准文号。

第十七条　广告申请人自行发布药品广告的，应当将《药品广告审查表》原件保存2年备查。

广告发布者、广告经营者受广告申请人委托代理、发布药品广告的，应当查验《药品广告审查表》原件，按照审查批准的内容发布，并将该《药品广告审查表》复印件保存2年备查。

第十八条　已经批准的药品广告有下列情形之一的，原审批的药品广告审查机关应当向申请人发出《药品广告复审通知书》，进行复审。复审期间，该药品广告可以继续发布。

（一）国家食品药品监督管理局认为药品广告审查机关批准的药品广告内容不符合规定的；

（二）省级以上广告监督管理机关提出复审建议的；

（三）药品广告审查机关认为应当复审的其他情形。

经复审，认为与法定条件不符的，收回《药品广告审查表》，原药品广告批准文号作废。

第十九条　有下列情形之一的，药品广告审查机关应当注销药品广告批准文号：

（一）《药品生产许可证》、《药品经营许可证》被吊销的；

（二）药品批准证明文件被撤销、注销的；

（三）国家食品药品监督管理局或者省、自治区、直辖市药品监督管理部门责令停止生产、销售和使用的药品。

第二十条　篡改经批准的药品广告内容进行虚假宣传的，由药品监督管理部门责令立即停止该药品广告的发布，撤销该品种药品广告批准文号，1年内不受理该品种的广告审批申请。

第二十一条　对任意扩大产品适应症（功能主治）范围、绝对化夸大药品疗效、严重欺骗和误导消费者的违法广告，省以上药品监督管理部门一经发现，应当采取行政强制措施，暂停该药品在辖区内的销售，同时责令违法发布药品广告的企业在当地相应的媒体发布更正启事。违法发布药品广告的企业按要求发布更正启事后，省以上药品监督管理部门应当在15个工作日内做出解除行政强制措施的决定；需要进行药品检验的，药品监督管理部门应当自检验报告书发出之日起15日内，做出是否解除行政强制措施的决定。

第二十二条　对提供虚假材料申请药品广告审批，被药品广告审查机关在受理审查中发现的，1年内不受理该企业该品种的广告审批申请。

第二十三条　对提供虚假材料申请药品广告审批，取得药品广告批准文号的，药品广告审查机关在发现后应当撤销该药品广告批准文号，并3年内不受理该企业该品种的广告审批申请。

第二十四条　按照本办法第十八条、第十九条、第二十条和第二十三条被收回、注销或者撤销药品广告批准文号的药品广告，必须立即停止发布；异地药品广告审查机关停止受理该企业该药品广告批准文号的广告备案。

药品广告审查机关按照本办法第十八条、第十九条、第二十条和第二十三条收回、注销或者撤销药品广告批准文号的，应当自做出行政处理决定之日起5个工作日内通知同级广告监督管理机关，由广告监督管理机关依法予以处理。

第二十五条　异地发布药品广告未向发布地药品广告审查机关备案的，发布地药品广告审查机关发现后，应当责令限期办理备案手续，逾期不改正的，停止该药品品种在发布地的广告发布活动。

第二十六条　县级以上药品监督管理部门应当对审查批准的药品广告发布情况进行监测检查。对违法发布的药品广告，各级药品监督管理部门应当填写《违法药品广告移送通知书》，连同违法药品广告样件等材料，移送同级广告监督管理机关查处；属于异地发布篡改经批准的药品广告内容的，发布地药品广告审查机关还应当向原审批的药品广告审查机关提出依照《药品管理法》第九十二条、本办法第二十条撤销药品广告批准文号的建议。

第二十七条　对发布违法药品广告，情节严重的，省、自治区、直辖市药品监督管理部门予以公告，并及时上报国家食品药品监督管理局，国家食品药品监督管理局定期汇总发布。

对发布虚假违法药品广告情节严重的，必要时，由国家工商行政管理总局会同国家食品药品监督管理局联合予以公告。

第二十八条　对未经审查批准发布的药品广告，或者发布的药品广告与审查批准的内容不一致的，广告监督管理机关应当依据《广告法》第四十三条规定予以处罚；构成虚假广告或者引人误解的虚假宣传的，广告监督管理机关依据《广告法》第三十七条、《反不正当竞争法》第二十四条规定予以处罚。

广告监督管理机关在查处违法药品广告案件中，涉及药品专业技术内容需要认定的，应当将需要认定的内容通知省级以上药品监督管理部门，省级以上药品监督管理部门应在收到通知书后的10个工作日内将认定结果反馈广告监督管理机关。

第二十九条　药品广告审查工作人员和药品广告监督工作人员应当接受《广告法》、《药品管理法》等有关法律法规的培训。药品广告审查机关和药品广告监督管理机关的工作人员玩忽职守、滥用职权、徇私舞弊的，给予行政处分。构成犯罪的，依法追究刑事责任。

第三十条　药品广告批准文号为“X药广审（视）第0000000000号”、“X药广审（声）第0000000000号”、“X药广审（文）第0000000000号”。其中“X”为各省、自治区、直辖市的简称。“0”为由10位数字组成，前6位代表审查年月，后4位代表广告批准序号。“视”、“声”、“文”代表用于广告媒介形式的分类代号。

第三十一条　本办法自2007年5月1日起实施。1995年3月22日国家工商行政管理局、卫生部发布的《药品广告审查办法》（国家工商行政管理局令第25号）同时废止。

任务二　药品广告审查发布标准

《药品广告审查发布标准》共计19条。已经中华人民共和国国家工商行政管理总局和国家食品药品监督管理局决定修改，现予公布，自2007年5月1日起施行。

药品广告审查发布标准

第一条　为了保证药品广告真实、合法、科学，制定本标准。

第二条　发布药品广告，应当遵守《中华人民共和国广告法》、《中华人民共和国药品管理法》和《中华人民共和国药品管理法实施条例》、《中华人民共和国反不正当竞争法》及国家有关法规。

第三条　下列药品不得发布广告：

（一）麻醉药品、精神药品、医疗用毒性药品、放射性药品；

（二）医疗机构配制的制剂；

（三）军队特需药品；

（四）国家食品药品监督管理局依法明令停止或者禁止生产、销售和使用的药品；

（五）批准试生产的药品。

第四条　处方药可以在卫生部和国家食品药品监督管理局共同指定的医学、药学专业刊物上发布广告，但不得在大众传播媒介发布广告或者以其他方式进行以公众为对象的广告宣传。不得以赠送医学、药学专业刊物等形式向公众发布处方药广告。

第五条　处方药名称与该药品的商标、生产企业字号相同的，不得使用该商标、企业字号在医学、药学专业刊物以外的媒介变相发布广告。

不得以处方药名称或者以处方药名称注册的商标以及企业字号为各种活动冠名。

第六条　药品广告内容涉及药品适应症或者功能主治、药理作用等内容的宣传，应当以国务院食品药品监督管理部门批准的说明书为准，不得进行扩大或者恶意隐瞒的宣传，不得含有说明书以外的理论、观点等内容。

第七条　药品广告中必须标明药品的通用名称、忠告语、药品广告批准文号、药品生产批准文号；以非处方药商品名称为各种活动冠名的，可以只发布药品商品名称。

药品广告必须标明药品生产企业或者药品经营企业名称，不得单独出现“咨询热线”、“咨询电话”等内容。

非处方药广告必须同时标明非处方药专用标识（OTC）。

药品广告中不得以产品注册商标代替药品名称进行宣传，但经批准作为药品商品名称使用的文字型注册商标除外。

已经审查批准的药品广告在广播电台发布时，可不播出药品广告批准文号。

第八条　处方药广告的忠告语是：“本广告仅供医学药学专业人士阅读”。

非处方药广告的忠告语是：“请按药品说明书或在药师指导下购买和使用”。

第九条　药品广告中涉及改善和增强性功能内容的，必须与经批准的药品说明书中的适应症或者功能主治完全一致。

电视台、广播电台不得在7：00—22：00发布含有上款内容的广告。

第十条　药品广告中有关药品功能疗效的宣传应当科学准确，不得出现下列情形：

（一）含有不科学地表示功效的断言或者保证的；

（二）说明治愈率或者有效率的；

（三）与其他药品的功效和安全性进行比较的；

（四）违反科学规律，明示或者暗示包治百病、适应所有症状的；

（五）含有“安全无毒副作用”、“毒副作用小”等内容的；含有明示或者暗示中成药为“天然”药品，因而安全性有保证等内容的；

（六）含有明示或者暗示该药品为正常生活和治疗病症所必需等内容的；

（七）含有明示或暗示服用该药能应付现代紧张生活和升学、考试等需要，能够帮助提高成绩、使精力旺盛、增强竞争力、增高、益智等内容的；

（八）其他不科学的用语或者表示，如“最新技术”、“最高科学”、“最先进制法”等。

第十一条　非处方药广告不得利用公众对于医药学知识的缺乏，使用公众难以理解和容易引起混淆的医学、药学术语，造成公众对药品功效与安全性的误解。

第十二条　药品广告应当宣传和引导合理用药，不得直接或者间接怂恿任意、过量地购买和使用药品，不得含有以下内容：

（一）含有不科学的表述或者使用不恰当的表现形式，引起公众对所处健康状况和所患疾病产生不必要的担忧和恐惧，或者使公众误解不使用该药品会患某种疾病或加重病情的；

（二）含有免费治疗、免费赠送、有奖销售、以药品作为礼品或者奖品等促销药品内容的；

（三）含有“家庭必备”或者类似内容的；

（四）含有“无效退款”、“保险公司保险”等保证内容的；

（五）含有评比、排序、推荐、指定、选用、获奖等综合性评价内容的。

第十三条　药品广告不得含有利用医药科研单位、学术机构、医疗机构或者专家、医生、患者的名义和形象作证明的内容。

药品广告不得使用国家机关和国家机关工作人员的名义。

药品广告不得含有军队单位或者军队人员的名义、形象。不得利用军队装备、设施从事药品广告宣传。

第十四条　药品广告不得含有涉及公共信息、公共事件或其他与公共利益相关联的内容，如各类疾病信息、经济社会发展成果或医药科学以外的科技成果。

第十五条　药品广告不得在未成年人出版物和广播电视频道、节目、栏目上发布。

药品广告不得以儿童为诉求对象，不得以儿童名义介绍药品。

第十六条　药品广告不得含有医疗机构的名称、地址、联系办法、诊疗项目、诊疗方法以及有关义诊、医疗（热线）咨询、开设特约门诊等医疗服务的内容。

第十七条　按照本标准第七条规定必须在药品广告中出现的内容，其字体和颜色必须清晰可见、易于辨认。上述内容在电视、电影、互联网、显示屏等媒体发布时，出现时间不得少于5秒。

第十八条　违反本标准规定发布的广告，构成虚假广告或者引人误解的虚假宣传的，依照《广告法》第三十七条、《反不正当竞争法》第二十四条处罚。

违反本标准第四条、第五条规定发布药品广告的，依照《广告法》第三十九条处罚。

违反本标准第三条、第六条等规定发布药品广告的，依照《广告法》第四十一条处罚。

违反本标准其他规定发布广告，《广告法》有规定的，依照《广告法》处罚；《广告法》没有具体规定的，对负有责任的广告主、广告经营者、广告发布者，处以一万元以下罚款；有违法所得的，处以违法所得三倍以下但不超过三万元的罚款。

第十九条　本标准自2007年5月1日起施行。1995年3月28日国家工商行政管理局令第27号发布的《药品广告审查标准》同时废止。

问　答　题

1. 简述药品广告不得含有的内容。
2. 国家国务院有关部门指定医学、药学专业刊物有哪些条件？
3. 简述药品广告的审批程序。
4. 药品广告中有关药品功能疗效的宣传有哪些是不允许的？

项目十四　特殊药品管理

学习目的：通过本项目的学习，使学生能够掌握《麻醉药品和精神药品管理条例》和《药品类易制毒化学品管理办法》等主要内容；运用学到的知识，掌握麻醉药品和精神药品生产和使用的管理要点，保证药品的合理使用基本技能，为从事特殊药品售后服务的工作奠定基础。

案例1：2011年3月9日，枣庄市卫生局接到群众举报，称在市中区某诊所买到二类精神药品阿普唑仑。根据举报线索，执法人员对该诊所进行现场调查，当场发现该诊所藏有精神类药品，执法人员对药品进行了封存并作调查核实。在询问调查时，执法人员还发现其他违法事实，决定进行立案处理，根据《医疗机构管理条例》《处方管理办法》有关规定，拟对该诊所实施行政处罚。

案例2：2011年6月19日，将新型毒品贴上“迷情香水”标签，通过网上交易平台和物流贩卖，这一犯罪团伙堂而皇之地存在了近两年时间。近日，广西柳州警方破获一特大网络贩毒案件，现场缴获近20万粒国家管制精神类药品。如此多的数量，且通过网络贩卖新型毒品，在全国同类案件中也十分罕见。为扩大销售面，该团伙主要负责人陈子诚利用朋友的证件在“淘宝网”上开设了一个名为“保健好好品”的网店，打着销售保健品的幌子销售“曲马多”，并且拉上自己的亲属和朋友，组成了一个庞大的销售团队，“业务范围”遍及全国多个省市。

案例1该诊所违反了《麻醉药品和精神药品管理条例》第三十一条的规定：经所在地设区的市级药品监督管理部门批准，实行统一进货、统一配送、统一管理的药品零售连锁企业可以从事第二类精神药品零售业务。

案例2违反了《麻醉药品和精神药品管理条例》第三十条：麻醉药品和第一类精神药品不得零售。禁止使用现金进行麻醉药品和精神药品交易，但是个人合法购买麻醉药品和精神药品的除外。

任务一　麻醉药品和精神药品管理条例

《麻醉药品和精神药品管理条例》，共计89条，已经2005年7月26日国务院第100次常务会议通过，（中华人民共和国国务院令第442号），现予公布，自2005年11月1日起施行。

麻醉药品和精神药品管理条例

第一章　总则

第一条　为加强麻醉药品和精神药品的管理，保证麻醉药品和精神药品的合法、安全、合理使用，防止流入非法渠道，根据药品管理法和其他有关法律的规定，制定本条例。

第二条　麻醉药品药用原植物的种植，麻醉药品和精神药品的实验研究、生产、经营、使用、储存、运输等活动以及监督管理，适用本条例。

麻醉药品和精神药品的进出口依照有关法律的规定办理。

第三条　本条例所称麻醉药品和精神药品，是指列入麻醉药品目录、精神药品目录（以下称目录）的药品和其他物质。精神药品分为第一类精神药品和第二类精神药品。

目录由国务院药品监督管理部门会同国务院公安部门、国务院卫生主管部门制定、调整并公布。

上市销售但尚未列入目录的药品和其他物质或者第二类精神药品发生滥用，已经造成或者可能造成严重社会危害的，国务院药品监督管理部门会同国务院公安部门、国务院卫生主管部门应当及时将该药品和该物质列入目录或者将该第二类精神药品调整为第一类精神药品。

第四条　国家对麻醉药品药用原植物以及麻醉药品和精神药品实行管制。除本条例另有规定的外，任何单位、个人不得进行麻醉药品药用原植物的种植以及麻醉药品和精神药品的实验研究、生产、经营、使用、储存、运输等活动。

第五条　国务院药品监督管理部门负责全国麻醉药品和精神药品的监督管理工作，并会同国务院农业主管部门对麻醉药品药用原植物实施监督管理。国务院公安部门负责对造成麻醉药品药用原植物、麻醉药品和精神药品流入非法渠道的行为进行查处。国务院其他有关主管部门在各自的职责范围内负责与麻醉药品和精神药品有关的管理工作。

省、自治区、直辖市人民政府药品监督管理部门负责本行政区域内麻醉药品和精神药品的监督管理工作。县级以上地方公安机关负责对本行政区域内造成麻醉药品和精神药品流入非法渠道的行为进行查处。县级以上地方人民政府其他有关主管部门在各自的职责范围内负责与麻醉药品和精神药品有关的管理工作。

第六条　麻醉药品和精神药品生产、经营企业和使用单位可以依法参加行业协会。行业协会应当加强行业自律管理。

第二章　种植、实验研究和生产

第七条　国家根据麻醉药品和精神药品的医疗、国家储备和企业生产所需原料的需要确定需求总量，对麻醉药品药用原植物的种植、麻醉药品和精神药品的生产实行总量控制。

国务院药品监督管理部门根据麻醉药品和精神药品的需求总量制定年度生产计划。

国务院药品监督管理部门和国务院农业主管部门根据麻醉药品年度生产计划，制定麻醉药品药用原植物年度种植计划。

第八条　麻醉药品药用原植物种植企业应当根据年度种植计划，种植麻醉药品药用原植物。

麻醉药品药用原植物种植企业应当向国务院药品监督管理部门和国务院农业主管部门定期报告种植情况。

第九条　麻醉药品药用原植物种植企业由国务院药品监督管理部门和国务院农业主管部门共同确定，其他单位和个人不得种植麻醉药品药用原植物。

第十条　开展麻醉药品和精神药品实验研究活动应当具备下列条件，并经国务院药品监督管理部门批准：

（一）以医疗、科学研究或者教学为目的；

（二）有保证实验所需麻醉药品和精神药品安全的措施和管理制度；

（三）单位及其工作人员2年内没有违反有关禁毒的法律、行政法规规定的行为。

第十一条　麻醉药品和精神药品的实验研究单位申请相关药品批准证明文件，应当依照药品管理法的规定办理；需要转让研究成果的，应当经国务院药品监督管理部门批准。

第十二条　药品研究单位在普通药品的实验研究过程中，产生本条例规定的管制品种的，应当立即停止实验研究活动，并向国务院药品监督管理部门报告。国务院药品监督管理部门应当根据情况，及时作出是否同意其继续实验研究的决定。

第十三条　麻醉药品和第一类精神药品的临床试验，不得以健康人为受试对象。

第十四条　国家对麻醉药品和精神药品实行定点生产制度。

国务院药品监督管理部门应当根据麻醉药品和精神药品的需求总量，确定麻醉药品和精神药品定点生产企业的数量和布局，并根据年度需求总量对数量和布局进行调整、公布。

第十五条　麻醉药品和精神药品的定点生产企业应当具备下列条件：

（一）有药品生产许可证；

（二）有麻醉药品和精神药品实验研究批准文件；

（三）有符合规定的麻醉药品和精神药品生产设施、储存条件和相应的安全管理设施；

（四）有通过网络实施企业安全生产管理和向药品监督管理部门报告生产信息的能力；

（五）有保证麻醉药品和精神药品安全生产的管理制度；

（六）有与麻醉药品和精神药品安全生产要求相适应的管理水平和经营规模；

（七）麻醉药品和精神药品生产管理、质量管理部门的人员应当熟悉麻醉药品和精神药品管理以及有关禁毒的法律、行政法规；

（八）没有生产、销售假药、劣药或者违反有关禁毒的法律、行政法规规定的行为；

（九）符合国务院药品监督管理部门公布的麻醉药品和精神药品定点生产企业数量和布局的要求。

第十六条　从事麻醉药品、第一类精神药品生产以及第二类精神药品原料药生产的企业，应当经所在地省、自治区、直辖市人民政府药品监督管理部门初步审查，由国务院药品监督管理部门批准；从事第二类精神药品制剂生产的企业，应当经所在地省、自治区、直辖市人民政府药品监督管理部门批准。

第十七条　定点生产企业生产麻醉药品和精神药品，应当依照药品管理法的规定取得药品批准文号。

国务院药品监督管理部门应当组织医学、药学、社会学、伦理学和禁毒等方面的专家成立专家组，由专家组对申请首次上市的麻醉药品和精神药品的社会危害性和被滥用的可能性进行评价，并提出是否批准的建议。

未取得药品批准文号的，不得生产麻醉药品和精神药品。

第十八条　发生重大突发事件，定点生产企业无法正常生产或者不能保证供应麻醉药品和精神药品时，国务院药品监督管理部门可以决定其他药品生产企业生产麻醉药品和精神药品。

重大突发事件结束后，国务院药品监督管理部门应当及时决定前款规定的企业停止麻醉药品和精神药品的生产。

第十九条　定点生产企业应当严格按照麻醉药品和精神药品年度生产计划安排生产，并依照规定向所在地省、自治区、直辖市人民政府药品监督管理部门报告生产情况。

第二十条　定点生产企业应当依照本条例的规定，将麻醉药品和精神药品销售给具有麻醉药品和精神药品经营资格的企业或者依照本条例规定批准的其他单位。

第二十一条　麻醉药品和精神药品的标签应当印有国务院药品监督管理部门规定的标志。

第三章　经营

第二十二条　国家对麻醉药品和精神药品实行定点经营制度。

国务院药品监督管理部门应当根据麻醉药品和第一类精神药品的需求总量，确定麻醉药品和第一类精神药品的定点批发企业布局，并应当根据年度需求总量对布局进行调整、公布。

药品经营企业不得经营麻醉药品原料药和第一类精神药品原料药。但是，供医疗、科学研究、教学使用的小包装的上述药品可以由国务院药品监督管理部门规定的药品批发企业经营。

第二十三条　麻醉药品和精神药品定点批发企业除应当具备药品管理法第十五条规定的药品经营企业的开办条件外，还应当具备下列条件：

（一）有符合本条例规定的麻醉药品和精神药品储存条件；

（二）有通过网络实施企业安全管理和向药品监督管理部门报告经营信息的能力；

（三）单位及其工作人员2年内没有违反有关禁毒的法律、行政法规规定的行为；

（四）符合国务院药品监督管理部门公布的定点批发企业布局。

麻醉药品和第一类精神药品的定点批发企业，还应当具有保证供应责任区域内医疗机构所需麻醉药品和第一类精神药品的能力，并具有保证麻醉药品和第一类精神药品安全经营的管理制度。

第二十四条　跨省、自治区、直辖市从事麻醉药品和第一类精神药品批发业务的企业（以下称全国性批发企业），应当经国务院药品监督管理部门批准；在本省、自治区、直辖市行政区域内从事麻醉药品和第一类精神药品批发业务的企业（以下称区域性批发企业），应当经所在地省、自治区、直辖市人民政府药品监督管理部门批准。

专门从事第二类精神药品批发业务的企业，应当经所在地省、自治区、直辖市人民政府药品监督管理部门批准。

全国性批发企业和区域性批发企业可以从事第二类精神药品批发业务。

第二十五条　全国性批发企业可以向区域性批发企业，或者经批准可以向取得麻醉药品和第一类精神药品使用资格的医疗机构以及依照本条例规定批准的其他单位销售麻醉药品和第一类精神药品。

全国性批发企业向取得麻醉药品和第一类精神药品使用资格的医疗机构销售麻醉药品和第一类精神药品，应当经医疗机构所在地省、自治区、直辖市人民政府药品监督管理部门批准。

国务院药品监督管理部门在批准全国性批发企业时，应当明确其所承担供药责任的区域。

第二十六条　区域性批发企业可以向本省、自治区、直辖市行政区域内取得麻醉药品和第一类精神药品使用资格的医疗机构销售麻醉药品和第一类精神药品；由于特殊地理位置的原因，需要就近向其他省、自治区、直辖市行政区域内取得麻醉药品和第一类精神药品使用资格的医疗机构销售的，应当经国务院药品监督管理部门批准。

省、自治区、直辖市人民政府药品监督管理部门在批准区域性批发企业时，应当明确其所承担供药责任的区域。

区域性批发企业之间因医疗急需、运输困难等特殊情况需要调剂麻醉药品和第一类精神药品的，应当在调剂后2日内将调剂情况分别报所在地省、自治区、直辖市人民政府药品监督管理部门备案。

第二十七条　全国性批发企业应当从定点生产企业购进麻醉药品和第一类精神药品。

区域性批发企业可以从全国性批发企业购进麻醉药品和第一类精神药品；经所在地省、自治区、直辖市人民政府药品监督管理部门批准，也可以从定点生产企业购进麻醉药品和第一类精神药品。

第二十八条　全国性批发企业和区域性批发企业向医疗机构销售麻醉药品和第一类精神药品，应当将药品送至医疗机构。医疗机构不得自行提货。

第二十九条　第二类精神药品定点批发企业可以向医疗机构、定点批发企业和符合本条例第三十一条规定的药品零售企业以及依照本条例规定批准的其他单位销售第二类精神药品。

第三十条　麻醉药品和第一类精神药品不得零售。

禁止使用现金进行麻醉药品和精神药品交易，但是个人合法购买麻醉药品和精神药品的除外。

第三十一条　经所在地设区的市级药品监督管理部门批准，实行统一进货、统一配送、统一管理的药品零售连锁企业可以从事第二类精神药品零售业务。

第三十二条　第二类精神药品零售企业应当凭执业医师出具的处方，按规定剂量销售第二类精神药品，并将处方保存2年备查；禁止超剂量或者无处方销售第二类精神药品；不得向未成年人销售第二类精神药品。

第三十三条　麻醉药品和精神药品实行政府定价，在制定出厂和批发价格的基础上，逐步实行全国统一零售价格。具体办法由国务院价格主管部门制定。

第四章　使用

第三十四条　药品生产企业需要以麻醉药品和第一类精神药品为原料生产普通药品的，应当向所在地省、自治区、直辖市人民政府药品监督管理部门报送年度需求计划，由省、自治区、直辖市人民政府药品监督管理部门汇总报国务院药品监督管理部门批准后，向定点生产企业购买。

药品生产企业需要以第二类精神药品为原料生产普通药品的，应当将年度需求计划报所在地省、自治区、直辖市人民政府药品监督管理部门，并向定点批发企业或者定点生产企业购买。

第三十五条　食品、食品添加剂、化妆品、油漆等非药品生产企业需要使用咖啡因作为原料的，应当经所在地省、自治区、直辖市人民政府药品监督管理部门批准，向定点批发企业或者定点生产企业购买。

科学研究、教学单位需要使用麻醉药品和精神药品开展实验、教学活动的，应当经所在地省、自治区、直辖市人民政府药品监督管理部门批准，向定点批发企业或者定点生产企业购买。

需要使用麻醉药品和精神药品的标准品、对照品的，应当经所在地省、自治区、直辖市人民政府药品监督管理部门批准，向国务院药品监督管理部门批准的单位购买。

第三十六条　医疗机构需要使用麻醉药品和第一类精神药品的，应当经所在地设区的市级人民政府卫生主管部门批准，取得麻醉药品、第一类精神药品购用印鉴卡（以下称印鉴卡）。医疗机构应当凭印鉴卡向本省、自治区、直辖市行政区域内的定点批发企业购买麻醉药品和第一类精神药品。

设区的市级人民政府卫生主管部门发给医疗机构印鉴卡时，应当将取得印鉴卡的医疗机构情况抄送所在地设区的市级药品监督管理部门，并报省、自治区、直辖市人民政府卫生主管部门备案。省、自治区、直辖市人民政府卫生主管部门应当将取得印鉴卡的医疗机构名单向本行政区域内的定点批发企业通报。

第三十七条　医疗机构取得印鉴卡应当具备下列条件：

（一）有专职的麻醉药品和第一类精神药品管理人员；

（二）有获得麻醉药品和第一类精神药品处方资格的执业医师；

（三）有保证麻醉药品和第一类精神药品安全储存的设施和管理制度。

第三十八条　医疗机构应当按照国务院卫生主管部门的规定，对本单位执业医师进行有关麻醉药品和精神药品使用知识的培训、考核，经考核合格的，授予麻醉药品和第一类精神药品处方资格。执业医师取得麻醉药品和第一类精神药品的处方资格后，方可在本医疗机构开具麻醉药品和第一类精神药品处方，但不得为自己开具该种处方。

医疗机构应当将具有麻醉药品和第一类精神药品处方资格的执业医师名单及其变更情况，定期报送所在地设区的市级人民政府卫生主管部门，并抄送同级药品监督管理部门。

医务人员应当根据国务院卫生主管部门制定的临床应用指导原则，使用麻醉药品和精神药品。

第三十九条　具有麻醉药品和第一类精神药品处方资格的执业医师，根据临床应用指导原则，对确需使用麻醉药品或者第一类精神药品的患者，应当满足其合理用药需求。在医疗机构就诊的癌症疼痛患者和其他危重患者得不到麻醉药品或者第一类精神药品时，患者或者其亲属可以向执业医师提出申请。具有麻醉药品和第一类精神药品处方资格的执业医师认为要求合理的，应当及时为患者提供所需麻醉药品或者第一类精神药品。

第四十条　执业医师应当使用专用处方开具麻醉药品和精神药品，单张处方的最大用量应当符合国务院卫生主管部门的规定。

对麻醉药品和第一类精神药品处方，处方的调配人、核对人应当仔细核对，签署姓名，并予以登记；对不符合本条例规定的，处方的调配人、核对人应当拒绝发药。

麻醉药品和精神药品专用处方的格式由国务院卫生主管部门规定。

第四十一条　医疗机构应当对麻醉药品和精神药品处方进行专册登记，加强管理。麻醉药品处方至少保存3年，精神药品处方至少保存2年。

第四十二条　医疗机构抢救病人急需麻醉药品和第一类精神药品而本医疗机构无法提供时，可以从其他医疗机构或者定点批发企业紧急借用；抢救工作结束后，应当及时将借用情况报所在地设区的市级药品监督管理部门和卫生主管部门备案。

第四十三条　对临床需要而市场无供应的麻醉药品和精神药品，持有医疗机构制剂许可证和印鉴卡的医疗机构需要配制制剂的，应当经所在地省、自治区、直辖市人民政府药品监督管理部门批准。医疗机构配制的麻醉药品和精神药品制剂只能在本医疗机构使用，不得对外销售。

第四十四条　因治疗疾病需要，个人凭医疗机构出具的医疗诊断书、本人身份证明，可以携带单张处方最大用量以内的麻醉药品和第一类精神药品；携带麻醉药品和第一类精神药品出入境的，由海关根据自用、合理的原则放行。

医务人员为了医疗需要携带少量麻醉药品和精神药品出入境的，应当持有省级以上人民政府药品监督管理部门发放的携带麻醉药品和精神药品证明。海关凭携带麻醉药品和精神药品证明放行。

第四十五条　医疗机构、戒毒机构以开展戒毒治疗为目的，可以使用美沙酮或者国家确定的其他用于戒毒治疗的麻醉药品和精神药品。具体管理办法由国务院药品监督管理部门、国务院公安部门和国务院卫生主管部门制定。

第五章　储存

第四十六条　麻醉药品药用原植物种植企业、定点生产企业、全国性批发企业和区域性批发企业以及国家设立的麻醉药品储存单位，应当设置储存麻醉药品和第一类精神药品的专库。该专库应当符合下列要求：

（一）安装专用防盗门，实行双人双锁管理；

（二）具有相应的防火设施；

（三）具有监控设施和报警装置，报警装置应当与公安机关报警系统联网。

全国性批发企业经国务院药品监督管理部门批准设立的药品储存点应当符合前款的规定。

麻醉药品定点生产企业应当将麻醉药品原料药和制剂分别存放。

第四十七条　麻醉药品和第一类精神药品的使用单位应当设立专库或者专柜储存麻醉药品和第一类精神药品。专库应当设有防盗设施并安装报警装置；专柜应当使用保险柜。专库和专柜应当实行双人双锁管理。

第四十八条　麻醉药品药用原植物种植企业、定点生产企业、全国性批发企业和区域性批发企业、国家设立的麻醉药品储存单位以及麻醉药品和第一类精神药品的使用单位，应当配备专人负责管理工作，并建立储存麻醉药品和第一类精神药品的专用账册。药品入库双人验收，出库双人复核，做到账物相符。专用账册的保存期限应当自药品有效期期满之日起不少于5年。

第四十九条　第二类精神药品经营企业应当在药品库房中设立独立的专库或者专柜储存第二类精神药品，并建立专用账册，实行专人管理。专用账册的保存期限应当自药品有效期期满之日起不少于5年。

第六章　运输

第五十条　托运、承运和自行运输麻醉药品和精神药品的，应当采取安全保障措施，防止麻醉药品和精神药品在运输过程中被盗、被抢、丢失。

第五十一条　通过铁路运输麻醉药品和第一类精神药品的，应当使用集装箱或者铁路行李车运输，具体办法由国务院药品监督管理部门会同国务院铁路主管部门制定。

没有铁路需要通过公路或者水路运输麻醉药品和第一类精神药品的，应当由专人负责押运。

第五十二条　托运或者自行运输麻醉药品和第一类精神药品的单位，应当向所在地省、自治区、直辖市人民政府药品监督管理部门申请领取运输证明。运输证明有效期为1年。

运输证明应当由专人保管，不得涂改、转让、转借。

第五十三条　托运人办理麻醉药品和第一类精神药品运输手续，应当将运输证明副本交付承运人。承运人应当查验、收存运输证明副本，并检查货物包装。没有运输证明或者货物包装不符合规定的，承运人不得承运。

承运人在运输过程中应当携带运输证明副本，以备查验。

第五十四条　邮寄麻醉药品和精神药品，寄件人应当提交所在地省、自治区、直辖市人民政府药品监督管理部门出具的准予邮寄证明。邮政营业机构应当查验、收存准予邮寄证明；没有准予邮寄证明的，邮政营业机构不得收寄。

省、自治区、直辖市邮政主管部门指定符合安全保障条件的邮政营业机构负责收寄麻醉药品和精神药品。邮政营业机构收寄麻醉药品和精神药品，应当依法对收寄的麻醉药品和精神药品予以查验。

邮寄麻醉药品和精神药品的具体管理办法，由国务院药品监督管理部门会同国务院邮政主管部门制定。

第五十五条　定点生产企业、全国性批发企业和区域性批发企业之间运输麻醉药品、第一类精神药品，发货人在发货前应当向所在地省、自治区、直辖市人民政府药品监督管理部门报送本次运输的相关信息。属于跨省、自治区、直辖市运输的，收到信息的药品监督管理部门应当向收货人所在地的同级药品监督管理部门通报；属于在本省、自治区、直辖市行政区域内运输的，收到信息的药品监督管理部门应当向收货人所在地设区的市级药品监督管理部门通报。

第七章　审批程序和监督管理

第五十六条　申请人提出本条例规定的审批事项申请，应当提交能够证明其符合本条例规定条件的相关资料。审批部门应当自收到申请之日起40日内作出是否批准的决定；作出批准决定的，发给许可证明文件或者在相关许可证明文件上加注许可事项；作出不予批准决定的，应当书面说明理由。

确定定点生产企业和定点批发企业，审批部门应当在经审查符合条件的企业中，根据布局的要求，通过公平竞争的方式初步确定定点生产企业和定点批发企业，并予公布。其他符合条件的企业可以自公布之日起10日内向审批部门提出异议。审批部门应当自收到异议之日起20日内对异议进行审查，并作出是否调整的决定。

第五十七条　药品监督管理部门应当根据规定的职责权限，对麻醉药品药用原植物的种植以及麻醉药品和精神药品的实验研究、生产、经营、使用、储存、运输活动进行监督检查。

第五十八条　省级以上人民政府药品监督管理部门根据实际情况建立监控信息网络，对定点生产企业、定点批发企业和使用单位的麻醉药品和精神药品生产、进货、销售、库存、使用的数量以及流向实行实时监控，并与同级公安机关做到信息共享。

第五十九条　尚未连接监控信息网络的麻醉药品和精神药品定点生产企业、定点批发企业和使用单位，应当每月通过电子信息、传真、书面等方式，将本单位麻醉药品和精神药品生产、进货、销售、库存、使用的数量以及流向，报所在地设区的市级药品监督管理部门和公安机关；医疗机构还应当报所在地设区的市级人民政府卫生主管部门。

设区的市级药品监督管理部门应当每3个月向上一级药品监督管理部门报告本地区麻醉药品和精神药品的相关情况。

第六十条　对已经发生滥用，造成严重社会危害的麻醉药品和精神药品品种，国务院药品监督管理部门应当采取在一定期限内中止生产、经营、使用或者限定其使用范围和用途等措施。对不再作为药品使用的麻醉药品和精神药品，国务院药品监督管理部门应当撤销其药品批准文号和药品标准，并予以公布。

药品监督管理部门、卫生主管部门发现生产、经营企业和使用单位的麻醉药品和精神药品管理存在安全隐患时，应当责令其立即排除或者限期排除；对有证据证明可能流入非法渠道的，应当及时采取查封、扣押的行政强制措施，在7日内作出行政处理决定，并通报同级公安机关。

药品监督管理部门发现取得印鉴卡的医疗机构未依照规定购买麻醉药品和第一类精神药品时，应当及时通报同级卫生主管部门。接到通报的卫生主管部门应当立即调查处理。必要时，药品监督管理部门可以责令定点批发企业中止向该医疗机构销售麻醉药品和第一类精神药品。

第六十一条　麻醉药品和精神药品的生产、经营企业和使用单位对过期、损坏的麻醉药品和精神药品应当登记造册，并向所在地县级药品监督管理部门申请销毁。药品监督管理部门应当自接到申请之日起5日内到场监督销毁。医疗机构对存放在本单位的过期、损坏麻醉药品和精神药品，应当按照本条规定的程序向卫生主管部门提出申请，由卫生主管部门负责监督销毁。

对依法收缴的麻醉药品和精神药品，除经国务院药品监督管理部门或者国务院公安部门批准用于科学研究外，应当依照国家有关规定予以销毁。

第六十二条　县级以上人民政府卫生主管部门应当对执业医师开具麻醉药品和精神药品处方的情况进行监督检查。

第六十三条　药品监督管理部门、卫生主管部门和公安机关应当互相通报麻醉药品和精神药品生产、经营企业和使用单位的名单以及其他管理信息。

各级药品监督管理部门应当将在麻醉药品药用原植物的种植以及麻醉药品和精神药品的实验研究、生产、经营、使用、储存、运输等各环节的管理中的审批、撤销等事项通报同级公安机关。

麻醉药品和精神药品的经营企业、使用单位报送各级药品监督管理部门的备案事项，应当同时报送同级公安机关。

第六十四条　发生麻醉药品和精神药品被盗、被抢、丢失或者其他流入非法渠道的情形的，案发单位应当立即采取必要的控制措施，同时报告所在地县级公安机关和药品监督管理部门。医疗机构发生上述情形的，还应当报告其主管部门。

公安机关接到报告、举报，或者有证据证明麻醉药品和精神药品可能流入非法渠道时，应当及时开展调查，并可以对相关单位采取必要的控制措施。

药品监督管理部门、卫生主管部门以及其他有关部门应当配合公安机关开展工作。

第八章　法律责任

第六十五条　药品监督管理部门、卫生主管部门违反本条例的规定，有下列情形之一的，由其上级行政机关或者监察机关责令改正；情节严重的，对直接负责的主管人员和其他直接责任人员依法给予行政处分；构成犯罪的，依法追究刑事责任：

（一）对不符合条件的申请人准予行政许可或者超越法定职权作出准予行政许可决定的；

（二）未到场监督销毁过期、损坏的麻醉药品和精神药品的；

（三）未依法履行监督检查职责，应当发现而未发现违法行为、发现违法行为不及时查处，或者未依照本条例规定的程序实施监督检查的；

（四）违反本条例规定的其他失职、渎职行为。

第六十六条 麻醉药品药用原植物种植企业违反本条例的规定，有下列情形之一的，由药品监督管理部门责令限期改正，给予警告；逾期不改正的，处5万元以上10万元以下的罚款；情节严重的，取消其种植资格：

（一）未依照麻醉药品药用原植物年度种植计划进行种植的；

（二）未依照规定报告种植情况的；

（三）未依照规定储存麻醉药品的。

第六十七条 定点生产企业违反本条例的规定，有下列情形之一的，由药品监督管理部门责令限期改正，给予警告，并没收违法所得和违法销售的药品；逾期不改正的，责令停产，并处5万元以上10万元以下的罚款；情节严重的，取消其定点生产资格：

（一）未按照麻醉药品和精神药品年度生产计划安排生产的；

（二）未依照规定向药品监督管理部门报告生产情况的；

（三）未依照规定储存麻醉药品和精神药品，或者未依照规定建立、保存专用账册的；

（四）未依照规定销售麻醉药品和精神药品的；

（五）未依照规定销毁麻醉药品和精神药品的。

第六十八条 定点批发企业违反本条例的规定销售麻醉药品和精神药品，或者违反本条例的规定经营麻醉药品原料药和第一类精神药品原料药的，由药品监督管理部门责令限期改正，给予警告，并没收违法所得和违法销售的药品；逾期不改正的，责令停业，并处违法销售药品货值金额2倍以上5倍以下的罚款；情节严重的，取消其定点批发资格。

第六十九条 定点批发企业违反本条例的规定，有下列情形之一的，由药品监督管理部门责令限期改正，给予警告；逾期不改正的，责令停业，并处2万元以上5万元以下的罚款；情节严重的，取消其定点批发资格：

（一）未依照规定购进麻醉药品和第一类精神药品的；

（二）未保证供药责任区域内的麻醉药品和第一类精神药品的供应的；

（三）未对医疗机构履行送货义务的；

（四）未依照规定报告麻醉药品和精神药品的进货、销售、库存数量以及流向的；

（五）未依照规定储存麻醉药品和精神药品，或者未依照规定建立、保存专用账册的；

（六）未依照规定销毁麻醉药品和精神药品的；

（七）区域性批发企业之间违反本条例的规定调剂麻醉药品和第一类精神药品，或者因特殊情况调剂麻醉药品和第一类精神药品后未依照规定备案的。

第七十条 第二类精神药品零售企业违反本条例的规定储存、销售或者销毁第二类精神药品的，由药品监督管理部门责令限期改正，给予警告，并没收违法所得和违法销售的药品；逾期不改正的，责令停业，并处5000元以上2万元以下的罚款；情节严重的，取消其第二类精神药品零售资格。

第七十一条　本条例第三十四条、第三十五条规定的单位违反本条例的规定，购买麻醉药品和精神药品的，由药品监督管理部门没收违法购买的麻醉药品和精神药品，责令限期改正，给予警告；逾期不改正的，责令停产或者停止相关活动，并处2万元以上5万元以下的罚款。

第七十二条　取得印鉴卡的医疗机构违反本条例的规定，有下列情形之一的，由设区的市级人民政府卫生主管部门责令限期改正，给予警告；逾期不改正的，处5000元以上1万元以下的罚款；情节严重的，吊销其印鉴卡；对直接负责的主管人员和其他直接责任人员，依法给予降级、撤职、开除的处分：

（一）未依照规定购买、储存麻醉药品和第一类精神药品的；

（二）未依照规定保存麻醉药品和精神药品专用处方，或者未依照规定进行处方专册登记的；

（三）未依照规定报告麻醉药品和精神药品的进货、库存、使用数量的；

（四）紧急借用麻醉药品和第一类精神药品后未备案的；

（五）未依照规定销毁麻醉药品和精神药品的。

第七十三条　具有麻醉药品和第一类精神药品处方资格的执业医师，违反本条例的规定开具麻醉药品和第一类精神药品处方，或者未按照临床应用指导原则的要求使用麻醉药品和第一类精神药品的，由其所在医疗机构取消其麻醉药品和第一类精神药品处方资格；造成严重后果的，由原发证部门吊销其执业证书。执业医师未按照临床应用指导原则的要求使用第二类精神药品或者未使用专用处方开具第二类精神药品，造成严重后果的，由原发证部门吊销其执业证书。

未取得麻醉药品和第一类精神药品处方资格的执业医师擅自开具麻醉药品和第一类精神药品处方，由县级以上人民政府卫生主管部门给予警告，暂停其执业活动；造成严重后果的，吊销其执业证书；构成犯罪的，依法追究刑事责任。

处方的调配人、核对人违反本条例的规定未对麻醉药品和第一类精神药品处方进行核对，造成严重后果的，由原发证部门吊销其执业证书。

第七十四条　违反本条例的规定运输麻醉药品和精神药品的，由药品监督管理部门和运输管理部门依照各自职责，责令改正，给予警告，处2万元以上5万元以下的罚款。

收寄麻醉药品、精神药品的邮政营业机构未依照本条例的规定办理邮寄手续的，由邮政主管部门责令改正，给予警告；造成麻醉药品、精神药品邮件丢失的，依照邮政法律、行政法规的规定处理。

第七十五条　提供虚假材料、隐瞒有关情况，或者采取其他欺骗手段取得麻醉药品和精神药品的实验研究、生产、经营、使用资格的，由原审批部门撤销其已取得的资格，5年内不得提出有关麻醉药品和精神药品的申请；情节严重的，处1万元以上3万元以下的罚款，有药品生产许可证、药品经营许可证、医疗机构执业许可证的，依法吊销其许可证明文件。

第七十六条　药品研究单位在普通药品的实验研究和研制过程中，产生本条例规定管制的麻醉药品和精神药品，未依照本条例的规定报告的，由药品监督管理部门责令改正，给予警告，没收违法药品；拒不改正的，责令停止实验研究和研制活动。

第七十七条　药物临床试验机构以健康人为麻醉药品和第一类精神药品临床试验的受试对象的，由药品监督管理部门责令停止违法行为，给予警告；情节严重的，取消其药物临床试验机构的资格；构成犯罪的，依法追究刑事责任。对受试对象造成损害的，药物临床试验机构依法承担治疗和赔偿责任。

第七十八条　定点生产企业、定点批发企业和第二类精神药品零售企业生产、销售假劣麻醉药品和精神药品的，由药品监督管理部门取消其定点生产资格、定点批发资格或者第二类精神药品零售资格，并依照药品管理法的有关规定予以处罚。

第七十九条　定点生产企业、定点批发企业和其他单位使用现金进行麻醉药品和精神药品交易的，由药品监督管理部门责令改正，给予警告，没收违法交易的药品，并处5万元以上10万元以下的罚款。

第八十条　发生麻醉药品和精神药品被盗、被抢、丢失案件的单位，违反本条例的规定未采取必要的控制措施或者未依照本条例的规定报告的，由药品监督管理部门和卫生主管部门依照各自职责，责令改正，给予警告；情节严重的，处5000元以上1万元以下的罚款；有上级主管部门的，由其上级主管部门对直接负责的主管人员和其他直接责任人员，依法给予降级、撤职的处分。

第八十一条　依法取得麻醉药品药用原植物种植或者麻醉药品和精神药品实验研究、生产、经营、使用、运输等资格的单位，倒卖、转让、出租、出借、涂改其麻醉药品和精神药品许可证明文件的，由原审批部门吊销相应许可证明文件，没收违法所得；情节严重的，处违法所得2倍以上5倍以下的罚款；没有违法所得的，处2万元以上5万元以下的罚款；构成犯罪的，依法追究刑事责任。

第八十二条　违反本条例的规定，致使麻醉药品和精神药品流入非法渠道造成危害，构成犯罪的，依法追究刑事责任；尚不构成犯罪的，由县级以上公安机关处5万元以上10万元以下的罚款；有违法所得的，没收违法所得；情节严重的，处违法所得2倍以上5倍以下的罚款；由原发证部门吊销其药品生产、经营和使用许可证明文件。

药品监督管理部门、卫生主管部门在监督管理工作中发现前款规定情形的，应当立即通报所在地同级公安机关，并依照国家有关规定，将案件以及相关材料移送公安机关。

第八十三条　本章规定由药品监督管理部门作出的行政处罚，由县级以上药品监督管理部门按照国务院药品监督管理部门规定的职责分工决定。

第九章　附则

第八十四条　本条例所称实验研究是指以医疗、科学研究或者教学为目的的临床前药物研究。

经批准可以开展与计划生育有关的临床医疗服务的计划生育技术服务机构需要使用麻醉药品和精神药品的，依照本条例有关医疗机构使用麻醉药品和精神药品的规定执行。

第八十五条　麻醉药品目录中的罂粟壳只能用于中药饮片和中成药的生产以及医疗配方使用。具体管理办法由国务院药品监督管理部门另行制定。

第八十六条　生产含麻醉药品的复方制剂，需要购进、储存、使用麻醉药品原料药的，应当遵守本条例有关麻醉药品管理的规定。

第八十七条　军队医疗机构麻醉药品和精神药品的供应、使用，由国务院药品监督管理部门会同中国人民解放军总后勤部依据本条例制定具体管理办法。

第八十八条　对动物用麻醉药品和精神药品的管理，由国务院兽医主管部门会同国务院药品监督管理部门依据本条例制定具体管理办法。

第八十九条　本条例自2005年11月1日起施行。1987年11月28日国务院发布的《麻醉药品管理办法》和1988年12月27日国务院发布的《精神药品管理办法》同时废止。

附件1　麻醉药品品种目录（2013年版）

序号	中文名	英文名	CAS号	备注
1	醋托啡	Acetorphine	25333-77-1	
2	乙酰阿法甲基芬太尼	Acetyl-*alpha*-methylfentanyl	101860-00-8	
3	醋美沙多	Acetylmethadol	509-74-0	
4	阿芬太尼	Alfentanil	71195-58-9	
5	烯丙罗定	Allylprodine	25384-17-2	
6	阿醋美沙多	Alphacetylmethadol	17199-58-5	
7	阿法美罗定	Alphameprodine	468-51-9	
8	阿法美沙多	Alphamethadol	17199-54-1	
9	阿法甲基芬太尼	Alpha-methylfentanyl	79704-88-4	
10	阿法甲基硫代芬太尼	Alpha-methylthiofentanyl	103963-66-2	
11	阿法罗定	Alphaprodine	77-20-3	
12	阿尼利定	Anileridine	144-14-9	
13	苄替啶	Benzethidine	3691-78-9	
14	苄吗啡	Benzylmorphine	36418-34-5	

续表

序号	中文名	英文名	CAS 号	备注
15	倍醋美沙多	Betacetylmethadol	17199－59－6	
16	倍他羟基芬太尼	Beta－hydroxyfentanyl	78995－10－5	
17	倍他羟基－3－甲基芬太尼	Beta－hydroxy－3－methylfentanyl	78995－14－9	
18	倍他美罗定	Betameprodine	468－50－8	
19	倍他美沙多	Betamethadol	17199－55－2	
20	倍他罗定	Betaprodine	468－59－7	
21	贝齐米特	Bezitramide	15301－48－1	
22	大麻和大麻树脂与大麻浸膏和酊	Cannabis and Cannabis Resin and Extracts and Tinctures of Cannabis	8063－14－7 6465－30－1	
23	氯尼他秦	Clonitazene	3861－76－5	
24	古柯叶	Coca Leaf		
25	可卡因*	Cocaine	50－36－2	
26	可多克辛	Codoxime	7125－76－0	
27	罂粟浓缩物*	Concentrate of Poppy Straw		包括罂粟果提取物*，罂粟果提取物粉*
28	地索吗啡	Desomorphine	427－00－9	
29	右吗拉胺	Dextromoramide	357－56－2	
30	地恩丙胺	Diampromide	552－25－0	
31	二乙噻丁	Diethylthiambutene	86－14－6	
32	地芬诺辛	Difenoxin	28782－42－5	
33	二氢埃托啡*	Dihydroetorphine	14357－76－7	
34	双氢吗啡	Dihydromorphine	509－60－4	
35	地美沙多	Dimenoxadol	509－78－4	
36	地美庚醇	Dimepheptanol	545－90－4	
37	二甲噻丁	Dimethylthiambutene	524－84－5	
38	吗苯丁酯	Dioxaphetyl Butyrate	467－86－7	
39	地芬诺酯*	Diphenoxylate	915－30－0	
40	地匹哌酮	Dipipanone	467－83－4	
41	羟蒂巴酚	Drotebanol	3176－03－2	
42	芽子碱	Ecgonine	481－37－8	

续表

序号	中文名	英文名	CAS 号	备注
43	乙甲噻丁	Ethylmethylthiambutene	441－61－2	
44	依托尼秦	Etonitazene	911－65－9	
45	埃托啡	Etorphine	14521－96－1	
46	依托利定	Etoxeridine	469－82－9	
47	芬太尼*	Fentanyl	437－38－7	
48	呋替啶	Furethidine	2385－81－1	
49	海洛因	Heroin	561－27－3	
50	氢可酮*	Hydrocodone	125－29－1	
51	氢吗啡醇	Hydromorphinol	2183－56－4	
52	氢吗啡酮*	Hydromorphone	466－99－9	
53	羟哌替啶	Hydroxypethidine	468－56－4	
54	异美沙酮	Isomethadone	466－40－0	
55	凯托米酮	Ketobemidone	469－79－4	
56	左美沙芬	Levomethorphan	125－70－2	
57	左吗拉胺	Levomoramide	5666－11－5	
58	左芬啡烷	Levophenacylmorphan	10061－32－2	
59	左啡诺	Levorphanol	77－07－6	
60	美他佐辛	Metazocine	3734－52－9	
61	美沙酮*	Methadone	76－99－3	
62	美沙酮中间体	Methadone Intermediate	125－79－1	4－氰基－2－二甲氨基－4，4－二苯基丁烷
63	甲地索啡	Methyldesorphine	16008－36－9	
64	甲二氢吗啡	Methyldihydromorphine	509－56－8	
65	3－甲基芬太尼	3－Methylfentanyl	42045－86－3	
66	3－甲基硫代芬太尼	3－Methylthiofentanyl	86052－04－2	
67	美托酮	Metopon	143－52－2	
68	吗拉胺中间体	Moramide Intermediate	3626－55－9	2－甲基－3－吗啉基－1，1－二苯基丁酸
69	吗哌利定	Morpheridine	469－81－8	
70	吗啡*	Morphine	57－27－2	包括吗啡阿托品注射液*

续表

序号	中文名	英文名	CAS 号	备注
71	吗啡甲溴化物	Morphine Methobromide	125－23－5	包括其他五价氮吗啡衍生物，特别包括吗啡－*N*－氧化物，其中一种是可待因－*N*－氧化物
72	吗啡－*N*－氧化物	Morphine－*N*－oxide	639－46－3	
73	1－甲基－4－苯基－4－哌啶丙酸酯	1－Methyl－4－phenyl－4－piperidinol propionate（ester)	13147－09－6	MPPP
74	麦罗啡	Myrophine	467－18－5	
75	尼可吗啡	Nicomorphine	639－48－5	
76	诺美沙多	Noracymethadol	1477－39－0	
77	去甲左啡诺	Norlevorphanol	1531－12－0	
78	去甲美沙酮	Normethadone	467－85－6	
79	去甲吗啡	Normorphine	466－97－7	
80	诺匹哌酮	Norpipanone	561－48－8	
81	阿片*	Opium	8008－60－4	包括复方樟脑酊*、阿桔片*
82	奥列巴文	Oripavine	467－04－9	
83	羟考酮*	Oxycodone	76－42－5	
84	羟吗啡酮	Oxymorphone	76－41－5	
85	对氟芬太尼	*Para*－fluorofentanyl	90736－23－5	
86	哌替啶*	Pethidine	57－42－1	
87	哌替啶中间体 A	Pethidine Intermediate A	3627－62－1	4－氰基－1－甲基－4－苯基哌啶
88	哌替啶中间体 B	Pethidine Intermediate B	77－17－8	4－苯基哌啶－4－羧酸乙酯
89	哌替啶中间体 C	Pethidine Intermediate C	3627－48－3	1－甲基－4－苯基哌啶－4－羧酸
90	苯吗庚酮	Phenadoxone	467－84－5	
91	非那丙胺	Phenampromide	129－83－9	
92	非那佐辛	Phenazocine	127－35－5	

续表

序号	中文名	英文名	CAS 号	备注
93	1－苯乙基－4－苯基－4－哌啶乙酸酯	1－Phenethyl－4－phenyl－4－piperidinol acetate（ester）	64－52－8	PEPAP
94	非诺啡烷	Phenomorphan	468－07－5	
95	苯哌利定	Phenoperidine	562－26－5	
96	匹米诺定	Piminodine	13495－09－5	
97	哌腈米特	Piritramide	302－41－0	
98	普罗庚嗪	Proheptazine	77－14－5	
99	丙哌利定	Properidine	561－76－2	
100	消旋甲啡烷	Racemethorphan	510－53－2	
101	消旋吗拉胺	Racemoramide	545－59－5	
102	消旋啡烷	Racemorphan	297－90－5	
103	瑞芬太尼*	Remifentanil	132875－61－7	
104	舒芬太尼*	Sufentanil	56030－54－7	
105	醋氢可酮	Thebacon	466－90－0	
106	蒂巴因*	Thebaine	115－37－7	
107	硫代芬太尼	Thiofentanyl	1165－22－6	
108	替利定	Tilidine	20380－58－9	
109	三甲利定	Trimeperidine	64－39－1	
110	醋氢可待因	Acetyldihydrocodeine	3861－72－1	
111	可待因*	Codeine	76－57－3	
112	右丙氧芬*	Dextropropoxyphene	469－62－5	
113	双氢可待因*	Dihydrocodeine	125－28－0	
114	乙基吗啡*	Ethylmorphine	76－58－4	
115	尼可待因	Nicocodine	3688－66－2	
116	烟氢可待因	Nicodicodine	808－24－2	
117	去甲可待因	Norcodeine	467－15－2	
118	福尔可定*	Pholcodine	509－67－1	
119	丙吡兰	Propiram	15686－91－6	

续表

序号	中文名	英文名	CAS 号	备注
120	布桂嗪*	Bucinnazine		
121	罂粟壳*	Poppy Shell		

注：1. 上述品种包括其可能存在的盐和单方制剂（除非另有规定）。

2. 上述品种包括其可能存在的异构体、酯及醚（除非另有规定）。

3. 品种目录有*的麻醉药品为我国生产及使用的品种。

附件2　精神药品品种目录（2013年版）

第一类

序号	中文名	英文名	CAS 号	备注
1	布苯丙胺	Brolamfetamine	64638－07－9	DOB
2	卡西酮	Cathinone	71031－15－7	
3	二乙基色胺	3－［2－（Diethylamino）ethyl］indole	7558－72－7	DET
4	二甲氧基安非他明	(±)－2，5－Dimethoxy－*alpha*－methylphenethylamine	2801－68－5	DMA
5	（1，2－二甲基庚基）羟基四氢甲基二苯吡喃	3－（1，2－dimethylheptyl）－7，8，9，10－tetrahydro－6，6，9－trimethyl－6*H*dibenzo［*b*，*d*］pyran－1－ol	32904－22－6	DMHP
6	二甲基色胺	3－［2－（Dimethylamino）ethyl］indole	61－50－7	DMT
7	二甲氧基乙基安非他明	(±)－4－ethyl－2，5－dimethoxy－α－methylphenethylamine	22139－65－7	DOET
8	乙环利定	Eticyclidine	2201－15－2	PCE
9	乙色胺	Etryptamine	2235－90－7	
10	羟芬胺	(±)－N－［alpha－methyl－3，4－（methylenedioxy）phenethyl］hydroxylamine	74698－47－8	N－hydroxy MDA

续表

序号	中文名	英文名	CAS 号	备注
11	麦角二乙胺	（+） - Lysergide	50 - 37 - 3	LSD
12	乙芬胺	（±） - N - ethyl - alpha - methyl - 3，4 - （methylenedioxy） phenethylamine	82801 - 81 - 8	N - ethyl MDA
13	二亚甲基双氧安非他明	（±） - N，alpha - dimethyl - 3，4 - （methylene - dioxy） phenethylamine	42542 - 10 - 9	MDMA
14	麦司卡林	Mescaline	54 - 04 - - 6	
15	甲卡西酮	Methcathinone	5650 - 44 - 2 （右旋体），49656 - 78 - 2 （右旋体盐酸盐），112117 - 24 - 5 （左旋体），66514 - 93 - 0 （左旋体盐酸盐）	
16	甲米雷司	4 - Methylaminorex	3568 - 94 - 3	
17	甲羟芬胺	5 - methoxy - α - methyl - 3，4 - （methylenedioxy） phenethylamine	13674 - 05 - 0	MMDA
18	4 - 甲基硫基安非他明	4 - Methylthioamfetamine	14116 - 06 - 4	
19	六氢大麻酚	Parahexyl	117 - 51 - 1	
20	副甲氧基安非他明	P - methoxy - alpha - methylphenethylamine	64 - 13 - 1	PMA
21	赛洛新	Psilocine	520 - 53 - 6	
22	赛洛西宾	Psilocybine	520 - 52 - 5	
23	咯环利定	Rolicyclidine	2201 - 39 - 0	PHP
24	二甲氧基甲苯异丙胺	2，5 - Dimethoxy - *alpha*，4 - dimethylphenethylamine	15588 - 95 - 1	STP
25	替苯丙胺	Tenamfetamine	4764 - 17 - 4	MDA
26	替诺环定	Tenocyclidine	21500 - 98 - 1	TCP

续表

序号	中文名	英文名	CAS号	备注
27	四氢大麻酚	Tetrahydrocannabinol		包括同分异构体及其立体化学变体
28	三甲氧基安非他明	(±) -3, 4, 5 - Trimethoxy - alpha - methylphenethylamine	1082 - 88 - 8	TMA
29	苯丙胺	Amfetamine	300 - 62 - 9	
30	氨奈普汀	Amineptine	57574 - 09 - 1	
31	2, 5 - 二甲氧基 - 4 - 溴苯乙胺	4 - Bromo - 2, 5 - dimethoxyphenethylamine	66142 - 81 - 2	2 - CB
32	右苯丙胺	Dexamfetamine	51 - 64 - 9	
33	屈大麻酚	Dronabinol	1972 - 08 - 3	δ-9 - 四氢大麻酚及其立体化学异构体
34	芬乙茶碱	Fenetylline	3736 - 08 - 1	
35	左苯丙胺	Levamfetamine	156 - 34 - 3	
36	左甲苯丙胺	Levomethamfetamine	33817 - 09 - 3	
37	甲氯喹酮	Mecloqualone	340 - 57 - 8	
38	去氧麻黄碱	Metamfetamine	537 - 46 - 2	
39	去氧麻黄碱外消旋体	Metamfetamine Racemate	7632 - 10 - 2	
40	甲喹酮	Methaqualone	72 - 44 - 6	
41	哌醋甲酯*	Methylphenidate	113 - 45 - 1	
42	苯环利定	Phencyclidine	77 - 10 - 1	PCP
43	芬美曲秦	Phenmetrazine	134 - 49 - 6	
44	司可巴比妥*	Secobarbital	76 - 73 - 3	
45	齐培丙醇	Zipeprol	34758 - 83 - 3	
46	安非拉酮	Amfepramone	90 - 84 - 6	
47	苄基哌嗪	Benzylpiperazine	2759 - 28 - 6	BZP
48	丁丙诺啡*	Buprenorphine	52485 - 79 - 7	
49	1 - 丁基 - 3 - (1 - 萘甲酰基) 吲哚	1 - Butyl - 3 - (1 - naphthoyl) indole	208987 - 48 - 8	JWH - 073
50	恰特草	Catha edulis Forssk		Khat
51	2, 5 - 二甲氧基 - 4 - 碘苯乙胺	2, 5 - Dimethoxy - 4 - iodophenethylamine	69587 - 11 - 7	2C - I

续表

序号	中文名	英文名	CAS 号	备注
52	2，5－二甲氧基苯乙胺	2，5－Dimethoxyphenethylamine	3600－86－0	2C－H
53	二甲基安非他明	Dimethylamfetamine	4075－96－1	
54	依他喹酮	Etaqualone	7432－25－9	
55	[1－（5－氟戊基）－1*H*－吲哚－3－基]（2－碘苯基）甲酮	[1－（5－Fluoropentyl）－3－（2－iodobenzoyl）indole]	335161－03－0	AM－694
56	1－（5－氟戊基）－3－（1－萘甲酰基）－1*H*－吲哚	1－（5－Fluoropentyl）－3－（1－naphthoyl）indole	335161－24－5	AM－2201
57	γ－羟丁酸*	Gamma－hydroxybutyrate	591－81－1	GHB
58	氯胺酮*	Ketamine	6740－88－1	
59	马吲哚*	Mazindol	22232－71－9	
60	2－（2－甲氧基苯基）－1－（1－戊基－1*H*－吲哚－3－基）乙酮	2－（2－Methoxyphenyl）－1－（1－pentyl－1H－indol－3－yl）ethanone	864445－43－2	JWH－250
61	亚甲基二氧吡咯戊酮	Methylenedioxypyrovalerone	687603－66－3	MDPV
62	4－甲基乙卡西酮	4－Methylethcathinone	1225617－18－4	4－MEC
63	4－甲基甲卡西酮	4－Methylmethcathinone	5650－44－2	4－MMC
64	3，4－亚甲二氧基甲卡西酮	3，4－Methylenedioxy－N－methylcathinone	186028－79－5	Methylone
65	莫达非尼	Modafinil	68693－11－8	
66	1－戊基－3－（1－萘甲酰基）吲哚	1－Pentyl－3－（1－naphthoyl）indole	209414－07－3	JWH－018
67	他喷他多	Tapentadol	175591－23－8	
68	三唑仑*	Triazolam	28911－01－5	

第二类

序号	中文名	英文名	CAS 号	备注
1	异戊巴比妥*	Amobarbital	57－43－2	
2	布他比妥	Butalbital	77－26－9	
3	去甲伪麻黄碱	Cathine	492－39－7	

续表

序号	中文名	英文名	CAS 号	备注
4	环己巴比妥	Cyclobarbital	52-31-3	
5	氟硝西泮	Flunitrazepam	1622-62-4	
6	格鲁米特*	Glutethimide	77-21-4	
7	喷他佐辛*	Pentazocine	55643-30-6	
8	戊巴比妥*	Pentobarbital	76-74-4	
9	阿普唑仑*	Alprazolam	28981-97-7	
10	阿米雷司	Aminorex	2207-50-3	
11	巴比妥*	Barbital	57-44-3	
12	苄非他明	Benzfetamine	156-08-1	
13	溴西泮	Bromazepam	1812-30-2	
14	溴替唑仑	Brotizolam	57801-81-7	
15	丁巴比妥	Butobarbital	77-28-1	
16	卡马西泮	Camazepam	36104-80-0	
17	氯氮草	Chlordiazepoxide	58-25-3	
18	氯巴占	Clobazam	22316-47-8	
19	氯硝西泮*	Clonazepam	1622-61-3	
20	氯拉草酸	Clorazepate	23887-31-2	
21	氯噻西泮	Clotiazepam	33671-46-4	
22	氯噁唑仑	Cloxazolam	24166-13-0	
23	地洛西泮	Delorazepam	2894-67-9	
24	地西泮*	Diazepam	439-14-5	
25	艾司唑仑*	Estazolam	29975-16-4	
26	乙氯维诺	Ethchlorvynol	113-18-8	
27	炔己蚁胺	Ethinamate	126-52-3	
28	氯氟草乙酯	Ethyl Loflazepate	29177-84-2	
29	乙非他明	Etilamfetamine	457-87-4	
30	芬坎法明	Fencamfamin	1209-98-9	
31	芬普雷司	Fenproporex	16397-28-7	
32	氟地西泮	Fludiazepam	3900-31-0	
33	氟西泮*	Flurazepam	17617-23-1	
34	哈拉西泮	Halazepam	23092-17-3	

续表

序号	中文名	英文名	CAS 号	备注
35	卤沙唑仑	Haloxazolam	59128 - 97 - 1	
36	凯他唑仑	Ketazolam	27223 - 35 - 4	
37	利非他明	Lefetamine	7262 - 75 - 1	SPA
38	氯普唑仑	Loprazolam	61197 - 73 - 7	
39	劳拉西泮*	Lorazepam	846 - 49 - 1	
40	氯甲西泮	Lormetazepam	848 - 75 - 9	
41	美达西泮	Medazepam	2898 - 12 - 6	
42	美芬雷司	Mefenorex	17243 - 57 - 1	
43	甲丙氨酯*	Meprobamate	57 - 53 - 4	
44	美索卡	Mesocarb	34262 - 84 - 5	
45	甲苯巴比妥	Methylphenobarbital	115 - 38 - 8	
46	甲乙哌酮	Methyprylon	125 - 64 - 4	
47	咪达唑仑*	Midazolam	59467 - 70 - 8	
48	尼美西泮	Nimetazepam	2011 - 67 - 8	
49	硝西泮*	Nitrazepam	146 - 22 - 5	
50	去甲西泮	Nordazepam	1088 - 11 - 5	
51	奥沙西泮*	Oxazepam	604 - 75 - 1	
52	奥沙唑仑	Oxazolam	24143 - 17 - 7	
53	匹莫林*	Pemoline	2152 - 34 - 3	
54	苯甲曲秦	Phendimetrazine	634 - 03 - 7	
55	苯巴比妥*	Phenobarbital	50 - 06 - 6	
56	芬特明	Phentermine	122 - 09 - 8	
57	匹那西泮	Pinazepam	52463 - 83 - 9	
58	哌苯甲醇	Pipradrol	467 - 60 - 7	
59	普拉西泮	Prazepam	2955 - 38 - 6	
60	吡咯戊酮	Pyrovalerone	3563 - 49 - 3	
61	仲丁比妥	Secbutabarbital	125 - 40 - 6	
62	替马西泮	Temazepam	846 - 50 - 4	
63	四氢西泮	Tetrazepam	10379 - 14 - 3	
64	乙烯比妥	Vinylbital	2430 - 49 - 1	
65	唑吡坦*	Zolpidem	82626 - 48 - 0	

续表

序号	中文名	英文名	CAS 号	备注
66	阿洛巴比妥	Allobarbital	58-15-1	
67	丁丙诺啡透皮贴剂*	Buprenorphine Transdermal patch		
68	布托啡诺及其注射剂*	Butorphanol and its injection	42408-82-2	
69	咖啡因*	Caffeine	58-08-2	
70	安钠咖*	Caffeine Sodium Benzoate		CNB
71	右旋芬氟拉明	Dexfenfluramine	3239-44-9	
72	地佐辛及其注射剂*	Dezocine and Its Injection	53648-55-8	
73	麦角胺咖啡因片*	Ergotamine and Caffeine Tablet	379-79-3	
74	芬氟拉明	Fenfluramine	458-24-2	
75	呋芬雷司	Furfennorex	3776-93-0	
76	纳布啡及其注射剂	Nalbuphine and its injection	20594-83-6	
77	氨酚氢可酮片*	Paracetamol and Hydrocodone Bitartrate Tablet		
78	丙己君	Propylhexedrine	101-40-6	
79	曲马多*	Tramadol	27203-92-5	
80	扎来普隆*	Zaleplon	151319-34-5	
81	佐匹克隆	Zopiclone	43200-80-2	

注：1. 上述品种包括其可能存在的盐和单方制剂（除非另有规定）。
2. 上述品种包括其可能存在的异构体（除非另有规定）。
3. 品种目录有*的精神药品为我国生产及使用的品种。

任务二　药品类易制毒化学品管理办法

对于毒品的定义，不同的人出自不同的立场和职业角度，有不同的解释。从医学的角度看，毒品是一种药品，是用来防病、维护健康、治病或缓解病痛的物质之一。它能够使病人恢复和维护一定程度的生理功能，减缓某些疾病的恶化过程；可以延长生命，或使人安乐死，或起到助产、节育等作用。在这项定义中，毒品等同药品，前提是合理地生产、管理和正确地使用。如果不正确地使用或者滥用，那么，这种可以作为“药品”的物质便失去了医学上的含义和作用，遂被人们认为是“毒品”。从法学的观点来看，毒品被理解为对个人和社会有严重危害的一种特殊物质，是违禁品，是受法律程序严格管理和控制使用的东西。易制毒化学品是指国家规定管制的可用于制造毒品的前体、原料和化学助剂等物质。目前，我国列管了三类 24 个品种，第一类主要是用于制造毒品的原料，第二类、第三类主要是用于制造毒品的配剂。

《药品类易制毒化学品管理办法》，共计8章50条，已于2010年2月23日经卫生部部务会议审议通过，现予以发布，自2010年5月1日起施行。

药品类易制毒化学品管理办法

第一章　总则

第一条　为加强药品类易制毒化学品管理，防止流入非法渠道，根据《易制毒化学品管理条例》（以下简称《条例》），制定本办法。

第二条　药品类易制毒化学品是指《条例》中所确定的麦角酸、麻黄素等物质，品种目录见本办法附件1。

国务院批准调整易制毒化学品分类和品种，涉及药品类易制毒化学品的，国家食品药品监督管理局应当及时调整并予公布。

第三条　药品类易制毒化学品的生产、经营、购买以及监督管理，适用本办法。

第四条　国家食品药品监督管理局主管全国药品类易制毒化学品生产、经营、购买等方面的监督管理工作。

县级以上地方食品药品监督管理部门负责本行政区域内的药品类易制毒化学品生产、经营、购买等方面的监督管理工作。

第二章　生产、经营许可

第五条　生产、经营药品类易制毒化学品，应当依照《条例》和本办法的规定取得药品类易制毒化学品生产、经营许可。

生产药品类易制毒化学品中属于药品的品种，还应当依照《药品管理法》和相关规定取得药品批准文号。

第六条　药品生产企业申请生产药品类易制毒化学品，应当符合《条例》第七条规定的条件，向所在地省、自治区、直辖市食品药品监督管理部门提出申请，报送以下资料：

（一）药品类易制毒化学品生产申请表；

（二）《药品生产许可证》、《药品生产质量管理规范》认证证书和企业营业执照复印件；

（三）企业药品类易制毒化学品管理的组织机构图（注明各部门职责及相互关系、部门负责人）；

（四）反映企业现有状况的周边环境图、总平面布置图、仓储平面布置图、质量检验场所平面布置图、药品类易制毒化学品生产场所平面布置图（注明药品类易制毒化学品相应安全管理设施）；

（五）药品类易制毒化学品安全管理制度文件目录；

（六）重点区域设置电视监控设施的说明以及与公安机关联网报警的证明；

（七）企业法定代表人、企业负责人和技术、管理人员具有药品类易制毒化学品有关知识的说明材料；

（八）企业法定代表人及相关工作人员无毒品犯罪记录的证明；

（九）申请生产仅能作为药品中间体使用的药品类易制毒化学品的，还应当提供合法用途说明等其他相应资料。

第七条 省、自治区、直辖市食品药品监督管理部门应当在收到申请之日起5日内，对申报资料进行形式审查，决定是否受理。受理的，在30日内完成现场检查，将检查结果连同企业申报资料报送国家食品药品监督管理局。国家食品药品监督管理局应当在30日内完成实质性审查，对符合规定的，发给《药品类易制毒化学品生产许可批件》（以下简称《生产许可批件》），注明许可生产的药品类易制毒化学品名称；不予许可的，应当书面说明理由。

第八条 药品生产企业收到《生产许可批件》后，应当向所在地省、自治区、直辖市食品药品监督管理部门提出变更《药品生产许可证》生产范围的申请。省、自治区、直辖市食品药品监督管理部门应当根据《生产许可批件》，在《药品生产许可证》正本的生产范围中标注“药品类易制毒化学品”；在副本的生产范围中标注“药品类易制毒化学品”后，括弧内标注药品类易制毒化学品名称。

第九条 药品类易制毒化学品生产企业申请换发《药品生产许可证》的，省、自治区、直辖市食品药品监督管理部门除按照《药品生产监督管理办法》审查外，还应当对企业的药品类易制毒化学品生产条件和安全管理情况进行审查。对符合规定的，在换发的《药品生产许可证》中继续标注药品类易制毒化学品生产范围和品种名称；对不符合规定的，报国家食品药品监督管理局。

国家食品药品监督管理局收到省、自治区、直辖市食品药品监督管理部门报告后，对不符合规定的企业注销其《生产许可批件》，并通知企业所在地省、自治区、直辖市食品药品监督管理部门注销该企业《药品生产许可证》中的药品类易制毒化学品生产范围。

第十条 药品类易制毒化学品生产企业不再生产药品类易制毒化学品的，应当在停止生产经营后3个月内办理注销相关许可手续。

药品类易制毒化学品生产企业连续1年未生产的，应当书面报告所在地省、自治区、直辖市食品药品监督管理部门；需要恢复生产的，应当经所在地省、自治区、直辖市食品药品监督管理部门对企业的生产条件和安全管理情况进行现场检查。

第十一条 药品类易制毒化学品生产企业变更生产地址、品种范围的，应当重新申办《生产许可批件》。

药品类易制毒化学品生产企业变更企业名称、法定代表人的，由所在地省、自治区、直辖市食品药品监督管理部门办理《药品生产许可证》变更手续，报国家食品药品监督管理局备案。

第十二条　药品类易制毒化学品以及含有药品类易制毒化学品的制剂不得委托生产。

药品生产企业不得接受境外厂商委托加工药品类易制毒化学品以及含有药品类易制毒化学品的产品；特殊情况需要委托加工的，须经国家食品药品监督管理局批准。

第十三条　药品类易制毒化学品的经营许可，国家食品药品监督管理局委托省、自治区、直辖市食品药品监督管理部门办理。

药品类易制毒化学品单方制剂和小包装麻黄素，纳入麻醉药品销售渠道经营，仅能由麻醉药品全国性批发企业和区域性批发企业经销，不得零售。

未实行药品批准文号管理的品种，纳入药品类易制毒化学品原料药渠道经营。

第十四条　药品经营企业申请经营药品类易制毒化学品原料药，应当符合《条例》第九条规定的条件，向所在地省、自治区、直辖市食品药品监督管理部门提出申请，报送以下资料：

（一）药品类易制毒化学品原料药经营申请表；

（二）具有麻醉药品和第一类精神药品定点经营资格或者第二类精神药品定点经营资格的《药品经营许可证》、《药品经营质量管理规范》认证证书和企业营业执照复印件；

（三）企业药品类易制毒化学品管理的组织机构图（注明各部门职责及相互关系、部门负责人）；

（四）反映企业现有状况的周边环境图、总平面布置图、仓储平面布置图（注明药品类易制毒化学品相应安全管理设施）；

（五）药品类易制毒化学品安全管理制度文件目录；

（六）重点区域设置电视监控设施的说明以及与公安机关联网报警的证明；

（七）企业法定代表人、企业负责人和销售、管理人员具有药品类易制毒化学品有关知识的说明材料；

（八）企业法定代表人及相关工作人员无毒品犯罪记录的证明。

第十五条　省、自治区、直辖市食品药品监督管理部门应当在收到申请之日起5日内，对申报资料进行形式审查，决定是否受理。受理的，在30日内完成现场检查和实质性审查，对符合规定的，在《药品经营许可证》经营范围中标注“药品类易制毒化学品”，并报国家食品药品监督管理局备案；不予许可的，应当书面说明理由。

第三章　购买许可

第十六条　国家对药品类易制毒化学品实行购买许可制度。购买药品类易制毒化学品的，应当办理《药品类易制毒化学品购用证明》（以下简称《购用证明》)，但本办法第二十一条规定的情形除外。

《购用证明》由国家食品药品监督管理局统一印制，有效期为3个月。

第十七条　《购用证明》申请范围：

(一) 经批准使用药品类易制毒化学品用于药品生产的药品生产企业；

(二) 使用药品类易制毒化学品的教学、科研单位；

(三) 具有药品类易制毒化学品经营资格的药品经营企业；

(四) 取得药品类易制毒化学品出口许可的外贸出口企业；

(五) 经农业部会同国家食品药品监督管理局下达兽用盐酸麻黄素注射液生产计划的兽药生产企业。

药品类易制毒化学品生产企业自用药品类易制毒化学品原料药用于药品生产的，也应当按照本办法规定办理《购用证明》。

第十八条　购买药品类易制毒化学品应当符合《条例》第十四条规定，向所在地省、自治区、直辖市食品药品监督管理部门或者省、自治区食品药品监督管理部门确定并公布的设区的市级食品药品监督管理部门提出申请，填报购买药品类易制毒化学品申请表，提交相应资料。

第十九条　设区的市级食品药品监督管理部门应当在收到申请之日起5日内，对申报资料进行形式审查，决定是否受理。受理的，必要时组织现场检查，5日内将检查结果连同企业申报资料报送省、自治区食品药品监督管理部门。省、自治区食品药品监督管理部门应当在5日内完成审查，对符合规定的，发给《购用证明》；不予许可的，应当书面说明理由。

省、自治区、直辖市食品药品监督管理部门直接受理的，应当在收到申请之日起10日内完成审查和必要的现场检查，对符合规定的，发给《购用证明》；不予许可的，应当书面说明理由。

省、自治区、直辖市食品药品监督管理部门在批准发给《购用证明》之前，应当请公安机关协助核查相关内容；公安机关核查所用的时间不计算在上述期限之内。

第二十条　《购用证明》只能在有效期内一次使用。《购用证明》不得转借、转让。购买药品类易制毒化学品时必须使用《购用证明》原件，不得使用复印件、传真件。

第二十一条　符合以下情形之一的，豁免办理《购用证明》：

(一) 医疗机构凭麻醉药品、第一类精神药品购用印鉴卡购买药品类易制毒化学品单方制剂和小包装麻黄素的；

(二) 麻醉药品全国性批发企业、区域性批发企业持麻醉药品调拨单购买小包装麻黄素以及单次购买麻黄素片剂6万片以下、注射剂1.5万支以下的；

(三) 按规定购买药品类易制毒化学品标准品、对照品的；

(四) 药品类易制毒化学品生产企业凭药品类易制毒化学品出口许可自营出

口药品类易制毒化学品的。

第四章　购销管理

第二十二条　药品类易制毒化学品生产企业应当将药品类易制毒化学品原料药销售给取得《购用证明》的药品生产企业、药品经营企业和外贸出口企业。

第二十三条　药品类易制毒化学品经营企业应当将药品类易制毒化学品原料药销售给本省、自治区、直辖市行政区域内取得《购用证明》的单位。药品类易制毒化学品经营企业之间不得购销药品类易制毒化学品原料药。

第二十四条　教学科研单位只能凭《购用证明》从麻醉药品全国性批发企业、区域性批发企业和药品类易制毒化学品经营企业购买药品类易制毒化学品。

第二十五条　药品类易制毒化学品生产企业应当将药品类易制毒化学品单方制剂和小包装麻黄素销售给麻醉药品全国性批发企业。麻醉药品全国性批发企业、区域性批发企业应当按照《麻醉药品和精神药品管理条例》第三章规定的渠道销售药品类易制毒化学品单方制剂和小包装麻黄素。麻醉药品区域性批发企业之间不得购销药品类易制毒化学品单方制剂和小包装麻黄素。

麻醉药品区域性批发企业之间因医疗急需等特殊情况需要调剂药品类易制毒化学品单方制剂的，应当在调剂后2日内将调剂情况分别报所在地省、自治区、直辖市食品药品监督管理部门备案。

第二十六条　药品类易制毒化学品禁止使用现金或者实物进行交易。

第二十七条　药品类易制毒化学品生产企业、经营企业销售药品类易制毒化学品，应当逐一建立购买方档案。

购买方为非医疗机构的，档案内容至少包括：

（一）购买方《药品生产许可证》、《药品经营许可证》、企业营业执照等资质证明文件复印件；

（二）购买方企业法定代表人、主管药品类易制毒化学品负责人、采购人员姓名及其联系方式；

（三）法定代表人授权委托书原件及采购人员身份证明文件复印件；

（四）《购用证明》或者麻醉药品调拨单原件；

（五）销售记录及核查情况记录。

购买方为医疗机构的，档案应当包括医疗机构麻醉药品、第一类精神药品购用印鉴卡复印件和销售记录。

第二十八条　药品类易制毒化学品生产企业、经营企业销售药品类易制毒化学品时，应当核查采购人员身份证明和相关购买许可证明，无误后方可销售，并保存核查记录。

发货应当严格执行出库复核制度，认真核对实物与药品销售出库单是否相符，并确保将药品类易制毒化学品送达购买方《药品生产许可证》或者《药品经营许可证》所载明的地址，或者医疗机构的药库。

在核查、发货、送货过程中发现可疑情况的，应当立即停止销售，并向所在地食品药品监督管理部门和公安机关报告。

第二十九条　除药品类易制毒化学品经营企业外，购用单位应当按照《购用证明》载明的用途使用药品类易制毒化学品，不得转售；外贸出口企业购买的药品类易制毒化学品不得内销。

购用单位需要将药品类易制毒化学品退回原供货单位的，应当分别报其所在地和原供货单位所在地省、自治区、直辖市食品药品监督管理部门备案。原供货单位收到退货后，应当分别向其所在地和原购用单位所在地省、自治区、直辖市食品药品监督管理部门报告。

第五章　安全管理

第三十条　药品类易制毒化学品生产企业、经营企业、使用药品类易制毒化学品的药品生产企业和教学科研单位，应当配备保障药品类易制毒化学品安全管理的设施，建立层层落实责任制的药品类易制毒化学品管理制度。

第三十一条　药品类易制毒化学品生产企业、经营企业和使用药品类易制毒化学品的药品生产企业，应当设置专库或者在药品仓库中设立独立的专库（柜）储存药品类易制毒化学品。

麻醉药品全国性批发企业、区域性批发企业可在其麻醉药品和第一类精神药品专库中设专区存放药品类易制毒化学品。

教学科研单位应当设立专柜储存药品类易制毒化学品。

专库应当设有防盗设施，专柜应当使用保险柜；专库和专柜应当实行双人双锁管理。

药品类易制毒化学品生产企业、经营企业和使用药品类易制毒化学品的药品生产企业，其关键生产岗位、储存场所应当设置电视监控设施，安装报警装置并与公安机关联网。

第三十二条　药品类易制毒化学品生产企业、经营企业和使用药品类易制毒化学品的药品生产企业，应当建立药品类易制毒化学品专用账册。专用账册保存期限应当自药品类易制毒化学品有效期期满之日起不少于2年。

药品类易制毒化学品生产企业自营出口药品类易制毒化学品的，必须在专用账册中载明，并留存出口许可及相应证明材料备查。

药品类易制毒化学品入库应当双人验收，出库应当双人复核，做到账物相符。

第三十三条　发生药品类易制毒化学品被盗、被抢、丢失或者其他流入非法渠道情形的，案发单位应当立即报告当地公安机关和县级以上地方食品药品监督管理部门。接到报案的食品药品监督管理部门应当逐级上报，并配合公安机关查处。

第六章　监督管理

第三十四条　县级以上地方食品药品监督管理部门负责本行政区域内药品类

易制毒化学品生产企业、经营企业、使用药品类易制毒化学品的药品生产企业和教学科研单位的监督检查。

第三十五条　食品药品监督管理部门应当建立对本行政区域内相关企业的监督检查制度和监督检查档案。监督检查至少应当包括药品类易制毒化学品的安全管理状况、销售流向、使用情况等内容；对企业的监督检查档案应当全面详实，应当有现场检查等情况的记录。每次检查后应当将检查结果以书面形式告知被检查单位；需要整改的应当提出整改内容及整改期限，并实施跟踪检查。

第三十六条　食品药品监督管理部门对药品类易制毒化学品的生产、经营、购买活动进行监督检查时，可以依法查看现场、查阅和复制有关资料、记录有关情况、扣押相关的证据材料和违法物品；必要时，可以临时查封有关场所。

被检查单位及其工作人员应当配合食品药品监督管理部门的监督检查，如实提供有关情况和材料、物品，不得拒绝或者隐匿。

第三十七条　食品药品监督管理部门应当将药品类易制毒化学品许可、依法吊销或者注销许可的情况及时通报有关公安机关和工商行政管理部门。

食品药品监督管理部门收到工商行政管理部门关于药品类易制毒化学品生产企业、经营企业吊销营业执照或者注销登记的情况通报后，应当及时注销相应的药品类易制毒化学品许可。

第三十八条　药品类易制毒化学品生产企业、经营企业应当于每月10日前，向所在地县级食品药品监督管理部门、公安机关及中国麻醉药品协会报送上月药品类易制毒化学品生产、经营和库存情况；每年3月31日前向所在地县级食品药品监督管理部门、公安机关及中国麻醉药品协会报送上年度药品类易制毒化学品生产、经营和库存情况。食品药品监督管理部门应当将汇总情况及时报告上一级食品药品监督管理部门。

药品类易制毒化学品生产企业、经营企业应当按照食品药品监督管理部门制定的药品电子监管实施要求，及时联入药品电子监管网，并通过网络报送药品类易制毒化学品生产、经营和库存情况。

第三十九条　药品类易制毒化学品生产企业、经营企业、使用药品类易制毒化学品的药品生产企业和教学科研单位，对过期、损坏的药品类易制毒化学品应当登记造册，并向所在地县级以上地方食品药品监督管理部门申请销毁。食品药品监督管理部门应当自接到申请之日起5日内到现场监督销毁。

第四十条　有《行政许可法》第六十九条第一款、第二款所列情形的，省、自治区、直辖市食品药品监督管理部门或者国家食品药品监督管理局应当撤销根据本办法作出的有关许可。

第七章　法律责任

第四十一条　药品类易制毒化学品生产企业、经营企业、使用药品类易制毒化学品的药品生产企业、教学科研单位，未按规定执行安全管理制度的，由县级以上食品药品监督管理部门按照《条例》第四十条第一款第一项的规定给予处罚。

第四十二条 药品类易制毒化学品生产企业自营出口药品类易制毒化学品，未按规定在专用账册中载明或者未按规定留存出口许可、相应证明材料备查的，由县级以上食品药品监督管理部门按照《条例》第四十条第一款第四项的规定给予处罚。

第四十三条 有下列情形之一的，由县级以上食品药品监督管理部门给予警告，责令限期改正，可以并处1万元以上3万元以下的罚款：

（一）药品类易制毒化学品生产企业连续停产1年以上未按规定报告的，或者未经所在地省、自治区、直辖市食品药品监督管理部门现场检查即恢复生产的；

（二）药品类易制毒化学品生产企业、经营企业未按规定渠道购销药品类易制毒化学品的；

（三）麻醉药品区域性批发企业因特殊情况调剂药品类易制毒化学品后未按规定备案的；

（四）药品类易制毒化学品发生退货，购用单位、供货单位未按规定备案、报告的。

第四十四条 药品类易制毒化学品生产企业、经营企业、使用药品类易制毒化学品的药品生产企业和教学科研单位，拒不接受食品药品监督管理部门监督检查的，由县级以上食品药品监督管理部门按照《条例》第四十二条规定给予处罚。

第四十五条 对于由公安机关、工商行政管理部门按照《条例》第三十八条作出行政处罚决定的单位，食品药品监督管理部门自该行政处罚决定作出之日起3年内不予受理其药品类易制毒化学品生产、经营、购买许可的申请。

第四十六条 食品药品监督管理部门工作人员在药品类易制毒化学品管理工作中有应当许可而不许可、不应当许可而滥许可，以及其他滥用职权、玩忽职守、徇私舞弊行为的，依法给予行政处分；构成犯罪的，依法追究刑事责任。

第八章 附则

第四十七条 申请单位按照本办法的规定申请行政许可事项的，应当对提交资料的真实性负责，提供资料为复印件的，应当加盖申请单位的公章。

第四十八条 本办法所称小包装麻黄素是指国家食品药品监督管理局指定生产的供教学、科研和医疗机构配制制剂使用的特定包装的麻黄素原料药。

第四十九条 对兽药生产企业购用盐酸麻黄素原料药以及兽用盐酸麻黄素注射液生产、经营等监督管理，按照农业部和国家食品药品监督管理局的规定执行。

第五十条 本办法自2010年5月1日起施行。原国家药品监督管理局1999

年6月26日发布的《麻黄素管理办法》（试行）同时废止。

附件1　药品类易制毒化学品品种目录

1. 麦角酸。

2. 麦角胺。

3. 麦角新碱。

4. 麻黄素、伪麻黄素、消旋麻黄素、去甲麻黄素、甲基麻黄素、麻黄浸膏、麻黄浸膏粉等麻黄素类物质。

说明：

（1）所列物质包括可能存在的盐类。

（2）药品类易制毒化学品包括原料药及其单方制剂。

任务三　医疗用毒性药品管理办法

中华人民共和国国务院令（第23号）。《医疗用毒性药品管理办法》已经于1988年11月15日国务院第二十五次常务会议通过，现予发布施行。

医疗用毒性药品管理办法

第一条　为加强医疗用毒性药品的管理，防止中毒或死亡事故的发生，根据《中华人民共和国药品管理法》的规定，制定本办法。

第二条　医疗用毒性药品（以下简称毒性药品），系指毒性剧烈、治疗剂量与中毒剂量相近，使用不当会致人中毒或死亡的药品。

毒性药品的管理品种，由卫生部会同国家医药管理局、国家中医药管理局规定。

第三条　毒性药品年度生产、收购、供应和配制计划，由省、自治区、直辖市医药管理部门根据医疗需要制定，经省、自治区、直辖市卫生行政部门审核后，由医药管理部门下达给指定的毒性药品生产、收购、供应单位，并抄报卫生部、国家医药管理局和国家中医药管理局。生产单位不得擅自改变生产计划，自行销售。

第四条　药厂必须由医药专业人员负责生产、配制和质量检验，并建立严格的管理制度，严防与其他药品混杂。每次配料，必须经两人以上复核无误，并详细记录每次生产所用原料和成品数，经手人要签字备查。所有工具、容器要处理干净，以防污染其他药品。标示量要准确无误，包装容器要有毒药标志。

第五条　毒性药品的收购、经营，由各级医药管理部门指定的药品经营单位负责；配方用药由国营药店、医疗单位负责。其他任何单位或者个人均不得从事毒性药品的收购、经营和配方业务。

第六条　收购、经营、加工、使用毒性药品的单位必须建立健全保管、验收、领发、核对等制度；严防收假、发错，严禁与其他药品混杂，做到划定仓间或仓位，专柜加锁并由专人保管。

毒性药品的包装容器上必须印有毒药标志，在运输毒性药品的过程中，应当采取有效措施，防止发生事故。

第七条　凡加工炮制毒性中药，必须按照《中华人民共和国药典》或者省、自治区、直辖市卫生行政部门制定的《炮制规范》的规定进行。药材符合药用要求的，方可供应、配方和用于中成药生产。

第八条　生产毒性药品及其制剂，必须严格执行生产工艺操作规程，在本单位药品检验人员的监督下准确投料，并建立完整的生产记录，保存五年备查。

在生产毒性药品过程中产生的废弃物，必须妥善处理，不得污染环境。

第九条　医疗单位供应和调配毒性药品，凭医生签名的正式处方。国营药店供应和调配毒性药品，凭盖有医生所在的医疗单位公章的正式处方。每次处方剂量不得超过二日极量。

调配处方时，必须认真负责，计量准确，按医嘱注明要求，并由配方人员及具有药师以上技术职称的复核人员签名盖章后方可发出。对处方未注明“生用”的毒性中药，应当付炮制品。如发现处方有疑问时，须经原处方医生重新审定后再行调配，取药后处方保存二年备查。

第十条　科研和教学单位所需的毒性药品，必须持本单位的证明信，经单位所在地县以上卫生行政部门批准后，供应部门方能发售。

群众自配民间单、秘、验方需用毒性中药，购买时要持有本单位或者城市街道办事处、乡（镇）人民政府的证明信，供应部门方可发售。每次购用量不得超过2日极量。

第十一条　对违反本办法的规定，擅自生产、收购、经营毒性药品的单位或者个人，由县以上卫生行政部门没收其全部毒性药品，并处以警告或按非法所得的5至10倍罚款。情节严重、致人伤残或死亡，构成犯罪的，由司法机关依法追究其刑事责任。

第十二条　当事人对处罚不服的，可在接到处罚通知之日起15日内，向作出处理的机关的上级机关申请复议。但申请复议期间仍应执行原处罚决定。上级机关应在接到申请之日起10日内作出答复。对答复不服的，可在接到答复之日起15日内，向人民法院起诉。

第十三条　本办法由卫生部负责解释。

第十四条　本办法自发布之日起施行。1964年4月20日卫生部、商业部、化工部发布的《管理毒药、限制性剧药暂行规定》，1964年12月7日卫生部、商业部发布的《管理毒性中药的暂行办法》，1979年6月30日卫生部、国家医药管理总局发布的《医疗用毒药、限制性剧药管理规定》，同时废止。

附：毒性药品管理品种

一、毒性中药品种

1. 砒石（红砒、白砒）；2. 砒霜；3. 水银；4. 生马前子；5. 生川乌；6. 生草乌；7. 生白附子；8. 生附子；9. 生半夏；10. 生南星；11. 生巴豆；12. 斑蝥；13. 青娘虫；14. 红娘虫；15. 生甘遂；16. 生狼毒；17. 生藤黄；18. 生千金子；19. 生天仙子；20. 闹阳花；21. 雪上一枝蒿；22. 红升丹；23. 白降丹；24. 蟾酥；25. 洋金花；26. 红粉；27. 轻粉；28. 雄黄。

二、西药毒药品种

1. 去乙酰毛花苷丙；2. 阿托品；3. 洋地黄毒苷；4. 氢溴酸后马托品；5. 三氧化二砷；6. 毛果芸香碱；7. 升汞；8. 水杨酸毒扁豆碱；9. 亚砷酸钾；10. 氢溴酸东莨菪碱；11. 士的年。

任务四　放射性药品管理办法

《放射性药品管理办法》（中华人民共和国国务院令第25号）1989年1月13日国务院令第25号发布，自发布之日起施行。

放射性药品管理办法

第一章　总则

第一条　为了加强放射性药品的管理，根据《中华人民共和国药品管理法》（以下简称《药品管理法》）的规定、制定本办法。

第二条　放射性药品是指用于临床诊断或者治疗的放射性核素制剂或者其标记药物。

第三条　凡在中华人民共和国领域内进行放射性药品的研究、生产、经营、运输、使用、检验、监督管理的单位和个人都必须遵守本办法。

第四条　卫生部主管全国放射性药品监督管理工作。能源部主管放射性药品生产、经营管理工作。

第二章　放射性新药的研制、临床研究和审批

第五条　放射性新药是指我国首次生产的放射性药品。药品研制单位的放射性新药年度研制计划，应当报送能源部备案，并报所在地的省、自治区、直辖市卫生行政部门，经卫生行政部门汇总后，报卫生部备案。

第六条　放射性新药的研制内容，包括工艺路线、质量标准、临床前药理及临床研究。研制单位在制订新药工艺路线的同时，必须研究该药的理化性能、纯度（包括核素纯度）及检验方法、药理、毒理、动物药代动力学、放射性比活度、剂量、剂型、稳定性等。

研制单位对放射免疫分析药盒必须进行可测限度、范围、特异性、准确度、精密度、稳定性等方法学的研究。

放射性新药的分类，按新药审批办法的规定办理。

第七条　研制单位研制的放射性新药，在进行临床试验或者验证前，应当向卫生部门提出申请，按新药审批办法的规定报送资料及样品，经卫生部审批同意后，在卫生部指定的医院进行临床研究。

第八条　研制单位在放射性新药临床研究结束后，向卫生部提出申请，经卫生部审核批准，发给新药证书。卫生部在审核批准时，应当征求能源部的意见。

第九条　放射性新药投入生产，需由生产单位或者取得放射性药品生产许可证的研制单位，凭新药证书（副本）向卫生部提出生产该药的申请，并提供样品，由卫生部审核发给批准文号。

第三章　放射性药品的生产、经营和进出口

第十条　放射性药品生产、经营企业，必须向能源部报送年度生产、经营计划，并抄报卫生部。

第十一条　国家根据需要，对放射性药品实行合理布局，定点生产。申请开办放射性药品生产、经营的企业，应征得能源部的同意后，方可按有关规定办理筹建手续。

第十二条　开办放射性药品生产、经营企业，必须具备《药品管理法》第五条规定的条件，符合国家的放射卫生防护基本标准，并履行环境影响报告的审批手续，经能源部审查同意，卫生部审核批准后，由所在省、自治区、直辖市卫生行政部门发给《放射性药品生产企业许可证》、《放射性药品经营企业许可证》。无许可证的生产、经营企业，一律不准生产、销售放射性药品。

第十三条　《放射性药品生产企业许可证》、《放射性药品经营企业许可证》的有效期为5年，期满前6个月，放射性药品生产、经营企业应当分别向原发证的卫生行政部门重新提出申请，按第十二条审批程序批准后，换发新证。

第十四条　放射性药品生产企业生产已有国家标准的放射性药品，必须经卫生部征求能源部意见后审核批准，并发给批准文号。凡是改变卫生部已批准的生产工艺路线和药品标准的，生产单位必须按原报批程序经卫生部批准后方能生产。

第十五条　放射性药品生产、经营企业，必须配备与生产、经营放射性药品相适应的专业技术人员，具有安全、防护和废气、废物、废水处理等设施，并建立严格的质量管理制度。

第十六条　放射性药品生产、经营企业，必须建立质量检验机构，严格实行生产全过程的质量控制和检验。产品出厂前，须经质量检验。符合国家药品标准的产品方可出厂，不符合标准的产品一律不准出厂。

经卫生部审核批准的含有短半衰期放射性核素的药品，可以边检验边出厂，但发现质量不符合国家药品标准时，该药品的生产企业应当立即停止生产、销售，并立即通知使用单位停止使用，同时报告卫生部和能源部。

第十七条　放射性药品的生产、供销业务由能源部统一管理。放射性药品的生产、经营单位和医疗单位凭省、自治区、直辖市卫生行政部门发给的《放射性药品生产企业许可证》、《放射性药品经营企业许可证》，医疗单位凭省、自治区、直辖市公安、环保和卫生行政部门联合发给的《放射性药品使用许可证》，申请办理订货。

第十八条　放射性药品的进口业务，由对外经济贸易部指定的单位，按照国家有关对外贸易的规定办理。

进出口放射性药品，应当报卫生部审批同意后，方得办理进出口手续。

进口的放射性药品品种，必须符合我国的药品标准或者其他药用要求。

第十九条　进口放射性药品，必须经中国药品生物制品检定所或者卫生部授权的药品检验所抽样检验；检验合格的，方准进口。

对于经卫生部审核批准的短半衰期放射性核素的药品，在保证安全使用的情况下，可以采取边进口检验，边投入使用的办法。进口检验单位发现药品质量不符合要求时，应当立即通知使用单位停止使用，并报告卫生部和能源部。

第四章　放射性药品的包装和运输

第二十条　放射性药品的包装必须安全实用，符合放射性药品质量要求，具有与放射性剂量相适应的防护装置，包装必须分内包装和外包装两部分，外包装必须贴有商标、标签、说明书和放射性药品标志，内包装必须贴有标签。

标签必须注明药品品名、放射性比活度、装量。

说明书除注明前款内容外，还须注明生产单位、批准文号、批号、主要成分、出厂日期、放射性核素半衰期、适应症、用法、用量、禁忌症、有效期和注意事项等。

第二十一条　放射性药品的运输，按国家运输、邮政等部门制订的有关规定执行。

严禁任何单位和个人随身携带放射性药品乘坐公共交通运输工具。

第五章　放射性药品的使用

第二十二条　医疗单位设置核医学科、室（内位素室），必须配备与其医疗任务相适应的并经核医学技术培训的技术人员。非核医学专业技术人员未经培训，不得从事放射性药品使用工作。

第二十三条　医疗单位使用放射性药品，必须符合国家放射性同位素卫生防护管理的有关规定。所在地的省、自治区、直辖市的公安、环保和卫生行政部门，应当根据医疗单位核医疗技术人员的水平、设备条件，核发相应等级的《放射性药品使用许可证》，无许可证的医疗单位不得临床使用放射性药品。

《放射性药品使用许可证》有效期为五年，期满前6个月，医疗单位应当向原发证的行政部门重新提出申请，经审核批准后，换发新证。

第二十四条　持有《放射性药品使用许可证》的医疗单位，在研究配制放射性制剂并进行临床验证前，应当根据放射性药品的特点，提出该制剂的药理、毒性等资料，由省、自治区、直辖市卫生行政部门批准，并报卫生部备案。该制剂只限本单位内使用。

第二十五条　持有《放射性药品使用许可证》的医疗单位，必须负责对使用的放射性药品进行临床质量检验，收集药品不良反应等项工作，并定期向所在地卫生行政部门报告。由省、自治区、直辖市卫生行政部门汇总后报卫生部。

第二十六条　放射性药品使用后的废物（包括患者排出物），必须按国家有关规定妥善处置。

第六章　放射性药品标准和检验

第二十七条　放射性药品的国家标准，由卫生部药典委员会负责制定和修订，报卫生部审批颁发。

第二十八条　放射性药品的检验由中国药品生物制品检定所或者卫生部授权的药品检验所承担。

第七章　附则

第二十九条　对违反本办法规定的单位或者个人，由县以上卫生行政部门，按照《药品管理法》和有关法规的规定处罚。

第三十条　本办法由卫生部负责解释。

第三十一条　本办法自发布之日起施行。

问　答　题

1. 为什么说麻醉药品和精神药品具有二重性？

2. 医疗机构取得《麻醉药品、第一类精神药品购用印鉴卡》需要哪些条件？

3. 我国生产及使用的麻醉药品、精神药品品种多少个，并分别列出常用的10个品种。

项目十五 保健食品管理

学习目的： 通过本项目的学习，学生能够掌握《保健食品注册管理办法》和《保健食品管理办法》等主要内容；运用学到的知识，掌握保健食品生产和使用的管理要点，保健食品的注册基本技能，为从事食品相关产品营销服务的工作奠定基础。

案例1： 厦门日报2014-06-20，海峡都市报电子版：同一个批准文号，居然被标注在了两种保健食品“阿胶粉”和“阿胶片”的包装标识上。近日，厦门某科技有限公司因销售不符合法定要求保健食品，受到药监部门查处。原来，去年年底，市食品药品监督管理局执法人员在日常检查中，发现该公司销售的山东某厂家生产的“阿胶粉”和“阿胶片”标识的批准文号均为“国食健字G20090197”号。而经初步调查，该保健食品批准证书的产品名称为“某某牌阿胶片”。也就是说，另一种产品“阿胶粉”涉嫌未取得合法许可，套用其他产品批准文号。经查，截至检查当日，该公司销售“阿胶粉”违法所得共计2635.48元。最终，药监部门对其依法做出没收未售出的违法产品10瓶、违法所得2635.48元，并处罚款1万元的行政处罚。

案例2： 2013年08月30日，G市食品药品监管局执法人员在某保健食品商行对标示HN某公司生产的“天凤降脂胶囊”进行抽样送检，结果检出含违禁物质“酚酞和西布曲明”。经国家数据库查询，“天凤降脂胶囊”所标示的批准文号已于2012年4月25日注销，但该批的生产批号却为20130202。

案例1的企业违反了《保健食品注册与备案管理办法》第七十二条：有下列情形之一的，由县级以上人民政府食品药品监督管理部门处以1万元以上3万元以下罚款；构成犯罪的，依法追究刑事责任。（一）擅自转让保健食品注册证书的；（二）伪造、涂改、倒卖、出租、出借保健食品注册证书的。

案例2的企业该保健食品是未经批准生产的保健食品，违反了《保健食品注册与备案管理办法》第六十七条：有下列情形之一的，国家食品药品监督管理总局应当依法办理保健食品注册注销手续：（一）保健食品注册有效期届满，注册人未申请延续或者国家食品药品监管总局不予延续的。

任务一 保健食品注册与备案管理办法

保健食品是食品的一个种类，具有一般食品的共性，能调节人体的机能，适于特定人群食用，但不能治疗疾病。保健（功能）食品在欧美各国被称为“健康食品”，在日本被称为“功能食品”。我国保健（功能）食品的兴起是在20世纪80年代末90年代初，经过一、二代的发展，也将迈入第三代，即保健食品不仅需要人体及动物实验证明该产品具有某项生理调节功能，更需查明具有该项保健功能因子的结构、含量、作用机理以及在食品中应有的稳定形态。国家食品药品监督管理总局令第22号。

《保健食品注册与备案管理办法》已于2016年2月4日经国家食品药品监督管理总局局务会议审议通过，现予公布，自2016年7月1日起施行。

保健食品注册与备案管理办法

第一章　总则

第一条　为规范保健食品的注册与备案，根据《中华人民共和国食品安全法》，制定本办法。

第二条　在中华人民共和国境内保健食品的注册与备案及其监督管理适用本办法。

第三条　保健食品注册，是指食品药品监督管理部门根据注册申请人申请，依照法定程序、条件和要求，对申请注册的保健食品的安全性、保健功能和质量可控性等相关申请材料进行系统评价和审评，并决定是否准予其注册的审批过程。

保健食品备案，是指保健食品生产企业依照法定程序、条件和要求，将表明产品安全性、保健功能和质量可控性的材料提交食品药品监督管理部门进行存档、公开、备查的过程。

第四条　保健食品的注册与备案及其监督管理应当遵循科学、公开、公正、便民、高效的原则。

第五条　国家食品药品监督管理总局负责保健食品注册管理，以及首次进口的属于补充维生素、矿物质等营养物质的保健食品备案管理，并指导监督省、自治区、直辖市食品药品监督管理部门承担的保健食品注册与备案相关工作。

省、自治区、直辖市食品药品监督管理部门负责本行政区域内保健食品备案管理，并配合国家食品药品监督管理总局开展保健食品注册现场核查等工作。

市、县级食品药品监督管理部门负责本行政区域内注册和备案保健食品的监督管理，承担上级食品药品监督管理部门委托的其他工作。

第六条　国家食品药品监督管理总局行政受理机构（以下简称受理机构）负责受理保健食品注册和接收相关进口保健食品备案材料。

省、自治区、直辖市食品药品监督管理部门负责接收相关保健食品备案材料。

国家食品药品监督管理总局保健食品审评机构（以下简称审评机构）负责组织保健食品审评，管理审评专家，并依法承担相关保健食品备案工作。

国家食品药品监督管理总局审核查验机构（以下简称查验机构）负责保健食品注册现场核查工作。

第七条　保健食品注册申请人或者备案人应当具有相应的专业知识，熟悉保健食品注册管理的法律、法规、规章和技术要求。

保健食品注册申请人或者备案人应当对所提交材料的真实性、完整性、可溯源性负责，并对提交材料的真实性承担法律责任。

保健食品注册申请人或者备案人应当协助食品药品监督管理部门开展与注册或者备案相关的现场核查、样品抽样、复核检验和监督管理等工作。

第八条　省级以上食品药品监督管理部门应当加强信息化建设，提高保健食品注册与备案管理信息化水平，逐步实现电子化注册与备案。

第二章　注册

第九条　生产和进口下列产品应当申请保健食品注册：

（一）使用保健食品原料目录以外原料（以下简称目录外原料）的保健食品；

（二）首次进口的保健食品（属于补充维生素、矿物质等营养物质的保健食品除外）。

首次进口的保健食品，是指非同一国家、同一企业、同一配方申请中国境内上市销售的保健食品。

第十条　产品声称的保健功能应当已经列入保健食品功能目录。

第十一条　国产保健食品注册申请人应当是在中国境内登记的法人或者其他组织；进口保健食品注册申请人应当是上市保健食品的境外生产厂商。

申请进口保健食品注册的，应当由其常驻中国代表机构或者由其委托中国境内的代理机构办理。

境外生产厂商，是指产品符合所在国（地区）上市要求的法人或者其他组织。

第十二条　申请保健食品注册应当提交下列材料：

（一）保健食品注册申请表，以及申请人对申请材料真实性负责的法律责任承诺书；

（二）注册申请人主体登记证明文件复印件；

（三）产品研发报告，包括研发人、研发时间、研制过程、中试规模以上的验证数据，目录外原料及产品安全性、保健功能、质量可控性的论证报告和相关科学依据，以及根据研发结果综合确定的产品技术要求等；

（四）产品配方材料，包括原料和辅料的名称及用量、生产工艺、质量标准，必要时还应当按照规定提供原料使用依据、使用部位的说明、检验合格证明、品种鉴定报告等；

（五）产品生产工艺材料，包括生产工艺流程简图及说明，关键工艺控制点及说明；

（六）安全性和保健功能评价材料，包括目录外原料及产品的安全性、保健功能试验评价材料，人群食用评价材料；功效成分或者标志性成分、卫生学、稳定性、菌种鉴定、菌种毒力等试验报告，以及涉及兴奋剂、违禁药物成分等检测报告；

（七）直接接触保健食品的包装材料种类、名称、相关标准等；

（八）产品标签、说明书样稿；产品名称中的通用名与注册的药品名称不重名的检索材料；

（九）3个最小销售包装样品；

（十）其他与产品注册审评相关的材料。

第十三条　申请首次进口保健食品注册，除提交本办法第十二条规定的材料外，还应当提交下列材料：

（一）产品生产国（地区）政府主管部门或者法律服务机构出具的注册申请人为上市保健食品境外生产厂商的资质证明文件；

（二）产品生产国（地区）政府主管部门或者法律服务机构出具的保健食品上市销售一年以上的证明文件，或者产品境外销售以及人群食用情况的安全性报告；

（三）产品生产国（地区）或者国际组织与保健食品相关的技术法规或者标准；

（四）产品在生产国（地区）上市的包装、标签、说明书实样。

由境外注册申请人常驻中国代表机构办理注册事务的，应当提交《外国企业常驻中国代表机构登记证》及其复印件；境外注册申请人委托境内的代理机构办理注册事项的，应当提交经过公证的委托书原件以及受委托的代理机构营业执照复印件。

第十四条　受理机构收到申请材料后，应当根据下列情况分别作出处理：

（一）申请事项依法不需要取得注册的，应当即时告知注册申请人不受理；

（二）申请事项依法不属于国家食品药品监督管理总局职权范围的，应当即时作出不予受理的决定，并告知注册申请人向有关行政机关申请；

（三）申请材料存在可以当场更正的错误的，应当允许注册申请人当场更正；

（四）申请材料不齐全或者不符合法定形式的，应当当场或者在5个工作日内一次告知注册申请人需要补正的全部内容，逾期不告知的，自收到申请材料之日起即为受理；

（五）申请事项属于国家食品药品监督管理总局职权范围，申请材料齐全、符合法定形式，注册申请人按照要求提交全部补正申请材料的，应当受理注册申请。

受理或者不予受理注册申请，应当出具加盖国家食品药品监督管理总局行政许可受理专用章和注明日期的书面凭证。

第十五条　受理机构应当在受理后 3 个工作日内将申请材料一并送交审评机构。

第十六条　审评机构应当组织审评专家对申请材料进行审查，并根据实际需要组织查验机构开展现场核查，组织检验机构开展复核检验，在 60 个工作日内完成审评工作，并向国家食品药品监管管理总局提交综合审评结论和建议。

特殊情况下需要延长审评时间的，经审评机构负责人同意，可以延长 20 个工作日，延长决定应当及时书面告知申请人。

第十七条　审评机构应当组织对申请材料中的下列内容进行审评，并根据科学依据的充足程度明确产品保健功能声称的限定用语：

（一）产品研发报告的完整性、合理性和科学性；

（二）产品配方的科学性，及产品安全性和保健功能；

（三）目录外原料及产品的生产工艺合理性、可行性和质量可控性；

（四）产品技术要求和检验方法的科学性和复现性；

（五）标签、说明书样稿主要内容以及产品名称的规范性。

第十八条　审评机构在审评过程中可以调阅原始资料。

审评机构认为申请材料不真实、产品存在安全性或者质量可控性问题，或者不具备声称的保健功能的，应当终止审评，提出不予注册的建议。

第十九条　审评机构认为需要注册申请人补正材料的，应当一次告知需要补正的全部内容。注册申请人应当在 3 个月内按照补正通知的要求一次提供补充材料；审评机构收到补充材料后，审评时间重新计算。

注册申请人逾期未提交补充材料或者未完成补正，不足以证明产品安全性、保健功能和质量可控性的，审评机构应当终止审评，提出不予注册的建议。

第二十条　审评机构认为需要开展现场核查的，应当及时通知查验机构按照申请材料中的产品研发报告、配方、生产工艺等技术要求进行现场核查，并对下线产品封样送复核检验机构检验。

查验机构应当自接到通知之日起 30 个工作日内完成现场核查，并将核查报告送交审评机构。

核查报告认为申请材料不真实、无法溯源复现或者存在重大缺陷的，审评机构应当终止审评，提出不予注册的建议。

第二十一条　复核检验机构应当严格按照申请材料中的测定方法以及相关说明进行操作，对测定方法的科学性、复现性、适用性进行验证，对产品质量可控性进行复核检验，并应当自接受委托之日起 60 个工作日内完成复核检验，将复核检验报告送交审评机构。

复核检验结论认为测定方法不科学、无法复现、不适用或者产品质量不可控的，审评机构应当终止审评，提出不予注册的建议。

第二十二条　首次进口的保健食品境外现场核查和复核检验时限，根据境外生产厂商的实际情况确定。

第二十三条　保健食品审评涉及的试验和检验工作应当由国家食品药品监督管理总局选择的符合条件的食品检验机构承担。

第二十四条　审评机构认为申请材料真实，产品科学、安全、具有声称的保健功能，生产工艺合理、可行和质量可控，技术要求和检验方法科学、合理的，应当提出予以注册的建议。

审评机构提出不予注册建议的，应当同时向注册申请人发出拟不予注册的书面通知。注册申请人对通知有异议的，应当自收到通知之日起20个工作日内向审评机构提出书面复审申请并说明复审理由。复审的内容仅限于原申请事项及申请材料。

审评机构应当自受理复审申请之日起30个工作日内作出复审决定。改变不予注册建议的，应当书面通知注册申请人。

第二十五条　审评机构作出综合审评结论及建议后，应当在5个工作日内报送国家食品药品监督管理总局。

第二十六条　国家食品药品监督管理总局应当自受理之日起20个工作日内对审评程序和结论的合法性、规范性以及完整性进行审查，并作出准予注册或者不予注册的决定。

第二十七条　现场核查、复核检验、复审所需时间不计算在审评和注册决定的期限内。

第二十八条　国家食品药品监督管理总局作出准予注册或者不予注册的决定后，应当自作出决定之日起10个工作日内，由受理机构向注册申请人发出保健食品注册证书或者不予注册决定。

第二十九条　注册申请人对国家食品药品监督管理总局作出不予注册的决定有异议的，可以向国家食品药品监督管理总局提出书面行政复议申请或者向法院提出行政诉讼。

第三十条　保健食品注册人转让技术的，受让方应当在转让方的指导下重新提出产品注册申请，产品技术要求等应当与原申请材料一致。

审评机构按照相关规定简化审评程序。符合要求的，国家食品药品监督管理总局应当为受让方核发新的保健食品注册证书，并对转让方保健食品注册予以注销。

受让方除提交本办法规定的注册申请材料外，还应当提交经公证的转让合同。

第三十一条　保健食品注册证书及其附件所载明内容变更的，应当由保健食品注册人申请变更并提交书面变更的理由和依据。

注册人名称变更的，应当由变更后的注册申请人申请变更。

第三十二条　已经生产销售的保健食品注册证书有效期届满需要延续的，保健食品注册人应当在有效期届满6个月前申请延续。

获得注册的保健食品原料已经列入保健食品原料目录，并符合相关技术要求，保健食品注册人申请变更注册，或者期满申请延续注册的，应当按照备案程序办理。

第三十三条　申请变更国产保健食品注册的，除提交保健食品注册变更申请表（包括申请人对申请材料真实性负责的法律责任承诺书）、注册申请人主体登记证明文件复印件、保健食品注册证书及其附件的复印件外，还应当按照下列情形分别提交材料：

（一）改变注册人名称、地址的变更申请，还应当提供该注册人名称、地址变更的证明材料；

（二）改变产品名称的变更申请，还应当提供拟变更后的产品通用名与已经注册的药品名称不重名的检索材料；

（三）增加保健食品功能项目的变更申请，还应当提供所增加功能项目的功能学试验报告；

（四）改变产品规格、保质期、生产工艺等涉及产品技术要求的变更申请，还应当提供证明变更后产品的安全性、保健功能和质量可控性与原注册内容实质等同的材料、依据及变更后3批样品符合产品技术要求的全项目检验报告；

（五）改变产品标签、说明书的变更申请，还应当提供拟变更的保健食品标签、说明书样稿。

第三十四条　申请延续国产保健食品注册的，应当提交下列材料：

（一）保健食品延续注册申请表，以及申请人对申请材料真实性负责的法律责任承诺书；

（二）注册申请人主体登记证明文件复印件；

（三）保健食品注册证书及其附件的复印件；

（四）经省级食品药品监督管理部门核实的注册证书有效期内保健食品的生产销售情况；

（五）人群食用情况分析报告、生产质量管理体系运行情况的自查报告以及符合产品技术要求的检验报告。

第三十五条　申请进口保健食品变更注册或者延续注册的，除分别提交本办法第三十三条、第三十四条规定的材料外，还应当提交本办法第十三条第一款（一）、（二）、（三）、（四）项和第二款规定的相关材料。

第三十六条　变更申请的理由依据充分合理，不影响产品安全性、保健功能和质量可控性的，予以变更注册；变更申请的理由依据不充分、不合理，或者拟变更事项影响产品安全性、保健功能和质量可控性的，不予变更注册。

第三十七条　申请延续注册的保健食品的安全性、保健功能和质量可控性符合要求的，予以延续注册。

申请延续注册的保健食品的安全性、保健功能和质量可控性依据不足或者不再符合要求，在注册证书有效期内未进行生产销售的，以及注册人未在规定时限内提交延续申请的，不予延续注册。

第三十八条　接到保健食品延续注册申请的食品药品监督管理部门应当在保健食品注册证书有效期届满前作出是否准予延续的决定。逾期未作出决定的，视为准予延续注册。

第三十九条　准予变更注册或者延续注册的，颁发新的保健食品注册证书，同时注销原保健食品注册证书。

第四十条　保健食品变更注册与延续注册的程序未作规定的，可以适用本办法关于保健食品注册的相关规定。

第三章　注册证书管理

第四十一条　保健食品注册证书应当载明产品名称、注册人名称和地址、注册号、颁发日期及有效期、保健功能、功效成分或者标志性成分及含量、产品规格、保质期、适宜人群、不适宜人群、注意事项。

保健食品注册证书附件应当载明产品标签、说明书主要内容和产品技术要求等。

产品技术要求应当包括产品名称、配方、生产工艺、感官要求、鉴别、理化指标、微生物指标、功效成分或者标志性成分含量及检测方法、装量或者重量差异指标（净含量及允许负偏差指标）、原辅料质量要求等内容。

第四十二条　保健食品注册证书有效期为5年。变更注册的保健食品注册证书有效期与原保健食品注册证书有效期相同。

第四十三条　国产保健食品注册号格式为：国食健注G+4位年代号+4位顺序号；进口保健食品注册号格式为：国食健注J+4位年代号+4位顺序号。

第四十四条　保健食品注册有效期内，保健食品注册证书遗失或者损坏的，保健食品注册人应当向受理机构提出书面申请并说明理由。因遗失申请补发的，应当在省、自治区、直辖市食品药品监督管理部门网站上发布遗失声明；因损坏申请补发的，应当交回保健食品注册证书原件。

国家食品药品监督管理总局应当在受理后20个工作日内予以补发。补发的保健食品注册证书应当标注原批准日期，并注明“补发”字样。

第四章　备案

第四十五条　生产和进口下列保健食品应当依法备案：

（一）使用的原料已经列入保健食品原料目录的保健食品；

（二）首次进口的属于补充维生素、矿物质等营养物质的保健食品。

首次进口的属于补充维生素、矿物质等营养物质的保健食品，其营养物质应当是列入保健食品原料目录的物质。

第四十六条　国产保健食品的备案人应当是保健食品生产企业，原注册人可以作为备案人；进口保健食品的备案人，应当是上市保健食品境外生产厂商。

第四十七条　备案的产品配方、原辅料名称及用量、功效、生产工艺等应当符合法律、法规、规章、强制性标准以及保健食品原料目录技术要求的规定。

第四十八条　申请保健食品备案，除应当提交本办法第十二条第（四）、（五）、（六）、（七）、（八）项规定的材料外，还应当提交下列材料：

（一）保健食品备案登记表，以及备案人对提交材料真实性负责的法律责任承诺书；

（二）备案人主体登记证明文件复印件；

（三）产品技术要求材料；

（四）具有合法资质的检验机构出具的符合产品技术要求全项目检验报告；

（五）其他表明产品安全性和保健功能的材料。

第四十九条　申请进口保健食品备案的，除提交本办法第四十八条规定的材料外，还应当提交本办法第十三条第一款（一）、（二）、（三）、（四）项和第二款规定的相关材料。

第五十条　食品药品监督管理部门收到备案材料后，备案材料符合要求的，当场备案；不符合要求的，应当一次告知备案人补正相关材料。

第五十一条　食品药品监督管理部门应当完成备案信息的存档备查工作，并发放备案号。对备案的保健食品，食品药品监督管理部门应当按照相关要求的格式制作备案凭证，并将备案信息表中登载的信息在其网站上公布。

国产保健食品备案号格式为：食健备G+4位年代号+2位省级行政区域代码+6位顺序编号；进口保健食品备案号格式为：食健备J+4位年代号+00+6位顺序编号。

第五十二条　已经备案的保健食品，需要变更备案材料的，备案人应当向原备案机关提交变更说明及相关证明文件。备案材料符合要求的，食品药品监督管理部门应当将变更情况登载于变更信息中，将备案材料存档备查。

第五十三条　保健食品备案信息应当包括产品名称、备案人名称和地址、备案登记号、登记日期以及产品标签、说明书和技术要求。

第五章　标签、说明书

第五十四条　申请保健食品注册或者备案的，产品标签、说明书样稿应当包括产品名称、原料、辅料、功效成分或者标志性成分及含量、适宜人群、不适宜人群、保健功能、食用量及食用方法、规格、贮藏方法、保质期、注意事项等内容及相关制定依据和说明等。

第五十五条　保健食品的标签、说明书主要内容不得涉及疾病预防、治疗功能，并声明“本品不能代替药物”。

第五十六条 保健食品的名称由商标名、通用名和属性名组成。

商标名，是指保健食品使用依法注册的商标名称或者符合《商标法》规定的未注册的商标名称，用以表明其产品是独有的、区别于其他同类产品。

通用名，是指表明产品主要原料等特性的名称。

属性名，是指表明产品剂型或者食品分类属性等的名称。

第五十七条 保健食品名称不得含有下列内容：

（一）虚假、夸大或者绝对化的词语；

（二）明示或者暗示预防、治疗功能的词语；

（三）庸俗或者带有封建迷信色彩的词语；

（四）人体组织器官等词语；

（五）除“”之外的符号；

（六）其他误导消费者的词语。

保健食品名称不得含有人名、地名、汉语拼音、字母及数字等，但注册商标作为商标名、通用名中含有符合国家规定的含字母及数字的原料名除外。

第五十八条 通用名不得含有下列内容：

（一）已经注册的药品通用名，但以原料名称命名或者保健食品注册批准在先的除外；

（二）保健功能名称或者与表述产品保健功能相关的文字；

（三）易产生误导的原料简写名称；

（四）营养素补充剂产品配方中部分维生素或者矿物质；

（五）法律法规规定禁止使用的其他词语。

第五十九条 备案保健食品通用名应当以规范的原料名称命名。

第六十条 同一企业不得使用同一配方注册或者备案不同名称的保健食品；不得使用同一名称注册或者备案不同配方的保健食品。

第六章 监督管理

第六十一条 国家食品药品监督管理总局应当及时制定并公布保健食品注册申请服务指南和审查细则，方便注册申请人申报。

第六十二条 承担保健食品审评、核查、检验的机构和人员应当对出具的审评意见、核查报告、检验报告负责。

保健食品审评、核查、检验机构和人员应当依照有关法律、法规、规章的规定，恪守职业道德，按照食品安全标准、技术规范等对保健食品进行审评、核查和检验，保证相关工作科学、客观和公正。

第六十三条 参与保健食品注册与备案管理工作的单位和个人，应当保守在注册或者备案中获知的商业秘密。

属于商业秘密的，注册申请人和备案人在申请注册或者备案时应当在提交的资料中明确相关内容和依据。

第六十四条　食品药品监督管理部门接到有关单位或者个人举报的保健食品注册受理、审评、核查、检验、审批等工作中的违法违规行为后，应当及时核实处理。

第六十五条　除涉及国家秘密、商业秘密外，食品药品监督管理部门应当自完成注册或者备案工作之日起20个工作日内根据相关职责在网站公布已经注册或者备案的保健食品目录及相关信息。

第六十六条　有下列情形之一的，国家食品药品监督管理总局根据利害关系人的请求或者依据职权，可以撤销保健食品注册证书：

（一）行政机关工作人员滥用职权、玩忽职守作出准予注册决定的；

（二）超越法定职权或者违反法定程序作出准予注册决定的；

（三）对不具备申请资格或者不符合法定条件的注册申请人准予注册的；

（四）依法可以撤销保健食品注册证书的其他情形。

注册人以欺骗、贿赂等不正当手段取得保健食品注册的，国家食品药品监督管理总局应当予以撤销。

第六十七条　有下列情形之一的，国家食品药品监督管理总局应当依法办理保健食品注册注销手续：

（一）保健食品注册有效期届满，注册人未申请延续或者国家食品药品监管总局不予延续的；

（二）保健食品注册人申请注销的；

（三）保健食品注册人依法终止的；

（四）保健食品注册依法被撤销，或者保健食品注册证书依法被吊销的；

（五）根据科学研究的发展，有证据表明保健食品可能存在安全隐患，依法被撤回的；

（六）法律、法规规定的应当注销保健食品注册的其他情形。

第六十八条　有下列情形之一的，食品药品监督管理部门取消保健食品备案：

（一）备案材料虚假的；

（二）备案产品生产工艺、产品配方等存在安全性问题的；

（三）保健食品生产企业的生产许可被依法吊销、注销的；

（四）备案人申请取消备案的；

（五）依法应当取消备案的其他情形。

第七章　法律责任

第六十九条　保健食品注册与备案违法行为，食品安全法等法律法规已有规定的，依照其规定。

第七十条　注册申请人隐瞒真实情况或者提供虚假材料申请注册的，国家食品药品监督管理总局不予受理或者不予注册，并给予警告；申请人在1年内不得再次申请注册该保健食品；构成犯罪的，依法追究刑事责任。

第七十一条　注册申请人以欺骗、贿赂等不正当手段取得保健食品注册证书的，由国家食品药品监督管理总局撤销保健食品注册证书，并处1万元以上3万元以下罚款。被许可人在3年内不得再次申请注册；构成犯罪的，依法追究刑事责任。

第七十二条　有下列情形之一的，由县级以上人民政府食品药品监督管理部门处以1万元以上3万元以下罚款；构成犯罪的，依法追究刑事责任。

（一）擅自转让保健食品注册证书的；

（二）伪造、涂改、倒卖、出租、出借保健食品注册证书的。

第七十三条　食品药品监督管理部门及其工作人员对不符合条件的申请人准予注册，或者超越法定职权准予注册的，依照食品安全法第一百四十四条的规定予以处理。

食品药品监督管理部门及其工作人员在注册审评过程中滥用职权、玩忽职守、徇私舞弊的，依照食品安全法第一百四十五条的规定予以处理。

第八章　附则

第七十四条　申请首次进口保健食品注册和办理进口保健食品备案及其变更的，应当提交中文材料，外文材料附后。中文译本应当由境内公证机构进行公证，确保与原文内容一致；申请注册的产品质量标准（中文本），必须符合中国保健食品质量标准的格式。境外机构出具的证明文件应当经生产国（地区）的公证机构公证和中国驻所在国使领馆确认。

第七十五条　本办法自2016年7月1日起施行。2005年4月30日公布的《保健食品注册管理办法（试行）》（原国家食品药品监督管理局令第19号）同时废止。

任务二　保健食品产品技术要求规范

根据《食品安全法》及其实施条例对保健食品实行严格监管的要求，为进一步规范保健食品行政许可工作，提高保健食品质量安全控制水平，加强保健食品生产经营监督，指导保健食品产品技术要求编制工作，国家食品药品监督管理局组织制定了《保健食品产品技术要求规范》（国食药监许［2010］423号），现予印发，请遵照执行。

保健食品产品技术要求规范

一、根据《食品安全法》及其实施条例对保健食品实行严格监管的要求，为进一步规范保健食品行政许可工作，提高保健食品质量安全控制水平，加强保健食品生产经营监督，保障消费者食用安全，制定本规范。

二、国家食品药品监督管理局负责批准保健食品产品技术要求，并监督其执行。

三、保健食品产品技术要求应当符合国家有关法律法规、标准规范。

四、保健食品产品技术要求文本格式应当包括产品名称、配方、生产工艺、感官要求、鉴别、理化指标、微生物指标、功效或标志性成分含量测定、保健功能、适宜人群、不适宜人群、食用量及食用方法、规格、储藏、保质期等序列，并按照保健食品产品技术要求编制指南编制。

五、保健食品产品技术要求是产品质量安全的技术保障。生产企业应当按照保健食品产品技术要求组织生产经营，食品药品监督管理部门应当将保健食品产品技术要求作为开展监督执法的重要依据。

六、保健食品产品技术要求适用于保健食品新产品的注册申请和产品的再注册。

七、保健食品产品技术要求编号按照 BJ + G（或 J） + 年份 + 0000 编制。“BJ” 表示“保健食品”，“G（或 J)” 表示国产或进口，“年份 + 0000” 为保健食品批准文号的年份和顺序号。

八、本规范自 2011 年 2 月 1 日起施行。

附件 1：国家食品药品监督管理局

保健食品产品技术要求（文本格式）

（产品技术要求编号）

中文名称

汉语拼音名

【配方】

【生产工艺】

【感官要求】

【鉴别】

【理化指标】

【微生物指标】

【功效或标志性成分含量测定】

【保健功能】

【适宜人群】

【不适宜人群】

【食用量及食用方法】

【规格】

【贮藏】

【保质期】

附件2：保健食品产品技术要求编制指南

一、主要内容

保健食品产品技术要求应当能够准确反映和控制产品的质量。保健食品产品技术要求的每项内容应符合以下要求，并按照保健食品产品申报资料的具体要求进行编制。

（一）产品名称

包括中文名称和汉语拼音名。产品名称应当准确、清晰，能表明产品的真实属性，符合《保健食品注册管理办法（试行）》、《保健食品命名规定（试行）》等相关规定。

（二）配方

应列出全部原辅料。原辅料名称应使用法定标准名称。用于保健食品的原料应当符合相关规定。各原料顺序按其在产品中的功效作用或用量大小排列；辅料按用量大小列于原料后。

（三）生产工艺

应用文字简要描述完整的生产工序。

（四）感官要求

分别对产品应有的外观（色泽、形态等）和内容物的色泽、形态、气味、滋味等依次进行描述，并用分号分开；如果用表提供信息更有利于项目的理解，则宜使用表。一般不对直接接触产品的包装材料的外观等进行描述。

（五）鉴别

根据产品配方及有关研究结果等可以确定产品的鉴别方法的，应予以全面、准确地阐述。

（六）理化指标

（七）微生物指标

理化指标和微生物指标应阐述根据研究结果和法规要求确定的检测项目、限度及其检测方法或执行标准；如果用表提供信息更有利于检测项目的理解，则宜使用表。

（八）功效或标志性成分含量测定

包括功效成分测定或标志性成分测定。

应阐述根据研究结果确定的测定成分、含量限度，描述检测条件、检测方法或执行标准。

（九）保健功能

保健功能在国家食品药品监督管理局公布范围内的，应当使用与公布功能相一致的描述。

（十）适宜人群

（十一）不适宜人群

适宜人群和不适宜人群的分类与表示应明确，符合国家食品药品监督管理局《保健功能及相对应的适宜人群、不适宜人群表》等相关要求。

（十二）食用量及食用方法

食用量及食用方法的表述应规范、详细，描述顺序为：食用量，食用方法。应标示每日食用次数和每次食用量。如不同的适宜人群需按不同食用量摄入时，食用量应按适宜人群分类标示。

（十三）规格

应当根据食用方法和食用量合理确定，便于定量食用；应标注最小食用单元的净含量；单剂量包装的产品应规定每个包装单位的装量。

（十四）贮藏

应根据稳定性考察研究的结果阐述产品贮存条件。

（十五）保质期

应根据稳定性考察研究的结果阐述产品保质期，保质期的格式应标注为：XX 个月，如〔保质期〕24 个月。

二、基本要求

（一）编制工作应符合国家法律、行政法规、部门规章、技术标准和规范性文件的相关规定。

（二）产品技术要求的设计、内容和数据应符合公认的科学原理，准确可靠。

（三）产品技术要求的文字、数字、公式、单位、符号、图表等应符合标准化要求，引用的标准准确、有效。术语的定义应符合国家有关规定。

1. 应使用规范汉字。使用的标点符号应符合 GB/T 15834 的规定。

2. 应使用 GB 3101、GB 3102 规定的法定计量单位。表示量值时，应写出其单位。

3. 应准确列出引用标准或文件的目录。

4. 引用的标准或文件应包括出版本号或年号以及完整的标准（文件）名称。

5. 如果引用的标准（文件）可以在线获得，应提供详细的获取和访问路径。应给出被引用标准（文件）的完整的网址。为了保证溯源性，应提供源网址。

（四）产品技术要求中所建立的检测方法应专属、准确、精密。在确保能准确控制质量的前提下，应倡导简单实用。

（五）产品技术要求中的控制技术指标应定量并使用明确的数值表示。不应仅使用定性的表述，如“适量”或“合适的温度”等。

（六）产品技术要求研究的实验记录书写应真实、完整、清晰，保持原始性并具有可追溯性。其研究方法和过程要如实记录，并在申报资料中予以充分体现。

（七）产品技术要求中使用的表均应在条文中明确提及。

1. 不准许表中有表，也不准许将表再分为次级表。

2. 每个表均应有编号。表的编号由“表”和从1开始的阿拉伯数字组成，例如“表1”、“表2”等。只有一个表时，仍应给出编号“表1”。

3. 每个表应有表题。

4. 每个表应有表头。表栏中使用的单位一般应置于相应栏的表头中量的名称之下，表头中不准许使用斜线。

5. 如果某个表需要转页接排，则随后接排该表的各页上应重复表的编号、表题和“（续）”。续表均应重复表头和关于单位的陈述。

（八）产品技术要求可能涉及知识产权的，国家食品药品监督管理部门不承担识别该知识产权的责任。

（九）应使用国家法定部门认可的标准物质（包括标准品和对照品）。若使用的对照物质是自行研制的，应按相关的要求提交相应的鉴定研究资料和对照物质。供研究用样品应是配方确定、生产工艺稳定后中试以上规模、具有代表性的多批产品。

（十）申请人开展产品技术要求的研究，应在能满足该产品技术要求研究条件的实验室进行，并由相应技术人员承担。

问　答　题

1. 叙述药食两用的中药名单。
2. 保健食品的申报功能有几种？
3. 保健食品标志是什么？
4. 保健食品的包装材料和容器必须符合国家哪些标准？

项目十六　执业药师管理

学习目的：学生通过本项目的学习，了解药学技术人员的管理情况，了解药学技术人员的基本情况，执业药师资格制度实施概况，执业药师、临床药师的职责和执业药师道德准则的基本内容，从而在今后的药学工作学习中自觉遵守法律法规和药学职业道德规范，成为一名合格的药学工作者。

案例1：2015 年以来，瓯海区市场监管局启动执业药师“挂证”专项整治，多项措施并举，严打违法行为，取得阶段性成果。截至目前，共检查药店 200 多家，建立辖区 231 个执业药师个人信用档案；依法查处 2 起市级医院正式工作人员将执业药师资格证有偿外挂药店的行为，对当事药店负责人进行约谈，给予行政处罚，对当事执业药师的“挂证”行为将在其不良行为中予以记录。

案例2：2007 年 11 月 28 日，曾在成都市引起很大社会反响的市民服用药店开出的感冒药后猝死一案在金牛法院审结。该案中死者刘长勇因服用药店违规开出的超剂量处方药引发心脏病死亡，对此法院认为作为成年人的刘长勇理应知道超剂量服用药品的后果，故应为自己的行为承担大部分责任，而违规开出处方药的药店则对死者家属提出的 21 万赔偿金中的 3.8 万元承担赔偿责任。金牛区茂华药店当时值班店员吴尧为他开出了包括盐酸西替利嗪胶囊在内的八种药，嘱咐刘长勇分三次服下。配药的吴尧仅持有南充市医药管理局培训中心所发的岗位培训证书，并无执业医师资格及处方权。其处方药盐酸西替利嗪胶囊也主要用于治疗鼻炎、荨麻疹、过敏和皮肤瘙痒等病症，而非感冒类用药。在没有医师处方的情况下出售处方药会导致增加消费者人身安全的风险，应酌情承担部分责任。成都金牛区药监局已向金牛区茂华药店下达责令改正通知书，同时要求药店没有凭医生处方向刘长勇出售处方药的行为进行改正。

案例 1 执业药师违反了《执业药师注册管理暂行办法》第五条：规定执业药师只能在一个执业药师注册机构注册，在一个执业单位按照注册的执业类别、执业范围执业。

案例 2 中企业违反了《执业药师资格制度暂行规定和执业药师资格考试实施办法》第二十一条：执业药师负责处方的审核及监督调配，提供用药咨询与信息，指导合理用药，开展治疗药物的监测及药品疗效的评价等临床药学工作。

任务一　执业药师资格制度暂行规定和执业药师资格考试实施办法

为贯彻《中华人民共和国药品管理法》和《中共中央、国务院关于卫生改革与发展的决定》，加强药学技术人员和药品市场管理工作，保障人民用药安全有效，根据国务院赋予的国家药品监督管理局的职能，人事部、国家药品监督管理局在总结执业药师、执业中药师资格制度实施情况的基础上，重新修订了《执业药师资格制度暂行规定》和《执业药师资格考试实施办法》，共计7章33条。1999年4月1日施行。

执业药师资格制度暂行规定

第一章　总则

第一条　为了加强对药学技术人员的职业准入控制，确保药品质量，保障人民用药的安全有效，根据《中华人民共和国药品管理法》、《中共中央、国务院关于卫生改革与发展的决定》及职业资格制度的有关内容，制定本规定。

第二条　国家实行执业药师资格制度，纳入全国专业技术人员执业资格制度统一规划的范围。

第三条　执业药师是指经全国统一考试合格，取得《执业药师资格证书》并经注册登记，在药品生产、经营、使用单位中执业的药学技术人员。执业药师英文译为：Licensed Pharmacist。

第四条　凡从事药品生产、经营、使用的单位均应配备相应的执业药师，并以此作为开办药品生产、经营、使用单位的必备条件之一。国家药品监督管理局负责对需由执业药师担任的岗位作出明确规定并进行检查。

第五条　人事部和国家药品监督管理局共同负责全国执业药师资格制度的政策制定、组织协调、资格考试、注册登记和监督管理工作。

第二章　考试

第六条　执业药师资格实行全国统一大纲、统一命题、统一组织的考试制度。一般每年举行一次。

第七条　国家药品监督管理局负责组织拟定考试科目和考试大纲、编写培训教材、建立试题库及考试命题工作。按照培训与考试分开的原则，统一规划并组织考前培训。

第八条　人事部负责组织审定考试科目、考试大纲和试题，会同国家药品监督管理局对考试工作进行监督、指导并确定合格标准。

第九条　凡中华人民共和国公民和获准在我国境内就业的其他国籍的人员具备以下条件之一者，均可申请参加执业药师资格考试：

（一）取得药学、中药学或相关专业中专学历，从事药学或中药学专业工作满七年。

（二）取得药学、中药学或相关专业大专学历，从事药学或中药学专业工作满五年。

（三）取得药学、中药学或相关专业大学本科学历，从事药学或中药学专业工作满三年。

（四）取得药学、中药学或相关专业第二学士学位、研究生班毕业或取得硕士学位，从事药学或中药学专业工作满一年。

（五）取得药学、中药学或相关专业博士学位。

第十条　执业药师资格考试合格者，由各省、自治区、直辖市人事（职改）部门颁发人事部统一印制的、人事部与国家药品监督管理局用印的中华人民共和国《执业药师资格证书》。该证书在全国范围内有效。

第三章　注册

第十一条　执业药师资格实行注册制度。国家药品监督管理局为全国执业药师资格注册管理机构，各省、自治区、直辖市药品监督管理局为注册机构。人事部及各省、自治区、直辖市人事（职改）部门对执业药师注册工作有监督、检查的责任。

第十二条　取得《执业药师资格证书》者，须按规定向所在省（区、市）药品监督管理局申请注册。经注册后，方可按照注册的执业类别、执业范围从事相应的执业活动。未经注册者，不得以执业药师身份执业。

第十三条　申请注册者，必须同时具备下列条件：

（一）取得《执业药师资格证书》。

（二）遵纪守法，遵守药师职业道德。

（三）身体健康，能坚持在执业药师岗位工作。

（四）经所在单位考核同意。

第十四条　经批准注册者，由各省、自治区、直辖市药品监督管理局在《执业药师资格证书》中的注册情况栏内加盖注册专用印章，同时发给国家药品监督管理局统一印制的中华人民共和国《执业药师注册证》，并报国家药品监督管理局备案。

第十五条　执业药师只能在一个省、自治区、直辖市注册。执业药师变更执业地区、执业范围应及时办理变更注册手续。

第十六条　执业药师注册有效期为三年，有效期满前三个月，持证者须到注册机构办理再次注册手续。再次注册者，除须符合第十三条的规定外，还须有参加继续教育的证明。

第十七条　执业药师有下列情形之一的，由所在单位向注册机构办理注销注册手续：

（一）死亡或被宣告失踪的。

（二）受刑事处罚的。

（三）受取消执业资格处分的。

（四）因健康或其他原因不能或不宜从事执业药师业务的。

凡注销注册的，由所在省（区、市）的注册机构向国家药品监督管理局备案，并由国家药品监督管理局定期公告。

第四章　职责

第十八条　执业药师必须遵守职业道德，忠于职守，以对药品质量负责、保证人民用药安全有效为基本准则。

第十九条　执业药师必须严格执行《药品管理法》及国家有关药品研究、生产、经营、使用的各项法规及政策。执业药师对违反《药品管理法》及有关法规的行为或决定，有责任提出劝告、制止、拒绝执行并向上级报告。

第二十条　执业药师在执业范围内负责对药品质量的监督和管理，参与制定、实施药品全面质量管理及对本单位违反规定的处理。

第二十一条　执业药师负责处方的审核及监督调配，提供用药咨询与信息，指导合理用药，开展治疗药物的监测及药品疗效的评价等临床药学工作。

第五章　继续教育

第二十二条　执业药师需努力钻研业务，不断更新知识，掌握最新医药信息，保持较高的专业水平。

第二十三条　执业药师必须接受继续教育。国家药品监督管理局负责制定执业药师继续教育管理办法，组织拟定、审批继续教育内容。各省、自治区、直辖市药品监督管理局负责本地区执业药师继续教育的实施工作。

第二十四条　国家药品监督管理局批准的执业药师培训机构承担执业药师的继续教育工作。

第二十五条　执业药师实行继续教育登记制度。国家药品监督管理局统一印制《执业药师继续教育登记证书》，执业药师接受继续教育经考核合格后，由培训机构在证书上登记盖章，并以此作为再次注册的依据。

第六章　罚则

第二十六条　对未按规定配备执业药师的单位，应限期配备，逾期将追究单位负责人的责任。

第二十七条　对已在需由执业药师担任的岗位工作，但尚未通过执业药师资格考试的人员，要进行强化培训，限期达到要求。对经过培训仍不能通过执业药师资格考试者，必须调离岗位。

第二十八条　对涂改、伪造或以虚假和不正当手段获取《执业药师资格证书》或《执业药师注册证》的人员，发证机构应收回证书，取消其执业药师资格，注销注册。并对直接责任者根据有关规定给予行政处分，直至送交有关部门追究法律责任。

第二十九条　对执业药师违反本规定有关条款的，所在单位须如实上报，由药品监督管理部门根据情况给予处分。注册机构对执业药师所受处分，应及时记录在其《执业药师资格证书》中的备注《执业情况记录》栏内。

第三十条　执业药师在执业期间违反《药品管理法》及其他法律法规构成犯罪的，由司法机关依法追究其刑事责任。

第七章　附则

第三十一条　对在关键岗位工作且业绩突出的执业药师，应给予表彰和奖励。

第三十二条　通过全国统一考试取得执业药师资格证书的人员，单位根据工作需要可聘任主管药师或主管中药师专业技术职务。

第三十三条　人事部和国家药品监督管理局按职责分工，对本规定进行解释。

执业药师资格考试实施办法

第一条　人事部、国家药品监督管理局共同负责执业药师资格考试工作，日常管理工作由国家药品监督管理局负责。具体考务工作委托人事部人事考试中心组织实施。各地要加强对考务工作的领导，明确职责、互相配合、密切协作。

第二条　执业药师资格考试日期定为每年10月，报名时间定为每年3月。

第三条　考试科目为：药学（中药学）专业知识（一）、药学（中药学）专业知识（二）、药事管理与法规、综合知识与技能四个科目。

考试科目中，药事管理与法规、综合知识与技能两个科目为执业药师资格考试的必考科目；从事药学或中药学专业工作的人员，可根据从事的本专业工作，选择药学专业知识科目（一）、药学专业知识科目（二）或中药学专业知识科目（一）、中药学专业知识科目（二）的考试。

考试分四个半天进行，每个科目考试时间为两个半小时。

第四条　考试以两年为一个周期，参加全部科目考试的人员须在连续两个考试年度内通过全部科目的考试。参加免试部分科目的人员须在一个考试年度内通过应试科目。

第五条　按照国家有关规定评聘为高级专业技术职务，并具备下列条件之一者，可免试药学（或中药学）专业知识（一）、药学（或中药学）专业知识（二）两个科目，只参加药事管理与法规、综合知识与技能两个科目的考试。

（一）中药学徒、药学或中药学专业中专毕业，连续从事药学或中药学专业工作满20年。

（二）取得药学、中药学专业或相关专业大专以上学历，连续从事药学或中药学专业工作满15年。

第六条　凡符合《执业药师资格制度暂行规定》第九条和本办法第五条的

报名条件者均可报名参加考试。

第七条　报名参加考试者，由本人提出申请，所在单位审核同意，并携带有关证明材料到当地考试管理机构办理报名手续。考试管理机构按规定程序和报名条件审查合格后，发给准考证，应考人员凭准考证在指定的时间、地点参加考试。党中央、国务院各部门、部队及其直属单位的人员，按属地原则报名参加考试。

第八条　考场设在省辖市以上的中心城市和行政专员公署所在的城市。

第九条　具体考务工作由各省、自治区、直辖市人事（职改）部门会同药品监督管理部门组织实施，各地可根据实际情况确定具体办法。

第十条　国家药品监督管理局负责执业药师资格考试的培训管理工作。各地培训机构要具备场地、师资、教材等条件，经省、自治区、直辖市药品监督管理部门会同人事部门审核批准，报国家药品监督管理局备案。培训收费标准须经当地物价主管部门核准并公布于众，接受群众监督。

第十一条　坚持考试与培训分开的原则，参与培训的工作人员不得参与考试工作（包括命题及组织管理）。

第十二条　严格执行考试考务工作的有关规章制度，做好试卷命题、印刷、发送过程中的保密工作，严格考场纪律，严禁弄虚作假。对违反规章制度的，按规定进行严肃处理。

任务二　执业药师注册管理暂行办法

根据人事部、国家药品监督管理局《执业药师资格制度暂行规定》（人发［1999］34号），为加强执业药师管理，规范执业药师注册工作，国家药品监督管理局重新修订了《执业药师注册管理暂行办法》（国家药品监督管理局国药管人［2000］156号），共计4章26条。

执业药师注册管理暂行办法

第一章　总则

第一条　为保证执业药师资格制度的实施，加强执业药师注册管理工作，根据人事部、国家药品监督管理局联合颁发的《执业药师资格制度暂行规定》，制定本办法。

第二条　执业药师实行注册制度。国家药品监督管理局为全国执业药师注册管理机构，各省、自治区、直辖市药品监督管理局为本辖区执业药师注册机构。

第三条　持有《执业药师资格证书》的人员，经向注册机构申请注册并取得《执业药师注册证》后，方可以执业药师身份执业。

第四条　执业药师按照执业类别、执业范围、执业地区注册。执业类别为药学类、中药学类；执业范围为药品生产、药品经营、药品使用；执业地区为省、自治区、直辖市。

第五条　执业药师只能在一个执业药师注册机构注册，在一个执业单位按照注册的执业类别、执业范围执业。

第二章　申请注册

第六条　药品生产、经营、使用单位的人员取得《执业药师资格证书》后即可向执业单位所在地区的执业药师注册机构申请办理注册手续。

第七条　申请执业药师注册的人员，必须同时具备下列条件：

（一）取得《执业药师资格证书》；

（二）遵纪守法，遵守职业道德；

（三）身体健康，能坚持在执业药师岗位工作；

（四）经执业单位同意。

第八条　有下列情况之一者，不予注册：

（一）不具有完全民事行为能力的；

（二）因受刑事处罚，自刑罚执行完毕之日到申请注册之日不满二年的；

（三）受过取消执业药师执业资格处分不满二年的；

（四）国家规定不宜从事执业药师业务的其他情形的。

第九条　首次申请注册的人员，须填写“执业药师首次注册申请表”，并提交以下材料：

（一）《执业药师资格证书》；

（二）身份证明复印件；

（三）近期一寸免冠正面半身照片 5 张；

（四）县级（含）以上医院出具的本人 6 个月内的健康体检表；

（五）执业单位证明；

（六）执业单位合法开业的证明复印件。

第十条　执业药师注册有效期为三年。持证者须在有效期满前三个月到原执业药师注册机构申请办理再次注册手续。超过期限，不办理再次注册手续的人员，其《执业药师注册证》自动失效，并不能再以执业药师身份执业。

第十一条　申请再次注册者，须填写“执业药师再次注册申请表”，并提交以下材料：

（一）《执业药师资格证书》和《执业药师注册证》；

（二）执业单位考核材料；

（三）《执业药师继续教育登记证书》；

（四）县级（含）以上医院出具的本人 6 个月内的健康体检表。

第十二条　凡取得《执业药师资格证书》，按规定完成继续教育学分，可保留执业药师资格。取得《执业药师资格证书》一年后申请注册的，除按第九条规定外，还需同时提交载有本人参加继续教育记录的《执业药师继续教育登记证书》。

第三章　注册与管理

第十三条　执业药师注册机构须在收到申请之日起30个工作日内，对符合条件者予以注册；对不符合条件者不予注册，同时书面通知申请人并说明理由。

第十四条　执业药师注册机构根据申请注册者的《执业药师资格证书》中注明的专业类别进行注册。

第十五条　执业药师注册机构办理注册时，在《执业药师资格证书》中的注册情况栏内加盖注册专用印章，并发给国家药品监督管理局统一印制的《执业药师注册证》。

第十六条　执业药师在同一执业地区变更执业单位或范围的，须到原执业药师注册机构办理变更注册手续，填写“执业药师变更注册登记表”，并提交以下材料：

（一）《执业药师资格证书》和《执业药师注册证》；

（二）新执业单位合法开业的证明复印件；

执业药师变更执业地区的，须到原执业药师注册机构办理变更注册手续，填写“执业药师变更注册登记表”，并向新执业地区的执业药师注册机构重新申请注册。新的执业药师注册机构在办理执业注册手续时，应收回原《执业药师注册证》，并发给新的《执业药师注册证》。

第十七条　执业药师注册后如有下列情况之一的，予以注销注册：

（一）死亡或被宣告失踪的；

（二）受刑事处罚的；

（三）被吊销《执业药师资格证书》的；

（四）受开除行政处分的；

（五）因健康或其他原因不能从事执业药师业务的。

注销注册手续由执业药师所在单位在30个工作日内向注册机构申请办理，并填写“执业药师注销注册登记表”。执业药师注册机构经核实后办理注销注册，收回《执业药师注册证》。

第十八条　执业药师注册机构每年将注册情况报国家药品监督管理局备案，并定期公告。

第十九条　国家药品监督管理局发现上报备案的执业药师中有不符合规定条件的，有权责令执业药师注册机构复查并予以改正。

第二十条　对不予注册或注销注册持有异议的当事人，可以依法申请行政复议或者向人民法院提起诉讼。

第二十一条　凡以骗取、转让、借用、伪造《执业药师资格证书》、《执业药师注册证》和《执业药师继续教育登记证书》等不正当手段进行注册的人员，一经发现，由执业药师注册机构收缴注册证并注销注册。构成犯罪的，依法追究其刑事责任。

第二十二条　执业药师注册机构的工作人员，在注册工作中玩忽职守、滥用职权、徇私舞弊，由其所在单位依据有关规定给予行政处分；构成犯罪的，依法追究刑事责任。

第四章　附则

第二十三条　持有《执业药师资格证书》的人员未经注册，不具有执业药师身份，不得从事执业药师业务活动，其所出具的与执业药师业务有关的证明，均属无效。

第二十四条　执业单位系指合法的药品生产、经营、使用单位。

第二十五条　本办法由国家药品监督管理局负责解释。

第二十六条　本办法自发布之日起施行。

问答题

1. 执业药师继续学习学分要求有哪些？
2. 根据规定，执业药师依法执业应具备哪些条件？
3. 申请执业药师资格考试人员的专业条件有哪些？

项目十七　医疗器械管理

学习目的：学生通过本项目的学习，了解医疗用器械管理情况，掌握医疗器械分类的主要内容，熟悉医疗器械的说明书和使用原则，从而能在今后的药店工作学习中自觉遵守法律法规和职业道德规范，成为一名合格的企业员工。

案例1：国家食品药品监管总局医疗器械监管司司长童敏在2014年7月9日发布会上通报医疗器械、虚假广告整治情况时表示，食药监总局通报10起医疗器械"五整治"重大典型案例。其中第4起是北京市查处的史密斯公司非法经营美国进口无证医疗器械案。北京市食品药品监管局根据群众举报，严厉查处了史密斯医疗器械（北京）有限公司非法经营美国进口无证医疗器械"患者自控输液泵"重大案件。没收违法经营的产品6502个，涉案金额达1041余万元。

案例2：2013年1月18日，开原市工商局查处一起医疗器械虚假宣传案。有群众反映，开原市光明社区的一家医疗器械经销店出售的产品能够治疗很多种病，而且有抗癌的功用。开原市工商局领导闻讯后，感觉此事很蹊跷，当即指派该局公平交易执法科迅速调查。经过现场调查，群众反映的该医疗器械经销处系个体工商户，业主郭某，经营范围及经营方式为：物理治疗及康复设备零售。该经销处经营的产品有亚利朗远红外线温热治疗垫、亚利朗远红外线温热器、亚利朗铜丝炭功能枕、抗菌炭铜丝被等产品，在这些产品的说明书上对产品的性能、适用范围均明确标有"辅助治疗"字样，而该经销处工作人却对销售对象称：该产品对患者无副作用，可采用外治手法，达到防病、诊病、治病的效果，可以驱寒排毒，净化血液，促进血液循环，提高新陈代谢，提高免疫力，并能够控制风湿性关节炎、糖尿病等，起到止痛、解毒、杀菌、抗癌等神奇作用。

案例1中的企业违反了《医疗器械经营质量管理规范》的第三十二条：企业在采购前应当审核供货者的合法资格、所购入医疗器械的合法性并获取加盖供货者公章的相关证明文件或者复印件。

案例2该企业违反了《医疗器械经营质量管理规范》第四条：企业应当诚实守信，依法经营。禁止任何虚假、欺骗行为。采用了虚假的宣传，误导消费者。

任务一　医疗器械分类规则

国家食品药品监督管理总局令第15号。《医疗器械分类规则》已于2015年6月3日国家食品药品监督管理总局局务会议审议通过，现予公布，自2016年1月1日起施行。

医疗器械分类规则

第一条　为规范医疗器械分类，根据《医疗器械监督管理条例》，制定本规则。

第二条　本规则用于指导制定医疗器械分类目录和确定新的医疗器械的管理类别。

第三条　本规则有关用语的含义是：

（一）预期目的

指产品说明书、标签或者宣传资料载明的，使用医疗器械应当取得的作用。

（二）无源医疗器械

不依靠电能或者其他能源，但是可以通过由人体或者重力产生的能量，发挥其功能的医疗器械。

（三）有源医疗器械

任何依靠电能或者其他能源，而不是直接由人体或者重力产生的能量，发挥其功能的医疗器械。

（四）侵入器械

借助手术全部或者部分通过体表侵入人体，接触体内组织、血液循环系统、中枢神经系统等部位的医疗器械，包括介入手术中使用的器材、一次性使用无菌手术器械和暂时或短期留在人体内的器械等。本规则中的侵入器械不包括重复使用手术器械。

（五）重复使用手术器械

用于手术中进行切、割、钻、锯、抓、刮、钳、抽、夹等过程，不连接任何有源医疗器械，通过一定的处理可以重新使用的无源医疗器械。

（六）植入器械

借助手术全部或者部分进入人体内或腔道（口）中，或者用于替代人体上皮表面或眼表面，并且在手术过程结束后留在人体内30日（含）以上或者被人体吸收的医疗器械。

（七）接触人体器械

直接或间接接触患者或者能够进入患者体内的医疗器械。

（八）使用时限

1. 连续使用时间：医疗器械按预期目的、不间断的实际作用时间；
2. 暂时：医疗器械预期的连续使用时间在24小时以内；
3. 短期：医疗器械预期的连续使用时间在24小时（含）以上、30日以内；
4. 长期：医疗器械预期的连续使用时间在30日（含）以上。

（九）皮肤

未受损皮肤表面。

（十）腔道（口）

口腔、鼻腔、食道、外耳道、直肠、阴道、尿道等人体自然腔道和永久性人造开口。

（十一）创伤

各种致伤因素作用于人体所造成的组织结构完整性破坏或者功能障碍。

（十二）组织

人体体内组织，包括骨、牙髓或者牙本质，不包括血液循环系统和中枢神经系统。

（十三）血液循环系统

血管（毛细血管除外）和心脏。

（十四）中枢神经系统

脑和脊髓。

（十五）独立软件

具有一个或者多个医疗目的，无需医疗器械硬件即可完成自身预期目的，运行于通用计算平台的软件。

（十六）具有计量测试功能的医疗器械

用于测定生理、病理、解剖参数，或者定量测定进出人体的能量或物质的医疗器械，其测量结果需要精确定量，并且该结果的准确性会对患者的健康和安全产生明显影响。

（十七）慢性创面

各种原因形成的长期不愈合创面，如静脉性溃疡、动脉性溃疡、糖尿病性溃疡、创伤性溃疡、压力性溃疡等。

第四条　医疗器械按照风险程度由低到高，管理类别依次分为第一类、第二类和第三类。

医疗器械风险程度，应当根据医疗器械的预期目的，通过结构特征、使用形式、使用状态、是否接触人体等因素综合判定。

第五条　依据影响医疗器械风险程度的因素，医疗器械可以分为以下几种情形：

（一）根据结构特征的不同，分为无源医疗器械和有源医疗器械。

（二）根据是否接触人体，分为接触人体器械和非接触人体器械。

（三）根据不同的结构特征和是否接触人体，医疗器械的使用形式包括：

无源接触人体器械：液体输送器械、改变血液体液器械、医用敷料、侵入器械、重复使用手术器械、植入器械、避孕和计划生育器械、其他无源接触人体器械。

无源非接触人体器械：护理器械、医疗器械清洗消毒器械、其他无源非接触人体器械。

有源接触人体器械：能量治疗器械、诊断监护器械、液体输送器械、电离辐射器械、植入器械、其他有源接触人体器械。

有源非接触人体器械：临床检验仪器设备、独立软件、医疗器械消毒灭菌设备、其他有源非接触人体器械。

（四）根据不同的结构特征、是否接触人体以及使用形式，医疗器械的使用状态或者其产生的影响包括以下情形：

无源接触人体器械：根据使用时限分为暂时使用、短期使用、长期使用；接触人体的部位分为皮肤或腔道（口）、创伤或组织、血液循环系统或中枢神经系统。

无源非接触人体器械：根据对医疗效果的影响程度分为基本不影响、轻微影响、重要影响。

有源接触人体器械：根据失控后可能造成的损伤程度分为轻微损伤、中度损伤、严重损伤。

有源非接触人体器械：根据对医疗效果的影响程度分为基本不影响、轻微影响、重要影响。

第六条　医疗器械的分类应当根据医疗器械分类判定表（见附件）进行分类判定。有以下情形的，还应当结合下述原则进行分类：

（一）如果同一医疗器械适用两个或者两个以上的分类，应当采取其中风险程度最高的分类；由多个医疗器械组成的医疗器械包，其分类应当与包内风险程度最高的医疗器械一致。

（二）可作为附件的医疗器械，其分类应当综合考虑该附件对配套主体医疗器械安全性、有效性的影响；如果附件对配套主体医疗器械有重要影响，附件的分类应不低于配套主体医疗器械的分类。

（三）监控或者影响医疗器械主要功能的医疗器械，其分类应当与被监控、影响的医疗器械的分类一致。

（四）以医疗器械作用为主的药械组合产品，按照第三类医疗器械管理。

（五）可被人体吸收的医疗器械，按照第三类医疗器械管理。

（六）对医疗效果有重要影响的有源接触人体器械，按照第三类医疗器械管理。

（七）医用敷料如果有以下情形，按照第三类医疗器械管理，包括：预期具有防组织或器官粘连功能，作为人工皮肤，接触真皮深层或其以下组织受损的创面，用于慢性创面，或者可被人体全部或部分吸收的。

（八）以无菌形式提供的医疗器械，其分类应不低于第二类。

（九）通过牵拉、撑开、扭转、压握、弯曲等作用方式，主动施加持续作用力于人体、可动态调整肢体固定位置的矫形器械（不包括仅具有固定、支撑作用的医疗器械，也不包括配合外科手术中进行临时矫形的医疗器械或者外科手术后或其他治疗中进行四肢矫形的医疗器械），其分类应不低于第二类。

（十）具有计量测试功能的医疗器械，其分类应不低于第二类。

（十一）如果医疗器械的预期目的是明确用于某种疾病的治疗，其分类应不低于第二类。

（十二）用于在内窥镜下完成夹取、切割组织或者取石等手术操作的无源重复使用手术器械，按照第二类医疗器械管理。

第七条　体外诊断试剂按照有关规定进行分类。

第八条　国家食品药品监督管理总局根据医疗器械生产、经营、使用情况，及时对医疗器械的风险变化进行分析、评价，对医疗器械分类目录进行调整。

第九条　国家食品药品监督管理总局可以组织医疗器械分类专家委员会制定、调整医疗器械分类目录。

第十条　本规则自2016年1月1日起施行。2000年4月5日公布的《医疗器械分类规则》（原国家药品监督管理局令第15号）同时废止。

任务二　医疗器械说明书和标签管理规定

国家食品药品监督管理总局令第6号。《医疗器械说明书和标签管理规定》已于2014年6月27日经国家食品药品监督管理总局局务会议审议通过，现予公布，自2014年10月1日起施行。

医疗器械说明书和标签管理规定

第一条　为规范医疗器械说明书和标签，保证医疗器械使用的安全，根据《医疗器械监督管理条例》，制定本规定。

第二条　凡在中华人民共和国境内销售、使用的医疗器械，应当按照本规定要求附有说明书和标签。

第三条　医疗器械说明书是指由医疗器械注册人或者备案人制作，随产品提供给用户，涵盖该产品安全有效的基本信息，用以指导正确安装、调试、操作、使用、维护、保养的技术文件。

医疗器械标签是指在医疗器械或者其包装上附有的用于识别产品特征和标明安全警示等信息的文字说明及图形、符号。

第四条　医疗器械说明书和标签的内容应当科学、真实、完整、准确，并与产品特性相一致。

医疗器械说明书和标签的内容应当与经注册或者备案的相关内容一致。

医疗器械标签的内容应当与说明书有关内容相符合。

第五条　医疗器械说明书和标签对疾病名称、专业名词、诊断治疗过程和结果的表述，应当采用国家统一发布或者规范的专用词汇，度量衡单位应当符合国家相关标准的规定。

第六条　医疗器械说明书和标签中使用的符号或者识别颜色应当符合国家相关标准的规定；无相关标准规定的，该符号及识别颜色应当在说明书中描述。

第七条　医疗器械最小销售单元应当附有说明书。

医疗器械的使用者应当按照说明书使用医疗器械。

第八条　医疗器械的产品名称应当使用通用名称，通用名称应当符合国家食品药品监督管理总局制定的医疗器械命名规则。第二类、第三类医疗器械的产品名称应当与医疗器械注册证中的产品名称一致。

产品名称应当清晰地标明在说明书和标签的显著位置。

第九条　医疗器械说明书和标签文字内容应当使用中文，中文的使用应当符合国家通用的语言文字规范。医疗器械说明书和标签可以附加其他文种，但应当以中文表述为准。

医疗器械说明书和标签中的文字、符号、表格、数字、图形等应当准确、清晰、规范。

第十条　医疗器械说明书一般应当包括以下内容：

（一）产品名称、型号、规格；

（二）注册人或者备案人的名称、住所、联系方式及售后服务单位，进口医疗器械还应当载明代理人的名称、住所及联系方式；

（三）生产企业的名称、住所、生产地址、联系方式及生产许可证编号或者生产备案凭证编号，委托生产的还应当标注受托企业的名称、住所、生产地址、生产许可证编号或者生产备案凭证编号；

（四）医疗器械注册证编号或者备案凭证编号；

（五）产品技术要求的编号；

（六）产品性能、主要结构组成或者成分、适用范围；

（七）禁忌症、注意事项、警示以及提示的内容；

（八）安装和使用说明或者图示，由消费者个人自行使用的医疗器械还应当具有安全使用的特别说明；

（九）产品维护和保养方法，特殊储存、运输条件、方法；

（十）生产日期，使用期限或者失效日期；

（十一）配件清单，包括配件、附属品、损耗品更换周期以及更换方法的说明等；

（十二）医疗器械标签所用的图形、符号、缩写等内容的解释；

（十三）说明书的编制或者修订日期；

（十四）其他应当标注的内容。

第十一条　医疗器械说明书中有关注意事项、警示以及提示性内容主要包括：

（一）产品使用的对象；

（二）潜在的安全危害及使用限制；

（三）产品在正确使用过程中出现意外时，对操作者、使用者的保护措施以及应当采取的应急和纠正措施；

（四）必要的监测、评估、控制手段；

（五）一次性使用产品应当注明“一次性使用”字样或者符号，已灭菌产品应当注明灭菌方式以及灭菌包装损坏后的处理方法，使用前需要消毒或者灭菌的应当说明消毒或者灭菌的方法；

（六）产品需要同其他医疗器械一起安装或者联合使用时，应当注明联合使用器械的要求、使用方法、注意事项；

（七）在使用过程中，与其他产品可能产生的相互干扰及其可能出现的危害；

（八）产品使用中可能带来的不良事件或者产品成分中含有的可能引起副作用的成分或者辅料；

（九）医疗器械废弃处理时应当注意的事项，产品使用后需要处理的，应当注明相应的处理方法；

（十）根据产品特性，应当提示操作者、使用者注意的其他事项。

第十二条　重复使用的医疗器械应当在说明书中明确重复使用的处理过程，包括清洁、消毒、包装及灭菌的方法和重复使用的次数或者其他限制。

第十三条　医疗器械标签一般应当包括以下内容：

（一）产品名称、型号、规格；

（二）注册人或者备案人的名称、住所、联系方式，进口医疗器械还应当载明代理人的名称、住所及联系方式；

（三）医疗器械注册证编号或者备案凭证编号；

（四）生产企业的名称、住所、生产地址、联系方式及生产许可证编号或者生产备案凭证编号，委托生产的还应当标注受托企业的名称、住所、生产地址、生产许可证编号或者生产备案凭证编号；

（五）生产日期，使用期限或者失效日期；

（六）电源连接条件、输入功率；

（七）根据产品特性应当标注的图形、符号以及其他相关内容；

（八）必要的警示、注意事项；

（九）特殊储存、操作条件或者说明；

（十）使用中对环境有破坏或者负面影响的医疗器械，其标签应当包含警示标志或者中文警示说明；

（十一）带放射或者辐射的医疗器械，其标签应当包含警示标志或者中文警示说明。

医疗器械标签因位置或者大小受限而无法全部标明上述内容的，至少应当标注产品名称、型号、规格、生产日期和使用期限或者失效日期，并在标签中明确“其他内容详见说明书”。

第十四条　医疗器械说明书和标签不得有下列内容：

（一）含有“疗效最佳”、“保证治愈”、“包治”、“根治”、“即刻见效”、“完全无毒副作用”等表示功效的断言或者保证的；

（二）含有“最高技术”、“最科学”、“最先进”、“最佳”等绝对化语言和表示的；

（三）说明治愈率或者有效率的；

（四）与其他企业产品的功效和安全性相比较的；

（五）含有“保险公司保险”、“无效退款”等承诺性语言的；

（六）利用任何单位或者个人的名义、形象作证明或者推荐的；

（七）含有误导性说明，使人感到已经患某种疾病，或者使人误解不使用该医疗器械会患某种疾病或者加重病情的表述，以及其他虚假、夸大、误导性的内容；

（八）法律、法规规定禁止的其他内容。

第十五条　医疗器械说明书应当由注册申请人或者备案人在医疗器械注册或者备案时，提交食品药品监督管理部门审查或者备案，提交的说明书内容应当与其他注册或者备案资料相符合。

第十六条　经食品药品监督管理部门注册审查的医疗器械说明书的内容不得擅自更改。

已注册的医疗器械发生注册变更的，申请人应当在取得变更文件后，依据变更文件自行修改说明书和标签。

说明书的其他内容发生变化的，应当向医疗器械注册的审批部门书面告知，并提交说明书更改情况对比说明等相关文件。审批部门自收到书面告知之日起20个工作日内未发出不予同意通知件的，说明书更改生效。

第十七条　已备案的医疗器械，备案信息表中登载内容、备案产品技术要求以及说明书其他内容发生变化的，备案人自行修改说明书和标签的相关内容。

第十八条　说明书和标签不符合本规定要求的，由县级以上食品药品监督管理部门按照《医疗器械监督管理条例》第六十七条的规定予以处罚。

第十九条　本规定自2014年10月1日起施行。2004年7月8日公布的《医疗器械说明书、标签和包装标识管理规定》（原国家食品药品监督管理局令第10号）同时废止。

任务三　医疗器械经营质量管理规范

国家食品药品监督管理总局公告2014年第58号，关于施行医疗器械经营质量管理规范的公告：为加强医疗器械经营质量管理，规范医疗器械经营管理行为，保证公众用械安全，国家食品药品监督管理总局根据相关法规规章规定，制定了《医疗器械经营质量管理规范》，现予公布，自公布之日起施行。特此公告。

医疗器械经营质量管理规范

第一章　总则

第一条　为加强医疗器械经营质量管理，规范医疗器械经营管理行为，保证医疗器械安全、有效，根据《医疗器械监督管理条例》和《医疗器械经营监督管理办法》等法规规章规定，制定本规范。

第二条　本规范是医疗器械经营质量管理的基本要求，适用于所有从事医疗器械经营活动的经营者。

医疗器械经营企业（以下简称企业）应当在医疗器械采购、验收、储存、销售、运输、售后服务等环节采取有效的质量控制措施，保障经营过程中产品的质量安全。

第三条　企业应当按照所经营医疗器械的风险类别实行风险管理，并采取相应的质量管理措施。

第四条　企业应当诚实守信，依法经营。禁止任何虚假、欺骗行为。

第二章　职责与制度

第五条　企业法定代表人或者负责人是医疗器械经营质量的主要责任人，全面负责企业日常管理，应当提供必要的条件，保证质量管理机构或者质量管理人员有效履行职责，确保企业按照本规范要求经营医疗器械。

第六条　企业质量负责人负责医疗器械质量管理工作，应当独立履行职责，在企业内部对医疗器械质量管理具有裁决权，承担相应的质量管理责任。

第七条　企业质量管理机构或者质量管理人员应当履行以下职责：

（一）组织制定质量管理制度，指导、监督制度的执行，并对质量管理制度的执行情况进行检查、纠正和持续改进；

（二）负责收集与医疗器械经营相关的法律、法规等有关规定，实施动态管理；

（三）督促相关部门和岗位人员执行医疗器械的法规规章及本规范；

（四）负责对医疗器械供货者、产品、购货者资质的审核；

（五）负责不合格医疗器械的确认，对不合格医疗器械的处理过程实施监督；

（六）负责医疗器械质量投诉和质量事故的调查、处理及报告；

（七）组织验证、校准相关设施设备；

（八）组织医疗器械不良事件的收集与报告；

（九）负责医疗器械召回的管理；

（十）组织对受托运输的承运方运输条件和质量保障能力的审核；

（十一）组织或者协助开展质量管理培训；

（十二）其他应当由质量管理机构或者质量管理人员履行的职责。

第八条　企业应当依据本规范建立覆盖医疗器械经营全过程的质量管理制度，并保存相关记录或者档案，包括以下内容：

（一）质量管理机构或者质量管理人员的职责；

（二）质量管理的规定；

（三）采购、收货、验收的规定（包括采购记录、验收记录、随货同行单等）；

（四）供货者资格审核的规定（包括供货者及产品合法性审核的相关证明文件等）；

（五）库房储存、出入库管理的规定（包括温度记录、入库记录、定期检查记录、出库记录等）；

（六）销售和售后服务的规定（包括销售人员授权书、购货者档案、销售记录等）；

（七）不合格医疗器械管理的规定（包括销毁记录等）；

（八）医疗器械退、换货的规定；

（九）医疗器械不良事件监测和报告规定（包括停止经营和通知记录等）；

（十）医疗器械召回规定（包括医疗器械召回记录等）；

（十一）设施设备维护及验证和校准的规定（包括设施设备相关记录和档案等）；

（十二）卫生和人员健康状况的规定（包括员工健康档案等）；

（十三）质量管理培训及考核的规定（包括培训记录等）；

（十四）医疗器械质量投诉、事故调查和处理报告的规定（包括质量投诉、事故调查和处理报告相应的记录及档案等）；

从事第二类、第三类医疗器械批发业务和第三类医疗器械零售业务的企业还应当制定购货者资格审核、医疗器械追踪溯源、质量管理制度执行情况考核的规定。

第三类医疗器械经营企业应当建立质量管理自查制度，于每年年底前向所在地设区的市级食品药品监督管理部门提交年度自查报告。

第九条　企业应当根据经营范围和经营规模建立相应的质量管理记录制度。

企业应当建立并执行进货查验记录制度。从事第二类、第三类医疗器械批发业务以及第三类医疗器械零售业务的经营企业应当建立销售记录制度。进货查验记录（包括采购记录、验收记录）和销售记录信息应当真实、准确、完整。从事医疗器械批发业务的企业，其购进、储存、销售等记录应当符合可追溯要求。鼓励企业采用信息化等先进技术手段进行记录。

进货查验记录和销售记录应当保存至医疗器械有效期后2年；无有效期的，

不得少于5年。植入类医疗器械进货查验记录和销售记录应当永久保存。

鼓励其他医疗器械经营企业建立销售记录制度。

第三章　人员与培训

第十条　企业法定代表人、负责人、质量管理人员应当熟悉医疗器械监督管理的法律法规、规章规范和所经营医疗器械的相关知识，并符合有关法律法规及本规范规定的资格要求，不得有相关法律法规禁止从业的情形。

第十一条　企业应当具有与经营范围和经营规模相适应的质量管理机构或者质量管理人员，质量管理人员应当具有国家认可的相关专业学历或者职称。

第三类医疗器械经营企业质量负责人应当具备医疗器械相关专业（相关专业指医疗器械、生物医学工程、机械、电子、医学、生物工程、化学、药学、护理学、康复、检验学、管理等专业，下同）大专以上学历或者中级以上专业技术职称，同时应当具有3年以上医疗器械经营质量管理工作经历。

第十二条　企业应当设置或者配备与经营范围和经营规模相适应的，并符合相关资格要求的质量管理、经营等关键岗位人员。第三类医疗器械经营企业从事质量管理工作的人员应当在职在岗。

（一）从事体外诊断试剂的质量管理人员中，应当有1人为主管检验师，或具有检验学相关专业大学以上学历并从事检验相关工作3年以上工作经历。从事体外诊断试剂验收和售后服务工作的人员，应当具有检验学相关专业中专以上学历或者具有检验师初级以上专业技术职称。

（二）从事植入和介入类医疗器械经营人员中，应当配备医学相关专业大专以上学历，并经过生产企业或者供应商培训的人员。

（三）从事角膜接触镜、助听器等其他有特殊要求的医疗器械经营人员中，应当配备具有相关专业或者职业资格的人员。

第十三条　企业应当配备与经营范围和经营规模相适应的售后服务人员和售后服务条件，也可以约定由生产企业或者第三方提供售后服务支持。售后服务人员应当经过生产企业或者其他第三方的技术培训并取得企业售后服务上岗证。

第十四条　企业应当对质量负责人及各岗位人员进行与其职责和工作内容相关的岗前培训和继续培训，建立培训记录，并经考核合格后方可上岗。培训内容应当包括相关法律法规、医疗器械专业知识及技能、质量管理制度、职责及岗位操作规程等。

第十五条　企业应当建立员工健康档案，质量管理、验收、库房管理等直接接触医疗器械岗位的人员，应当至少每年进行一次健康检查。身体条件不符合相应岗位特定要求的，不得从事相关工作。

第四章　设施与设备

第十六条　企业应当具有与经营范围和经营规模相适应的经营场所和库房，经营场所和库房的面积应当满足经营要求。经营场所和库房不得设在居民住宅内、军事管理区（不含可租赁区）以及其他不适合经营的场所。经营场所应当整洁、卫生。

第十七条　库房的选址、设计、布局、建造、改造和维护应当符合医疗器械储存的要求，防止医疗器械的混淆、差错或者被污损，并具有符合医疗器械产品特性要求的储存设施、设备。

第十八条　有下列经营行为之一的，企业可以不单独设立医疗器械库房：

（一）单一门店零售企业的经营场所陈列条件能符合其所经营医疗器械产品性能要求、经营场所能满足其经营规模及品种陈列需要的；

（二）连锁零售经营医疗器械的；

（三）全部委托为其他医疗器械生产经营企业提供储存、配送服务的医疗器械经营企业进行存储的；

（四）专营医疗器械软件或者医用磁共振、医用X射线、医用高能射线、医用核素设备等大型医用设备的；

（五）省级食品药品监督管理部门规定的其他可以不单独设立医疗器械库房的情形。

第十九条　在库房储存医疗器械，应当按质量状态采取控制措施，实行分区管理，包括待验区、合格品区、不合格品区、发货区等，并有明显区分（如可采用色标管理，设置待验区为黄色、合格品区和发货区为绿色、不合格品区为红色），退货产品应当单独存放。

医疗器械储存作业区、辅助作业区应当与办公区和生活区分开一定距离或者有隔离措施。

第二十条　库房的条件应当符合以下要求：

（一）库房内外环境整洁，无污染源；

（二）库房内墙光洁，地面平整，房屋结构严密；

（三）有防止室外装卸、搬运、接收、发运等作业受异常天气影响的措施；

（四）库房有可靠的安全防护措施，能够对无关人员进入实行可控管理。

第二十一条　库房应当配备与经营范围和经营规模相适应的设施设备，包括：

（一）医疗器械与地面之间有效隔离的设备，包括货架、托盘等；

（二）避光、通风、防潮、防虫、防鼠等设施；

（三）符合安全用电要求的照明设备；

（四）包装物料的存放场所；

（五）有特殊要求的医疗器械应配备的相应设施设备。

第二十二条　库房温度、湿度应当符合所经营医疗器械说明书或者标签标示的要求。对有特殊温湿度储存要求的医疗器械，应当配备有效调控及监测温湿度的设备或者仪器。

第二十三条　批发需要冷藏、冷冻储存运输的医疗器械，应当配备以下设施设备：

（一）与其经营规模和经营品种相适应的冷库；

（二）用于冷库温度监测、显示、记录、调控、报警的设备；

（三）能确保制冷设备正常运转的设施（如备用发电机组或者双回路供电系统）；

（四）企业应当根据相应的运输规模和运输环境要求配备冷藏车、保温车，或者冷藏箱、保温箱等设备；

（五）对有特殊温度要求的医疗器械，应当配备符合其储存要求的设施设备。

第二十四条　医疗器械零售的经营场所应当与其经营范围和经营规模相适应，并符合以下要求：

（一）配备陈列货架和柜台；

（二）相关证照悬挂在醒目位置；

（三）经营需要冷藏、冷冻的医疗器械，应当配备具有温度监测、显示的冷柜；

（四）经营可拆零医疗器械，应当配备医疗器械拆零销售所需的工具、包装用品，拆零的医疗器械标签和说明书应当符合有关规定。

第二十五条　零售的医疗器械陈列应当符合以下要求：

（一）按分类以及储存要求分区陈列，并设置醒目标志，类别标签字迹清晰、放置准确；

（二）医疗器械的摆放应当整齐有序，避免阳光直射；

（三）需要冷藏、冷冻的医疗器械放置在冷藏、冷冻设备中，应当对温度进行监测和记录；

（四）医疗器械与非医疗器械应当分开陈列，有明显隔离，并有醒目标示。

第二十六条　零售企业应当定期对零售陈列、存放的医疗器械进行检查，重点检查拆零医疗器械和近效期医疗器械。发现有质量疑问的医疗器械应当及时撤柜、停止销售，由质量管理人员确认和处理，并保留相关记录。

第二十七条　企业应当对基础设施及相关设备进行定期检查、清洁和维护，并建立记录和档案。

第二十八条　企业应当按照国家有关规定，对温湿度监测设备等计量器具定期进行校准或者检定，并保存校准或者检定记录。

第二十九条　企业应当对冷库以及冷藏、保温等运输设施设备进行使用前验证、定期验证，并形成验证控制文件，包括验证方案、报告、评价和预防措施等，相关设施设备停用重新使用时应当进行验证。

第三十条　经营第三类医疗器械的企业，应当具有符合医疗器械经营质量管理要求的计算机信息管理系统，保证经营的产品可追溯。计算机信息管理系统应当具有以下功能：

（一）具有实现部门之间、岗位之间信息传输和数据共享的功能；

（二）具有医疗器械经营业务票据生成、打印和管理功能；

（三）具有记录医疗器械产品信息（名称、注册证号或者备案凭证编号、规格型号、生产批号或者序列号、生产日期或者失效日期）和生产企业信息以及实现质量追溯跟踪的功能；

（四）具有包括采购、收货、验收、储存、检查、销售、出库、复核等各经营环节的质量控制功能，能对各经营环节进行判断、控制，确保各项质量控制功能的实时和有效；

（五）具有供货者、购货者以及购销医疗器械的合法性、有效性审核控制功能；

（六）具有对库存医疗器械的有效期进行自动跟踪和控制功能，有近效期预警及超过有效期自动锁定等功能，防止过期医疗器械销售。

鼓励经营第一类、第二类医疗器械的企业建立符合医疗器械经营质量管理要求的计算机信息管理系统。

第三十一条　企业为其他医疗器械生产经营企业提供储存、配送服务，还应当符合以下要求：

（一）具备从事现代物流储运业务的条件；

（二）具有与委托方实施实时电子数据交换和实现产品经营全过程可追溯、可追踪管理的计算机信息平台和技术手段；

（三）具有接受食品药品监督管理部门电子监管的数据接口；

（四）食品药品监督管理部门的其他有关要求。

第五章　采购、收货与验收

第三十二条　企业在采购前应当审核供货者的合法资格、所购入医疗器械的合法性并获取加盖供货者公章的相关证明文件或者复印件，包括：

（一）营业执照；

（二）医疗器械生产或者经营的许可证或者备案凭证；

（三）医疗器械注册证或者备案凭证；

（四）销售人员身份证复印件，加盖本企业公章的授权书原件。授权书应当载明授权销售的品种、地域、期限，注明销售人员的身份证号码。

必要时，企业可以派员对供货者进行现场核查，对供货者质量管理情况进行评价。

企业发现供货方存在违法违规经营行为时，应当及时向企业所在地食品药品监督管理部门报告。

第三十三条　企业应当与供货者签署采购合同或者协议，明确医疗器械的名称、规格（型号）、注册证号或者备案凭证编号、生产企业、供货者、数量、单价、金额等。

第三十四条　企业应当在采购合同或者协议中，与供货者约定质量责任和售后服务责任，以保证医疗器械售后的安全使用。

第三十五条　企业在采购医疗器械时，应当建立采购记录。记录应当列明医疗器械的名称、规格（型号）、注册证号或者备案凭证编号、单位、数量、单价、金额、供货者、购货日期等。

第三十六条　企业收货人员在接收医疗器械时，应当核实运输方式及产品是否符合要求，并对照相关采购记录和随货同行单与到货的医疗器械进行核对。交货和收货双方应当对交运情况当场签字确认。对不符合要求的货品应当立即报告质量负责人并拒收。

随货同行单应当包括供货者、生产企业及生产企业许可证号（或者备案凭证编号）、医疗器械的名称、规格（型号）、注册证号或者备案凭证编号、生产批号或者序列号、数量、储运条件、收货单位、收货地址、发货日期等内容，并加盖供货者出库印章。

第三十七条　收货人员对符合收货要求的医疗器械，应当按品种特性要求放于相应待验区域，或者设置状态标示，并通知验收人员进行验收。需要冷藏、冷冻的医疗器械应当在冷库内待验。

第三十八条　验收人员应当对医疗器械的外观、包装、标签以及合格证明文件等进行检查、核对，并做好验收记录，包括医疗器械的名称、规格（型号）、注册证号或者备案凭证编号、生产批号或者序列号、生产日期和有效期（或者失效期）、生产企业、供货者、到货数量、到货日期、验收合格数量、验收结果等内容。

验收记录上应当标记验收人员姓名和验收日期。验收不合格的还应当注明不合格事项及处置措施。

第三十九条　对需要冷藏、冷冻的医疗器械进行验收时，应当对其运输方式及运输过程的温度记录、运输时间、到货温度等质量控制状况进行重点检查并记录，不符合温度要求的应当拒收。

第四十条　企业委托为其他医疗器械生产经营企业提供储存、配送服务的医疗器械经营企业进行收货和验收时，委托方应当承担质量管理责任。委托方应当与受托方签订具有法律效力的书面协议，明确双方的法律责任和义务，并按照协议承担和履行相应的质量责任和义务。

第六章　入库、储存与检查

第四十一条　企业应当建立入库记录，验收合格的医疗器械应当及时入库登记；验收不合格的，应当注明不合格事项，并放置在不合格品区，按照有关规定采取退货、销毁等处置措施。

第四十二条　企业应当根据医疗器械的质量特性进行合理储存，并符合以下要求：

（一）按说明书或者包装标示的储存要求储存医疗器械；

（二）储存医疗器械应当按照要求采取避光、通风、防潮、防虫、防鼠、防火等措施；

（三）搬运和堆垛医疗器械应当按照包装标示要求规范操作，堆垛高度符合包装图示要求，避免损坏医疗器械包装；

（四）按照医疗器械的储存要求分库（区）、分类存放，医疗器械与非医疗器械应当分开存放；

（五）医疗器械应当按规格、批号分开存放，医疗器械与库房地面、内墙、顶、灯、温度调控设备及管道等设施间保留有足够空隙；

（六）储存医疗器械的货架、托盘等设施设备应当保持清洁，无破损；

（七）非作业区工作人员未经批准不得进入储存作业区，储存作业区内的工作人员不得有影响医疗器械质量的行为；

（八）医疗器械储存作业区内不得存放与储存管理无关的物品。

第四十三条　从事为其他医疗器械生产经营企业提供储存、配送服务的医疗器械经营企业，其自营医疗器械应当与受托的医疗器械分开存放。

第四十四条　企业应当根据库房条件、外部环境、医疗器械有效期要求等对医疗器械进行定期检查，建立检查记录。内容包括：

（一）检查并改善储存与作业流程；

（二）检查并改善储存条件、防护措施、卫生环境；

（三）每天上、下午不少于2次对库房温湿度进行监测记录；

（四）对库存医疗器械的外观、包装、有效期等质量状况进行检查；

（五）对冷库温度自动报警装置进行检查、保养。

第四十五条　企业应当对库存医疗器械有效期进行跟踪和控制，采取近效期预警，超过有效期的医疗器械，应当禁止销售，放置在不合格品区，然后按规定进行销毁，并保存相关记录。

第四十六条　企业应当对库存医疗器械定期进行盘点，做到账、货相符。

第七章　销售、出库与运输

第四十七条　企业对其办事机构或者销售人员以本企业名义从事的医疗器械购销行为承担法律责任。企业销售人员销售医疗器械，应当提供加盖本企业公章的授权书。授权书应当载明授权销售的品种、地域、期限，注明销售人员的身份证号码。

从事医疗器械批发业务的企业，应当将医疗器械批发销售给合法的购货者，销售前应当对购货者的证明文件、经营范围进行核实，建立购货者档案，保证医疗器械销售流向真实、合法。

第四十八条　从事第二、第三类医疗器械批发以及第三类医疗器械零售业务的企业应当建立销售记录，销售记录应当至少包括：

（一）医疗器械的名称、规格（型号）、注册证号或者备案凭证编号、数量、单价、金额；

（二）医疗器械的生产批号或者序列号、有效期、销售日期；

（三）生产企业和生产企业许可证号（或者备案凭证编号）。

对于从事医疗器械批发业务的企业，销售记录还应当包括购货者的名称、经营许可证号（或者备案凭证编号）、经营地址、联系方式。

第四十九条　从事医疗器械零售业务的企业，应当给消费者开具销售凭据，记录医疗器械的名称、规格（型号）、生产企业名称、数量、单价、金额、零售单位、经营地址、电话、销售日期等，以方便进行质量追溯。

第五十条　医疗器械出库时，库房保管人员应当对照出库的医疗器械进行核对，发现以下情况不得出库，并报告质量管理机构或者质量管理人员处理：

（一）医疗器械包装出现破损、污染、封口不牢、封条损坏等问题；

（二）标签脱落、字迹模糊不清或者标示内容与实物不符；

（三）医疗器械超过有效期；

（四）存在其他异常情况的医疗器械。

第五十一条　医疗器械出库应当复核并建立记录，复核内容包括购货者、医疗器械的名称、规格（型号）、注册证号或者备案凭证编号、生产批号或者序列号、生产日期和有效期（或者失效期）、生产企业、数量、出库日期等内容。

第五十二条　医疗器械拼箱发货的代用包装箱应当有醒目的发货内容标示。

第五十三条　需要冷藏、冷冻运输的医疗器械装箱、装车作业时，应当由专人负责，并符合以下要求：

（一）车载冷藏箱或者保温箱在使用前应当达到相应的温度要求；

（二）应当在冷藏环境下完成装箱、封箱工作；

（三）装车前应当检查冷藏车辆的启动、运行状态，达到规定温度后方可装车。

第五十四条　企业委托其他机构运输医疗器械，应当对承运方运输医疗器械的质量保障能力进行考核评估，明确运输过程中的质量责任，确保运输过程中的质量安全。

第五十五条　运输需要冷藏、冷冻医疗器械的冷藏车、车载冷藏箱、保温箱应当符合医疗器械运输过程中对温度控制的要求。冷藏车具有显示温度、自动调控温度、报警、存储和读取温度监测数据的功能。

第八章　售后服务

第五十六条　企业应当具备与经营的医疗器械相适应的专业指导、技术培训和售后服务的能力，或者约定由相关机构提供技术支持。

企业应当按照采购合同与供货者约定质量责任和售后服务责任，保证医疗器械售后的安全使用。

企业与供货者约定，由供货者负责产品安装、维修、技术培训服务或者由约定的相关机构提供技术支持的，可以不设从事专业指导、技术培训和售后服务的部门或者人员，但应当有相应的管理人员。

企业自行为客户提供安装、维修、技术培训的，应当配备具有专业资格或者经过厂家培训的人员。

第五十七条　企业应当加强对退货的管理，保证退货环节医疗器械的质量和安全，防止混入假劣医疗器械。

第五十八条　企业应当按照质量管理制度的要求，制定售后服务管理操作规程，内容包括投诉渠道及方式、档案记录、调查与评估、处理措施、反馈和事后跟踪等。

第五十九条　企业应当配备专职或者兼职人员负责售后管理，对客户投诉的质量安全问题应当查明原因，采取有效措施及时处理和反馈，并做好记录，必要时应当通知供货者及医疗器械生产企业。

第六十条　企业应当及时将售后服务处理结果等信息记入档案，以便查询和跟踪。

第六十一条　从事医疗器械零售业务的企业应当在营业场所公布食品药品监督管理部门的监督电话，设置顾客意见簿，及时处理顾客对医疗器械质量安全的投诉。

第六十二条　企业应当配备专职或者兼职人员，按照国家有关规定承担医疗器械不良事件监测和报告工作，应当对医疗器械不良事件监测机构、食品药品监督管理部门开展的不良事件调查予以配合。

第六十三条　企业发现其经营的医疗器械有严重质量安全问题，或者不符合强制性标准、经注册或者备案的医疗器械产品技术要求，应当立即停止经营，通知相关生产经营企业、使用单位、购货者，并记录停止经营和通知情况。同时，立即向企业所在地食品药品监督管理部门报告。

第六十四条　企业应当协助医疗器械生产企业履行召回义务，按照召回计划的要求及时传达、反馈医疗器械召回信息，控制和收回存在质量安全隐患的医疗器械，并建立医疗器械召回记录。

第九章　附则

第六十五条　互联网经营医疗器械应当遵守国家食品药品监督管理总局制定的相关监督管理办法。

第六十六条　本规范自发布之日起施行。

问答题

1. 医疗器械按风险程度从高到低的分类有哪几类？

2. 医疗器械说明书不得含有什么内容?
3. 医疗器械什么单元应当附有说明书?
4. 无源医疗器械含义是什么?
5. 医疗器械使用时限包含哪些?

项目十八　医疗保险管理

学习目的：通过本项目的学习，学生在实际工作中，掌握国家的医疗保险法规，充分合理地在使用药品营销过程中，避免违法事情的出现。特备是进入老年社会的过程中，我们还有不少的问题没有解决，所以，学生在实际药品营销工作中把握尺度。

案例 1：刘某今年 50 岁，在定点 3 级医院住院，一次性花去医疗费 6 万元（未考虑自费和特殊费用）。按照规定，基本医疗保险在一个自然年度内累计报销额度不能超过本市上年职工平均工资的 4 倍，成都市目前就是 46336 元。而刘某通过公式计算出来的应报销费用已超过该上限。所以，他这次能报销的实际费用为 46336 元，个人需要承担的费用为 60000 - 46336 = 13664 元。

案例 2：××酒业有限公司与某一商业保险公司有多年合作关系，一直以来，该厂职工医疗费按商业保险方式报销。在保单中协议规定：职工住院费用按工龄分别赔付不同比例，其中 6 ~ 10 年的赔付 70%，最高限额 5000 元。公司就以已参加商业保险为由不参加基本医疗保险。该厂职工王某患肝硬化住院费用达 18500 元，按保险赔付办法，个人将不堪重负。一天，在与病友的接触中，王某突然发现参加医疗保险的职工住院费用报销比例高。于是王某就要求公司为其办理基本医疗保险，以防以后再患病负担不起医疗费用，公司拒绝了王某的要求。王某向仲裁机构提起申诉，要求公司为其办理基本医疗保险，缴纳基本医疗保险费。

案例 1 说明保险与医药费用的合理使用原则，在销售药品时一定提醒患者是否是可以报销的药品，避免不必要的纠纷产生。符合《国务院关于建立城镇职工基本医疗保险制度的决定》中建立基本医疗保险统筹基金和个人账户：要确定统筹基金的起付标准和最高支付限额，起付标准原则上控制在当地职工年平均工资的 10% 左右，最高支付限额原则上控制在当地职工年平均工资的 4 倍左右。

案例 2 企业违反了《城镇职工基本医疗保险制度的决定》中覆盖范围和缴费办法：城镇所有用人单位，包括企业（国有企业、集体企业、外商投资企业、私营企业等）、机关、事业单位、社会团体、民办非企业单位及其职工，都要参加基本医疗保险。

任务一　国务院关于建立城镇职工基本医疗保险制度的决定

加快医疗保险制度改革，保障职工基本医疗，是建立社会主义市场经济体制的客观要求和重要保障。在认真总结近年来各地医疗保险制度改革试点经验的基础上，国务院决定，在全国范围内进行城镇职工医疗保险制度改革。国发［1988］44号。

国务院关于建立城镇职工基本医疗保险制度的决定

一、改革的任务和原则

医疗保险制度改革的主要任务是建立城镇职工基本医疗保险制度，即适应社会主义市场经济体制，根据财政、企业和个人的承受能力，建立保障职工基本医疗需求的社会医疗保险制度。建立城镇职工基本医疗保险制度的原则是：基本医疗保险的水平要与社会主义初级阶段生产力发展水平相适应；城镇所有用人单位及其职工都要参加基本医疗保险，实行属地管理；基本医疗保险费由用人单位和职工双方共同负担；基本医疗保险基金实行社会统筹和个人账户相结合。

二、覆盖范围和缴费办法

城镇所有用人单位，包括企业（国有企业、集体企业、外商投资企业、私营企业等）、机关、事业单位、社会团体、民办非企业单位及其职工，都要参加基本医疗保险。乡镇企业及其职工、城镇个体经济组织业主及其从业人员是否参加基本医疗保险，由各省、自治区、直辖市人民政府决定。基本医疗保险原则上以地级以上行政区（包括地、市、州、盟）为统筹单位，也可以县（市）为统筹单位，北京、天津、上海3个直辖市原则上在全市范围内实行统筹（以下简称统筹地区）。所有用人单位及其职工都要按照属地管理原则参加所在统筹地区的基本医疗保险，执行统一政策，实行基本医疗保险基金的统一筹集、使用和管理。铁路、电力、远洋运输等跨地区、生产流动性较大的企业及其职工，可以相对集中的方式异地参加统筹地区的基本医疗保险。

基本医疗保险费由用人单位和职工共同缴纳。用人单位缴费率应控制在职工工资总额的6%左右，职工缴费率一般为本人工资收入的2%。随着经济发展，用人单位和职工缴费率可作相应调整。

三、建立基本医疗保险统筹基金和个人账户

要建立基本医疗保险统筹基金和个人账户。基本医疗保险基金由统筹基金和个人账户构成。职工个人缴纳的基本医疗保险费，全部计入个人账户。用人单位缴纳的基本医疗保险费分为两部分，一部分用于建立统筹基金，一部分划入个人账户。划入个人账户的比例一般为用人单位缴费的30%左右，具体比例由统筹地区根据个人账户的支付范围和职工年龄等因素确定。

统筹基金和个人账户要划定各自的支付范围，分别核算，不得互相挤占。要确定统筹基金的起付标准和最高支付限额，起付标准原则上控制在当地职工年平均工资的10%左右，最高支付限额原则上控制在当地职工年平均工资的4倍左右。起付标准以下的医疗费用，从个人账户中支付或由个人自付。起付标准以上、最高支付限额以下的医疗费用，主要从统筹基金中支付，个人也要负担一定比例。超过最高支付限额的医疗费用，可以通过商业医疗保险等途径解决。统筹基金的具体起付标准、最高支付限额以及在起付标准以上和最高支付限额以下医疗费用的个人负担比例，由统筹地区根据以收定支、收支平衡的原则确定。

四、健全基本医疗保险基金的管理和监督机制

基本医疗保险基金纳入财政专户管理，专款专用，不得挤占挪用。

社会保险经办机构负责基本医疗保险基金的筹集、管理和支付，并要建立健全预决算制度、财务会计制度和内部审计制度。社会保险经办机构的事业经费不得从基金中提取，由各级财政预算解决。

基本医疗保险基金的银行计息办法：当年筹集的部分，按活期存款利率计息；上年结转的基金本息，按3个月期整存整取银行存款利率计息；存入社会保障财政专户的沉淀资金，比照3年期零存整取储蓄存款利率计息，并不低于该档次利率水平。个人账户的本金和利息归个人所有，可以结转使用和继承。各级劳动保障和财政部门，要加强对基本医疗保险基金的监督管理。审计部门要定期对社会保险经办机构的基金收支情况和管理情况进行审计。统筹地区应设立由政府有关部门代表、用人单位代表、医疗机构代表、工会代表和有关专家参加的医疗保险基金监督组织，加强对基本医疗保险基金的社会监督。

五、加强医疗服务管理

要确定基本医疗保险的服务范围和标准。劳动保障部会同卫生部、财政部等有关部门制定基本医疗服务的范围、标准和医药费用结算办法，制定国家基本医疗保险药品目录、诊疗项目、医疗服务设施标准及相应的管理办法。各省、自治区、直辖市劳动保障行政管理部门根据国家规定，会同有关部门制定本地区相应的实施标准和办法。

基本医疗保险实行定点医疗机构（包括中医医院）和定点药店管理。劳动保障部会同卫生部、财政部等有关部门制定定点医疗机构和定点药店的资格审定办法。社会保险经办机构要根据中西医并举，基层、专科和综合医疗机构兼顾，方便职工就医的原则，负责确定定点医疗机构和定点药店，并同定点医疗机构和定点药店签订合同，明确各自的责任、权利和义务。在确定定点医疗机构和定点药店时，要引进竞争机制，职工可选择若干定点医疗机构就医、购药，也可持处方在若干定点药店购药。国家药品监督管理局会同有关部门制定定点药店购药药事事故处理办法。

各地要认真贯彻《中共中央、国务院关于卫生改革与发展的决定》（中发

[1997] 3号）精神，积极推进医药卫生体制改革，以较少的经费投入，使人民群众得到良好的医疗服务，促进医药卫生事业的健康发展。要建立医药分开核算、分别管理的制度，形成医疗服务和药品流通的竞争机制，合理控制医药费用水平；要加强医疗机构和药店的内部管理，规范医药服务行为，减员增效，降低医药成本；要理顺医疗服务价格，在实行医药分开核算、分别管理，降低药品收入占医疗总收入比重的基础上，合理提高医疗技术劳务价格；要加强业务技术培训和职业道德教育，提高医药服务人员的素质和服务质量；要合理调整医疗机构布局，优化医疗卫生资源配置，积极发展社区卫生服务，将社区卫生服务中的基本医疗服务项目纳入基本医疗保险范围。卫生部会同有关部门制定医疗机构改革方案和发展社区卫生服务的有关政策。国家经贸委等部门要认真配合做好药品流通体制改革工作。

六、妥善解决有关人员的医疗待遇

离休人员、老红军的医疗待遇不变，医疗费用按原资金渠道解决，支付确有困难的，由同级人民政府帮助解决。离休人员、老红军的医疗管理办法由省、自治区、直辖市人民政府制定。

二等乙级以上革命伤残军人的医疗待遇不变，医疗费用按原资金渠道解决，由社会保险经办机构单独列账管理。医疗费支付不足部分，由当地人民政府帮助解决。

退休人员参加基本医疗保险，个人不缴纳基本医疗保险费。对退休人员个人账户的计入金额和个人负担医疗费的比例给予适当照顾。

国家公务员在参加基本医疗保险的基础上，享受医疗补助政策。具体办法另行制定。

为了不降低一些特定行业职工现有的医疗消费水平，在参加基本医疗保险的基础上，作为过渡措施，允许建立企业补充医疗保险。企业补充医疗保险费在工资总额4%以内的部分，从职工福利费中列支，福利费不足列支的部分，经同级财政部门核准后列入成本。

国有企业下岗职工的基本医疗保险费，包括单位缴费和个人缴费，均由再就业服务中心按照当地上年度职工平均工资的60%为基数缴纳。

七、加强组织领导

医疗保险制度改革政策性强，涉及广大职工的切身利益，关系到国民经济发展和社会稳定。各级人民政府要切实加强领导，统一思想，提高认识，做好宣传工作和政治思想工作，使广大职工和社会各方面都积极支持和参与这项改革。各地要按照建立城镇职工基本医疗保险制度的任务、原则和要求，结合本地实际，精心组织实施，保证新旧制度的平稳过渡。

建立城镇职工基本医疗保险制度工作从1999年初开始启动，1999年底基本完成。各省、自治区、直辖市人民政府要按照本决定的要求，制定医疗保险制度改革的总体规划，报劳动保障部备案。统筹地区要根据规划要求，制定基本医疗保险实施方案，报省、自治区、直辖市人民政府审批后执行。劳动保障部要加强对建立城镇职工基本医疗保险制度工作的指导和检查，及时研究解决工作中出现的问题。财政、卫生、药品监督管理等有关部门要积极参与，密切配合，共同努力，确保城镇职工基本医疗保险制度改革工作的顺利进行。

任务二　城镇职工基本医疗保险用药范围管理暂行办法

为了贯彻落实《国务院关于建立城镇职工基本医疗保险制度的决定》（国发［1998］44号），劳动保障部、国家计委、国家经贸委、财政部、卫生部、药品监管局、中医药局制定了《城镇职工基本医疗保险用药范围管理暂行办法》，现印发给你们，请结合实际贯彻执行。

城镇职工基本医疗保险用药范围管理暂行办法

第一条　为了保障职工基本医疗用药，合理控制药品费用，规范基本医疗保险用药范围管理，根据《国务院关于建立城镇职工基本医疗保险制度的决定》（国发［1998］44号），制定本办法。

第二条　基本医疗保险用药范围通过制定《基本医疗保险药品目录》（以下简称《药品目录》）进行管理。确定《药品目录》中药品品种时要考虑临床治疗的基本需要，也要考虑地区间的经济差异和用药习惯，中西药并重。

第三条　纳入《药品目录》的药品，应是临床必需、安全有效、价格合理、使用方便、市场能够保证供应的药品，并具备下列条件之一：

（一）《中华人民共和国药典》（现行版）收载的药品；

（二）符合国家药品监督管理部门颁发标准的药品；

（三）国家药品监督管理部门批准正式进口的药品。

第四条　以下药品不能纳入基本医疗保险用药范围：

（一）主要起营养滋补作用的药品；

（二）部分可以入药的动物及动物脏器，干（水）果类；

（三）用中药材和中药饮片泡制的各类酒制剂；

（四）各类药品中的果味制剂、口服泡腾剂；

（五）血液制品、蛋白类制品（特殊适应症与急救、抢救除外）；

（六）劳动保障部规定基本医疗保险基金不予支付的其他药品。

第五条　《药品目录》所列药品包括西药、中成药（含民族药，下同）、中药饮片（含民族药，下同）。西药和中成药列基本医疗保险基金准予支付的药品目录，药品名称采用通用名，并标明剂型。中药饮片列基本医疗保险基金不予支付的药品目录，药品名称采用药典名。

第六条　《药品目录》中的西药和中成药在《国家基本药物》的基础上遴选，并分“甲类目录”和“乙类目录”。“甲类目录”的药品是临床治疗必需，使用广泛，疗效好，同类药品中价格低的药品。“乙类目录”的药品是可供临床治疗选择使用，疗效好，同类药品中比“甲类目录”药品价格略高的药品。

第七条　“甲类目录”由国家统一制定，各地不得调整。“乙类目录”由国家制定，各省、自治区、直辖市可根据当地经济水平、医疗需求和用药习惯，适当进行调整，增加和减少的品种数之和不得超过国家制定的“乙类目录”药品总数的15%。

各省、自治区、直辖市对本省（自治区、直辖市）《药品目录》“乙类目录”中易滥用、毒副作用大的药品，可按临床适应症和医院级别分别予以限定。

第八条　基本医疗保险参保人员使用《药品目录》中的药品，所发生的费用按以下原则支付。使用“甲类目录”的药品所发生的费用，按基本医疗保险的规定支付。使用“乙类目录”的药品所发生的费用，先由参保人员自付一定比例，再按基本医疗保险的规定支付。个人自付的具体比例，由统筹地区规定，报省、自治区、直辖市劳动保障行政部门备案。

使用中药饮片所发生的费用，除基本医疗保险基金不予支付的药品外，均按基本医疗保险的规定支付。

第九条　急救、抢救期间所需药品的使用可适当放宽范围，各统筹地区要根据当地实际制定具体的管理办法。

第十条　在国家《药品目录》中的药品，有下列情况之一的，从基本医疗保险用药范围或国家和地方的《药品目录》中删除：

（一）药品监管局撤销批准文号的；

（二）药品监管局吊销《进口药品注册证》的；

（三）药品监管局禁止生产、销售和使用的；

（四）经主管部门查实，在生产、销售过程中有违法行为的；

（五）在评审过程中有弄虚作假行为的。

第十一条　国家《药品目录》原则上每两年调整一次，各省、自治区、直辖市《药品目录》进行相应调整。国家《药品目录》的新药增补工作每年进行一次，各地不得自行进行新药增补。增补进入国家“乙类目录”的药品，各省、自治区、直辖市可根据实际情况，确定是否进入当地的“乙类目录”。在制定《药品目录》的工作中，各级劳动保障行政部门不再进行药品检验，不得向药品生产和经销企业收取评审费和各种名目的费用，不得巧立名目加重企业的负担。制定《药品目录》所需经费由劳动保障行政部门向财政部门提出申请，由同级财政拨款解决。

第十二条　国家《药品目录》的组织制定工作由劳动保障部负责。要成立由劳动保障部、国家计委、国家经贸委、财政部、卫生部、药品监管局和中医药局组成的国家《药品目录》评审领导小组，负责评审《药品目录》及每年新增补和删除的药品，审核《药品目录》遴选专家组和专家咨询小组成员名单，以及《药品目录》评审和实施过程中的协调工作。领导小组下设办公室，办公室设在劳动保障部，负责组织制定国家基本医疗保险药品目录的具体工作。

领导小组办公室要在全国范围内选择专业技术水平较高的临床医学和药学专家，组成药品遴选专家组，负责遴选药品。要聘请专业技术水平较高的临床医学、药学、药品经济学和医疗保险、卫生管理等方面的专家，组成专家咨询小组，负责对领导小组办公室的工作提出专业咨询和建议。各省、自治区、直辖市《药品目录》的制定工作由各省、自治区、直辖市劳动保障行政部门负责，要参照国家《药品目录》制定工作的组织形式，建立相应的评审机构和专家组。

第十三条　国家《药品目录》由劳动保障部会同国家计委、国家经贸委、财政部、卫生部、药品监管局、中医药局共同制定，由劳动保障部发布。各省、自治区、直辖市的《药品目录》由各省、自治区、直辖市劳动保障行政部门会同有关部门共同制定，并报劳动保障部备案。

第十四条　本办法自发布之日起施行。

任务三　国家基本药物目录管理办法

为贯彻落实《中共中央　国务院关于深化医药卫生体制改革的意见》，根据《国务院关于印发医药卫生体制改革近期重点实施方案（2009—2011年）的通知》，卫生部、国家发展改革委、工业和信息化部、监察部、财政部、人力资源社会保障部、商务部、食品药品监管局、中医药局制定了《国家基本药物目录管理办法（暂行）》。

国家基本药物目录管理办法（暂行）

为落实《中共中央　国务院关于深化医药卫生体制改革的意见》和《国务院关于印发医药卫生体制改革近期重点实施方案（2009—2011年）的通知》精神，建立国家基本药物目录遴选调整管理机制，制定本办法。

第一条　基本药物是适应基本医疗卫生需求，剂型适宜，价格合理，能够保障供应，公众可公平获得的药品。政府举办的基层医疗卫生机构全部配备和使用基本药物，其他各类医疗机构也都必须按规定使用基本药物。

第二条　国家基本药物目录中的药品包括化学药品、生物制品、中成药。化学药品和生物制品主要依据临床药理学分类，中成药主要依据功能分类。

第三条　国家基本药物工作委员会负责协调解决制定和实施国家基本药物制度过程中各个环节的相关政策问题，确定国家基本药物制度框架，确定国家基本药物目录遴选和调整的原则、范围、程序和工作方案，审核国家基本药物目录，各有关部门在职责范围内做好国家基本药物遴选调整工作。委员会由卫生部、国家发展和改革委员会、工业和信息化部、监察部、财政部、人力资源和社会保障部、商务部、国家食品药品监督管理局、国家中医药管理局组成。办公室设在卫生部，承担国家基本药物工作委员会的日常工作。

第四条　国家基本药物遴选应当按照防治必需、安全有效、价格合理、使用方便、中西药并重、基本保障、临床首选和基层能够配备的原则，结合我国用药特点，参照国际经验，合理确定品种（剂型）和数量。

国家基本药物目录的制定应当与基本公共卫生服务体系、基本医疗服务体系、基本医疗保障体系相衔接。

第五条　国家基本药物目录中的化学药品、生物制品、中成药，应当是《中华人民共和国药典》收载的，卫生部、国家食品药品监督管理局颁布药品标准的品种。除急救、抢救用药外，独家生产品种纳入国家基本药物目录应当经过单独论证。

化学药品和生物制品名称采用中文通用名称和英文国际非专利药名中表达的化学成分的部分，剂型单列；中成药采用药品通用名称。

第六条　下列药品不纳入国家基本药物目录遴选范围：

（一）含有国家濒危野生动植物药材的；

（二）主要用于滋补保健作用，易滥用的；

（三）非临床治疗首选的；

（四）因严重不良反应，国家食品药品监督管理部门明确规定暂停生产、销售或使用的；

（五）违背国家法律、法规，或不符合伦理要求的；

（六）国家基本药物工作委员会规定的其他情况。

第七条　按照国家基本药物工作委员会确定的原则，卫生部负责组织建立国家基本药物专家库，报国家基本药物工作委员会审核。专家库主要由医学、药学、药物经济学、医疗保险管理、卫生管理和价格管理等方面专家组成，负责国家基本药物的咨询和评审工作。

第八条　卫生部会同有关部门起草国家基本药物目录遴选工作方案和具体的遴选原则，经国家基本药物工作委员会审核后组织实施。制定国家基本药物目录的程序：

（一）从国家基本药物专家库中，随机抽取专家成立目录咨询专家组和目录评审专家组，咨询专家不参加目录评审工作，评审专家不参加目录制订的咨询工作；

（二）咨询专家组根据循证医学、药物经济学对纳入遴选范围的药品进行技术评价，提出遴选意见，形成备选目录；

（三）评审专家组对备选目录进行审核投票，形成目录初稿；

（四）将目录初稿征求有关部门意见，修改完善后形成送审稿；

（五）送审稿经国家基本药物工作委员会审核后，授权卫生部发布。

第九条　国家基本药物目录在保持数量相对稳定的基础上，实行动态管理，原则上3年调整一次。必要时，经国家基本药物工作委员会审核同意，可适时组织调整。调整的品种和数量应当根据以下因素确定：

（一）我国基本医疗卫生需求和基本医疗保障水平变化；

（二）我国疾病谱变化；

（三）药品不良反应监测评价；

（四）国家基本药物应用情况监测和评估；

（五）已上市药品循证医学、药物经济学评价；

（六）国家基本药物工作委员会规定的其他情况。

第十条　属于下列情形之一的品种，应当从国家基本药物目录中调出：

（一）药品标准被取消的；

（二）国家食品药品监督管理部门撤销其药品批准证明文件的；

（三）发生严重不良反应的；

（四）根据药物经济学评价，可被风险效益比或成本效益比更优的品种所替代的；

（五）国家基本药物工作委员会认为应当调出的其他情形。

第十一条　国家基本药物目录的调整应当遵循本办法第四条、第五条、第六条、第九条的规定，并按照本办法第八条规定的程序进行。属于第十条规定情形的品种，经国家基本药物工作委员会审核，调出目录。

第十二条　国家基本药物目录遴选调整应当坚持科学、公正、公开、透明。建立健全循证医学、药物经济学评价标准和工作机制，科学合理地制定目录。广泛听取社会各界的意见和建议，接受社会监督。

第十三条　中药饮片的基本药物管理暂按国务院有关部门关于中药饮片定价、采购、配送、使用和基本医疗保险给付等政策规定执行。

第十四条　鼓励科研机构、医药企业、社会团体等开展国家基本药物循证医学、药物经济学评价工作。

第十五条　本办法由卫生部负责解释。

第十六条　本办法自发布之日起施行。

问答题

1. 什么是基本医疗保险？

2. 纳入《药品目录》的药品条件是什么？

3. 哪些药品不纳入国家基本药物目录遴选范围？
4. 国家基本药物目录几年调整一次？
5. 虎骨酒可以报销吗？

参 考 文 献

[1] 关力．药事法规管理．北京：中国轻工业出版社，2013.
[2] 杨世民．药事管理与法规．北京：人民卫生出版社，2010.
[3] 张永敬．药事法规．北京：中国医药科技出版社，2006.
[4] 左淑芬．药事法规与管理（第2版）．北京：化学工业出版社，2010.
[5] 黄敏琪．药事管理与法规．郑州：河南科学技术出版社，2007.
[6] 赵玉兰，邵瑞琪．药事管理学．济南：山东大学出版社，2003.
[7] 卢庆梁．药事法规．北京：中国医药科技出版社，2010.
[8] 周俭慰．药事法规知识与案例．北京：中国医药科技出版社，2008.
[9] 张鑫．药事管理．北京：高等教育出版社，2006.
[10] 孟锐．药事管理学．北京：科学出版社，2007.
[11] 高明．药事管理与法规．北京：中国中医药出版社，2006.
[12] 党丽娟．药事管理学．广州：华南理工大学出版社，2003.
[13] 凌沛学．药事管理与法规．北京：中国轻工业出版社，2007.
[14] 张丽．医药广告实务．北京：中国中医药出版社，2006.
[15] 严振．药事法规实用教程．北京：化学工业出版社，2009.
[16] 吴蓬，杨世民．药事管理学（第4版）．北京：人民卫生出版社，2007.